全国高职高专护理类专业"十三五"规划教材

（供护理、助产专业用）

妇产科护理学

主　编　蒋　莉　蔡晓红
副主编　李丽琼　冉　波　韩　琼
编　者　（以姓氏笔画为序）
　　　　文金莲（益阳医学高等专科学校附属医院）
　　　　冉　波（重庆三峡医药高等专科学校）
　　　　朱　敏（红河卫生职业学院）
　　　　刘明玉（遵义医药高等专科学校）
　　　　陈君君（安庆医药高等专科学校）
　　　　杨　波（保山中医药高等专科学校）
　　　　李丽琼（益阳医学高等专科学校）
　　　　李晓静（包头医学院）
　　　　张玉红（江苏医药职业学院）
　　　　姚月荣（盘锦职业技术学院）
　　　　袁　倩（雅安职业技术学院）
　　　　袁芙蓉（重庆市妇幼保健院）
　　　　韩　琼（楚雄医药高等专科学校）
　　　　蒋　莉（重庆医药高等专科学校）
　　　　蔡晓红（遵义医药高等专科学校）

中国健康传媒集团
中国医药科技出版社

内容提要

本书是"全国高职高专护理类专业'十三五'规划教材"之一，主要包括绪论、女性生殖系统基础知识、生理产科、病理产科、妇科诊疗技术及疾病、妇产科手术与妇产科护理技术、计划生育和妇女保健共八部分二十二章内容。遵循"三基、五性"的原则，注重以服务对象为中心的护理理念，按护理程序编写。在内容选取上，与国家护士执业资格考试接轨，参照妇产科专科护理规范，对接妇产科护理临床岗位需求，在孕期保健、正常分娩和高危妊娠的筛查和监护、妇科炎症和肿瘤等章节更新了以往陈旧的知识、技能，体现了科学性、先进性和适用性。

本教材根据当前学生认知特点开发，为书网融合教材，即纸质教材有机融合电子教材，教学配套资源（PPT、微课、视频、图片等）、题库系统、数字化教学服务（在线教学、在线作业、在线考试）。适用于高职高专护理专业在校学生使用，也可作为妇幼卫生专业、护理专业和在职助产士、护士和相关专业人员学习参考。

图书在版编目（CIP）数据

妇产科护理学/蒋莉，蔡晓红主编.—北京：中国医药科技出版社，2018.8

全国高职高专护理类专业"十三五"规划教材

ISBN978-7-5214-0145-5

Ⅰ.①妇…　Ⅱ.①蒋…②蔡…　Ⅲ.①妇产科学—护理学—高等职业教育—教材　Ⅳ.①R473.71

中国版本图书馆CIP数据核字（2018）第061500号

美术编辑　陈君杞
版式设计　麦和文化

出版　**中国健康传媒集团** | 中国医药科技出版社
地址　北京市海淀区文慧园北路甲22号
邮编　100082
电话　发行：010-62227427　邮购：010-62236938
网址　www.cmstp.com
规格　889×1194mm ¹⁄₁₆
印张　23½
字数　499千字
版次　2018年8月第1版
印次　2022年6月第5次印刷
印刷　三河市百盛印刷有限公司
经销　全国各地新华书店
书号　ISBN978-7-5214-0145-5
定价　55.00元

获取新书信息、投稿、为图书纠错，请扫码联系我们。

数字化教材编委会

主　编　蒋　莉　蔡晓红

副主编　李丽琼　冉　波　韩　琼

编　者　（以姓氏笔画为序）

文金莲（益阳医学高等专科学校附属医院）

冉　波（重庆三峡医药高等专科学校）

朱　丹（江苏医药职业学院）

朱　敏（红河卫生职业学院）

刘明玉（遵义医药高等专科学校）

陈君君（安庆医药高等专科学校）

杨　波（保山中医药高等专科学校）

李丽琼（益阳医学高等专科学校）

李晓静（包头医学院）

张玉红（江苏医药职业学院）

施　瑶（江苏医药职业学院）

姚月荣（盘锦职业技术学院）

袁　倩（雅安职业技术学院）

韩　琼（楚雄医药高等专科学校）

蒋　莉（重庆医药高等专科学校）

蔡晓红（遵义医药高等专科学校）

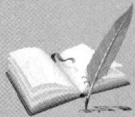

出版说明

为贯彻落实国务院办公厅《关于深化医教协同进一步推进医学教育改革与发展的意见》（〔2017〕63号）等有关文件精神，不断推动职业教育教学改革，推进信息技术与医学教育融合，加强医学人才培养，使职业教育切实对接岗位需求，教材内容与形式及呈现方式更加切合现代职业教育需求，培养具有整体护理观的护理人才，在教育部、国家卫生健康委员会、国家药品监督管理局的支持下，在本套教材建设指导委员会和评审委员会顾问、苏州卫生职业学院吕俊峰教授和主任委员、南方医科大学护理学院史瑞芬教授等专家的指导和顶层设计下，中国健康传媒集团·中国医药科技出版社组织全国100余所以高职高专院校及其附属医疗机构为主体的，近300名专家、教师历时近1年精心编撰了"全国高职高专护理类专业'十三五'规划教材"，该套教材即将付梓出版。

本套教材先期出版包括护理类专业理论课程主干教材共计27门，主要供全国高职高专护理、助产专业教学使用。同时，针对当前老年护理教学实际需要，我社及时组织《老年护理与保健》《老年中医养生》《现代老年护理技术》三本教材的编写工作，预计年内出版，作为本套护理类专业教材的补充品种。

本套教材定位清晰、特色鲜明，主要体现在以下方面。

一、内容精练，专业特色鲜明

本套教材的编写，始终满足高职高专护理类专业的培养目标要求，即：公共基础课、医学基础课、临床护理课、人文社科课紧紧围绕专业培养目标要求，教材内容精练、针对性强，具有鲜明的专业特色和高职教育特色。

二、对接岗位，强化能力培养

本套教材强化以岗位需求为导向的理实教学，注重理论知识与护理岗位需求相结合，对接职业标准和岗位要求。在教材正文适当插入临床案例（如 "故事点睛"或"案例导入"），起到边读边想、边读边悟、边读边练，做到理论与临床护理岗位相结合，强化培养学生临床思维能力和护理操作能力。

同时注重护士人文关怀素养的养成，构建"双技能"并重的护理专业教材内容体系；注重吸收临床护理新技术、新方法、新材料，体现教材的先进性。

三、对接护考，满足考试需求

本套教材内容和结构设计，与护士执业资格考试紧密对接，在护士执业资格考试相关课程教材中插入护士执业资格考试"考点提示"，为学生学习和参加护士执业资格考试奠定基础，提升学习效率。

四、书网融合，学习便捷轻松

全套教材为书网融合教材，即纸质教材有机融合数字教材、配套教学资源、题库系统、数字化教学服务。通过"一书一码"的强关联，为读者提供全免费增值服务。按教材封底的提示激活教材后，读者可通过 PC、手机阅读电子教材和配套课程资源（PPT、微课、视频、动画、图片、文本等），并可在线进行同步练习，实时反馈答案和解析。同时，读者也可以直接扫描书中二维码，阅读与教材内容关联的课程资源（"扫码学一学"，轻松学习 PPT 课件；"扫码看一看"，即刻浏览微课、视频等教学资源；"扫码练一练"，随时做题检测学习效果），从而丰富学习体验，使学习更便捷。教师可通过 PC 在线创建课程，与学生互动，开展在线课程内容定制、布置和批改作业、在线组织考试、讨论与答疑等教学活动，学生通过 PC、手机均可实现在线作业、在线考试，提升学习效率，使教与学更轻松。此外，平台尚有数据分析、教学诊断等功能，可为教学研究与管理提供技术和数据支撑。

编写出版本套高质量教材，得到了全国知名专家的精心指导和各有关院校领导与编者的大力支持，在此一并表示衷心感谢。出版发行本套教材，希望受到广大师生欢迎，并在教学中积极使用本套教材和提出宝贵意见，以便修订完善。让我们共同打造精品教材，为促进我国高职高专护理类专业教育教学改革和人才培养做出积极贡献。

中国医药科技出版社

2018 年 5 月

全国高职高专护理类专业"十三五"规划教材

建设指导委员会

委　　员（以姓氏笔画为序）

丁凤云（江苏医药职业学院）

马宁生（金华职业技术学院）

王　玉（山东医学高等专科学校）

王所荣（曲靖医学高等专科学校）

邓　辉（重庆三峡医药高等专科学校）

左凤林（重庆三峡医药高等专科学校）

叶　明（红河卫生职业学院）

叶　玲（益阳医学高等专科学校）

田晓露（红河卫生职业学院）

包再梅（益阳医学高等专科学校）

刘　艳（红河卫生职业学院）

刘　婕（山东医药技师学院）

刘　毅（红河卫生职业学院）

刘亚莉（辽宁医药职业学院）

刘俊香（重庆三峡医药高等专科学校）

刘淑霞（山东医学高等专科学校）

孙志军（山东医学高等专科学校）

杨　铤（江苏护理职业学院）

杨小玉（天津医学高等专科学校）

杨朝晔（江苏医药职业学院）

李镇麟（益阳医学高等专科学校）

何曙芝（江苏医药职业学院）

宋光熠（辽宁医药职业学院）

宋思源（楚雄医药高等专科学校）

张　庆（济南护理职业学院）

张义伟（宁夏医科大学）

张亚光（河南医学高等专科学校）

张向阳（济宁医学院）

张绍异（重庆医药高等专科学校）

张春强（长沙卫生职业学院）

易淑明（益阳医学高等专科学校）

罗仕蓉（遵义医药高等专科学校）

周良燕（雅安职业技术学院）

柳韦华（山东第一医科大学）

贾　平（益阳医学高等专科学校）

晏廷亮（曲靖医学高等专科学校）

高国丽（辽宁医药职业学院）

郭　宏（沈阳医学院）

郭梦安（益阳医学高等专科学校）

谈永进（安庆医药高等专科学校）

常陆林（广东江门中医药职业学院）

黄　萍（四川护理职业学院）

曹　旭（长沙卫生职业学院）

蒋　莉（重庆医药高等专科学校）

韩　慧（郑州大学）

傅学红（益阳医学高等专科学校）

蔡晓红（遵义医药高等专科学校）

谭　严（重庆三峡医药高等专科学校）

谭　毅（山东医学高等专科学校）

全国高职高专护理类专业"十三五"规划教材

评审委员会

前言

根据教育部关于加强高职高专教育人才培养工作的意见，为满足现代护理人才的要求，适应当前学生学习特点，提高护理人员的专业教育和人文素养，在中国医药科技出版社的指导和精心组织下，编写了供全国高职高专护理类专业使用的《妇产科护理学》教材。

本教材的编写在遵循"三基"（基本理论、基本知识、基本技能）、"五性"（"思想性、科学性、先进性、启发性、适用性"）、"三特定"（特定学制、特定专业方向、特定对象）的基础上，以妇产科护理岗位职业能力为导向，着眼于培养学生运用妇产科护理学分析和解决问题的能力，体现高职高专学生妇产科护理学教学适用、够用的特点。

《妇产科护理学》教材从结构看，共二十二章，尽量体现以下特点：一是突出"新"字，教材尽量把近几年妇产科护理学研究的新成果吸收进来。将宫颈癌疫苗、二胎政策等内容加入教材。二是突出"适"字，教材考虑适合高职高专护理类专业学生学习特点、护考要求和临床实际，使妇产科护理学理论和实务相结合，文字尽量通俗简练，选材尽量适度，深浅尽量适宜。三是突出"用"字，教材以"案例导入"或"故事点睛"展现临床情景，使理论与实践更加紧密结合，帮助护士提高分析、解决妇产科护理临床问题的能力，使学生所学的妇产科护理学知识在实际工作中用得上。同时教材还有"学习目标""知识拓展""习题"等板块，尽量帮助学生更有针对性地去学习。本教材主要供高职高专教学使用，同时可供医院和社会学习者学习参考。

本教材编写中，我们参阅了国内外学者、专家、同仁的著作、文献资料和网上资料，吸纳了众多研究成果，有的未能一一标注，在此表示真诚的感谢。同时感谢各参编单位领导的大力支持，感谢长期从事妇产科护理教学、临床和科研的各位编委的辛勤耕耘。江苏医药职业学院为本教材提供了部分微课视频，在此，对学校领导和老师的支持和帮助表示诚挚的感谢。

由于编写人员水平有限，编写时间仓促，教材难免存在缺点和不足，恳请专家、同行及读者批评、指正。

编　者
2018 年 4 月

第一章 绪 论

学习目标

1. **掌握** 妇产科护理的人文素养要求。
2. **熟悉** 妇产科护理学的范畴。
3. **了解** 妇产科护理学的发展。
4. 能将妇产科护理的人文素养要求贯穿在临床妇产科护理工作中。
5. 具有学好本课程的强烈意愿和做好妇产科护理工作的责任感。

一、妇产科护理学的范畴

妇产科护理学是重要的临床护理学之一，为女性生殖系统现存或潜在健康问题以及女性健康提供服务。它关注女性一生及家庭、社会环境对女性的影响，具体内容包括产科护理学、妇科护理学、计划生育及妇女保健等。

产科护理学研究妊娠、分娩及产褥期的母亲、胎儿和新生儿现存或潜在健康问题，包括生理产科、病理产科和围生儿护理。妇科护理学研究非妊娠期女性健康问题，包括女性生殖系统炎症、肿瘤、内分泌疾病、妊娠滋养细胞疾病、生殖器官损伤性疾病、子宫内膜异位症、不孕症及辅助生殖技术。计划生育包括晚婚晚育、节制生育、优生优育，主要研究节制生育，以控制人口数量、提高人口质量及妇女健康水平，适应社会经济发展。妇女保健包括妇女保健组织机构及女性各阶段的保健内容和保健考核指标。

二、妇产科护理学发展概要

妇产科护理内容中，产科护理起源更早。人类的繁衍兴盛，从女性的生育开始。专人照护女性生育，是产科护理的雏形。在我国，公元前12世纪的甲骨文中记录有"育疾"；两千年前《黄帝内经》中的《素问》篇，讲述了女性生长发育、月经、妊娠、分娩及疾病治疗的内容；唐代孙思邈著有《千金要方》的《妇人方》专论；唐朝昝殷所著《经效产宝》是我国现存最早的中医妇产科专著。在西方，公元前1500年，埃及Ebers古书中，记录了民间产科镇痛处理、胎儿性别的判断及妊娠诊断的方法，以及月经、分娩、流产、妇科疾病及避孕技术；公元前1000年，《荷马史诗》中有妊娠病的记载；在古印度、希腊也有妇产科相关文献记录，并有相关培训标准。

妇产科护理在近代加速发展，随着社会变迁、医院设立、妇女生育观念变化，分娩场所由家庭转为医院，妇产科护理工作的人员，由原来有生育经历的妇女转变为受过专业训练的人员，护理更专业、更规范。20世纪60年代，开始进行药物生育调控，产程图分娩监测。20世纪70年代，围生医学在我国日益被重视，并加强了对高危妊娠的管理。

随着社会经济的发展，医学模式的转变，技术的革新，生育观念的变化以及对健康意识和需求的不断增强，妇产科护理模式由"以疾病为中心的护理"转为"以患者为中心的护理"，由"护理疾病"发展为"保障健康的护理"，强调了"整体人"的观念，具有典型意义的整体护理是"以家庭为中心的产科护理"，强调家庭成员间的凝聚力和母婴照护。护理工作场所和内涵不断扩大，工作场所由医院扩大到家庭、社区，工作内容从患者个体扩大到家庭的护理、社区的健康促进，强调了"社会人"的观念。对疾病的认知，随着生化检查、免疫指标检测、药物治疗以及微创手术的进步，对妇科肿瘤和生殖内分泌疾病的诊断、治疗水平也相应提高。

三、妇产科护理学特点及人文素养要求

妇产科护理学的特点有以下几个方面。

1. 护理对象的特殊性　妇产科的护理对象是女性，协助解决女性生殖系统相关的健康问题，这就涉及隐私部位和隐私生活。另外，女性的生殖问题尤其敏感，不仅涉及女性一个人、几个家庭的幸福，甚至受到社会观念、习俗的影响。

2. 护理内容的整体性、实践性和发展性　妇产科护理的内容宽泛，不仅有产科，还有妇科、计划生育、妇女保健的内容。不仅有妇产科特有的疾病，如前置胎盘和妊娠滋养细胞疾病等，还有内科、外科、儿科、精神心理学等学科相关的内容，如妊娠合并心脏病、妊娠期阑尾炎、产后抑郁、胎儿窘迫等。产科、妇科、计划生育、妇女保健的内容互相关联，互相影响。妇产科护理学是应用性课程，具有很强的实践性，能对女性生殖系统的具体健康问题实施护理，提供健康指导或教育。随着基础学科、检验技术、临床其他学科、影像技术的进步，社会经济的发展，以及女性生殖健康理念的变化，妇产科护理不断发展，如治疗的微创化、无痛分娩等。

3. 工作性质的特殊性　临床妇产科具有病情急、变化快、危重等特点，不仅关系到女性一条生命，还关系到母儿两条生命、女性家庭幸福、女性健康以及产科质量，甚至关系到民族、国家的未来。

由于当前妇产科护理工作内容和范畴比传统的妇产科护理扩展很多，妇产科护理人员既是疾病治疗的合作者，也是健康知识的传播者，还是患者家庭－社会支持的发起者，更是国家卫生事业的促进者。因此，我们对妇产科护士提出了更高要求，需要具备医学基础、护理学基础、管理学、心理学、社会学、美学等方面的理论知识和专业实践能力。具有爱伤观念和奉献精神，尊重患者，具有消除或减轻痛苦、促进舒适、促进健康、不断学习、自我完善、自我发展的能力。

四、妇产科护理学的学习目的和方法

学习妇产科护理的目的是服务女性、服务社会、服务国家的卫生事业。学好妇产科护理学，掌握相关知识和技能，帮助患者尽快恢复生活自理能力、提高生命质量，帮助女性获得社会支持和健康保健知识、提高社会卫生水平。

妇产科护理是一门实践性很强的临床护理课程，学习中，应掌握理论知识、操作技能，建立临床思维，并将理论和实践相结合，理论指导实践，实践检验理论。通过课堂学习、网络学习、临床见习、临床实习等方式完成本课程的学习，不论哪一种方式，都应勤于学习、勤于观察、勤于动手、勤于思考，反复锤炼，方能成为一名合格乃至优秀的妇产科护士。

扫码"看小结"

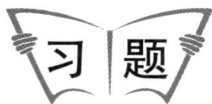

习 题

一、选择题

【A1/A2 型题】

1. 妇产科护理学中，哪一部分内容起源最早
   A. 胎儿护理　　　　　B. 计划生育　　　　　C. 妇女保健
   D. 产科护理学　　　　E. 妇科护理学

2. 下列哪项是有典型意义的整体化护理
   A. 以疾病为中心的产科护理
   B. 以产妇为中心的产科护理
   C. 以家庭为中心的产科护理
   D. 以优生优育为中心的产科护理
   E. 以胎儿为中心的产科护理

3. 下列哪种说法是错误的
   A. 妇产科护理学只研究女性生殖系统，不具有整体性
   B. 妇产科护理学实践性很强
   C. 妇产科护理学具有特殊性
   D. 妇产科护理学具有发展性
   E. 妇产科护理学理论与实践并重

4. 在西方，最早记录妇产科护理相关内容的埃及 Ebers 古书，发现在
   A. 公元前 2000 年　　　B. 公元前 1500 年　　　C. 公元前 1000 年
   D. 公元前 500 年　　　　E. 1500 年

二、思考题

作为一名护理专业的学生，该如何学习妇产科护理学？

（蒋　莉）

扫码"练一练"

第二章　女性生殖系统解剖

学习目标

1. **掌握** 女性内、外生殖器官的结构与功能。

2. **熟悉** 骨盆的组成，骨盆的分界及骨性标志；女性内生殖器的邻近器官及其与生殖器官的相互影响。

3. **了解** 生殖系统血管、淋巴和神经的构成。

4. 能辨识女性的生殖器官。

5. 能关爱、尊重女性。

女性生殖系统包括外生殖器、内生殖器及相关组织。

第一节　外生殖器

案例导入

患者，女，17 岁，在上学途中骑自行车与电动车相撞，自觉外阴部疼痛，不久便出现外阴部肿胀，行走不便。

请问：

1. 小张可能发生了什么？

2. 受伤部位的组织结构有哪些特点？

女性外生殖器指生殖器官的外露部分，包括两股内侧耻骨联合到会阴之间的组织，由阴阜、大阴唇、小阴唇、阴蒂及阴道前庭组成，统称外阴（vulva）（图 2-1）。

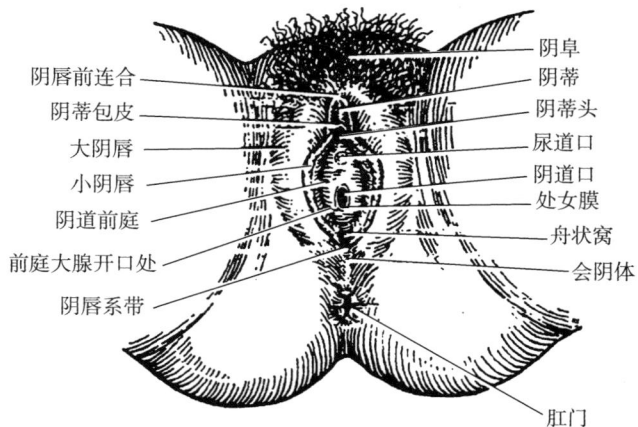

图 2-1　女性外生殖器

（一）阴阜（mons pubis）

阴阜为耻骨联合前面的皮肤隆起，皮下有丰富的脂肪组织。青春期该部位皮肤开始生长阴毛，为女性的第二性征之一。女性阴毛的分布呈倒三角形，其疏密、粗细、色泽可因个体或种族而异。

（二）大阴唇（labium majus）

大阴唇为两股内侧的一对纵行隆起的皮肤皱襞，起自阴阜，止于会阴。大阴唇外侧面为皮肤，青春期长出阴毛并有色素沉着，内含皮脂腺和汗腺；内侧面皮肤湿润似黏膜。大阴唇皮下为疏松结缔组织和脂肪组织，内含丰富的血管、淋巴管和神经，当局部受伤时，易发生出血，形成血肿。未婚女性两侧大阴唇自然合拢，遮盖阴道口及尿道口；经产妇受分娩影响，大阴唇向两侧分开；绝经后妇女的大阴唇呈萎缩状，阴毛稀少。

（三）小阴唇（labium minus）

小阴唇为位于大阴唇内侧的一对薄皮肤皱襞。表面湿润，色褐，无毛，富含神经末梢，非常敏感。两侧小阴唇前端相互融合，再分为两叶包绕阴蒂，前叶形成阴蒂包皮，后叶形成阴蒂系带。大、小阴唇后端会合，在正中线形成一条横皱襞，称为阴唇系带。经产妇受分娩影响，阴唇系带已不明显。

（四）阴蒂（clitoris）

阴蒂位于两侧小阴唇顶端的联合处，为海绵体组织，类似男性的阴茎，在性兴奋时勃起。分为3部分，前端为阴蒂头，显露于外阴，富含神经末梢，极为敏感；中为阴蒂体；后为2个阴蒂脚，附着于两侧的耻骨降支上。

（五）阴道前庭（vaginal vestibule）

阴道前庭为两侧小阴唇之间的菱形区域，前为阴蒂，后为阴唇系带。尿道外口和阴道口分别位于阴道前庭的前、后端。阴道口与阴唇系带之间有一浅窝，称舟状窝，又称阴道前庭窝，经产妇受分娩影响，此窝消失。在此区域内有以下结构。

1. 前庭球 又称球海绵体，位于前庭两侧，由具有勃起性的静脉丛组成，表面被球海绵体肌覆盖。

2. 前庭大腺 又称巴氏腺，位于两侧大阴唇后部，如黄豆大小，左右各一。腺管长1～2cm，向内侧开口于小阴唇与处女膜之间的沟内。性兴奋时，腺体分泌黄白色黏液以润滑阴道。正常情况进行检查不能触及此腺，感染时，腺体分泌物增多致腺管口闭塞，可形成前庭大腺脓肿或囊肿。

3. 尿道外口 为尿道的开口，呈圆形，位于阴蒂头的后下方、阴道前庭的前部。女性尿道的后壁上有一对并列的腺体，称为尿道旁腺，其分泌物有润滑尿道口的作用，但此腺体开口小，常有细菌潜伏引起感染。

4. 阴道口及处女膜 阴道口位于阴道前庭的后部、尿道外口下方。阴道口周围覆有一层较薄的黏膜皱襞，称为处女膜。处女膜多在中央有一小孔，孔的大小、形状及膜的厚薄因人而异。处女膜多在初次性交或因剧烈运动而破裂，阴道分娩时进一步撕裂，产后仅留有处女膜痕。

第二节　内生殖器

女性内生殖器位于真骨盆内，包括阴道（vagina）、子宫（uterus）、输卵管（fallopian

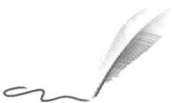

图 2－2　女性内生殖器

tube or oviduct）与卵巢（ovary），后两者合称子宫附件（图 2－2）。

（一）阴道

1. 功能　是性交器官，也是月经血排出及胎儿娩出的通道。

2. 位置和形态　位于真骨盆下部中央，介于膀胱、尿道和直肠之间。呈上宽下窄的肌性管道，前壁长 7～9cm，后壁长 10～12cm，上端包绕宫颈阴道部，下端开口于阴道前庭后部。阴道上端环绕宫颈的部分称为阴道穹隆，按其位置分为前、后、左、右 4 部分，其中后穹隆最深，其顶端与盆腔最低点的直肠子宫陷凹紧密相贴，当盆腔有积液时，可经阴道后穹隆进行穿刺或引流，是诊断某些疾病或进行手术的途径。

> **考点提示**
> 阴道后穹隆的临床意义。

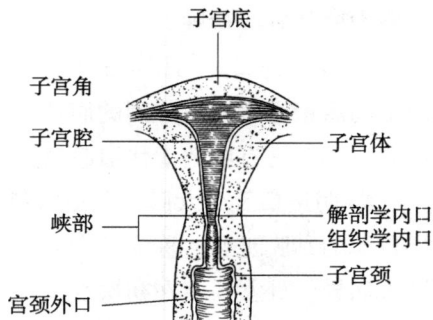

3. 组织结构　阴道壁从内向外为黏膜层、肌层和纤维组织膜。黏膜层呈淡红色，由非角化复层鳞状上皮细胞覆盖，无腺体，有很多横形皱襞，具有较大伸展性，受性激素影响发生周期性变化。肌层由内环和外纵两层平滑肌构成，与纤维组织膜紧密粘贴。阴道壁富含静脉丛，局部损伤后易出血形成血肿。

（二）子宫

1. 功能　产生月经；精子到达输卵管的通道；孕育胚胎、胎儿的器官；分娩时，促使胎儿及其附属物娩出的主要力量来源。

2. 位置和形态　位于骨盆腔正中央，膀胱与直肠之间，下端接阴道，两侧与输卵管相通。成年女性子宫呈前倾前屈位，主要靠子宫韧带、骨盆底肌肉和筋膜承载维持正常位置。

子宫为一空腔肌性器官，壁厚，呈前后略扁的倒置梨形。成年非孕期妇女的子宫重约 50g，长 7～8cm，宽 4～5cm，厚 2～3cm，容量约 5ml。子宫上部较宽部分称子宫体，其上端隆突部分为子宫底，子宫底两侧为子宫角，与输卵管相通。子宫的下部较窄呈圆柱状称子宫颈。子宫体与子宫颈的比例因年龄与卵巢功能而异，青春期前为 1:2，成年女性为 2:1，老年期为 1:1。

子宫腔为上宽下窄的倒三角形，两侧通输卵管，下端通子宫颈管。子宫体与子宫颈之间最狭窄的部分，称子宫峡部，在非孕期长约 1cm，其上端因解剖上较狭窄，称解剖学内口，其下端因在此处黏膜组织由宫腔内膜转变为宫颈黏膜，称组织学内口。妊娠期子宫峡部逐渐伸展变长形成子宫下段，是软产道的一部分，妊娠末期可达 7～10cm（图 2－3）。子宫颈以阴道为界分为上下两部，上部 2/3 为子宫颈阴道上部，下部 1/3 伸入阴道的部分称宫颈阴道部。子宫颈内腔呈梭形，称子宫颈管，成年妇女长 2.5～3.0cm，其下端为宫颈外口，通阴道。未经阴道分娩的妇女宫颈外口呈圆形；经阴道分

图 2－3　子宫的结构（冠状面）

> **考点提示**
> 子宫的形态特点。

娩妇女的宫颈外口因分娩裂伤呈横裂状，将宫颈分为前唇和后唇。

3. 组织结构 子宫体与子宫颈的组织结构不相同。

（1）子宫体 子宫体壁由3层组织构成，自内而外分别是黏膜层（子宫内膜）、肌层和浆膜层。

1）子宫内膜 表面的2/3为致密层和海绵层，受卵巢激素影响，发生周期性变化而脱落，称功能层。靠近子宫肌层的1/3为基底层，不发生周期性变化，在卵巢激素的影响下增生修复月经期脱落的功能层。

2）子宫肌层 较厚，非孕时厚约0.8cm，由大量平滑肌束、少量胶原纤维和弹力纤维组成。可分为三层，内层肌纤维环形排列；中层肌纤维交叉排列；外层肌纤维纵行排列；子宫收缩时压迫贯穿其中的血管，能有效制止子宫出血。

3）子宫浆膜层 为覆盖子宫底部及前后面的脏腹膜，与肌层紧贴。在子宫前面近子宫峡部处，腹膜与子宫壁结合较疏松，向前反折覆盖膀胱，形成膀胱子宫陷凹。在子宫后面，腹膜沿子宫壁向下，至子宫颈后方及阴道后穹隆再向后反折覆盖直肠，形成直肠子宫陷凹，亦称道格拉斯陷凹，是盆腔的最低处。

（2）子宫颈 由大量结缔组织，少量平滑肌纤维、血管及弹力纤维所构成。宫颈管黏膜为单层高柱状上皮，黏膜内腺体能分泌碱性黏液，形成黏液栓堵塞宫颈管，可阻止病原体入侵。宫颈管黏膜受性激素影响发生周期性变化。宫颈阴道部上皮为复层鳞状上皮，表面光滑。宫颈外口柱状上皮与鳞状上皮交界处是宫颈癌的好发部位。

> **考点提示**
> 子宫体组织结构及各层的特点。

4. 子宫韧带 共4对韧带，与骨盆底肌肉和筋膜一同维持子宫的正常位置（图2-4）。

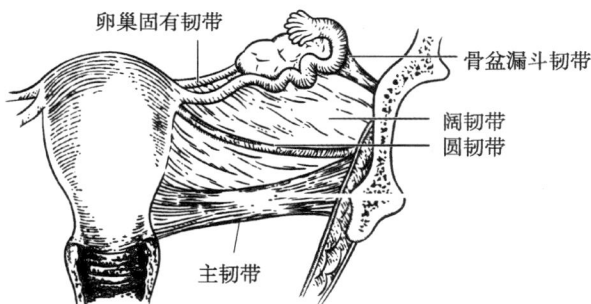

图2-4 子宫韧带

（1）圆韧带 呈圆索状，由平滑肌及结缔组织构成，长10～12cm。起自两侧子宫角的前面、输卵管近端下方，向前外侧斜行达两侧骨盆壁，再穿过腹股沟管，止于大阴唇前端，有维持子宫前倾位置的作用。

（2）阔韧带 为子宫两侧一对翼形的双层腹膜皱襞，覆盖于子宫前后壁的腹膜在子宫体两侧会合后向外延伸达骨盆壁，维持子宫在骨盆的正中位置。阔韧带分为前、后两叶，其上缘游离，内侧2/3包裹输卵管，外侧1/3从输卵管伞端向外侧延伸达骨盆壁，称为骨盆漏斗韧带或卵巢悬韧带。卵巢内侧与子宫角之间的阔韧带稍增厚，称卵巢固有韧带。子宫体两侧的阔韧带中有丰富的血管、淋巴管、神经及大量疏松结缔组织，称为宫旁组织。子宫动、静脉和输尿管均从阔韧带基底部穿过。

（3）主韧带 又称子宫颈横韧带，位于阔韧带下部，横行于子宫颈两侧与骨盆壁之间，为一对坚韧的平滑肌与结缔组织纤维束,起固定宫颈及防止子宫下垂的作用。

(4)宫骶韧带 起于子宫颈后面的上侧方,向两侧绕过直肠到达第2、3骶椎前面的筋膜。韧带含平滑肌和结缔组织,短厚有力,将宫颈向后向上牵引,间接地维持子宫的前倾位置。

(三)输卵管

1. 功能 精子与卵子结合的场所;输送受精卵的通道。

2. 位置与形态 为一对细长而弯曲的肌性管道,全长8~14cm,内侧与子宫角相连,外侧端游离,与卵巢接近。输卵管根据形态由内向外可分为间质部、峡部、壶腹部、伞部4部分(图2-5)。

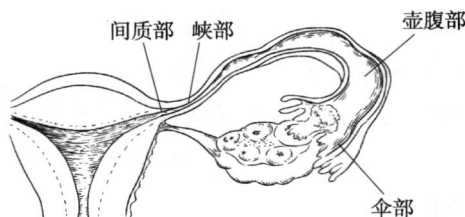

图2-5 输卵管各部

3. 组织结构 输卵管壁分3层:外层为浆膜层,为脏腹膜的一部分;中层为平滑肌层,由内环和外纵的两层肌纤维组成;内层为黏膜层,由单层高柱状上皮组成,其中有纤毛细胞,纤毛向宫腔方向摆动,协助孕卵的运行。输卵管黏膜受卵巢激素影响发生周期性变化。

(四)卵巢

1. 功能 为女性的性腺器官,有分泌性激素、产生和排出卵子的功能。

2. 位置与形态 卵巢位于输卵管的后下方,在外侧骨盆漏斗韧带和内侧卵巢固有韧带的作用下悬于骨盆与子宫之间,内侧以卵巢固有韧带与子宫相连。

卵巢为一对扁椭圆形的腺体,其形状和大小因年龄不同而有差异。青春期前,卵巢表面光滑;青春期开始排卵后,表面逐渐变得凹凸不平。成年妇女卵巢大小约$4cm \times 3cm \times 1cm$,重5~6g,呈灰白色;绝经后卵巢萎缩变小、变硬。

3. 组织结构 卵巢表面无腹膜,有利于卵子排出,由单层立方上皮覆盖,称表面上皮,其深处有一层纤维组织,称卵巢白膜。再向内为卵巢实质,分外层的皮质和内层的髓质两部分,皮

质内含数以万计的原始卵泡及致密结缔组织;髓质在卵巢的中心部分,内无卵泡,含有疏松结缔组织及丰富的血管、神经、淋巴管及少量的平滑肌纤维(图2-6)。

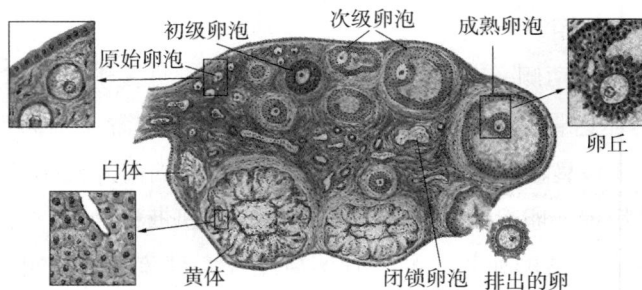

图2-6 卵巢的构造(切面)

第三节　骨　盆

女性骨盆是躯干与下肢之间的骨性连接，为女性生殖器官所在部位，具有保护盆腔脏器的作用，也是胎儿经阴道分娩的必经通道。骨盆（pelvis）的大小、形状对分娩有直接影响。

（一）骨盆的组成

1. 骨骼　由1块骶骨、1块尾骨及左右2块髋骨组成。每块髋骨又由髂骨、坐骨及耻骨融合而成；骶骨由5~6块骶椎融合形成，呈楔形；尾骨由4~5块尾椎融合形成（图2-7）。

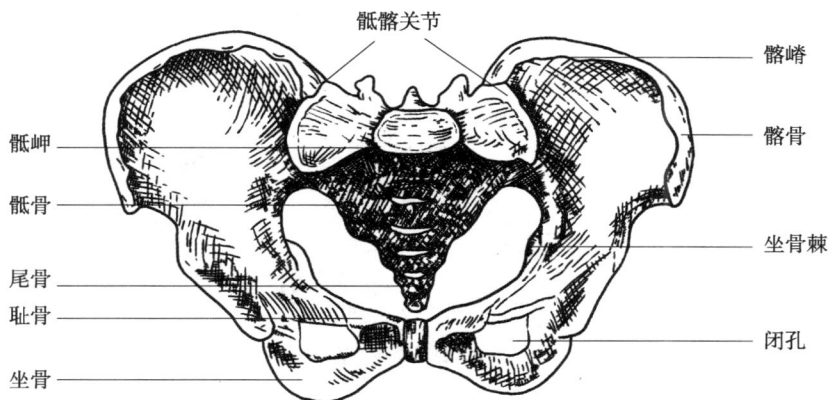

图2-7　骨盆

2. 关节　包括耻骨联合、骶髂关节和骶尾关节。两耻骨之间由纤维软骨连接形成耻骨联合；骶骨和髂骨之间为骶髂关节；骶骨与尾骨的连接处为骶尾关节，有一定的活动度，有利于分娩。

3. 韧带　在关节和耻骨联合周围均有韧带附着，其中有两对韧带最为重要。一对是骶骨、尾骨与坐骨棘之间的骶棘韧带，其宽度是判断中骨盆是否狭窄的重要指标；另一对是骶骨、尾骨与坐骨结节之间的骶结节韧带。妊娠期受激素的影响，附着于关节周围的韧带变松弛，各关节的活动度稍有增加，特别是骶尾关节，有利于胎儿娩出。

（二）骨盆的分界

以耻骨联合上缘、两侧髂耻缘及骶岬上缘的连线为界，将骨盆分为真、假骨盆两部分。分界线以上部分为假骨盆，又称大骨盆，为腹腔的一部分，与分娩无直接关系，临床上可通过测量假骨盆的径线来了解真骨盆的大小；分界线以下部分称为真骨盆，有上、下两口，上为骨盆入口，下为骨盆出口，两口之间为骨盆腔。

> 📚 **考点提示**
> 骨盆的分界。

（三）骨盆的骨性标志

1. 骶岬　第一骶椎上缘向前突出，称为骶岬，是骨盆内测量的重要标记。

2. 坐骨棘　位于真骨盆中部，坐骨后缘中点突出的部分，两坐骨棘连线的长度是衡量中骨盆大小的重要径线，坐骨棘是分娩过程中衡量胎先露下降程度的重要标志。

3. 耻骨弓　耻骨两降支的前部相连构成耻骨弓，其之间形成的夹角为耻骨角，正常女性骨盆耻骨弓角度≥90°。

4. 坐骨结节 位于真骨盆下部，坐骨上较大的隆突部位。两坐骨结节连线的长短反应骨盆出口的大小。

（四）骨盆的类型

骨盆的形态和大小受遗传、营养、疾病及外伤等因素影响而出现个体差异。理论上通常将骨盆分为女型、扁平型、类人猿型、男型四种类型，临床上多见混合型。

第四节　骨　盆　底

骨盆底由多层肌肉和筋膜组成，有封闭骨盆出口、承载与维持盆腔脏器于正常位置的作用，尿道、阴道及直肠由此穿过。骨盆底结构和功能出现异常，可能致盆腔器官膨出、脱垂。分娩时可对骨盆底造成不同程度的损伤。骨盆底由外向内有 3 层组织（图 2 - 8）。

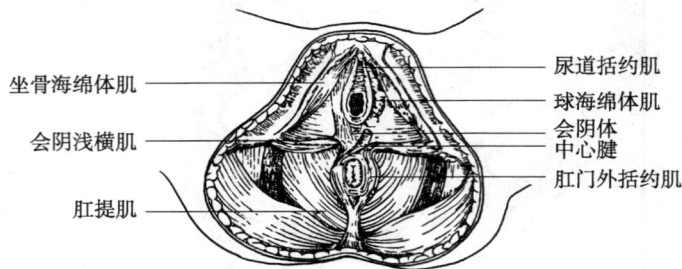

图 2 - 8　骨盆底

（一）外层

外层即浅层肌肉及筋膜。在外生殖器、会阴皮肤及皮下组织的下面，由会阴浅筋膜、其深部的 3 对肌肉（球海绵体肌、坐骨海绵体肌及会阴浅横肌）及 1 块肛门外括约肌组成。这层肌肉的肌腱（除坐骨海绵体肌外）会合于阴道外口与肛门之间，形成中心腱。

（二）中层

中层即泌尿生殖膈，由上、下两层坚韧的筋膜及之间的会阴深横肌、尿道括约肌组成。尿道和阴道穿过此膈。

（三）内层

内层即盆膈，为骨盆底最坚韧的一层，由肛提肌及其筋膜组成，有尿道、阴道及直肠穿过。每侧肛提肌由耻尾肌、髂尾肌和坐尾肌 3 部分组成，两侧肌肉互相对称，向下、向内合成漏斗形，构成骨盆底大部分，有加强盆底的托力的作用。其中部分纤维在阴道及直肠周围密切交织，加强了肛门括约肌与尿道括约肌的作用。

（四）会阴

会阴（perineum）是骨盆底的一部分，有广义及狭义之分。广义的会阴指封闭骨盆出口的所有软组织，前起自耻骨联合下缘，后至尾骨尖，两侧为耻骨降支、坐骨升支、坐骨结节和骶结节韧带。狭义的会阴指阴道口与肛门之间的软组织，又称会阴体，由表及里为皮肤、皮下脂肪、筋膜、部分肛提肌及中心腱，厚 3～4cm，由外向内逐渐变窄呈楔形。会阴伸展性大，妊娠后组织变软、变薄，有利于分娩，分娩时要注意保护会阴，避免发生裂伤。

第五节　血管、淋巴及神经

女性生殖器官的血管与淋巴管相伴行，各器官间静脉及淋巴管以丛、网状相吻合。

（一）血管

1. 动脉　女性内、外生殖器官的血液供应主要来自卵巢动脉、子宫动脉、阴道动脉及阴部内动脉。

2. 静脉　盆腔的静脉均与同名动脉伴行，但数量多于动脉，并在相应器官及其周围形成静脉丛，且互相吻合，故盆腔静脉感染容易蔓延。卵巢静脉与同名动脉伴行，右侧支汇入下腔静脉，左侧支汇入左肾静脉，所以左侧盆腔静脉曲张较多见。

（二）淋巴

女性生殖器官和盆腔有丰富的淋巴系统，淋巴结通常沿相应的血管排列，成群或成串分布，分为外生殖器淋巴和盆腔淋巴两组。当内、外生殖器发生感染或肿瘤时，往往沿各部回流的淋巴管扩散或转移，导致相应淋巴结的肿大。

（三）神经

女性内、外生殖器官由躯体神经和自主神经共同支配。女性外生殖器主要由阴部神经支配，由第Ⅱ、Ⅲ、Ⅳ骶神经分支组成，含感觉与运动神经纤维，与阴中内动脉并行。内生殖器官主要由交感神经与副交感神经支配，交感神经纤维自腹主动脉前神经丛分出，进入盆腔后分为卵巢神经丛及骶前神经丛两部分，其分支分布到卵巢、输卵管、子宫、膀胱上部等。子宫平滑肌有自主节律活动，完全切断其神经后仍有节律性收缩，还能完成分娩活动，临床上可见下半身截瘫的产妇仍能自然分娩。

第六节　邻近器官

女性生殖器官与尿道、膀胱、输尿管、直肠及阑尾相邻，其间与血管、神经、淋巴系统也有密切联系（图2-9）。当女性生殖器官出现病变时，常累及邻近器官，增加了诊治的难度；反之亦然。

（一）尿道

尿道（urethra）是一条肌性管道，位于耻骨联合与阴道壁之间，始于膀胱三角尖端，穿过泌尿生殖膈，止于阴道前庭的尿道外口，长4~5cm。女性尿道短而直，邻近阴道，容易发生泌尿系统感染。

（二）膀胱

膀胱（urinary bladder）是一囊状肌性器官。排空的膀胱位于耻骨联合与子宫之间，充盈时可凸向盆腔甚至腹腔。膀胱底部与子宫颈及阴道前壁相连，其间组织疏松，当盆底肌肉及其筋膜受损时，可致膀胱与尿道膨出。

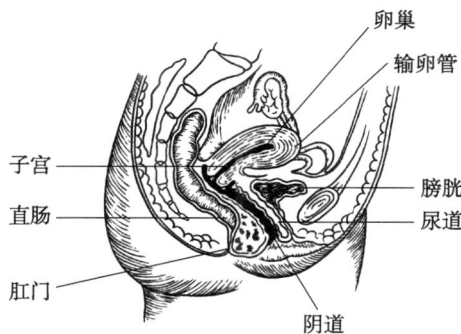

图2-9　内生殖器邻近器官

（三）输尿管

输尿管（ureter）是一对圆索状肌性管道，长约30 cm，粗细不一，内径最细部分仅3～4 mm，最粗达7～8 mm。输尿管从肾盂开始，在腹膜后沿腰大肌前面偏中线侧下降，在骶髂关节处跨过髂外动脉起点的前方进入骨盆腔，并继续沿髂内动脉下行，至阔韧带基底部向前内方行至宫颈外侧约2 cm处，于子宫动脉下方穿过，再经阴道侧穹隆斜向前向内进入膀胱。在施行子宫手术结扎子宫动脉时，应注意避免损伤输尿管。

（四）直肠

直肠（rectum）位于盆腔后部，前为子宫及阴道，后为骶骨，全长15～20 cm。直肠前壁与阴道后壁紧贴，当盆底组织受损时，常与阴道后壁一同膨出；阴道后壁的损伤也可累及直肠，发生粪瘘。肛管长2～3 cm，借会阴体与阴道下段相连，阴道分娩时应注意保护外阴，避免损伤肛管及直肠。

（五）阑尾

阑尾（vermiform appendix）通常位于右髂窝内，与右侧输卵管及卵巢毗邻。其位置、长短、粗细变异很大，其下端有时可达右侧输卵管及卵巢，故妇女患阑尾炎时可能累及右侧附件。妊娠期妇女的阑尾位置可随子宫的增大而逐渐向上外方移位，当妊娠合并急性阑尾炎时容易贻误诊断。

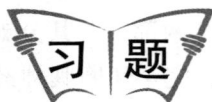
考点提示
女性内生殖器的邻近器官。

扫码"看小结"

习题

选择题

【A1/A2 型题】

1. 关于女性内生殖器组成，下列哪项正确

    A. 子宫、输卵管、附件　　B. 阴道、子宫、附件　　C. 阴道、子宫、卵巢

    D. 子宫、输卵管、阴道　　E. 子宫、输卵管、卵巢

2. 关于阴道，正确的是

    A. 上端包绕子宫颈，下端开口于阴道前庭

    B. 阴道壁光滑

    C. 前穹隆最深

    D. 后壁短于前壁

    E. 黏膜由复层鳞状上皮细胞所覆盖，有腺体

3. 受激素的影响发生周期性变化产生月经的部位是

    A. 子宫内膜基底层　　　　B. 子宫内膜功能层　　　C. 子宫肌层

    D. 子宫浆膜层　　　　　　E. 输卵管黏膜

4. 下列关于子宫的说法正确的是

    A. 成年的子宫长7～8cm，宽4～5cm，厚4～5cm

    B. 子宫分为宫底、宫体、宫颈三部分

    C. 子宫体与子宫颈之间最狭窄部分为子宫峡部

D. 子宫峡部上端是组织学内口

E. 经产妇的子宫颈外口为圆形

5. 下列关于输卵管的说法不正确的是

  A. 属于内生殖器   B. 能输送孕卵   C. 黏膜层可发生周期性变化

  D. 输卵管内端与卵巢相通 E. 输卵管外端游离

扫码"练一练"

（朱　敏）

第三章　女性生殖系统生理

第一节　女性一生各阶段的生理特点

案例导入

女，27岁，14岁月经初潮，平素月经规律，周期28～30日，持续4天，上次月经为1月10日，今日为1月17日。

请问：

1. 该女士现在子宫内膜处于何期？主要受何种激素的影响？
2. 如何指导该女士的经期卫生保健？

女性从胚胎形成到衰老是一个连续渐进的生理过程，也是下丘脑－垂体－卵巢轴功能发育、成熟和衰退的变化过程。根据年龄和生理特点可将女性一生分为以下7个阶段，但并无截然界限，可因遗传、环境、营养等条件影响而有个体差异。

（一）胎儿期

从受精后的第9周开始，胎儿已具雏形，此后各个器官的结构、功能逐渐形成和完善，此期易受内、外界各种环境因素的影响，导致流产或胎儿畸形等。

（二）新生儿期

出生后4周内称新生儿期。女性胎儿在宫内受胎盘及母体性腺所产生的性激素影响，子宫和乳房均有一定程度的发育，外阴较丰满。出生后脱离母体环境，新生儿血中性激素水平下降，部分新生儿阴道内可有少量血性分泌物排出，俗称假月经；乳房略隆起或有少量泌乳。这些均属于生理现象，短期内会自行消失。

（三）儿童期

儿童期是指从出生4周至12岁左右。此期儿童体格生长发育较快，但生殖器官发育仍不成熟。儿童早期（8岁之前）下丘脑－垂体－卵巢轴的功能处于抑制状态，生殖器为幼稚型。表现为：阴道狭长，黏膜上皮薄、无皱襞，上皮细胞内缺乏糖原，阴道酸度低，抗感染力弱；子宫小，肌层薄，宫颈较长，约占子宫全长的2/3；输卵管弯曲而细；卵巢内的原始卵泡虽能大量生长，但仅为低度发育即萎缩、退化。子宫、输卵管及卵巢位于腹腔内。儿童后期（约8岁以后），下丘脑促性腺激素释放激素抑制状态解除，卵巢内的卵泡有一定程度的发育并分泌性激素，但仍达不到成熟、排卵。子宫、卵巢、输卵管降至盆腔。皮下脂肪在胸、髋、肩部及耻骨前面沉积，乳房也开始发育，开始出现女性特征。

（四）青春期

青春期是指从月经初潮至生殖器官发育成熟的时期。世界卫生组织（WHO）规定女性青春期为10～19岁，其生理特点如下。

1. 全身发育　此时期体格发育迅速，体型逐渐达到成人型。

2. 第一性征发育　在促性腺激素的作用下，卵巢增大，卵泡开始发育和分泌性激素，生殖器官从幼稚型转变为成人型。表现为：阴阜隆起，大、小阴唇变肥厚且有色素沉着；阴道变长、增宽，黏膜变厚并出现皱襞；子宫增大，宫体与宫颈的比例为2∶1；输卵管变粗，弯曲度减小；卵巢增大，皮质内有不同发育阶段的卵泡，致使卵巢表面稍凹凸不平。此时已初步具备生育能力。

3. 第二性征出现　除生殖器官以外，出现其他女性特有的性征，如音调变高、乳房发育；阴毛及腋毛生成；骨盆横径发育，大于前后径；胸、肩部皮下脂肪增多等。

4. 月经初潮　女性第一次月经来潮称为月经初潮，是青春期开始的重要标志。月经初潮平均晚于乳房发育2.5年时间。月经来潮表明卵巢产生的雌激素已经达到一定的水平，能引起子宫内膜变化而产生月经。

> **考点提示**
>
> 女性青春期开始的重要标志。

5. 其他　青春期少女的思想情绪不稳定，自以为成熟，能独立处事，不喜欢别人的管束，遇事又胆怯，依赖成人，父母及师长应关心其身心发育状况，并给予心理疏导。

（五）性成熟期

性成熟期是卵巢生殖功能和内分泌功能最旺盛的时期，又称生育期。一般自18岁开始，历时约30年，此期女性身体各器官的结构及功能发育日趋成熟，表现为卵巢有周期性排卵、分泌性激素和规律性行经，内生殖器和乳房均有周期性变化。

（六）绝经过渡期

卵巢功能开始衰退至最后一次月经的时期，曾称为更年期、围绝经期。此期卵巢功能逐渐减退，卵泡不能发育成熟及排卵，因而月经不规则，常为无排卵性月经。最终由于卵巢内卵泡自然消耗，对垂体促性腺激素丧失反应，导致卵巢功能衰竭，月经永久性停止，称为绝经。1994年WHO将卵巢功能开始衰退至绝经后1年内的时期定义为围绝经期。在围绝经期，由于雌激素水平降低，女性容易出现潮热、出汗、情绪不稳定、失眠、抑郁或烦躁等症状，称为绝经综合征。

（七）绝经后期

绝经后期指绝经后的生命时期。60岁后的女性机体逐渐老化，步入老年期，此期卵巢功能已衰竭，雌激素水平低落；乳房内腺体减少、脂肪组织增多；内、外生殖器官萎缩；钙、磷代谢失调，出现骨质疏松，易骨折；部分女性血压、血脂升高；肌肉和结缔组织萎缩，肌张力降低，皮肤松弛，出现老年斑；脂肪在腹部、肩部及胸部沉积，出现肥胖等。

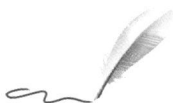

第二节 月 经

子宫内膜随卵巢的周期性变化而发生周期性脱落及出血的现象，称为月经。规律月经的建立是生殖功能成熟的重要标志。月经第一次来潮称为月经初潮，多数年龄在 13 ~ 15 岁，其早晚与遗传、身体健康、营养状况及气候条件等因素有关。

（一）月经血的特征

月经血呈弱碱性，黏稠暗红色，除血液外，还含有子宫内膜碎片、宫颈黏液及脱落的阴道上皮细胞。正常的经血有血腥味，无臭味，由于剥脱的子宫内膜中含有活化物质，激活了经血中的纤溶酶原，使其转变为纤溶酶，能促使纤维蛋白裂解为流动的降解产物；另外，子宫内膜组织含有其他活性酶能破坏许多凝血因子，故月经血不凝固。

（二）正常月经的临床表现

正常月经具有周期性。出血的第 1 日为月经周期的开始，两次月经第 1 日的间隔时间称为月经周期，一般为 21 ~ 35 天，平均 28 天。每次月经持续的时间称为经期，一般为 2 ~ 8 天，平均 4 ~ 6 天。一次月经的总失血量称为经量，正常为 20 ~ 60ml，超过 80ml 即为月经过多。

月经属于生理现象，经期多无特殊症状。部分女性在经前、经期有轻度下腹坠胀及腰骶部的酸痛感，轻度神经系统不稳定症状（如头痛、失眠、精神忧郁、易于激动等），胃肠功能紊乱（如食欲不振、恶心、呕吐、便秘或腹泻等），以及出现皮肤痤疮等，一般不影响正常生活、工作和学习。

月经期盆腔充血，子宫颈口较松，宫腔有创面，生殖器官抵抗力减弱。经期要保持外阴清洁；避免过劳，防寒保暖；忌食辛辣刺激性食物；保持良好心情；禁止盆浴、坐浴、阴道冲洗；禁止性交和游泳等。

> **考点提示**
> 正常月经的临床表现。

第三节 卵巢的功能及周期性变化

卵巢为女性的性腺，其主要功能为产生卵子并排卵和分泌女性激素，分别称为卵巢的生殖功能和内分泌功能。

（一）卵巢的周期性变化

从青春期开始到绝经前，卵巢在形态和功能上发生周期性变化，称为卵巢周期。

1. 卵泡的发育与成熟　人类卵巢中卵泡的发育始于胚胎时期，新生儿出生时卵巢内大约有 200 万个原始卵泡，儿童期多数卵泡退化至青春期只剩下 30 万 ~ 40 万个；女性一生中只有 400 ~ 500 个卵泡发育成熟并排卵，其余卵泡发育到一定程度就通过细胞凋亡机制自行退化，称卵泡闭锁。

进入青春期后，原始卵泡开始发育，形成生长卵泡。生育期每月发育一批（3 ~ 11 个）卵泡，一般只有一个优势卵泡可完全发育成熟，称为成熟卵泡，其直径可达 18 ~ 23mm。成熟卵泡向卵巢表面突出，其结构由外向内依次为：卵泡外膜、卵泡内膜、颗粒细胞、卵泡腔、卵丘、放射冠、透明带。

2. 排卵　卵泡随着发育的成熟，逐渐移向卵巢的表面，成熟卵泡内含有的蛋白溶解酶、水解酶和前列腺素（促进卵泡周围组织收缩的作用），使卵泡膜发生溶解、破裂，卵细胞及其周围的部分颗粒细胞、卵泡液随即离开卵巢，此过程称为排卵。

排卵多发生在下次月经来潮前的 14 天左右，卵子可由两侧卵巢轮流排出，或由一侧卵巢连续排出。卵子排出后，被输卵管伞部捡拾，经输卵管壁蠕动和黏膜纤毛摆动等协同作用进入输卵管，并循管腔向其壶腹部运送，之后等待与精子相遇及结合。

考点提示

排卵的时间。

3. 黄体形成及退化　排卵后，卵泡液流出，卵泡腔内压下降，卵泡壁塌陷，形成许多皱褶，卵泡颗粒细胞和卵泡内膜细胞向内侵入，周围由卵泡外膜包围，共同形成黄体，排卵后 7~8 天（相当于月经周期第 22 天左右）黄体体积和功能达到高峰，直径为 1~2cm，外观黄色。

若排出的卵子受精，则黄体继续发育更名为妊娠黄体，约于妊娠 10 周后开始退化，其功能由胎盘逐渐取代。若排出的卵子未受精，则黄体在排卵后 9~10 天开始退化（黄体平均寿命为 14 天左右）。退化时黄体细胞逐渐萎缩变小，周围的结缔组织及成纤维细胞侵入，最终由结缔组织代替，组织纤维化，外观呈白色，称之为白体。黄体衰退后月经来潮，本周期结束，之后卵巢中又有新的卵泡发育，开始新的周期。

（二）卵巢分泌的性激素及其周期性变化

卵巢合成及分泌的性激素，主要为雌激素、孕激素和少量雄激素。三种激素均为甾体激素。

1. 雌激素　卵巢主要合成雌二醇（E_2）和雌酮（E_1）。体内也有雌三醇（E_3）和 2-羟雌酮，为 E_2 的降解产物。雌激素的生物活性以 E_2 最强。

在卵泡开始发育时，雌激素分泌量很少，随着卵泡的发育，雌激素分泌量也逐渐增加，于排卵前达到高峰，排卵后分泌量略有下降。排卵后 1~2 天，黄体开始分泌雌激素，使血液中雌激素又逐渐增加。排卵后 7~8 天黄体成熟时，血液中雌激素达第二高峰，但其峰值低于第一高峰。此后，黄体萎缩，雌激素水平急骤下降，在月经来潮前达最低水平。

雌激素的主要生理功能如下。①子宫：促使子宫平滑肌细胞增生肥大，肌层变厚；增进血运，促使和维持子宫发育；提高子宫平滑肌对缩宫素的敏感性，增强子宫收缩力；使子宫内膜增生；使宫颈口松弛、扩张，宫颈黏液分泌增加，性状变稀薄，易拉成丝状，有利于精子通过，涂片见羊齿植物叶状结晶。②阴道：使阴道上皮细胞增生、角化，黏膜变厚，增加细胞内糖原含量，保持阴道酸性环境。③外生殖器：促使阴唇发育、丰满，色素加深。④输卵管：促进输卵管肌层发育及上皮的分泌活动，加强输卵管肌节律性收缩的振幅。⑤卵巢：促使卵巢中卵泡发育。⑥第二性征：促使乳腺腺管增生，乳头、乳晕着色；促进其他女性第二性征的发育。⑦下丘脑、垂体：通过对下丘脑和垂体的正、负反馈调节，控制促性腺激素的分泌。⑧代谢作用：促进水钠潴留；促进肝脏高密度脂蛋白合成，抑制低密度脂蛋白合成，降低循环中胆固醇水平；维持和促进骨基质代谢，促进钙、磷的重吸收及在骨质中沉积等。

2. 孕激素　孕激素又称为黄体酮，其代谢产物为孕二醇，经肾脏排出，临床上通过测定尿中孕二醇的水平，评价卵巢有否排卵和黄体功能。

卵泡期卵泡不分泌黄体酮；排卵前，卵泡中的颗粒细胞在黄体生成素达高峰的作用下开始黄素化，分泌少量黄体酮；排卵后，黄体分泌黄体酮逐渐增加至排卵后 7~8 天黄体成

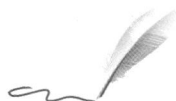

熟时，分泌量达最高峰，之后随黄体萎缩其量逐渐下降，在月经来潮时降至卵泡期水平。

孕激素的主要生理功能如下。①子宫：降低子宫平滑肌兴奋性及其对缩宫素的敏感性，抑制子宫收缩，利于胚胎及胎儿在宫腔内生长发育；使子宫内膜由增生期转变为分泌期，为受精卵着床做准备；使宫颈口闭合，黏液分泌减少、变稠，涂片呈椭圆体，并形成黏液栓堵塞宫口，防止病原菌上行感染。②阴道：加快阴道上皮细胞脱落。③输卵管：抑制输卵管肌节律性收缩的振幅。④乳腺：促使乳腺腺泡发育。⑤下丘脑、垂体：在黄体期对下丘脑和垂体有负反馈作用，抑制促性腺激素的分泌。⑥代谢作用：促进水、钠排泄。⑦体温：兴奋下丘脑体温调节中枢，使排卵后基础体温升高 $0.3 \sim 0.5℃$，临床上测定基础体温可作为判断是否排卵、排卵日期及黄体功能的指标之一。

> **考点提示**
> 雌、孕激素的生理功能。

3. 雄激素　女性雄激素主要来源于肾上腺，卵巢分泌少量雄激素，主要是睾酮。排卵前血液中雄激素水平升高，可促进非优势卵泡闭锁，并可提高性欲。

雄激素的主要生理功能：合成雌激素的前体，亦为雌激素的拮抗物，是维持女性正常生殖功能的重要激素，促使阴蒂、阴唇、阴阜的发育和阴毛、腋毛的生长；促进蛋白质合成，使基础代谢率增加，并刺激骨髓中红细胞的增生，在性成熟期前，促使长骨骨基质生长和钙的保留，性成熟后可使骨骺关闭，使生长停止；可促使肾远曲小管对水、钠的重吸收并保留钙。

第四节　子宫内膜及其他生殖器官的周期性变化

（一）子宫内膜的周期性变化

卵巢激素的周期性变化，导致生殖器官发生相应的变化，其中以子宫内膜的变化最为明显。现以 28 天月经周期为例，将子宫内膜组织的周期性变化分为 3 个时期。

1. 增殖期　月经周期的第 5 ~ 14 天。在雌激素作用下，子宫内膜表面上皮、腺体、间质、血管均呈增殖性变化，内膜逐渐生长变厚，由 0.5mm 增生至 3 ~ 5mm。

2. 分泌期　月经周期的第 15 ~ 28 天。排卵后，卵巢内形成黄体，分泌雌激素和孕激素，子宫内膜由增生期转变为分泌期，内膜继续增厚，血管增多迂曲，腺体增大并分泌糖原，间质疏松水肿，为孕卵着床提供充足的营养。

3. 月经期　月经周期第 1 ~ 4 天。由于卵子未受精，黄体功能衰退，雌、孕激素水平下降，内膜中的前列腺素合成活化，刺激子宫肌层收缩，使内膜功能层的螺旋小动脉持续痉挛，血流减少，内膜缺血受损，组织变性、坏死，血管壁通透性增加、破裂，导致内膜底部血肿形成，加速组织坏死剥脱与血液相混而排出，表现为月经来潮。

> **考点提示**
> 子宫内膜周期性变化。

（二）生殖器官其他部位的周期性变化

在卵巢性激素周期性作用下，阴道黏膜、宫颈黏液、输卵管也发生相应变化。

1. 阴道黏膜的周期性变化　在月经周期中，随着体内雌、孕激素水平的变化，阴道黏膜也发生周期性改变，其中阴道上段黏膜改变更为明显。排卵前，受雌激素影响，底层细胞增生逐渐演变为中层与表层细胞，使阴道上皮增厚，表层细胞出现角化，其程度在排卵期最明显；上皮细胞内富含糖原，经阴道杆菌的分解成为乳酸，使阴道保持酸性环境，防止致病菌的繁殖。排卵后，受孕激素影响，表层细胞脱落。临床上借助阴道脱落细胞学检查，评价体内激素水平和卵巢有无排卵。

2. 宫颈黏液的周期性变化 在卵巢激素的作用下，宫颈腺细胞分泌黏液，其物理、化学性质及其分泌量均有明显的周期性改变。月经过后，体内雌激素水平低，子宫颈黏液的分泌量少。随着雌激素水平的不断增高，宫颈黏液的量也逐渐增多，至排卵期宫颈黏液变稀薄、透明，拉丝度长达 10cm 以上，取黏液作涂片检查，干燥后显微镜下可见羊齿植物叶状结晶，这种结晶于周期的第 6 ~ 7 天开始出现，至排卵期最为典型，月经周期的第 22 天左右完全消失；排卵后，受孕激素的影响，黏液分泌量逐渐减少，质地黏稠、混浊，拉丝度差，易断裂，涂片干燥后，镜下可见排列成行的椭圆体。观察宫颈黏液涂片的周期性变化是临床上评价卵巢功能的辅助检查项目。

3. 输卵管的周期性变化 包括形态和功能两方面。在雌激素的作用下，输卵管黏膜上皮纤毛细胞生长，体积增大；非纤毛细胞分泌增加，为卵子提供运输和种植前的营养物质。雌激素还促进输卵管发育及输卵管肌层节律性收缩的振幅。孕激素则能抑制输卵管节律性收缩的振幅，并抑制输卵管黏膜上皮纤毛细胞的生长，使分泌细胞分泌的黏液减少。在雌、孕激素的协同作用下，受精卵在输卵管内才能正常运行。

第五节 月经周期的调节

月经周期的调节是一个非常复杂的过程，主要涉及下丘脑、垂体和卵巢。下丘脑分泌促性腺激素释放激素（GnRH），通过调节垂体促性腺激素的分泌，调控卵巢功能。卵巢分泌的性激素对下丘脑 - 垂体又有反馈调节作用。下丘脑、垂体和卵巢之间相互调节、相互影响，形成一个完整而协调的神经内分泌系统，称为下丘脑 - 垂体 - 卵巢（HPO）轴（图 3 - 1）。

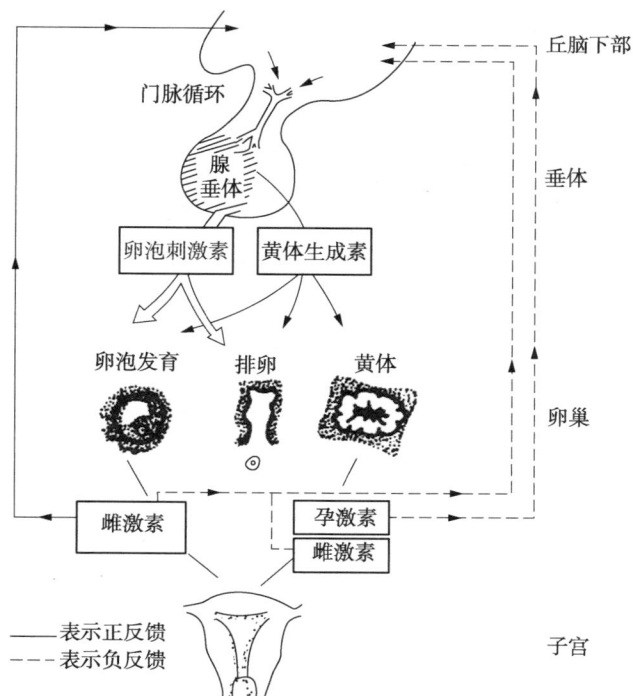

图 3 - 1 下丘脑 - 垂体 - 卵巢轴之间的相互关系示意图

（一）下丘脑促性腺激素释放激素

下丘脑弓状核神经细胞分泌的 GnRH 是一种十肽激素，其生理功能是调节垂体促性腺激素的合成和分泌。其分泌特征是脉冲式释放。

（二）垂体分泌的调节激素及其功能

腺垂体分泌促性腺激素和催乳激素。

1. 促性腺激素 腺垂体的促性腺激素细胞分泌卵泡刺激素（FSH）和黄体生成素（LH）。FSH 和 LH 均为糖蛋白激素，共同促进卵泡发育及成熟，促进排卵并形成黄体。

2. 催乳素 催乳素（PRL）是由腺垂体催乳细胞分泌的多肽激素，有促进乳汁合成的功能。

（三）卵巢性激素的反馈作用

卵巢分泌的雌、孕激素对下丘脑和垂体具有反馈调节作用。

1. 雌激素 雌激素对下丘脑产生负反馈和正反馈两种作用。在卵泡期早期，一定水平的雌激素负反馈作用于下丘脑，抑制 GnRH 释放，并降低垂体对 GnRH 的反应性，从而实现对垂体促性腺激素脉冲式分泌的抑制。在卵泡期晚期，随着卵泡的发育成熟，当雌激素的分泌达高峰，循环中雌激素浓度超过 200pg/ml 并维持 48 小时以上时，雌激素即可发挥正反馈作用，刺激 LH 分泌高峰。在黄体期，协同孕激素对下丘脑有负反馈作用。

2. 孕激素 在排卵前，低水平的孕激素可增强雌激素对促性腺激素的正反馈作用。在黄体期，高水平的孕激素对促性腺激素的脉冲式分泌产生负反馈抑制作用。

（四）月经周期的调节机制

下丘脑的神经细胞分泌 GnRH，通过下丘脑与垂体之间的门静脉系统进入垂体前叶，垂体在其作用下分泌 FSH 和 LH。FSH 作用于卵巢，使卵泡发育，并分泌雌激素，使子宫内膜发生增殖期变化。随着卵泡的逐渐发育成熟，雌激素分泌出现第一次高峰，对下丘脑产生正反馈作用，促使垂体 FSH 和 LH 分泌增多并出现高峰，诱发成熟卵泡排卵。

卵泡排出卵子后形成黄体。在 LH 的作用下，黄体逐渐发育，分泌孕激素和雌激素，孕激素使子宫内膜由增殖期变为分泌期。当黄体成熟时，雌、孕激素达高峰。在大量雌、孕激素的共同负反馈作用下，垂体 FSH 和 LH 的分泌减少，黄体开始萎缩，雌、孕激素分泌减少，子宫内膜失去性激素支持而发生脱落出血，月经来潮。雌、孕激素水平继续降低至最低水平，对下丘脑和垂体的负反馈抑制解除，开始下一个月经周期，如此周而复始。

月经周期主要受 HPO 轴的神经内分泌调控，同时也受抑制素 – 激活素 – 卵泡抑制素系统的调节，其他腺体内分泌激素对月经周期也有影响。HPO 轴的生理活动受到大脑皮层神经中枢的影响，如外界环境、精神因素等均可影响月经周期。大脑皮层、下丘脑、垂体和卵巢任何一个环节发生障碍，都会引起卵巢功能紊乱，导致月经失调。

扫码"看小结"

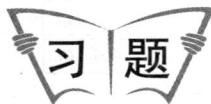

习 题

一、选择题

【A1/A2 型题】

1. 下述符合雌激素生理作用的是

  A. 降低妊娠子宫对缩宫素的敏感性 B. 使子宫内膜增生

  C. 使宫颈黏液减少变稠，拉丝度减少 D. 使阴道上皮脱落加快

  E. 通过中枢神经系统有升温作用

2. 有关月经，下述错误的是

  A. 经期应保持外阴清洁 B. 经血一般不凝

  C. 月经周期为本次月经干净至下次月经来潮 D. 月经初潮多在 13 ~ 15 岁

  E. 月经期全身、局部抵抗力均降低

3. 有关卵巢周期变化下述不对的是

  A. 排卵发生在下次月经来潮前 14 天左右 B. 排卵后 7 ~ 8 天黄体发育达到高峰

  C. 在卵泡发育过程中产生雌、孕激素 D. 黄体衰退后，月经即来潮

  E. 黄体细胞分泌雌、孕激素

4. 女性青春期开始的重要标志是

  A. 音调度高 B. 乳房丰满 C. 皮下脂肪增多

  D. 阴毛、腋毛生成 E. 月经初潮

5. 某女士，已婚，月经规律，月经周期第 28 天取子宫内膜检查所见：腺体缩小，内膜水肿消失，螺旋小动脉痉挛性收缩，有坏死、破裂，内膜下血肿。该内膜为

  A. 月经期 B. 增生期 C. 分泌早期

  D. 分泌期 E. 月经前期

6. 女性生殖能力旺盛的时期是

  A. 新生儿期 B. 儿童期 C. 青春期

  D. 性成熟期 E. 老年期

二、思考题

女，24 岁，未婚，平素月经规律，月经周期为 30 天，经期 5 天。

问题：

1. 该女士目前处于女性一生中的哪个时期？

2. 该女士的排卵日大约在哪天？

（杨　波）

扫码"练一练"

第四章　妊娠生理

第一节　受精与着床

故事点睛

旁白：赵女士，28 岁，现停经 24 周，正规产检。停经 5 周时出现尿频、恶心呕吐、食欲不振，12 周后症状自然消失，停经 18 周起自觉胎动，小腹逐渐隆起，今日来医院进行产检。小林是产科门诊的护士，赵女士看见小林，满脸焦虑地问："护士，我孩子发育怎么样，正常吗？"

人物：由两名学生分别担任案例中人物，进行即兴表演。

请问：

1. 小林回答以上问题，需要进行哪些评估？
2. 此时期胎儿发育有什么特点？
3. 赵女士生理有哪些变化？

妊娠（pregnancy）是指胚胎（embryo）和胎儿（fetus）在母体内发育成长的过程。从受精卵形成到胎儿及其附属物从母体娩出为止。

考点提示
妊娠的概念。

（一）受精（fertilization）

获能的精子与卵子（次级卵母细胞）结合的过程称为受精。受精一般发生在排卵后的 12 小时内，部位多在输卵管壶腹部与峡部的连接处。

考点提示
受精的部位。

（二）受精卵的发育与运输

受精卵形成后开始进行有丝分裂（又称卵裂），形成多个子细胞（又称卵裂球），同时随着输卵管蠕动和输卵管上皮纤毛的摆动，向宫腔移动。约在受精后第 3 日分裂为 16 个细胞的实心细胞团，称为桑葚胚，也称早期囊胚。受精后第 4 日早期囊胚进入宫腔，第 5～6 天透明带消失，体积增大，形成晚期囊胚。

（三）受精卵着床

着床（implantation）是指晚期囊胚侵入到子宫内膜的过程，也称孕卵植入（图4-1）。定位、黏附和穿透是受精卵着床需经历的三个过程。着床过程中需具备以下四个条件：①透明带消失。②囊胚滋养层分化出合体滋养细胞。③囊胚和子宫内膜同步发育并且相互协调。④孕妇体内有足够的黄体酮，子宫有一个极短的敏感期允许受精卵着床。

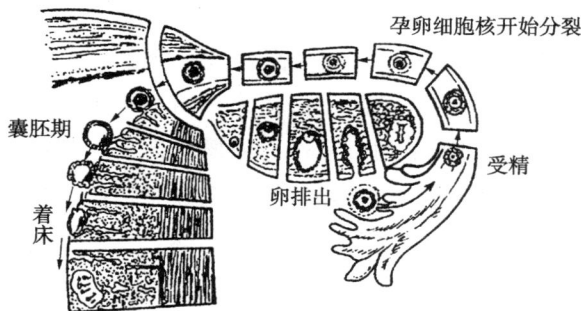

图4-1　卵子受精与孕卵着床

（四）蜕膜的形成

受精卵着床后，子宫内膜迅速发生蜕膜变，此时的子宫内膜称为蜕膜。根据其与孕卵的关系，可分为三部分。①底蜕膜：位于孕卵与子宫肌层之间，以后发育成胎盘的母体部分，是孕卵着床处。②包蜕膜：覆盖在孕卵表面的蜕膜，随孕卵发育逐渐突向宫腔，约在妊娠12周与真蜕膜逐渐融合。③真蜕膜：底蜕膜及包蜕膜以外覆盖子宫腔其他部分的蜕膜（图4-2）。

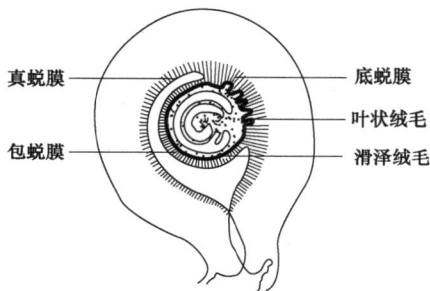

图4-2　早期妊娠子宫蜕膜与绒毛的关系

第二节　胎儿附属物

胎儿附属物是指胎儿以外的组织，包括胎盘、胎膜、脐带和羊水。

（一）胎盘（placenta）

1. 胎盘的结构　足月胎儿的胎盘呈圆盘状或椭圆形，直径16~20cm，厚度1~3cm，重量450~650g，中间厚，边缘薄。胎盘可分为胎儿面和母体面。胎儿面光滑，被一层透明的羊膜覆盖，可见其下面的血管，中央或偏侧有脐带附着。母体表面粗糙，呈暗红色，由18~20个胎盘小叶构成。

2. 胎盘的构成　由羊膜、叶状绒毛膜和底蜕膜构成。

考点提示
胎盘的构成。

（1）羊膜（amnion）　位于胎盘的最内层，光滑，无血管、神经及淋巴，具有一定的弹性，构成胎盘的胎儿部分。

（2）叶状绒毛膜（chorion frondosum） 胎盘的胎儿部分，是胎盘的主要部分。受精卵着床后，滋养细胞迅速增殖，内层为细胞滋养细胞，外层为合体滋养细胞。滋养层和滋养层内面的胚外中胚层共同构成了绒毛膜。与底蜕膜相接触的绒毛，因营养丰富，发育良好，称为叶状绒毛膜。未与底蜕膜接触的绒毛，因缺少血液供应而萎缩退化，称为平滑绒毛膜，与羊膜共同组成胎膜。叶状绒毛膜的绒毛有两种，大部分绒毛末端游离，称为游离绒毛；少数绒毛像树根样深扎于蜕膜中起固定作用，称为固定绒毛。绒毛之间的间隙称绒毛间隙。子宫螺旋血管开口于绒毛间隙，将含氧的母血注入其间；胎儿体内含氧量低的血液经脐动脉至绒毛毛细血管，可与绒毛间隙中的母血进行物质交换，保证胎儿在宫内的发育。绒毛间隙与绒毛毛细血管并非直接相通，而是隔着绒毛毛细血管壁、绒毛间质及绒毛滋养细胞层，靠渗透、扩散和细胞选择力进行物质交换（图4-3）。

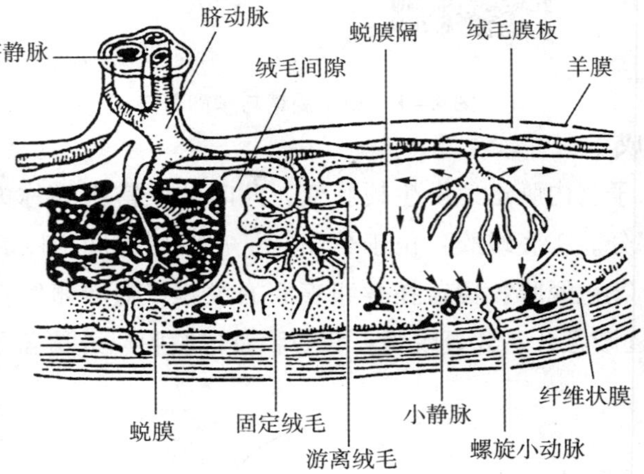

图4-3 胎盘模式图

（3）底蜕膜 胎盘的母体部分，底蜕膜表面覆盖一层来自固定绒毛的滋养层细胞，与底蜕膜共同形成绒毛间隙的底，称蜕膜板。从此板向绒毛膜方向伸出蜕膜隔，可将胎盘母体面分成20个左右肉眼可见的母体小叶。

3. 胎盘的功能 胎盘介于母体与胎儿之间，既是维持胎儿在宫内正常发育的器官，又是胎儿物质交换、排出代谢产物的器官。胎盘主要具有以下几种功能。

（1）气体交换 O_2是维持胎儿生命最重要的物质。胎儿通过胎盘与母体进行气体交换，利用胎血与母血中氧分压差，吸收氧而排出二氧化碳。替代胎儿呼吸系统的功能。

（2）营养物质 供应胎儿在宫内生长发育所需要的营养物质，如葡萄糖、氨基酸、脂肪酸、水、电解质和水溶性维生素等。不同的营养物质通过不同的方式通过胎盘：①葡萄糖是胎儿热能的主要来源，以易化扩散的方式通过胎盘；②氨基酸、钙、铁及水溶性维生素以主动运输的方式通过胎盘；③脂肪酸以简单扩散的方式通过胎盘；④胎盘中的多种酶，可将复杂化合物分解为简单物质，也能将简单物质合成后供给胎儿。替代胎儿消化系统的功能。

（3）排除胎儿代谢产物 胎儿的代谢产物如尿素、尿酸、肌酐等，均通过胎盘进入母血，由母体排出体外。替代胎儿泌尿系统的功能。

（4）防御功能 胎盘具有一定的屏障作用，阻止有害物质

考点提示

胎盘的功能。

进入胎儿血中；母体中的一些免疫球蛋白，如 IgG，可通过胎盘进入胎儿体内，使胎儿出生后短时间内获得被动免疫。但胎盘的屏障作用是有限的，如风疹、疱疹、巨细胞等病毒及分子量小对胎儿有害的药物，可通过胎盘影响胎儿，导致胎儿发育畸形，甚至发生死亡。细菌、弓形虫、衣原体、螺旋体虽然不可直接通过胎盘，但可在胎盘部位形成病灶，破坏绒毛结构进入胎体感染胎儿。

（5）合成功能 胎盘主要合成激素、酶和细胞因子。合成的激素有蛋白激素和类固醇激素，蛋白激素有人绒毛膜促性腺激素（hCG）、人胎盘生乳素（hPL）；类固醇激素有雌激素、孕激素等。合成的酶有缩宫素酶、耐热性碱性磷酸酶等。

（二）胎膜（fetal membranes）

由绒毛膜和羊膜构成胎膜。其内层为半透明的羊膜，外层为平滑绒毛膜。羊膜表面无血管，与覆盖胎盘、脐带的羊膜层相连。妊娠晚期，平滑绒毛膜和羊膜贴在一起，但可以完全分开。胎膜的作用包括：①维持羊膜腔的完整性，保护胎儿；②维持羊水的平衡；③在分娩发动上可能有一定作用。

> **考点提示**
> 胎膜的构成及作用。

（三）脐带（umbilical cord）

脐带一端连接胎儿腹壁脐轮，另一端附着于胎盘胎儿面，是连接胎儿与胎盘的纽带，其表面被羊膜覆盖，内有两条脐动脉及一条脐静脉，血管周围为华通胶，有保护脐血管的作用。妊娠足月的脐带长 30～100cm，平均长约55cm，直径 0.8～2.0cm。脐带是胎儿与母体气体交换、营养供给及代谢物质排出的通道，一旦受压可导致胎儿缺氧从而危及生命。

> **考点提示**
> 脐带内动静脉组成。

（四）羊水（amniotic fluid）

羊水是指羊膜腔内的液体。妊娠早期的羊水主要来源于母体血清的透析液；妊娠中期以后，主要来源于胎儿的尿液；妊娠晚期胎儿肺参与羊水的生成。随着胚胎的发育，羊水逐渐增多，妊娠38周约1000ml，此后逐渐减少，妊娠40周约800ml，呈弱碱性，略显混浊，不透明，内含胎脂、胎儿脱落上皮细胞、毳毛、毛发、激素、酶和少量无机盐及有机物质等。羊水量通过胎儿的吞咽达到平衡。母儿间的液体交换主要通过胎盘，每小时约3600ml；母体与羊水的交换，主要通过胎膜；羊水与胎儿的交换，主要通过胎儿消化管、呼吸道、泌尿道以及角化前皮肤等。羊水的作用如下。

1. 保护胎儿 胎儿可在羊水中自由活动，防止胎体粘连、畸形；维持子宫腔内恒温；缓冲外界压力，避免胎儿受直接损伤；有利于胎儿体液平衡；临产宫缩时，羊水传递宫缩压力使之均匀分布，避免胎儿局部受压。

2. 保护母体 羊水可减少胎动时导致的母体不适感；临产后前羊水囊可扩张宫颈口及阴道；破膜后羊水可冲洗和润滑阴道，以减少感染的发生。

> **考点提示**
> 足月羊水的量及羊水的作用。

第三节 胎儿发育及生理特点

受精后8周内的人胚称胚胎，是器官结构分化时期。自受精后9周起的人胚称胎儿，是其各器官进一步发育成熟时期。

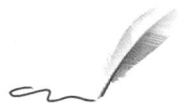

（一）胎儿的发育特征

4 周末：可辨认体蒂和胚盘。

8 周末：胚胎初具人形，头约占整个胎体的一半。能分辨出眼、耳、鼻、口、手指及足趾。心脏已形成，超声可见心脏搏动。

12 周末：胎儿身长约 9cm，体重约 20g。外生殖器已发育，可初步辨认。

16 周末：身长约 16cm，体重约 110g。可确认胎儿性别。胎儿开始出现呼吸运动。皮肤菲薄。部分孕妇可自觉胎动。

20 周末：胎儿身长约 25cm，体重约 320g。胎儿开始出现吞咽、排尿功能。经孕妇腹壁能听到胎心。

24 周末：胎儿身长约 30cm，体重约 630g。各脏器均已发育。

28 周末：胎儿身长约 35cm，体重约 1000g。胎儿有呼吸运动，皮下脂肪不多，皮肤表面有胎脂，眼睛半张开，出现眼睫毛。出生后可存活，但易患特发性呼吸窘迫综合征。

32 周末：胎儿身长约 40cm，体重约 1700g。面部毳毛脱落，出现脚趾甲，生活力尚可。

36 周末：胎儿身长约 45cm，体重约 2500g。皮下脂肪较多，指（趾）甲已达指（趾）端，生活力良好。

40 周末：胎儿身长约 50cm，体重约 3400g。发育成熟，皮下脂肪多，皮肤呈粉红色。外观体形丰满。男性睾丸已降至阴囊内，女性大小阴唇发育良好。出生后能很好存活。

（二）胎儿的生理特点

1. 循环系统　胎儿循环不同于成人，营养的供应和代谢产物的排出，均需通过胎盘脐带由母体完成。

（1）解剖学特点

1）脐静脉一条：其血液含氧量高、营养丰富，通过胎盘经脐静脉注入胎儿。

2）脐动脉两条：其血液含氧量低，通过脐动脉注入胎盘和母血进行物质交换。

3）动脉导管：位于肺动脉及主动脉弓之间，出生后动脉导管闭锁成动脉韧带。

4）卵圆孔：位于左、右心房之间，右心房的血液可经卵圆孔直接进入左心房。生后左心房压力增高，右心房压力降低，卵圆孔于生后数分钟开始关闭，多在生后 6 个月完全闭锁。

（2）胎儿血循环特点

来自胎盘的血液进入胎儿体内分为 3 支：一支直接入肝，一支与门静脉汇合入肝，此两支血液最后经肝静脉入下腔静脉，还有一支经静脉导管直接入下腔静脉。故进入右心房的下腔静脉血是混合血。

卵圆孔位于左、右心房之间，其开口位于下腔静脉入口处，下腔静脉进入右心房的血液大部分通过卵圆孔进入左心房。而上腔静脉进入右心房的血液流向右心室，然后进入肺动脉。

肺循环阻力较大，肺动脉血液大部分通过动脉导管流入主动脉，部分血液通过肺静脉进入左心房。左心房含氧量高的血液进入左心室，继而进入主动脉直至全身，随后通过腹主动脉再经脐动脉进入胎盘，与母血进行气体及物质交换。

2. 血液系统

（1）红细胞生成　在妊娠早期主要来自卵黄囊。妊娠 10 周时，主要来自肝，以后骨髓、脾逐渐有造血功能。妊娠足月时，90% 的红细胞由骨髓产生。妊娠 32 周以后的早产儿及足月儿的红细胞数均增多，约为 6.0×10^{12}/L。胎儿红细胞更新周期短，为成人 120 天的 2/3，需不断生成红细胞。

（2）血红蛋白生成　胎儿血红蛋白根据其结构和生理功能可分为原始血红蛋白、胎儿血红蛋白和成人血红蛋白三种。妊娠前半期均为胎儿血红蛋白，至妊娠最后 4～6 周，成人血红蛋白增多，至临产时胎儿血红蛋白仅占 25%。

（3）白细胞生成　妊娠 8 周后，胎儿血循环中即出现白细胞，形成防止细菌感染的第一道防线；妊娠 12 周，胸腺、脾产生淋巴细胞，成为体内抗体的主要来源，形成了对抗外来抗原的第二道防线。妊娠足月时白细胞计数可达到 $(15～20) \times 10^9$/L。

3. 呼吸系统　胎盘代替胎儿肺，母儿血液通过胎盘进行气体交换，但出生前胎儿的呼吸道（包括气管直至肺泡）、肺循环及呼吸肌的发育完成。妊娠 11 周时，B 型超声可见胎儿胸壁运动，妊娠 16 周时，出现能使羊水进出呼吸道的呼吸运动。胎儿的呼吸运动不规律，每分钟 30～70 次。当胎儿窘迫时可出现大喘息样呼吸运动。

4. 消化系统　妊娠 11 周时，小肠出现蠕动；妊娠 16 周时，胃肠功能基本建立。胎儿能吞咽羊水，吸收水分、氨基酸、葡萄糖及其他可溶性营养物质。胎儿肝脏功能不够健全，缺乏许多酶，因此不能结合因红细胞破坏后产生的大量游离胆红素。胎儿胆红素经胆道排入小肠氧化成胆绿素，胆绿素的降解产物使胎粪呈黑绿色。

5. 泌尿系统　妊娠 11～14 周胎儿肾有排尿功能。妊娠 14 周胎儿膀胱内有尿液。妊娠中期后，胎儿的尿液成为羊水的主要来源。

6. 内分泌系统　胎儿甲状腺于妊娠 6 周开始发育，于妊娠 12 周合成甲状腺素，是最早发育的内分泌腺。妊娠 12 周胎儿胰腺开始分泌胰岛素。胎儿肾上腺发育良好，胎儿肾上腺皮质主要由胎儿带组成，是活跃的内分泌器官，能产生大量类固醇激素，尤其是脱氢表雄酮，与胎儿肝脏、胎盘、母体共同完成雌三醇的合成与排泄。

第四节　妊娠期母体身心变化

妊娠期，为了适应胎儿生长发育的需要，母体各系统发生了一系列适应性的变化。

（一）生殖系统

1. 子宫　妊娠后，子宫的变化最为明显。

（1）子宫体　宫体逐渐增大变软，其大小由 （7～8）cm × （4～5）cm × （2～3）cm 增大至妊娠足月时的 35cm × 25cm × 22cm，容量由 5ml 增至约 5000ml，重量由 50g 增至约 1100g。子宫增大主要是由于子宫肌细胞的肥大、伸长，胞质内充满具有收缩活性的肌动蛋白和肌球蛋白，为临产后子宫收缩提供物质基础。宫底在妊娠晚期增长速度最快，肌纤维最多，其次为子宫下段，宫颈部肌纤维最少。妊娠早期子宫呈球形或椭圆形且不对称；妊娠 12 周后，增大的子宫超出盆腔，可在耻骨联合上方触及；妊娠晚期，由于盆腔左侧为乙状结肠占位，子宫呈不同程度的右旋。

（2）子宫峡部　位于子宫体与子宫颈之间最狭窄部位，非孕时约长 1cm。随着妊娠的进展，子宫峡部逐渐变软、伸展拉

> **考点提示**
> 妊娠期子宫体和子宫峡部的变化。

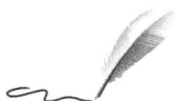

长，临产后可伸展至 7～10cm，成为软产道的一部分，称为子宫下段。

（3）子宫颈 妊娠后宫颈充血、组织水肿，外观肥大、变软，呈紫蓝色。宫颈黏液分泌量增多，形成黏稠的黏液栓，可防止外界细菌侵入宫腔。

2. 卵巢 卵巢略增大，停止排卵。一侧卵巢可见妊娠黄体，分泌雌、孕激素以维持妊娠。妊娠 10 周后，其功能由胎盘取代，妊娠黄体开始萎缩。

3. 输卵管 输卵管充血、水肿、伸长，有时黏膜可见到蜕膜反应。

4. 阴道 阴道变软，充血水肿呈紫蓝色，皱襞增多，伸展性增加。阴道分泌物增多，呈白色糊状。由于阴道上皮细胞含糖原增加，乳酸含量增多，使阴道分泌物 pH 酸碱度降低，可抑制致病菌的生长。

5. 外阴 外阴有色素沉着，组织松软，伸展性增加。

（二）乳房

妊娠期胎盘分泌的雌激素和孕激素可分别刺激乳腺管和乳腺泡增生，使乳房增大；垂体催乳素及胎盘生乳素也参与乳腺的发育，为产后泌乳作准备。妊娠后乳头和乳晕出现明显色素沉着，乳晕处有皮脂腺突起，称为蒙氏结节（Montgomery's tubercles）。妊娠末期，乳头可挤出少许黄色乳汁，称为初乳（colostrum）。

（三）循环系统

1. 心脏 妊娠后期增大的子宫使膈肌升高，心脏向左、向上、向前移位。心尖冲动左移 1～2cm，心浊音界稍扩大。心脏容量从妊娠早期至妊娠末期约增加 10%，心率每分钟增加 10～15 次。由于心脏移位使大血管轻度扭曲，加之血流量增加及血流速度加快，多数孕妇在心尖区及肺动脉瓣区可听及 Ⅰ～Ⅱ 级柔和吹风样收缩期杂音，产后逐渐消失。

2. 心排出量 心排出量的增加对维持胎儿生长发育极为重要。自妊娠 10 周心排出量开始增加，妊娠 32～34 周达高峰。临产后，特别在第二产程期间，心排出量也有显著的增加。

3. 血压 在妊娠早期及中期血压偏低，在妊娠晚期血压轻度升高。一般收缩压无变化，舒张压轻度降低，使脉压稍增大。当孕妇长时间处于仰卧位时，增大的子宫压迫下腔静脉，使回心血量和心排出量均减少而致血压下降，称为仰卧位低血压综合征（supine hypotensive syndrome），侧卧位时能解除对子宫的压迫，改善血液回流，减轻症状。因此，妊娠中晚期应鼓励孕妇侧卧位休息。

> **考点提示**
> 仰卧位低血压综合征。

4. 静脉压 妊娠后，孕妇下肢、外阴及直肠静脉压增高，加之妊娠期静脉壁扩张，孕妇容易发生下肢、外阴静脉曲张和痔。

（四）血液系统

1. 血容量 妊娠 6～8 周开始血容量逐渐增加，至妊娠 32～34 周达高峰，增加 40%～45%，平均增加 1450ml，维持此水平直至分娩。血浆的增加多于红细胞的增加，血液被稀释，出现生理性贫血。

> **考点提示**
> 妊娠期血容量的变化。

2. 血液成分

（1）红细胞 妊娠期骨髓不断产生红细胞，网织红细胞轻度增多。由于妊娠期血液被稀释，红细胞、血红蛋白和红细胞比容均低于非孕期。为适应红细胞增加、胎儿生长及孕妇各器官生理变化的需要，应在妊娠中、晚期开始补充铁剂，以预防缺铁性贫血。

（2）白细胞 妊娠 7~8 周开始，白细胞逐渐增加，至妊娠 30 周达高峰，主要为中性粒细胞增多。

（3）凝血因子 妊娠期凝血因子Ⅱ、凝血因子Ⅴ、凝血因子Ⅶ、凝血因子Ⅷ、凝血因子Ⅸ、凝血因子Ⅹ均增加，仅凝血因子Ⅺ、凝血因子Ⅷ降低，因此血液处于高凝状态。

（4）血浆蛋白 妊娠早期血浆蛋白开始降低。主要是白蛋白减少，约为 35g/L，以后持续此水平直至分娩。

（五）泌尿系统

妊娠期由于孕妇及胎儿代谢产物增多，肾脏负担加重。肾血流量及肾小球滤过率比非孕期均有增加，整个妊娠期维持高水平。由于肾小球滤过率增加，而肾小管对葡萄糖的重吸收能力未相应增加，因此部分孕妇饭后可能出现妊娠生理性糖尿，要注意与糖尿病进行鉴别。

受孕激素影响，输尿管的张力减低，轻度扩张，蠕动减弱，尿液滞留，易发生感染，可导致肾盂肾炎。由于右侧输尿管受右旋子宫的压迫，所以右侧肾盂肾炎更为常见。增大的子宫或胎头压迫膀胱可引起尿频。

（六）呼吸系统

妊娠中期，孕妇的耗氧量增加 10%~20%，肺的通气量约增加 40%，有过度通气现象，使动脉血氧分压增高而二氧化碳分压下降，有利于供给孕妇及胎儿所需的氧气。妊娠晚期，因子宫增大，膈肌上升，膈肌活动幅度减少，胸廓的活动度增大，孕妇主要采取胸式呼吸，气体交换维持不变。由于呼吸道黏膜充血、水肿，局部抵抗力降低，易发生上呼吸道感染。

（七）消化系统

妊娠期受大量雌激素的影响，牙龈肥厚，易出血。孕激素可降低胃肠道平滑肌张力，加之肠蠕动减弱，胃排空时间延长，易出现上腹饱胀感或便秘。妊娠早期常出现恶心、呕吐、食欲减退。

（八）内分泌系统

妊娠期腺垂体增大，妊娠晚期最为明显，嗜酸细胞肥大、增多，形成"妊娠细胞"。由于妊娠黄体及胎盘分泌大量的雌、孕激素，对下丘脑及垂体的负反馈作用使促性腺激素分泌减少，导致卵巢无卵泡发育成熟，不排卵。垂体催乳素随妊娠进展逐渐增加，至分娩前达高峰，为非妊娠期的 10 倍，以促进乳腺发育，为产后泌乳做准备。甲状腺与肾上腺均有不同程度的增大，其功能也增强。由于血液中游离的甲状腺素及皮质醇不多，因此孕妇无甲状腺或肾上腺功能亢进的表现。

（九）皮肤

妊娠期促黑素细胞激素增多，在雌、孕激素的刺激下使黑色素分泌增多，导致面部、乳头、乳晕、腹白线、外阴等处出现色素沉着，产后可自行消退。由于子宫增大，腹壁皮肤的皮下弹力纤维过度伸展而断裂，呈现紫红或淡红色条状，称妊娠纹。产后变成银白色且永久不退。

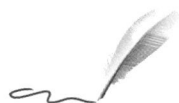

（十）骨骼、关节及韧带

妊娠期骨盆韧带松弛，部分孕妇可感觉腰骶部及肢体疼痛不适。骨质一般无改变，若严重缺钙可引起骨质疏松和骨骼疼痛。妊娠晚期，由于重心前移，为保持身体平衡，孕妇腰部向前，头与肩向后，形成典型的孕妇姿势。

（十一）新陈代谢

1. 体重 妊娠早期无明显变化，妊娠12周后平均每周增加350~500g，至妊娠足月约增加12.5kg。

> **考点提示**
> 妊娠期体重的变化。

2. 基础代谢率 妊娠中期开始逐渐增高，至妊娠晚期可增高15%~20%。

3. 糖类、脂肪、蛋白质代谢 为了满足胎儿的生长需求，妊娠期孕妇对糖、脂肪、蛋白质的需求均增加。

4. 矿物质代谢 妊娠中晚期应注意补钙与铁剂，以满足胎儿生长和孕妇的需要。

（十二）心理变化

妊娠是女性一生中一段特殊的时期，会产生一系列复杂的心理变化。怀孕初期，在短暂的欣喜或诧异之后，当出现严重妊娠反应时可产生某种程度的困扰和反感，但此情绪可随症状的减退而消失。随着妊娠的进展，当孕妇感觉胎动时，便是建立母儿关系的开始，逐渐期待孩子健康的出生。这种随着妊娠增长而日见急切的期待心情是支持产妇承受妊娠后期各种生理负担极为有利的心理因素。妊娠期孕妇可能会出现消极的心理反应，原因包括：①妊娠后对身体的生理变化不适应；②经常担心妊娠是否顺利，胎儿发育是否正常；③担心分娩不顺利，害怕手术及分娩时宫缩痛；④对自然妊娠分娩观念产生偏见；⑤缺乏妊娠期妇女保健知识。这种消极情绪如不给予适当的关注和指导，将随着预产期的逼近逐日增长，造成之后对分娩过程的消极影响。婚姻和家庭情况对其心理反应亦具有很大影响，家庭中主要成员的关心、体贴和照顾对孕妇是重要的心理支持。

扫码"看小结"

习题

一、选择题

【A1/A2型题】

1. 关于妊娠描述正确的是
   A. 是胚胎和胎儿在母体内发育和成长的过程
   B. 排卵是妊娠的开始
   C. 胎儿娩出是妊娠的终止
   D. 妊娠全程约400天
   E. 妊娠是一个非生理过程

2. 卵子受精部位
   A. 输卵管伞端和壶腹部　　B. 输卵管壶腹部　　C. 输卵管峡部
   D. 壶腹部与峡部连接处　　E. 输卵管伞端

3. 下列哪项不是胎儿的附属物
   A. 胎盘　　　　　　　　B. 胎膜　　　　　　　C. 脐带
   D. 蜕膜　　　　　　　　E. 羊水

4. 关于羊水的叙述，不正确的是

A. 为羊膜腔内的液体　　　　　　　B. 足月妊娠时羊水量为 800～1000ml

C. 呈弱酸性　　　　　　　　　　　D. 早期羊水主要来源于母体血清透析液

E. 妊娠中期以后主要来源于胎儿尿液

5. 妊娠期生殖系统的变化，正确的是

A. 宫颈腺体分泌减少　　　　　　　B. 阴唇色素沉着不显著

C. 妊娠晚期子宫呈不同程度左旋　　D. 子宫峡部在妊娠后期形成子宫下段

E. 卵巢仍可排卵

二、思考题

女，26 岁，已婚，自述停经 50 天，近日出现恶心、呕吐，白带增多、黏稠，无外阴瘙痒，早上刷牙时有牙龈出血的症状，于是来医院产科门诊就诊。

问题：

1. 该女士最有可能诊断是什么？

2. 该女士出现的症状正常吗，为什么？

3. 妊娠期妇女有哪些生理和心理的变化？

（袁　倩）

扫码"练一练"

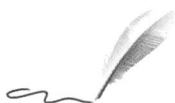

第五章 正常妊娠期母胎的护理

学习目标

1. **熟悉** 早、中、晚期妊娠妇女的评估。
2. **掌握** 孕期评估时间及内容。
3. **了解** 胎儿生长发育监测的内容及意义。
4. 具备对妊娠期妇女健康指导的能力。能运用护理程序对妊娠期母胎做好护理指导。
5. 能关心、爱护孕妇。

第一节 妊娠评估

案例导入

刘女士，26岁，婚后1年。因停经46日，恶心、食欲不振、头晕、乏力2日就诊。自诉平时月经规律，月经周期为30日，末次月经时间是2013年3月13日。妇科检查：阴道及子宫颈充血、质软且呈紫蓝色，子宫颈与子宫体似两个不同的器官，子宫稍增大、呈球形、质软，双侧附件未及异常。经相关检查，诊断为"早期妊娠"。

请问：

1. 如何评估早期妊娠？
2. 早期妊娠有哪些表现？
3. 目前刘女士有哪些护理问题？怎样进行健康宣教？

妊娠期从末次月经第1日起计算，约280日，共40周。根据妊娠不同时期的特点，将妊娠分为三个时期：妊娠13周末及以前称为早期妊娠（first trimester），第14～27周末称为中期妊娠（second trimester），第28周及其以后称为晚期妊娠（third trimester）。

【早期妊娠的评估】

（一）症状

1. 停经 停经是妊娠最早、最重要的症状。平时月经规律、有性生活史的育龄妇女，一旦月经延迟10日以上，首先应考虑妊娠；若停经8周以上，则妊娠的可能性更大。但停经不是妊娠特有的症状，精神因素、环境因素、服用避孕药等均可能导致停经，应注意鉴别。哺乳期妇女月经未复潮也可能是怀孕所致。

2. 早孕反应 在停经6周左右，约50%的孕妇出现恶心、

> **考点提示**
> 早孕时出现最早的症状。

晨起呕吐、流涎、食欲不振、喜食酸物、厌油、头晕、乏力、嗜睡等症状，称为早孕反应。一般不影响生活与工作，可能与 hCG 的含量增加、精神紧张等因素有关，多在停经 12 周左右自行消失。

3. 尿频　由前倾增大的子宫压迫膀胱所致。妊娠 12 周后，子宫增大超出盆腔，尿频的症状自然消失。

4. 乳房变化　妊娠期乳房增大、充血，蒙氏结节形成。孕妇自觉乳房发胀、疼痛，偶有麻刺感。哺乳期妇女妊娠后乳汁明显减少。

（二）体征

1. 妇科检查　阴道和子宫颈变软、充血，呈紫蓝色。双合诊检查子宫峡部极软，感觉子宫颈与子宫体似不相连，称为黑加征（Hegar sign）；子宫增大、变软，停经 8 周时，子宫约为非孕时的 2 倍，停经 12 周时约为非孕时的 3 倍，子宫底超出盆腔，在耻骨联合上方可以触及。黑加征是早期妊娠典型的体征，但有时会误以为子宫颈与子宫体是两个不同的器官，可能误诊为妊娠合并卵巢肿瘤。

2. 乳房检查　乳房增大，表面静脉充盈；乳头增大，乳头、乳晕着色；乳晕可见深褐色的蒙氏结节。

（三）辅助检查

1. 妊娠试验　是利用卵泡着床后滋养细胞分泌的 hCG 经血、尿可测出的原理来进行的，可协助诊断妊娠，是临床上诊断早期妊娠最常用的检查方法。受精后 10 日左右，放射免疫法可测出受检者血中 β – hCG；临床上常用早孕试纸检测尿液中的 hCG，结果为阳性可诊断早期妊娠。hCG 对诊断妊娠有很高的特异性，假阳性少见，阴性者可一周后复查。

2. 超声检查　是确诊早期妊娠的方法。

（1）B 型超声检查　是诊断妊娠快速、准确的方法。有阴道超声与腹部超声两种方法，前者诊断早期妊娠的时间（最早在停经后 4~5 周）比后者快约 1 周，但后者比前者常用。B 型超声能在子宫腔内见到圆形或椭圆形妊娠囊，腹部 B 型超声最早在停经 5 周时，见到胚芽和原始心管搏动，即可确诊为早期宫内妊娠、活胎。

> **考点提示**
> 确诊早孕的方法。

（2）超声多普勒法　用超声多普勒仪检查，最早在停经 7 周末，听到有节律、单一、高调的胎心音，即可确诊为早期妊娠、活胎。

3. 宫颈黏液检查　妊娠后孕妇体内孕激素不断升高，宫颈黏液分泌减少且变黏稠，拉丝易断，涂片检查见到排列成行的椭圆体结晶，此结果见于黄体期，也可见于妊娠期。若动态观察，可持续见到椭圆体，则提示妊娠。

4. 基础体温（BBT）测定　基础体温呈双相型，提示卵巢排卵，高温相一般持续 14 日左右。若高温相持续 18 日不下降，早期妊娠可能性大；高温相持续超过 3 周不下降，早期妊娠的可能性更大。

因症状疑怀孕就诊者，首先做妊娠试验，以协助诊断；停经 6~7 周时，可行 B 型超声检查判断宫内妊娠、估算孕周、了解胚胎发育情况、排除异位妊娠等。如就诊时间早或月经不规律，根据症状、体征及辅助检查难以诊断时，可嘱一周后复查，以避免误诊。

【中、晚期妊娠的评估】

（一）病史与症状

有早期妊娠的经过，感到腹部逐渐增大，自感胎动等。

（二）体征

1. 子宫逐渐增大 随着妊娠进展，子宫逐渐增大，子宫底逐渐升高，可用手测子宫底高度或尺测耻骨联合上方子宫长度来估计胎儿大小及孕周，推断胎儿大小与孕周是否相符（表 5-1，图 5-1）。子宫底高度与长度均为耻骨联合上缘中点到子宫底之间的距离，因孕妇的脐耻间距离、胎儿发育、羊水量、胎儿数量等而稍有差异。子宫长度一般自妊娠 20 周起开始测量，正常情况下，子宫长度在妊娠 36 周时最高，妊娠足月时略有下降。

表 5-1 不同妊娠周数的子宫底高度及子宫长度

妊娠周数	手测子宫底高度	尺测子宫长度（cm）
12 周末	耻骨联合上 2~3 横指	
16 周末	脐耻之间	
20 周末	脐下 1 横指	18（15.3~21.4）
24 周末	脐上 1 横指	24（22.0~25.1）
28 周末	脐上 3 横指	26（22.4~29.0）
32 周末	脐与剑突之间	29（25.3~32.0）
36 周末	剑突下 2 横指	32（29.8~34.5）
40 周末	脐与剑突之间或略高	33（30.0~35.3）

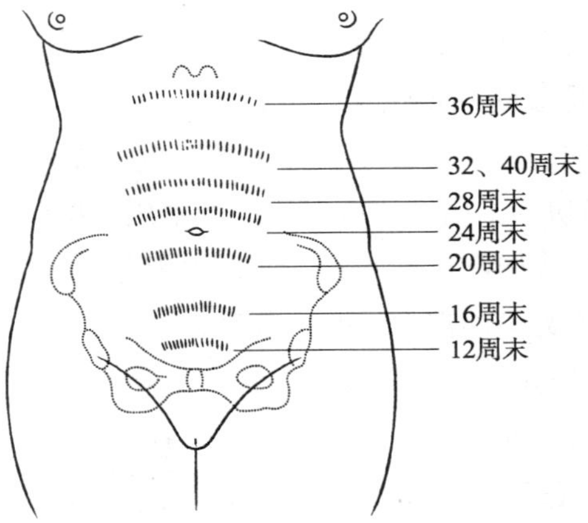

图 5-1 妊娠周数与子宫底高度示意图

2. 胎心音 胎心音正常是胎儿宫内安全的信号，闻及胎心音可确诊妊娠且为活胎。用听诊器在孕妇腹壁听诊，一般于妊娠 18~20 周开始听到，正常范围是 110~160 次/分。胎心音呈双音，似钟表"滴答"声，应注意与子宫杂音、腹主动脉音、脐带杂音相鉴别。

考点提示
正常胎心音的频率。

3. 胎动 胎动正常是胎儿情况良好的表现。胎动是指胎儿在子宫内的躯体活动，常因冲击子宫壁而使孕妇感觉到，有时在腹部检查可以看到或触及。一般于妊娠 18~20 周开始自觉胎动，正常胎动为 3~5 次/小时。初产妇比经产妇略晚。胎动随孕龄增加而逐渐活跃，妊娠

考点提示
正常胎动的频率。

32～34 周达高峰，妊娠 38 周后逐渐减少。

4. 胎体　妊娠 20 周后，经腹壁能触到胎体。妊娠 24 周后，经腹部触诊能辨别胎头、胎背、胎臀和胎儿肢体。胎头圆而硬，有浮球感；胎背宽而平坦；胎臀宽而软；胎儿肢体小且可活动，能帮助判断胎方位。

（三）辅助检查

1. 超声检查　B 型超声能显示胎方位、有无胎心搏动、胎儿数目、胎盘位置及分级、羊水量、有无畸形，还能测量胎头双顶径、股骨长等多条径线。

2. 胎儿心电图　常用间接法，于妊娠 20 周后成功率高。不常用。

【胎产式、胎先露、胎方位】

妊娠 28 周以前胎儿小，羊水相对较多，胎儿在子宫内活动范围较大，位置不固定。妊娠 32 周后，胎儿的姿势和位置相对恒定。为了适应子宫纵椭圆形的形态，胎儿姿势常为胎头俯屈、额部贴近胸壁、脊柱略前弯、四肢屈曲交叉于胸腹前。

（一）胎产式

胎体纵轴与母体纵轴的关系称为胎产式（fetal lie，图 5 - 2）。胎体纵轴与母体纵轴平行者，称为纵产式，占足月妊娠分娩总数的 99.75%；胎体纵轴与母体纵轴垂直者，称为横产式，仅占足月分娩总数的 0.25%；胎体纵轴与母体纵轴交叉者，称为斜产式。斜产式属暂时性的，在分娩过程中多转为纵产式，偶尔转为横产式。

(a)纵产式-头先露　　　(a)纵产式-臀先露　　　(c)横产式-肩先露

图 5 - 2　胎产式

（二）胎先露

最先进入母体骨盆入口的胎儿部分称为胎先露（fetal presentation）。纵产式有头先露和臀先露，横产式为肩先露。根据胎头屈伸程度不同，头先露分为枕先露、前囟先露、额先露及面先露（图 5 - 3）。臀先露分为混合臀先露、单臀先露、单足先露和双足先露（图

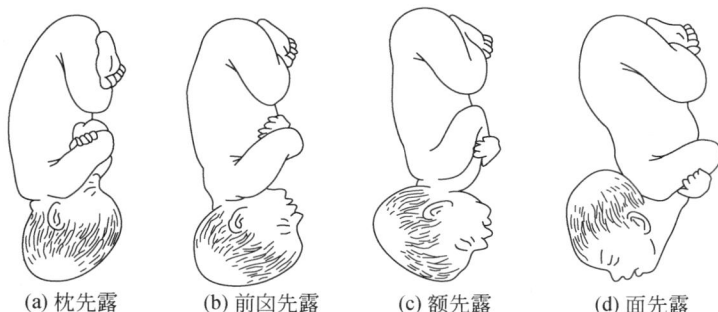

(a) 枕先露　　(b) 前囟先露　　(c) 额先露　　(d) 面先露

图 5 - 3　头先露的类型

5-4）。横产式时最先进入骨盆的是胎儿肩部，为肩先露。偶见胎儿头先露或臀先露与胎手或胎足同时入盆，称为复合先露（图5-5）。

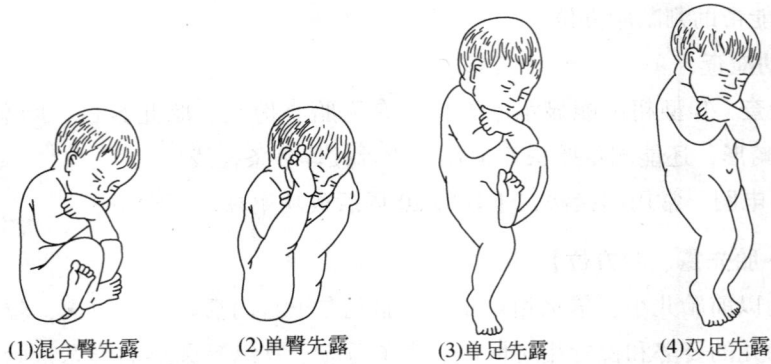

(1)混合臀先露　　(2)单臀先露　　(3)单足先露　　(4)双足先露

图5-4　臀先露的类型

（三）胎方位

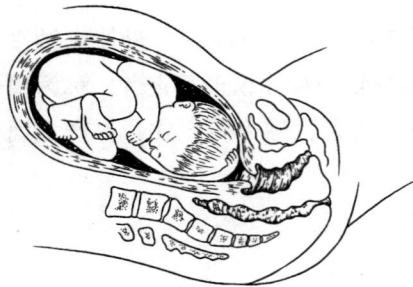

图5-5　复合先露

胎儿先露部的指示点与母体骨盆的关系称为胎方位（fetal position）。枕先露以枕骨为指示点，面先露以颏骨为指示点，臀先露以骶骨为指示点，肩先露以肩胛骨为指示点。每个指示点与母体骨盆入口左、右、前、后、横的关系不同而有不同胎方位。如枕先露时，胎头枕骨位于母体骨盆的右前方，应为枕右前位，余类推。正常胎方位有两种，分别为枕左前与枕右前。

胎产式、胎先露和胎方位的类型及关系如表5-2所示。

表5-2　胎产式、胎先露和胎方位的类型及关系

		枕先露 （95.55%~97.55%）	枕左前（LOA）　枕左横（LOT）　枕左后（LOP） 枕右前（ROA）　枕右横（ROT）　枕右后（ROP）
纵产式 （99.75%）	头先露 （95.75%~97.75%）	面先露 （0.2%）	颏左前（LMA）　颏左横（LMT）　颏左后（LMP） 颏右前（RMA）　颏右横（RMT）　颏右后（RMP）
	臀先露 （2%~4%）		骶左前（LSA）　骶左横（LST）　骶左后（LSP） 骶右前（RSA）　骶右横（RST）　骶右后（RSP）
横产式 （0.25%）	肩先露 （0.25%）		肩左前（LScA）　肩左后（LScP） 肩右前（RScA）　肩右后（RScP）

第二节　胎儿健康评估

故事点睛

旁白： 小云是产科门诊护士，在她作为责任护士的孕妇中，有一孕32周的妇女，最近因感到胎动减少前来咨询"孩子有危险吗？我怎么做才好呢？"小云向这位孕妇做了评估并告知其注意事项。

人物： 由两名学生分别担任案例中人物，进行即兴表演。

请问：

1. 孕期如何监护胎儿是否良好？

2. 孕期监护内容有哪些？

3. 目前该孕妇应注意什么？

妊娠期通过对胎儿宫内监护，评估胎儿宫内是否健康与安全，对于高危孕妇尤其需要，从早孕就开始评估胎儿健康。主要通过胎儿宫内情况监护、胎盘功能检查、胎儿成熟度检查、宫内诊断进行监护与评估。

【胎儿宫内情况监护】

胎儿宫内情况的监护，包括评定是否为高危儿、胎儿生长发育监测与胎儿宫内安危监测。

（一）评定是否为高危儿

具有下列情况之一者，属于高危儿：①孕龄＜37周或≥42周；②出生体重＜2500g；③小于或大于孕龄儿；④新生儿出生后1分钟Apgar评分为0～3分；⑤产时感染；⑥高危妊娠产妇的新生儿；⑦手术产儿；⑧新生儿的兄弟姐妹有严重的新生儿疾病史或在新生儿期死亡。

（二）胎儿生长发育监测

1. 确定孕龄　根据末次月经日期、早孕反应与胎动开始时间及子宫底高度等推算孕龄。

2. 测宫高及腹围　测量孕妇的子宫底高度（宫高）、腹围，可估计胎儿大小及是否与孕龄相符，以了解胎儿宫内发育情况。也可以根据宫高及腹围数值简单估算胎儿体重，即胎重，公式为：胎重(g) = 宫高(cm) × 腹围(cm) + 200，这个数值对综合判断胎儿发育有一定意义。

3. 超声监测　B型超声是目前使用最广泛的胎儿监护仪器，可以测量胎头双顶径、顶臀径以了解胎儿是否成熟，通常认为胎头双顶径达到8.5cm以上是胎儿成熟的指标之一。双顶径通常30周以前平均增长3mm/w，31～35周为1.5mm/w，36周为1mm/w；观察胎儿大小、胎动情况、胎方位，了解胎盘位置、胎盘成熟度及羊水情况；还可以进行胎儿畸形筛查等。

4. 妊娠图　将孕妇每次产检的体重、宫高、腹围记录于妊娠图上，绘制成曲线，同时记录血压、尿蛋白、胎头双顶径、胎方位、胎心率等项数值，并进行动态观察，这些数值可反映胎儿在宫内发育及孕妇健康状况。其中宫高曲线是妊娠图中最主要的曲线，若偏离警戒线，则有胎儿生长过度或生长受限的可能。

（三）胎儿宫内安危监测

1. 胎动计数 是评价胎儿宫内情况简便、有效的方法之一。若胎动计数大于 30 次/12 小时为正常，小于 10 次/12 小时提示胎儿缺氧。胎动可通过孕妇自测或 B 型超声检查监测。

2. 胎儿电子监护 详见第八章第二节。

3. 羊膜镜检查 正常情况下，羊水呈透明淡青色或乳白色，含胎发、胎脂等。胎儿宫内缺氧时可混有胎粪，呈黄色、黄绿色甚至深绿色。

4. 胎儿血流动力学监测 用彩色多普勒超声监测胎儿脐动脉和脑动脉血流，可了解胎儿宫内血流动力学改变，帮助判断胎儿宫内安危。常用指标有脐动脉血流 S/D（收缩期/舒张期），正常胎儿脐动脉 S/D 与孕周有关，32 周后，S/D 应 <3.0；36 周后应 <2.5。若舒张末期脐动脉无血流，提示胎儿危险，可能在 1 周内死亡。

【胎盘功能检查】及【胎儿成熟度检查】详见第八章第二节。

【宫内诊断】

宫内诊断（intrauterinediagnosis），是产前诊断的别称，是对尚在母体内、未出生的胎儿进行疾病诊断，以防止遗传病患儿的出生。它是把细胞遗传学、生化分析、分子遗传学的技术结合后应用于医学遗传学临床的一种重要手段，通过羊膜穿刺或绒毛膜取样，对羊水、羊水中细胞及绒毛膜细胞进行遗传学分析，来检测胎儿染色体或基因是否异常。通过胎儿宫内诊断，及早发现胎儿先天畸形或遗传性疾病，及早终止妊娠，以降低病残儿出生率，提高新生儿素质。常用方法有遗传学检查、影像学检查、甲胎蛋白（AFP）测定等。

第三节　孕妇健康管理

孕妇系统管理指从确诊早孕时开始，到产后 42 日之内，以母儿共同为监护对象，按照妊娠各期所规定的一些必查和备查项目，进行系统检查、监护和保健指导，及时发现高危情况，及时转诊治疗和住院分娩及产后随访，以确保母婴安全与健康的系统管理。我国已普遍实行孕产期系统保健的三级管理，推广使用孕产妇系统保健手册，对高危妊娠进行重点筛查、监护和管理，以达到降低孕产妇及围产儿患病率、提高母儿生活质量的目标。

（一）我国孕产期系统保健管理制度

1. 实行孕妇系统保健的三级管理 对孕产妇开展系统管理，做到医疗与预防紧密结合，加强产科工作的系统性以保证产科质量，并使有限的人力物力发挥更大的社会和经济效益。现在我国城市开展医院三级管理（市、区、街道）和妇幼保健机构三级管理（市、区、基层卫生院），在农村也开展了三级管理（县医院和县妇幼保健站、乡卫生院、村妇幼保健人员），实行孕产妇划片分级管理，并健全相互间会诊、转诊等制度，及早发现高危孕妇并转至上级医院进行会诊和监护处理。

2. 使用孕妇系统保健手册 建立孕妇系统保健手册制度，是为了加强对孕妇系统管理，提高产科疾病防治与管理质量，降低"三率"（孕产妇死亡率、围产儿死亡率和病残儿出生率）。保健手册需从确诊早孕时开始建册，系统管理直至产褥期结束（产后满 6 周）。手册应记录每次产前检查时的孕妇与胎儿情况及处理意见，在医院住院分娩时应提交孕产妇保健手册，出院时需将住院分娩及产后母婴情况填写完整后将手册交还给产妇，由产妇交至居住的基层医疗保健组织，以便进行产后访视（共 3 次，分别是出院 3 日内、产后 14 日、产后 28 日），产后访视结束后将保健手册汇总至县、区妇幼保健所进行详细的统计分析。

3. 对高危妊娠进行筛查、监护和管理　通过系统的产前检查，尽早筛查出具有高危因素的孕妇，及早给予评估与诊治。妊娠早期应注意孕产史，特别是不良孕产史，如流产、早产、死胎、死产史；生殖道手术史；有无畸形胎儿或幼儿智力低下史；有无妊娠合并症，如慢性高血压、心脏病、糖尿病、肝肾疾病、血液病、神经和精神疾病等，及时请相关学科会诊，不宜继续妊娠者应告知并及时终止妊娠；高危孕妇继续妊娠者，应评估是否转诊。对妊娠中、晚期出现的异常情况，如妊娠期高血压疾病、妊娠期糖尿病、胎儿生长受限、胎盘和羊水异常等高危妊娠者，应加强管理及时转诊到上级医院，以确保母儿安全，不断提高高危妊娠管理的"三率"（高危妊娠检出率、高危妊娠随诊率、高危妊娠住院分娩率），这是降低孕产妇死亡率、围产儿死亡率和病残儿出生率的重要手段。

（二）各孕期管理

1. 孕早期健康管理　孕 12 周前为孕妇建立《孕产妇保健手册》，并进行第 1 次产前随访。

孕 12 周前由孕妇居住地的乡镇卫生院、社区卫生服务中心建立《孕产妇保健手册》；评估孕妇健康状况，询问既往史、家族史、个人史等，观察体态、精神等，并进行一般体检、妇科检查和血常规、尿常规、血型、肝功能、肾功能、乙型肝炎检查，有条件的地区建议进行血糖、阴道分泌物、梅毒血清学试验、HIV 抗体检测等实验室检查；开展孕早期个人卫生、心理和营养保健指导，特别要强调避免致畸因素和疾病对胚胎的不良影响，同时进行产前筛查和产前诊断的宣传告知；根据检查结果填写第 1 次产前随访服务记录表，对具有妊娠危险因素和可能有妊娠禁忌证或严重并发症的孕妇，及时转诊到上级医疗卫生机构，并在 2 周内随访转诊结果。

2. 孕中期健康管理　孕 16～20 周及孕 21～24 周各进行 1 次随访，对孕妇的健康状况和胎儿的生长发育情况进行评估和指导。

评估孕妇健康状况，通过询问、观察、一般体格检查、产科检查、实验室检查，对孕妇健康和胎儿的生长发育状况进行评估，识别需要做产前诊断和需要转诊的高危重点孕妇；对未发现异常的孕妇，除了进行孕期的个人卫生、心理、运动和营养指导外，还应进行预防出生缺陷的产前筛查和产前诊断的宣传告知；对发现有异常的孕妇，要及时转至上级医疗卫生机构，出现危急征象的孕妇，要立即转上级医疗卫生机构。

3. 孕晚期健康管理　督促孕产妇在孕 28～36 周、孕 37～40 周去有助产资质的医疗卫生机构各进行 1 次随访；开展孕产妇自我监护方法、促进自然分娩、母乳喂养以及孕期并发症和合并症防治等指导；对随访中发现的高危孕妇，应根据就诊医疗卫生机构的建议督促其酌情增加随访次数，随访中若发现有意外情况，建议其及时转诊。

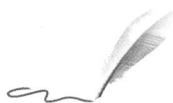

第四节　妊娠期妇女的护理

故事点睛

旁白：门诊护士小丽接待孕妇王女士，25岁，初次妊娠，家住偏远乡村，怀孕后一直未到医院进行产检。经检查子宫底于脐上3横指，子宫底触及宽软、不规则部分，母体左腹触及饱满、平坦的胎体，耻骨联合上方触及圆而硬的结构。胎心率136次/分，胎动正常。因担心胎儿发育情况，询问胎位正不正？小丽耐心做了回答。

人物：由两名学生分别担任案例中人物，进行即兴表演。

请问：

1. 王女士的预产期是什么时候？胎儿的孕龄是多少？

2. 是什么胎位？

3. 下次什么时候复查？

妊娠期护理评估主要通过产前保健工作来完成，产前保健主要包括定期产前检查、指导孕期营养和用药、及时发现和处理异常妊娠等，以保证母儿平安、顺利地度过妊娠期。

产前保健属于围生医学研究的范畴。围生医学（perinatology）是研究在围生期内加强对围生儿及孕产妇卫生保健的一门科学，对降低围生期母儿死亡率和病残儿发生率、保障母儿健康具有重要意义。

规范的产前检查是妊娠期孕妇监护的主要方法。

1. 产前检查的目的　明确孕妇和胎儿的健康状况；及早发现与治疗妊娠并发症、合并症；及时发现并处理胎方位异常和胎儿发育异常；进行卫生保健教育；做好分娩前准备；初步确定分娩方案。

2. 产前检查的时间　首次产前检查的时间从确诊早孕时开始。首次产前检查未发现异常者，应于妊娠20～28周每4周检查一次，28～36周每2周检查1次，36周以后每周检查1次，即于妊娠20、24、28、30、32、34、36、37、38、39、40周分别进行产检，共11次，高危孕妇应酌情增加产前检查次数。对有遗传病家族史或生育史、不明原因反复流产、死胎、死产的孕妇，应由专科医师作遗传咨询。

【护理评估】

详细询问健康史，进行系统的全身检查、产科检查和必要的辅助检查。

（一）健康史

1. 年龄　年龄过小（<18岁）或过大（>35岁）者容易难产；35岁以上高龄初产妇易发生妊娠并发症与合并症，如妊娠期高血压疾病、妊娠合并糖尿病等，分娩时易出现产力、产道异常等。

2. 职业　放射线可致胎儿畸形，长期接触铅、汞、苯、有机磷农药等有毒物质，有可能导致流产、死胎、胎儿畸形等。若工作环境对胎儿健康不利，则应考虑暂时换岗。孕妇应注意检查血常规与肝功能。

3. 月经史 详细询问末次月经日期、月经周期是否规律，有助于准确推算预产期。月经周期延长的孕妇，其预产期也应相应推迟。

4. 孕产史 了解分娩方式，有无流产、早产、难产、死胎、死产、产后出血史，了解出生时新生儿情况。

5. 本次妊娠过程 了解有无早孕反应、早孕反应出现的时间；妊娠早期有无病毒感染史及用药史；胎动开始时间；妊娠过程有无阴道流血、腹痛、头晕、头痛、心悸、气短、下肢水肿等表现。

6. 既往史和手术史 了解有无高血压、心脏病、糖尿病、严重肝肾疾病等病史，了解既往有无手术史。

7. 家族史 询问家族中有无高血压、糖尿病、双胎妊娠、肺结核及其他遗传性疾病等。

8. 个人史 了解婚姻状况、受教育程度、宗教信仰等。

9. 丈夫健康状况 主要询问有无烟酒嗜好、遗传性疾病、传染病等。

（二）预产期的推算

预产期（expected date of confinement，EDC）主要是通过末次月经来推算，方法为：从末次月经（last menstrual period，LMP）第 1 日算起，月份减去 3 或加上 9，日数加上 7。若孕妇只知农历日期，可将农历时间换算成公历再推算。一般实际分娩日期在预产期前或后 1～2 周都算正常。若孕妇记不清末次月经日期或哺乳期尚未月经复潮而受孕者，可根据早孕反应开始时间、胎动开始时间、子宫高度等推算预产期。

（三）身体评估

1. 全身评估 观察孕妇发育、营养状况；注意孕妇的步态及身高，身材矮小不足 145cm 者常伴有骨盆狭窄；检查心肺有无病变；检查乳房发育情况、乳头大小及有无凹陷；注意脊柱及下肢有无畸形；测量血压，孕妇正常血压不应超过 140/90mmHg；注意有无水肿，妊娠晚期仅有踝部或小腿下部水肿，经休息后能消退，属于正常；测量体重，妊娠晚期体重增加每周不超过 500g，超过者多考虑水肿或隐性水肿、羊水过多、双胎妊娠等。

2. 产科评估 产科评估包括腹部检查、骨盆测量、阴道检查和肛门检查。

（1）腹部检查 嘱孕妇排尿后仰卧位，头部略垫高，袒露腹部，双腿略屈曲稍分开，放松腹部。检查者站于孕妇右侧，注意保护隐私，动作轻柔。

1）视诊 注意观察腹部形状和大小，有无手术瘢痕、水肿、妊娠纹。腹部呈横椭圆形常提示肩先露；腹形呈尖腹（多见于初产妇）或悬垂腹（多见于经产妇），提示可能存在骨盆狭窄。腹部过大，考虑多胎妊娠、巨大胎儿、羊水过多的可能；腹部过小，考虑胎儿生长受限（FGR）、孕周推算错误等。

2）触诊 分四步完成，称为四步触诊法（图 5-6），是产科特有的检查方法。可检查子宫大小、胎产式、胎先露、胎方位和胎先露是否衔接及估计羊水多少等。触诊时注意腹壁紧张度、子宫敏感度、羊水多少等。进行四步触诊法前三步操作时，检查者应面向孕妇头部；进行第四步操作时，检查者应面向孕妇足部。

第一步 检查者两手放在子宫底部，轻按压以摸清子宫底部，先测子宫高度及腹围。子宫高度是指从耻骨联合上缘中点到子宫底部的距离；腹围是指下腹最膨隆处，通常是绕脐一周的周径。估计胎儿大小与孕龄是否相符；接着两手指腹相对轻推，判断子宫底部的胎儿部分（若圆而硬、有浮球感为胎头，若宽而软、形态不规则为胎臀），还可判断胎产

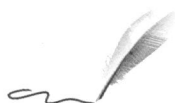

式，并间接推断胎先露。

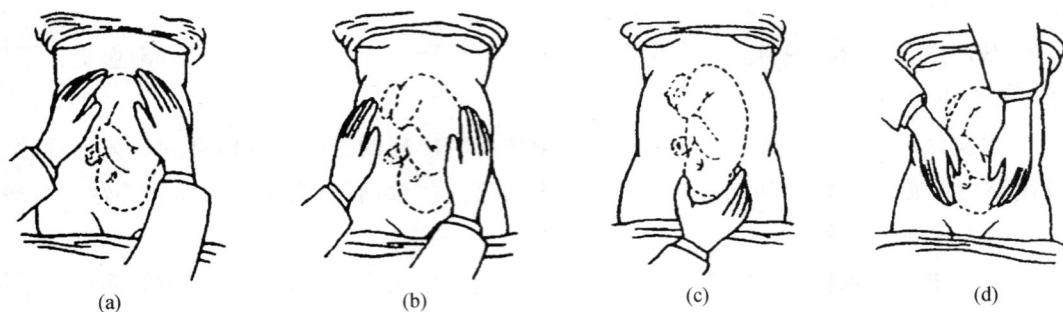

(a)　　　　　　　(b)　　　　　　　(c)　　　　　　　(d)

图 5 - 6　四步触诊法

第二步　检查者两手掌下移分别放于腹部左右两侧，一手固定，另一手由上至下轻轻深按检查，左右手交替进行，仔细分辨胎背及胎儿四肢。若触及平坦饱满部分，则为胎背，并了解胎背朝向（前方、侧方）；若触及较空虚、高低不平、可变形活动的部分，则为胎儿肢体。

第三步　检查者右手拇指与其余四指分开，放在孕妇耻骨联合上方握住胎先露，轻按压，进一步查清是胎头还是胎臀，圆而硬的为胎头，宽而软的为胎臀；接着握住胎先露左右推动，确定是否衔接，能推动者表示未衔接，不能推动者则已衔接。

第四步　检查者左右手分别放在先露两侧轻按压，进一步核对胎先露，然后朝骨盆入口方向伸入深按，确定胎先露入盆程度。

3）听诊　听诊胎心音最清楚的部位在胎背上方的孕妇腹壁处。妊娠 24 周后，枕先露的听诊部位在脐左下方或脐右下方；臀先露的听诊部位在脐左上方或脐右上方；肩先露的听诊在靠近脐部下方最清楚（图 5 - 7）。

（2）骨盆测量　骨盆大小及其形状与分娩密切相关，决定着胎儿能否顺利经阴道娩出。骨盆测量有骨盆外测量和骨盆内测量两种方法。

1）骨盆外测量　骨盆外测量可以间接了解骨盆大小及其形状，临床价值较大。

图 5 - 7　不同胎方位胎心音的听诊位置

①髂棘间径（IS）　孕妇取伸腿仰卧位。测量两髂前上棘外缘的距离（图 5 - 8），正常值为 23 ~ 26cm。

②髂嵴间径（IC）　孕妇取伸腿仰卧位。测量两髂嵴外缘最宽的距离（图 5 - 9），正常值为 25 ~ 28cm。

③骶耻外径（EC）　孕妇取左侧卧位，左腿屈曲，右腿伸直。测量第 5 腰椎棘突下至耻骨联合上缘中点的距离（图 5 - 10），正常值为 18 ~ 20cm。第 5 腰椎棘突下相当于米氏菱形窝的上角，或相当于两髂嵴后连线中点下 1 ~ 1.5cm 处。测量此径线可间接推测骨盆入口前后径的长度，是骨盆外测量中最重要的径线。

④坐骨结节间径（IT）　又称骨盆出口横径（TO），孕妇取仰卧位，两腿屈曲，双手抱膝，测量两坐骨结节内侧缘的距离（图 5 - 11），正常值为 8.5 ~ 9.5cm，平均值为 9cm。也

可用检查者拳头估测，若此径能容纳成人横置手拳属正常。如骨盆出口横径小于8cm，应进一步测量骨盆出口后矢状径，此径线能弥补稍小的坐骨结节间径。若骨盆出口横径和骨盆出口后矢状径之和大于15cm，表示骨盆出口狭窄不明显，一般足月大小的胎儿可以通过骨盆出口后三角经阴道娩出。

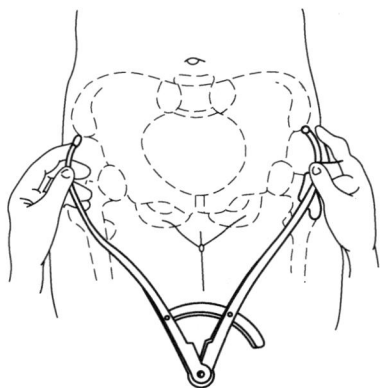

图5-8 髂棘间径的测量

图5-9 髂嵴间径的测量

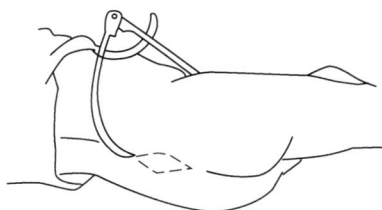

图5-10 骶耻外径的测量

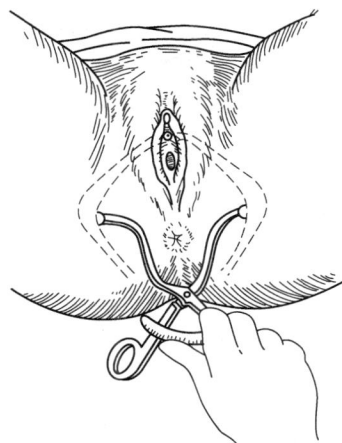

图5-11 坐骨结节间径的测量

⑤耻骨弓角度：将两拇指指尖斜着对拢放于耻骨联合下缘，左右两拇指平放在耻骨降支上面，两拇指间的角度即为耻骨弓角度（图5-12），正常值为90°，小于80°为异常。

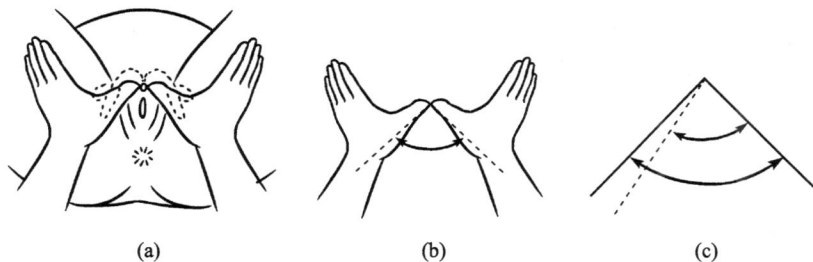

(a)　　　　　　　(b)　　　　　　　(c)

图5-12 耻骨弓角度的测量

以上径线中，髂棘间径、髂嵴间径可间接推测骨盆入口横径的长度，骶耻外径可间接推测骨盆入口前后径的长度，因此，这三条径线可以反映骨盆入口平面的大小，其中以骶耻外径最重要。坐骨结节间径、耻骨弓角度可间接推测骨盆出口横径的长度，与骨盆出口后矢状径共同反映骨盆出口平面的大小。若骨盆外测量径线低于正常值，需进行骨盆内测量。

2）骨盆内测量 骨盆内测量应于妊娠 24～36 周、阴道松软时进行，过早测量阴道较紧，近预产期测量容易引起感染、胎膜早破。测量时，孕妇取膀胱截石位，严格消毒外阴，检查者戴消毒手套，涂润滑油。

①骶耻内径 又称对角径（DC），为自骶岬上缘中点到耻骨联合下缘的距离，正常值为 12.5～13cm。检查者将一手示指、中指伸入阴道，用中指指尖触及骶岬上缘中点，示指上缘紧贴耻骨联合下缘，另一手标记此接触点，将手抽出，测量中指指尖到标记点的距离，即为对角径（图 5－13）。若中指指尖触不到骶岬，一般表示对角径大于 12.5cm。

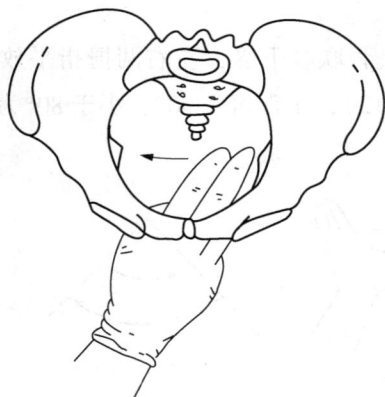

图 5－13　骶耻内径的测量

②坐骨棘间径 为两坐骨棘间的距离，正常值为 10cm。方法为一手示指、中指放入阴道内，触及两侧坐骨棘，估计其间的距离（图 5－14）。

③坐骨切迹宽度 坐骨切迹宽度为坐骨棘与骶骨下部间的距离，即骶棘韧带宽度。可估计中骨盆的大小，方法为将阴道内的示指置于骶棘韧带上移动（图 5－15），估计能容纳三个横指，相当于 5.5～6cm，属于正常；否则为中骨盆狭窄。

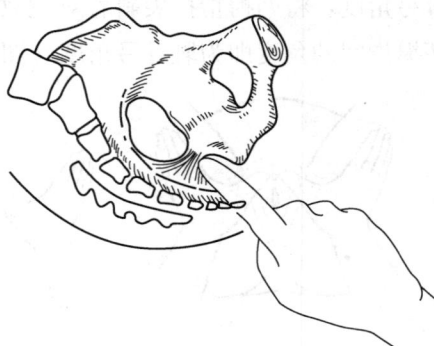

图 5－14　坐骨棘间径的测量　　图 5－15　坐骨切迹宽度的测量

（3）阴道检查 确诊早孕或初次产检时进行阴道检查，可了解产道、子宫、附件有无异常。妊娠末一个月内应避免阴道检查。

（4）肛门检查 肛门检查帮助判断胎先露、坐骨棘间径、坐骨切迹宽度、骶骨前面弯曲度以及骶尾关节活动度，多用于分娩期。

3. 辅助检查 常规检查血常规、肝功能、阴道分泌物、尿蛋白、尿糖等。

（三）心理 - 社会评估

1. 早期妊娠 评估孕妇对妊娠的反应及其接受程度。大部分孕妇感到惊讶和惊喜，部分计划外妊娠的孕妇，觉得尚未做好充分准备，出现矛盾心理。当出现早孕反应或早孕反应较重时，有些孕妇感到焦虑不安。孕妇接受妊娠的程度，可以从孕妇遵循产前指导的能力来评估。

2. 中、晚期妊娠 评估孕妇对妊娠有无不良的情绪反应。妊娠中期后，孕妇自感胎动，真实感受到胎儿的存在，开始关爱胎儿；妊娠晚期子宫明显增大，孕妇的体力负担加重，行动不便，出现腰背痛、水肿、睡眠障碍等症状，此时大多数孕妇都盼望分娩日期尽快到来，当新生儿即将降临人世时，孕妇一方面感到高兴，另一方面，又因对分娩将产生的痛苦而焦虑、恐惧，担心能否顺利分娩、害怕出现危险等。另外，也要评估孕妇的丈夫对此次妊娠的态度、家庭经济情况等。

（四）复诊评估

系统产前检查是孕妇应该定期完成的，以及时发现异常情况，保证孕妇和胎儿的健康。因此，每次产前检查后，护士应告知孕妇复诊时间，嘱其按时复诊。

产前检查复诊的主要内容包括：仔细询问孕妇上次检查后至今有无头晕、头痛、阴道流血、胎动频繁或减少等异常情况；复查胎方位、听胎心音、测宫高与腹围，以估计胎儿的大小并判断与孕龄是否相符、检查胎动及羊水量，必要时行 B 超检查；测量孕妇血压、体重，检查有无水肿及其他异常，必要时复查蛋白尿；同时进行孕妇卫生宣教，预约下次复诊日期。

【护理问题】

1. 便秘 与妊娠引起肠蠕动减弱有关。

2. 知识缺乏 与缺乏妊娠期保健知识有关。

3. 焦虑 与担心自己与胎儿健康、害怕分娩有关。

【护理目标】

（1）孕妇顺利度过妊娠期，母儿平安。

（2）孕妇能说出孕期的自我保健知识。

（3）孕妇能自我调适心理，情绪稳定，对妊娠充满信心。

【护理措施】

（一）一般护理

向孕妇宣传产前检查的意义和重要性，根据具体情况预约产前检查时间和内容。一般情况下，妊娠 20～28 周，每 4 周产前检查 1 次；妊娠 28～36 周，每 2 周产前检查 1 次；妊娠 36 周后，每周产前检查 1 次。高危孕妇应酌情增加产检次数。

（二）心理护理

孕妇心境不佳，经常抑郁、悲伤、焦虑、紧张、恐惧等，可致胎儿脑血管收缩，脑血流量减少，影响胎儿脑部发育，严重时可造成胎儿大脑畸形。大量研究发现，严重焦虑的孕妇往往恶心、呕吐加剧，流产、早产发生率高，过度紧张、恐惧可致宫缩乏力、产程延长或难产。让孕妇了解以上知识，告诉孕妇妊娠中晚期可能出现的生理症状，共同解决问题，解除孕妇的担心，帮助孕妇消除不良情绪，保持心情平和、轻松、愉快。

（三）营养指导

孕妇身体是胎儿成长的小环境，孕妇为适应胎儿生长发育、增大子宫等的需要，其所需的营养必须增加，其营养状况直接或间接地影响胎儿和孕妇自身的健康。若孕妇患有营养不良，会直接影响胎儿生长和智力发育，导致器官发育不全、胎儿生长受限，出现流产、早产、胎儿畸形等。

1. 帮助孕妇制订合理的饮食计划，平衡膳食，指导孕妇进食高蛋白质、高维生素、高矿物质、适量脂肪及糖、低盐饮食。

（1）热量　妊娠期热量随妊娠月份逐渐增加，每日增加约 0.84 kJ（相当于 200 kcal）。膳食安排三大营养素应比例适当，一般为糖类占 65%，脂肪占 20%，蛋白质占 15%。注意热量增加勿太高，以免胎儿过大，导致难产。

（2）蛋白质　妊娠期摄入不足，会造成胎儿脑细胞分化缓慢，脑细胞总数减少，影响胎儿智力发育。建议孕妇从妊娠起每日增加蛋白质的摄入，孕早期每日增加 5g，孕 4~6 个月时每日应增加 15g，孕 7~9 个月时每日增加 25g。优质蛋白质能提供最佳搭配的氨基酸，其主要来源为肉类、牛奶、鸡蛋、奶酪、鸡肉和鱼等，尤其是牛奶。

（3）糖类　淀粉是机体主要供给热量的食物。孕中期以后，每日进主食 0.4~0.5 kg，可以满足需要。

（4）微量元素　中国营养学会建议孕妇每日膳食中铁的供应量为 28 mg，但很难从膳食中得到补充，多主张从孕 16 周开始口服硫酸亚铁或富马酸亚铁，同时口服维生素 C，以利于铁的吸收，含铁较多的食物有动物肝脏、血制品、瘦肉、蛋黄、豆类、黑木耳、海带、紫菜及各种绿叶菜等；孕妇对钙的需求量大大增加，建议从孕 16 周起服用复方氨基酸螯合钙胶囊，牛奶及奶制品、肉类、豆类、海产品等含钙较多，其中牛奶及奶制品中的钙容易被吸收，可多饮用；孕期碘的需要量也增加，提倡在整个孕期服用含碘食盐；另外，在孕妇膳食中应注意补充硒、锌。

（5）维生素　维生素参与机体重要的生理过程，是生命活动中不可缺少的物质，主要从食物中获取，有维生素 A、B 族维生素、维生素 C、维生素 D、维生素 E、维生素 K 等。维生素 A 主要存在于动物性食物中，如牛奶、肝脏等；B 族维生素尤其是叶酸供给量应增加，孕早期叶酸缺乏，易致胎儿神经管缺陷畸形，建议在妊娠前 3 个月口服叶酸，叶酸的重要来源是谷类食品；补充维生素 C 应多吃新鲜水果和蔬菜；维生素 D 在鱼肝油中含量最多，其次为动物肝脏、蛋黄、鱼类。

2. 饮食重质不重量。符合均衡、自然的原则，采用正确的烹饪方法，避免破坏营养素。选择易消化、无刺激性的食物，避免烟、酒、浓咖啡、浓茶及辛辣食品。

3. 定期测量体重。监测营养供给、体重增长情况。

（四）症状护理

1. 恶心、呕吐　约半数孕妇在孕 6 周左右出现恶心、呕吐、挑食、流涎等早孕反应症状，一般不影响生活与工作，孕 12 周左右自行消失，无须用药。此期间应指导孕妇少食多餐、忌油腻、难消化的食物，避免空腹或过饱。若恶心、呕吐频繁，应考虑妊娠剧吐，需入院补液，以纠正水、电解质紊乱。

2. 白带增多　孕妇受性激素水平不断升高的影响，阴道分泌物增加，于妊娠初、末 3 个月明显，属妊娠期生理变化。嘱孕妇保持外阴清洁与干燥，每日清洗外阴，穿透气性好的棉质内裤，经常更换内裤或卫生巾，严禁进行阴道冲洗。孕期常规检查白带时应注意排除假丝酵母菌、滴虫、衣原体等的感染。

3. 尿频　为增大子宫压迫膀胱所致，常发生在妊娠初 3 个月及妊娠末 3 个月。嘱孕妇及时排尿，憋尿易致泌尿系统感染。产后症状自行消失。

4. 便秘　孕期常见症状。因肠蠕动减弱，肠内容物排空时间延长，增大的子宫及胎先露压迫肠道引起。指导孕妇养成按时排便的良好习惯，每日清晨饮一杯温开水，进食易消化的粗纤维食物，多吃新鲜蔬菜和水果，多喝水，坚持每日适当运动。应在医生指导下口服缓泻剂，如车前番泻颗粒，不咀嚼，足量水冲服；或用开塞露、甘油栓；禁用峻泻剂，也不可灌肠，以免引起流产或早产。

5. 痔疮　因增大的子宫压迫或妊娠期便秘使痔静脉回流受阻，直肠静脉压升高引起。应多喝水，多吃蔬菜和水果，少吃辛辣、刺激性食物。温水浸泡患处能缓解胀痛，亦可在医生指导下服用缓泻剂。

6. 下肢水肿　增大的子宫压迫下腔静脉使下肢静脉血液回流受阻是下肢水肿的主要原因，孕妇于妊娠后期常有踝部、小腿下半部轻度水肿，休息后消退，属正常现象。避免长时间站或坐，取左侧卧位休息，下肢垫高 15°，均能使下肢血液回流改善，减轻水肿。若下肢水肿非常明显，休息后不缓解，孕妇可能患妊娠期高血压疾病、妊娠合并肾脏疾病、严重贫血等。

7. 下肢、外阴静脉曲张　因下腔静脉受压使股静脉压升高可导致下肢、外阴静脉曲张，应避免长时间站立，穿弹力裤或下肢绑弹性绷带，左侧卧位睡眠，同时垫高下肢，以促进血液回流。

8. 下肢痉挛　多为孕妇缺钙引起，以小腿腓肠肌肌肉痉挛最常见，常在夜间发作，多能迅速缓解。应指导孕妇饮食中增加钙的摄入，口服复方氨基酸螯合钙，避免腿部疲劳、受凉。下肢痉挛发作时，局部可热敷按摩，或背屈肢体，或站直前倾，以伸展抽搐的肌肉，直至痉挛消失。

9. 腰背痛　妊娠期间子宫向前隆起，为了保持平衡，孕妇体姿后仰，使背部肌肉处于持续紧张状态，另外妊娠时关节韧带松弛，也可导致孕妇腰背疼痛。应指导孕妇穿平跟鞋，俯拾地面物品时，应保持上身直立，屈膝，借助两下肢力量起身；少抬举重物；休息时，腰背部垫枕头可缓解疼痛，必要时卧床休息（硬床垫）、局部热敷。疼痛严重者可服止痛药物。

10. 仰卧位低血压综合征　妊娠晚期孕妇长时间仰卧，由于增大的子宫压迫下腔静脉，回心血量及心排出量突然减少，导致血压下降。孕妇转换左侧卧位后，血压很快恢复，孕妇不必紧张。

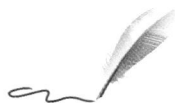

11. 贫血 孕妇于妊娠后期对铁的需求量增多，单靠饮食补充明显不足，易发生缺铁性贫血。应从妊娠 4 个月起补充铁剂，可用温水或水果汁送服，或同时服用维生素 C 和钙剂以增加铁的摄入，铁剂最好餐后 20 分钟服用，以减轻对胃肠道的刺激。多食动物肝脏、瘦肉、蛋黄、豆类等。告诉孕妇服用铁剂后大便可能会变黑，甚至可能导致便秘或轻度腹泻。

12. 失眠 加强心理护理，缓解焦虑、紧张的情绪，每日坚持户外散步，睡前喝杯热牛奶，用温水泡脚或用木梳梳头可有助于入睡。

【健康教育】

1. 异常症状的判断 异常症状的出现意味着孕妇与胎儿都可能有危险，首先应让孕妇明白自觉、及时就诊的重要性。孕妇发现下列症状应立即就诊：阴道流血、腹痛、头痛、眼花、胸闷、心悸、气短、寒战、发热、胎动突然减少、突然阴道流液等。

2. 饮食 增加营养，平衡膳食，指导孕妇进食高蛋白质、高维生素、高矿物质、适量脂肪及糖、低盐食物，以满足自身和胎儿的双重需要，并为分娩和哺乳做好准备。

3. 活动与休息 一般妊娠 28 周后孕妇应适当减轻工作量，妊娠期应避免长时间站立或重体力劳动，避免夜班或长时间紧张性工作；坚持适量运动，如散步、做孕妇保健操等，勿攀高或举重物。妊娠期孕妇身心负荷加重，容易疲劳，需保证足够的休息和睡眠，每日保证 8 小时睡眠，午休 1~2 小时，妊娠中期后取左侧卧位休息，以增加胎盘血供。

4. 衣着 以宽松、柔软、舒适为宜。不宜穿紧身衣，不要紧束腰腹部，以免影响乳房发育、胎儿发育与活动；选择舒适、合身的胸罩，以减轻不适感；宜穿轻便、舒适的平跟鞋，避免穿高跟鞋，以防身体失衡、腰背痛。

5. 个人卫生 养成良好的卫生习惯，勤刷牙，勤更衣，勤洗外阴，保持外阴局部清洁干燥。

6. 性生活指导 妊娠期间适当减少性生活次数，注意身体姿势，原则上妊娠前 3 个月及妊娠后 3 个月，应避免性生活，以防流产、早产、胎膜早破、感染。

7. 孕期自我监护 包括观察数胎动，听胎心音，测量宫高、腹围和体重等。

（1）数胎动 计数胎动是自我监护最常用而简单的方法，方法为：孕 28 周后，可在每天早、中、晚各计数胎动 1 小时，3 次相加再乘以 4，胎动在 30 次以上为正常。如果 12 小时内胎动次数少于 20 次，就有异常的可能，少于 10 次是胎儿在宫内有缺氧的危险信号。胎儿死亡往往发生于胎动停止后的 24~48 小时。所以，一旦发现胎动减少，孕妇应立即就医。

（2）听胎心音 孕 16 周后，用听诊器可在孕妇腹部的适当位置直接听到胎心音。孕晚期，在孕妇腹部、胎背处直接用耳朵便可清楚地听到胎心音。一般胎心每分钟跳动 110~160 次。每日可数一次或数次。每次数 1~2 分钟。若胎心音超过 160 次/分或低于 110 次/分，应及时看医生。

（3）测宫高 孕 16 周开始，从下腹耻骨联合上缘至子宫底之间的长度为宫高。一般孕 8 周时，在耻骨上方刚刚可以触到宫底；到孕 16 周时宫底居耻骨和肚脐中央；孕 20~22 周时达到脐部；孕 28 周时位于肚脐与胸骨下端剑突之间；孕 32~34 周达到剑突下 1~2 横指。如果连续 2 周宫高没有变化，孕妇需立即去医院。

（4）测腹围 孕 16 周开始，每周一次用皮尺（以厘米为单位）围绕脐部水平一圈进行测量。孕 20 ~ 24 周，腹围增长最快；孕 34 周后，腹围增长速度减慢。若腹围增长过快，应警惕羊水过多、双胎等。当然，腹围的大小，要受孕妇怀孕前腹围的大小和体型的影响，应综合分析。

（5）测体重　孕妇的体重包括自身体重、胎儿、胎盘和羊水的重量。一般情况下妊娠 1 ~ 12 周，体重增加 2 ~ 3kg；妊娠 13 ~ 28 周，体重增加 4 ~ 5kg；妊娠 29 ~ 40 周，体重增加 5 ~ 5.5kg；妊娠期孕妇平均体重增加 11 ~ 13kg。妊娠中、后期，每周体重增加 450g。超过这个增长速度时，就应去看医生。

8. 孕期用药　许多药物可通过胎盘进入胎体，对胚胎或胎儿不利的药物会影响胚胎分化和发育，导致胎儿畸形和功能障碍，孕 12 周内是药物的致畸期，用药应特别慎重，需在医生指导下合理用药。孕产妇用药原则是：能用一种药物，就要避免联合用药；能用疗效比较肯定的药物，就要避免用尚难确定对胎儿有无不良影响的新药；能用小剂量药物，就要避免用大剂量药物；严格掌握药物剂量和用药持续时间，并注意及时停药。

9. 胎教　胎教能有目的、有计划地促进胎儿生长发育，现代科学研究发现，胎儿具有感觉、知觉、记忆等能力，胎儿的眼睛会随送入的光亮而活动，触其手足可产生收缩反应，外界音响可引起其心率的改变等。因此，孕妇生活规律，心境愉悦，对胎儿进行抚摸和音乐训练等，均有助于胎儿的生长发育。

10. 分娩前准备　指导孕妇准备新生儿和产妇用物。为新生儿准备数套柔软、宽大、便于穿脱（衣缝在正面）的衣服，尿布宜选用柔软、吸水、透气性好的纯棉织品。产妇应准备足够大的卫生巾、毛巾、内裤、合适的胸罩、吸乳器等。另外，可采用上课、看录像等形式讲解新生儿喂养及护理知识，宣传母乳喂养的好处，示教如何给新生儿洗澡、换尿布等。教会孕妇做产前运动、分娩呼吸技巧等，有利于减轻分娩不适，促进顺产。

11. 识别先兆临产　在预产期前后 1 ~ 2 周，若孕妇出现不规则宫缩及阴道出现少量血性分泌物（俗称"见红"），预示孕妇即将临产，是先兆临产较可靠的征象；若孕妇出现间歇 5 ~ 6 分钟、持续 30 秒的规律宫缩，则为临产，应马上入院。若阴道突然大量流液，估计为胎膜早破，嘱孕妇平卧，由家属送往医院，以防脐带脱垂而危及胎儿生命。

【护理评价】
（1）孕妇是否妊娠顺利，母儿平安。
（2）孕妇是否能说出孕期的自我保健知识。

扫码"看小结"

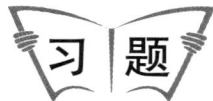

习　题

一、选择题

【A1/A2 型题】

1. 初产妇，25 岁，自然分娩一男婴，新生儿出生后能啼哭，可呼吸，但生活能力弱，易患特发性呼吸窘迫综合征，加强护理可存活，估计其孕龄为

　　A. 孕 12 周末　　　　　B. 孕 16 周末　　　　　C. 孕 20 周末

　　D. 孕 28 周末　　　　　E. 孕 32 周末

2. 妊娠早期孕妇可能出现的临床表现是

 A. 尿痛   B. 尿频   C. 尿急

 D. 尿失禁   E. 尿潴留

3. 女，24 岁。平素月经规律，现停经 52 日，尿妊娠试验阳性，最可能的诊断是

 A. 早期妊娠   B. 子宫内膜炎   C. 继发性闭经

 D. 卵巢早衰   E. 宫颈粘连

4. 早期妊娠时，生殖器官产生黑加征变化，是指

 A. 子宫增大、变软

 B. 子宫呈球形

 C. 宫颈充血、变软，呈紫蓝色

 D. 子宫峡部极软，宫颈和宫体似不相连

 E. 宫底在耻骨联合上方可触及

5. 确诊早孕的依据是

 A. 早孕反应   B. B 型超声显示胎心搏动

 C. 停经   D. 子宫增大   E. 黑加征阳性

二、思考题

初孕妇，26 岁，妊娠 28 周，产前检查各项正常。护士告知孕妇回家后每天需进行胎儿情况监护，最简单有效的方法是什么？如何对孕妇进行健康宣教？

（姚月荣）

扫码"练一练"

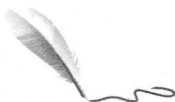

第六章 正常分娩期妇女的护理

妊娠满 28 周及以后的胎儿及其附属物从临产发动至全部娩出的过程，称为分娩。妊娠满 28 周至不满 37 足周间分娩，称为早产；妊娠满 37 周至不满 42 足周间分娩，称为足月产；妊娠满 42 周及以后分娩，称为过期产。

第一节 影响分娩的因素

案例导入

罗某，26 岁，初产妇，妊娠 39 周，阴道少量血性分泌物 18 小时，腹部阵痛 2 小时入院。体格检查：无异常。产前检查：宫缩 30 ~ 40 s/5 ~ 6 min，中等强度。胎心 145 次/分，LOA，宫口开大 1 cm，胎先露 -1，胎膜未破，骨盆无异常发现。入院后产妇一直询问"我能正常分娩吗？""胎儿正常吗？""我害怕分娩时发生意外"。

请问：

1. 罗某出现了什么情况？

2. 影响分娩的因素有哪些？

3. 作为护士对该产妇应给予哪些帮助？

决定分娩的因素有产力、产道、胎儿及产妇的精神心理因素，若四因素均正常且能相互适应，足月胎儿能顺利经阴道自然娩出，母儿健康者为正常分娩。

【产力】

将胎儿及其附属物从子宫内逼出的力量称为产力。包括子宫收缩力（简称宫缩）、腹肌及膈肌收缩力（简称腹压）和肛提肌收缩力。

（一）子宫收缩力

子宫收缩力是临产后的主要产力，贯穿于整个分娩过程。临产后的宫缩迫使子宫颈管

扫码"看一看"

逐渐缩短直至消失、宫颈口扩张、胎先露下降、胎儿及附属物娩出。正常宫缩有以下特性。

1. 节律性 宫缩的节律性是临产的重要标志。正常宫缩是子宫体肌不随意、有节律性的阵发性收缩并伴有疼痛（亦称"阵痛"或"产痛"）。每次宫缩由弱渐强（进行期），维持一定时间（极期），持续约30秒，再由强渐弱（退行期），直至完全消失进入间歇期，间歇5～6分钟。随着产程进展，宫缩间歇时间渐短，持续时间渐长，强度也逐渐增强。当宫口开全（10 cm）后，宫缩持续可达60秒，间歇期仅1～2分钟（图6-1）。宫缩如此反复交替，直至分娩结束。

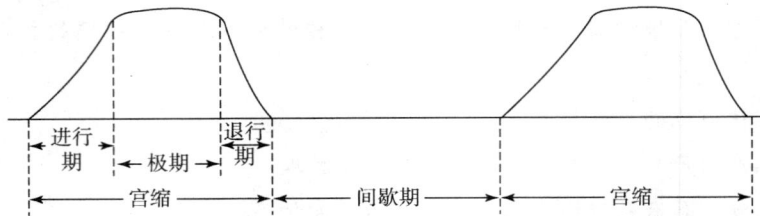

图6-1 临产后正常宫缩节律性示意图

2. 对称性和极性 正常宫缩起源于两侧宫角部，左右对称以微波形式向宫底中线集中，再由子宫底向子宫下段扩散，该过程约需15秒，此为宫缩的对称性。宫缩以宫底部最强、最持久，向下逐渐减弱。宫底部收缩力的强度是子宫下段的2倍，此为宫缩的极性（图6-2）。

3. 缩复作用 宫缩时子宫体部肌纤维缩短变宽，间歇期肌纤维放松，但不能完全恢复到原来的长度，此为子宫肌纤维的缩复作用。缩复作用使子宫腔容积逐渐缩小，迫使胎先露逐渐下降，子宫下段被拉长，子宫颈管逐渐缩短直至消失，子宫颈口逐渐开大。

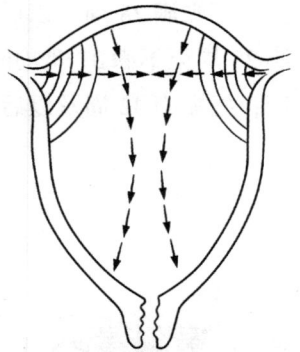

**图6-2 子宫收缩力的
对称性和极性**

（二）腹肌及膈肌收缩力

腹肌及膈肌收缩力（简称腹压）是第二产程胎儿娩出时的重要辅助力量。当宫口开全后，宫缩时胎先露压迫盆底组织及直肠，反射性地引起"排便"感，产妇主动屏气，腹直肌及膈肌收缩使腹内压增高，促使胎儿娩出。在第三产程中，腹压可促使已剥离的胎盘娩出。

（三）肛提肌收缩力

肛提肌收缩能协助胎先露在骨盆腔进行内旋转，当胎头枕部露于耻骨弓下时，能协助胎头仰伸及娩出。在第三产程中，肛提肌收缩有助于胎盘娩出。

> **考点提示**
> 1. 影响分娩的因素。
> 2. 子宫收缩的特点。

【产道】

产道是胎儿娩出的通道，分为骨产道与软产道两部分。

（一）骨产道

骨产道即真骨盆，是产道的重要部分，其形态和大小与分娩关系密切。共分为3个假想平面。

1. 骨盆平面及其径线

（1）骨盆入口平面 为骨盆腔上口，即真、假骨盆的分界面，呈横椭圆形，前方为耻骨联合上缘，两侧为髂耻缘，后方为骶岬上缘。共有 4 条径线。

1）入口前后径　又称真结合径。耻骨联合上缘中点至骶岬上缘中点的距离，正常值平均 11cm，其长短与胎先露衔接关系密切。

2）入口横径　左右髂耻缘间的最大距离，正常值平均 13cm。

3）入口斜径　左右各一。左骶髂关节至右髂耻隆突间的距离是左斜径，右骶髂关节至左髂耻隆突间的距离是右斜径，正常值平均 12.75cm。

（2）中骨盆平面　为骨盆最小平面，呈前后径长的纵椭圆形。其前方为耻骨联合下缘，两侧为坐骨棘，后方为骶骨下端。有 2 条径线。

1）中骨盆前后径　耻骨联合下缘中点通过两坐骨棘连线中点至骶骨下端间的距离，正常值平均 11.5cm。

2）中骨盆横径　又称坐骨棘间径。指两坐骨棘间的距离，正常值平均 10cm。

（3）骨盆出口平面　为骨盆腔下口，由两个不同平面的三角形组成，坐骨结节间径为两个三角形共同的底。前三角平面由耻骨联合下缘、两侧耻骨降支组成。后三角平面由骶尾关节、两侧骶结节韧带组成。有 4 条径线。

1）出口前后径　耻骨联合下缘中点至骶尾关节间的距离，正常值平均 11.5cm。

2）出口横径　即坐骨结节间径。指两坐骨结节内侧缘的距离，正常值平均 9cm，其长短与分娩关系密切。

3）出口前矢状径　耻骨联合下缘中点至坐骨结节间径中点间的距离，正常值平均 6cm。

4）出口后矢状径　骶尾关节至坐骨结节间径中点间的距离，正常值平均 8.5cm。若出口横径稍短，出口后矢状径较长，两径线之和大于 15cm，正常大小的足月胎头可通过后三角区经阴道娩出。

2. 骨盆轴　连接骨盆各平面中点的假想曲线为骨盆轴。其上段向下、向后，中段向下，下段向下、向前（图 6-3）。分娩时，胎儿沿此轴娩出。

3. 骨盆倾斜度　妇女直立时骨盆入口平面与地平面形成的角度为骨盆倾斜度，一般为 60°（图 6-4）。倾斜度过大会影响胎头衔接和娩出。

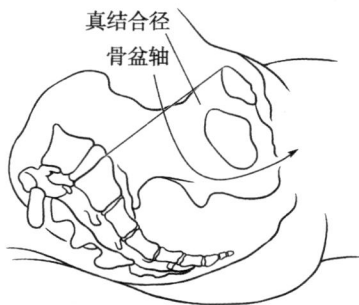

图 6-3　骨盆轴

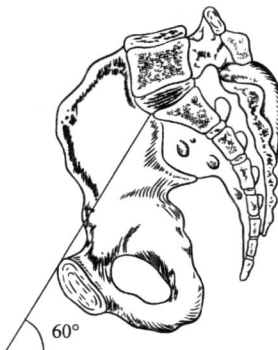

图 6-4　骨盆倾斜度

（二）软产道

软产道是由子宫下段、子宫颈、阴道及骨盆底软组织构成的管道。

1. 子宫下段的形成　非孕时长约 1cm 的子宫峡部于妊娠 12 周后逐渐伸展延长成为宫腔的一部分，至妊娠晚期逐渐被拉长、变薄形成子宫下段，长达 7~10cm，成为软产道的一部分。由于子宫肌纤维的缩复，子宫上段肌壁越来越厚，子宫下段肌壁被牵拉扩张越来越薄，子宫上、下段的肌壁厚薄不同，在子宫内面两者交界处形成一环状隆起，称生理缩复环（图6-5）。

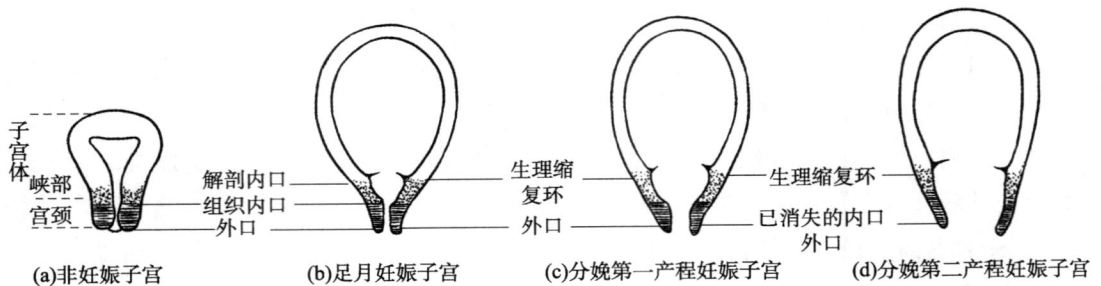

(a)非妊娠子宫　　(b)足月妊娠子宫　　(c)分娩第一产程妊娠子宫　　(d)分娩第二产程妊娠子宫

图6-5　子宫下段形成及宫口扩张

2. 宫颈管消失与宫口扩张

（1）宫颈管消失　临产前的宫颈管长2～3cm，初产妇较经产妇稍长。临产后，由于规律宫缩的牵拉、胎先露下降及前羊膜囊的压迫使宫颈管形成漏斗状，继而宫颈管逐渐变短直至消失。

（2）宫口扩张　临产前，初产妇宫颈外口仅容纳一指尖，经产妇能容一指。临产后，规律宫缩及缩复向上牵拉、前羊膜囊压迫和破膜后胎先露直接压迫宫颈，宫口逐渐扩张。当宫口扩张至10cm时为宫口开全，能容足月胎头顺利通过（图6-6）。初产妇多为宫颈管消失后宫口再扩张，而经产妇多为宫颈管消失的同时宫口扩张。

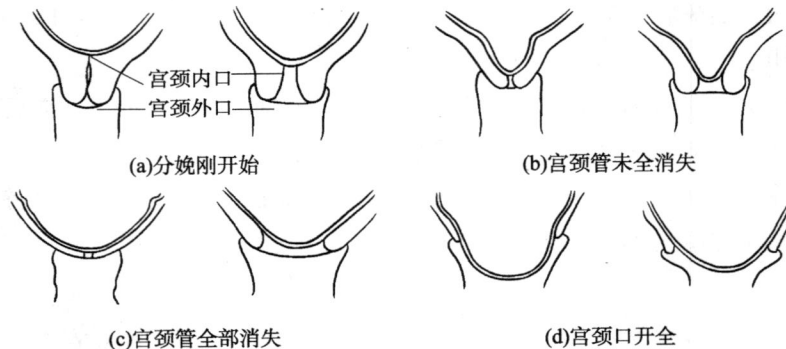

(a)分娩刚开始　　　　　　　　　(b)宫颈管未全消失

(c)宫颈管全部消失　　　　　　　(d)宫颈口开全

图6-6　宫颈管消失与宫口扩张步骤

3. 骨盆底、阴道及会阴的变化　分娩过程中，前羊膜囊及下降的胎先露部逐渐扩张软产道，破膜后胎先露部下降直接压迫并扩张阴道和骨盆底，使软产道下段形成一个向前弯的长筒，前壁短后壁长，阴道黏膜皱襞展平使腔道加宽。肛提肌扩展，肌纤维拉长，会阴体由5cm厚逐渐变薄至2～4mm，以利于胎儿通过。分娩时要注意保护会阴，避免造成会阴裂伤。

> **考点提示**
> 1. 骨盆各平面及其径线。
> 2. 软产道的组成。

【胎儿】
胎儿的大小、胎位及有无畸形均与分娩能否顺利进行有关。

（一）胎儿大小
胎儿大小是决定分娩难易的重要因素之一。足月胎头是胎体的最大部分。胎儿过大致胎头径线过大，分娩时不易通过产道；胎儿过熟使胎头不易变形，可引起相对头盆不称，均可造成难产。

1. 胎头颅骨由顶骨、额骨、颞骨各两块及一块枕骨构成（图 6-7a）。颅骨之间的缝隙称颅缝，额缝位于两额骨之间，冠状缝位于顶骨与额骨之间，矢状缝位于两顶骨之间，人字缝位于顶骨与枕骨之间，颞缝位于顶骨与颞骨之间。两颅缝交界处较大空隙称囟门。位于胎头前方呈菱形的称前囟（大囟门）；位于胎头后方呈三角形的称后囟（小囟门）。临床上常以矢状缝、前后囟与骨盆的关系来判断胎方位。颅缝和囟门分娩时可以轻度重叠，从而缩小头颅体积，有利娩出。

2. 胎头主要径线有四条（图 6-7）。

（1）双顶径　为两顶骨隆突间的距离，是胎头最大横径，足月时平均值约为 9.3cm。

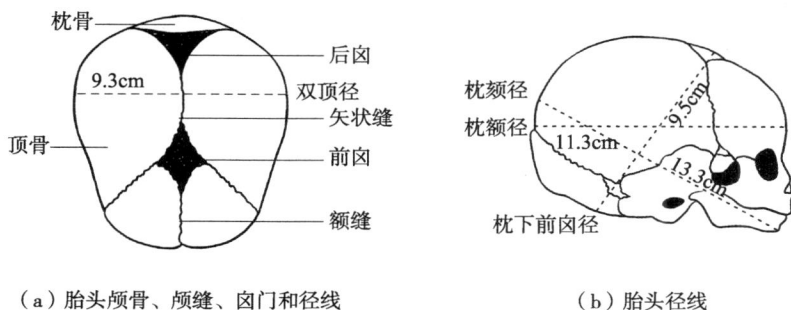

（a）胎头颅骨、颅缝、囟门和径线　　　（b）胎头径线

图 6-7　胎头颅骨、颅缝、囟门和径线

（2）枕额径　又称前后径。指鼻根上方至枕骨隆突间的距离，足月时平均值约为 11.3cm，胎头常以此径线衔接。

（3）枕下前囟径　又称小斜径。指前囟中央至枕骨隆突下方的距离，足月时平均值约为 9.5cm，胎头俯屈后以此径通过产道。

（4）枕颏径　又称大斜径。指颏骨下方中央至后囟顶部的距离，足月时平均值约为 13.3cm。

（二）胎方位

纵产式时胎体纵轴与骨盆轴相一致，胎儿容易通过产道。在正常分娩过程中，胎头以最小径线（枕下前囟径）通过骨盆各平面。若胎头俯屈不良或不能完成内旋转，则可造成分娩困难。臀位时，较小且软的胎臀先娩出，产道未充分扩张，当胎头娩出时颅骨又无变形机会，可导致胎头娩出困难。横产式时，胎体纵轴与骨盆轴垂直，足月活胎不能通过产道，对母儿威胁极大。

（三）胎儿畸形

胎儿某一部分发育异常，如脑积水、连体儿等，由于胎头或胎体过大，通过产道常发生困难而致难产。

【精神心理因素】

分娩虽是生理现象，但对产妇尤其是初产妇却是一种持久而强烈的身心应激源，会引起一系列特征性的心理情绪反应而影响产程进展。常见的情绪反应是焦虑和恐惧，如担心胎儿畸形、胎儿性别与自己期望的不一致、分娩疼痛、产程延长、分娩中出血、难产、怀

> **考点提示**
> 1. 足月胎头的囟门和颅缝。
> 2. 足月胎头的主要径线。

疑自己对分娩的承受力、分娩意外、医院环境的刺激以及与家人分离的孤独感等。

产妇过度焦虑和恐惧的心理状态使机体产生一系列病理生理变化，如呼吸急促、心率加快、肺内气体交换不足，致使子宫缺氧而发生宫缩乏力、宫口扩张缓慢、胎先露部下降受阻，产程延长导致产妇体力消耗过多；同时，交感神经兴奋，释放儿茶酚胺，使血压升高，导致胎儿缺血缺氧而出现胎儿窘迫。焦虑时，去甲肾上腺素减少可使子宫收缩力减弱，产妇对疼痛的敏感性增加。

有研究显示，产妇的性格特征、个人经历、知识水平、文化背景、社会条件和环境等都是分娩时产妇心理状态的影响因素。同样，安静舒适的环境，先进的医疗护理设备，较好的支持系统、既往的成功经历、导乐陪伴等都会增强产妇的信心，使产妇能主动参与分娩。

第二节　枕先露分娩机制

分娩机制是指胎儿先露部适应骨盆各平面的不同形态和大小，被动进行的一系列适应性转动，以其最小径线通过产道的全过程。临床上以枕前位最多见，故以枕左前位为例说明分娩机制。

1. 衔接　胎头双顶径进入骨盆入口平面，胎头颅骨最低点接近或达到坐骨棘水平，称为衔接（或入盆）（图6-8）。正常情况下，胎头以半俯屈状态进入骨盆入口，以枕额径衔接。一般初产妇在预产期前1~2周内胎头衔接，经产妇多在分娩开始后胎头衔接。

2. 下降　胎头沿骨盆轴前进的动作称下降。下降是胎儿娩出的首要条件，贯穿于分娩全过程。胎头随宫缩呈间歇性下降，宫缩时下降，间隙时稍回缩。临床上以胎头下降程度作为判断产程进展的重要标志。

3. 俯屈　当胎头继续下降至骨盆底时，原处于半俯屈状态的胎头枕部遇肛提肌阻力，因杠杆作用原理进一步俯屈，使下颏靠近胸部，变胎头衔接时的枕额径（11.3cm）为枕下前囟径（9.5cm）（图6-9），以最小径线适应产道，有利于胎头进一步下降。

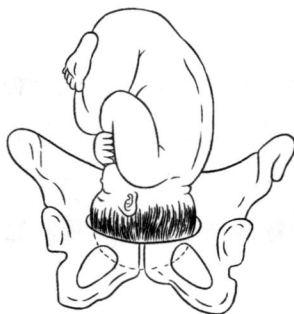

（a）枕额径状态　　（b）枕下前囟径状态

图6-8　胎头衔接　　　　　　　**图6-9　胎头俯屈**

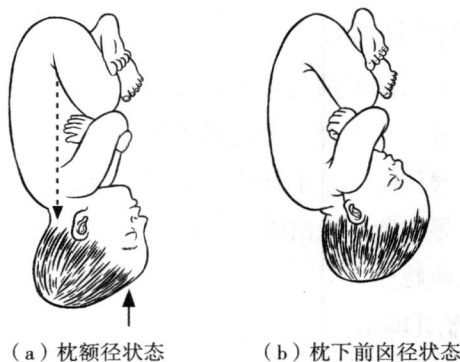

4. 内旋转　胎头围绕骨盆纵轴向前旋转，使其矢状缝与中骨盆和骨盆出口前后径相一致的动作称内旋转。内旋转使胎头适应中骨盆及出口前后径大于横径的特点，有利于胎头下降（图6-10）。胎头于第一产程末完成内旋转动作。

5. 仰伸　胎头完成内旋转后继续下降达阴道外口，宫缩和腹压继续迫使胎头下降，而肛提肌收缩力又将胎头向前向上推进，两者共同作用的合力使胎头沿骨盆轴下段继续向下向前，当胎头枕骨下部达耻骨联合下缘时，以耻骨弓为支点，使胎头逐渐仰伸，胎头的顶、额、鼻、口、颏由会阴前缘相继娩出（图6-11）。当胎头仰伸时，胎儿双肩径沿左斜径进入骨盆入口。

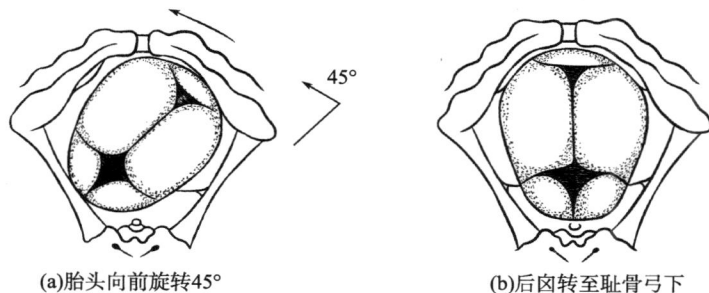

(a)胎头向前旋转45°　　　　(b)后囟转至耻骨弓下

图6-10　胎头内旋转

6. 复位及外旋转　胎头娩出后，为恢复胎头与胎肩的正常关系，胎头枕部向左旋转45°称为复位。随着胎肩在盆腔内继续下降，前（右）肩向前向中线旋转45°，使胎儿双肩径与骨盆出口前后径相一致，胎头枕部需在外继续向左旋转45°以保持胎头与胎肩的垂直关系，称外旋转（图6-12）。

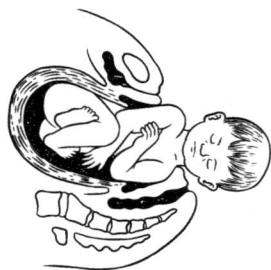

图6-11　胎头仰伸　　　　图6-12　胎头外旋转

7. 胎肩及胎儿娩出　胎头完成外旋转后，胎儿前（右）肩在耻骨弓下娩出，后（左）肩从会阴前缘娩出（图6-13），随后胎体及胎儿四肢顺利娩出。

考点提示
枕左前位分娩机制。

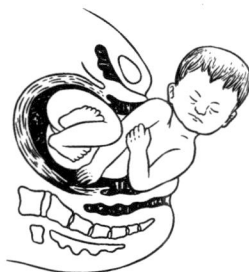

(a)胎儿前(右)肩娩出　　　　(b)胎儿后(左)肩娩出

图6-13　胎肩娩出

第三节　分娩期妇女的护理

案例导入

患者，28 岁，G_1P_0，妊娠 40 周，7 小时前出现腹部阵发性疼痛，来院就诊。体格检查：无异常。产科检查：宫缩 40～50s/4～5min，胎心 148 次/分，ROA，宫口开大 4cm，胎先露 +2，骨盆无异常发现。产妇自觉疼痛明显，情绪紧张。

请问：

1. 判断临产的依据是什么？

2. 说出产程分期。

3. 产房护士应做哪些产程观察和护理？

【先兆临产及产程分期】

（一）先兆临产

分娩发动之前，往往出现一些预示孕妇不久将临产的症状，称为先兆临产。

1. 假临产　孕妇产前 1～2 周子宫常发生不规则收缩，但不逐渐增强，也不使子宫颈扩张和胎先露下降，常夜间出现，清晨消失，给予镇静药物能抑制假临产。

2. 胎儿下降感　多数初孕妇感到上腹部较前舒适，进食量增多，呼吸较前轻快，此为胎先露下降进入骨盆入口使宫底下降的缘故。因为先露压迫膀胱，常引起尿频症状。

3. 见红　分娩开始前的 24～48 小时内由于宫颈内口附近的胎膜与子宫壁分离，毛细血管破裂，引起少量出血，并与宫颈管的黏液相混而排出的血性分泌物称为见红。见红是分娩即将开始的一个比较可靠的征象。

（二）临产诊断

临产开始的标志主要为：有规律且逐渐增强的子宫收缩，持续 30 秒或以上，间歇 5～6 分钟，同时伴进行性子宫颈管消失、宫口扩张和胎先露下降。

（三）产程分期

分娩的全过程是指从规律性子宫收缩开始到胎儿胎盘娩出为止，简称总产程。临床一般将其划分为三个产程。

第一产程：又称宫颈扩张期。从规律宫缩开始到子宫颈口开全（10cm）。初产妇需 11～12 小时；经产妇需 6～8 小时。

第二产程：又称胎儿娩出期。是从子宫颈开全到胎儿娩出。初产妇为 1～2 小时，经产妇为数分钟至 1 小时。

第三产程：又称胎盘娩出期。是从胎儿娩出到胎盘娩出。为 5～15 分钟，不应超过 30 分钟。

考点提示

1. 先兆临产的征兆。

2. 临产的标志。

3. 产程分期。

【第一产程妇女的护理】

（一）临床表现

1. 规律宫缩　产程开始时，宫缩持续时间较短（约30秒），间歇时间较长（5~6分钟），宫缩较弱。随着产程的进展，宫缩的持续时间渐长（50~60秒），间歇期渐短（2~3分钟），且强度增加。当宫口近开全时，宫缩持续时间可达1分钟或以上，间歇时间仅1~2分钟，且强度不断增强。

2. 宫口扩张　临产后子宫收缩逐渐增强，由于子宫肌纤维的缩复作用，宫颈管逐渐缩短直至展平，宫口逐渐扩张。通过阴道检查可确定宫口扩张程度。当宫口开全（10cm）时，宫颈口边缘消失，子宫下段及阴道形成宽阔的软产道，利于胎儿通过。

3. 胎先露下降　随着子宫收缩和宫颈口扩张，胎儿先露部逐渐下降。胎头下降的程度以颅骨最低点与坐骨棘平面的关系为标志。胎头颅骨最低点平坐骨棘平面时，以"0"表示；在坐骨棘平面上1cm时，以"-1"表示；在坐骨棘平面下1cm时，以"+1"表示，依此类推（图6-14）。潜伏期胎头下降不明显，活跃期下降加快，平均每小时下降0.86cm。

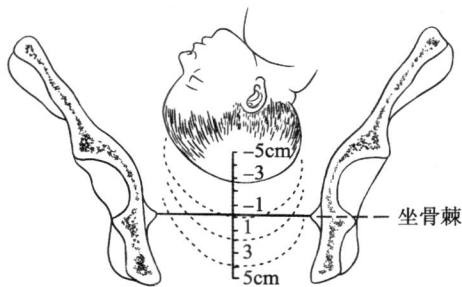

图6-14　胎头高低的判断

4. 胎膜破裂　简称破膜。胎先露衔接后将羊水阻隔成前后两部分，形成前羊水囊（又称胎胞），宫缩时前羊水囊楔入宫颈管内，有助于扩张宫口。前羊水囊压力逐渐增高到一定程度时，胎膜将自然破裂。破膜多发生在宫口近开全时。

（二）护理评估

1. 健康史　根据产前检查记录了解产妇的一般健康状况、婚育史、家族史等，对既往有不良孕产史者要了解原因。了解本次妊娠经过，有无高危因素，有无阴道流血或液体流出等情况。询问规律宫缩开始的时间、强度及频率。评估产妇对疼痛的耐受性等。

2. 身体评估

（1）一般情况　观察产妇生命体征，评估产妇皮肤张力情况，有无皮肤瘙痒、水肿等。

（2）胎心监测　可用胎心听诊器听诊，潜伏期于宫缩间歇时每隔1~2小时听胎心一次，正常胎心率为110~160次/分。进入活跃期后，宫缩频繁，应每15~30分钟听一次，每次听诊1分钟并做好记录。此方法虽简便，但仅能获得每分钟的胎心率，不能分辨瞬间变化，不能识别胎心率的变异及其与宫缩、胎动的关系。临床上多用胎儿监护仪，动态观察胎心率的变异及其与宫缩、胎动的关系，有助于了解胎儿宫内情况。

（3）子宫收缩　通过触诊法或胎儿监护仪进行监测。触诊法即助产人员将手放于产妇的腹壁子宫体近宫底处，宫缩时子宫隆起变硬，间歇期松弛变软。连续至少监测3次宫缩，并记录宫缩持续时间、间歇时间、强度及是否规律。也可以通过胎儿监护仪全面了解宫缩的频率、持续时间及宫腔内压力。

（4）宫口扩张及胎先露的下降　宫口扩张及胎先露下降是判断产程进展的重要标志，可通过阴道检查的方法了解宫口扩张及胎先露下降情况。阴道检查必须在严密消毒后进行，次数不应过多，一般临产初期每隔4小时查1次，经产妇或宫缩频者应缩短间隔时间。阴道检查能直接触及胎头的矢状缝及囟门，确定胎方位，了解宫口扩张及胎先露下降程度、是否破膜、骨盆腔的情况等。

为了细致观察产程，做到检查结果记录及时，发现异常能及早处理，目前多采用产程图（图6－15）。宫口扩张曲线分两期。①潜伏期：从规律宫缩到宫颈口开大3cm，平均每2～3小时开大1cm，约需8小时，超过16小时为潜伏期延长。②活跃期：从子宫颈口扩张3cm到宫口开全（10cm），此期又分为加速期、最大加速期和减速期。活跃期宫口扩张速度明显加快，平均约4小时，超过8小时为活跃期延长。

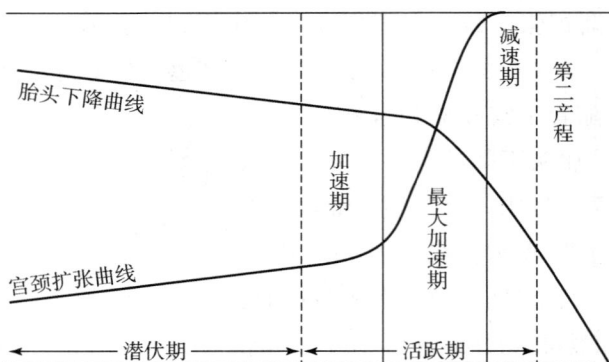

图6－15　产程图（交叉型）

知识拓展

有关产程的研究

Zhang等对美国19所医院中62415例单胎、头位、自然临产并阴道分娩，且新生儿结局正常产妇的产程进行了回顾性研究，发现结果如下。

（1）无论初产妇还是经产妇，宫口从4cm扩张到5cm可能需要6小时以上，从5cm扩张到6cm可能需要3小时以上。

（2）初产妇和经产妇的产程在宫口扩张6cm以前基本一致，此后经产妇的产程进展明显加快。

（3）初产妇第二产程中位持续时间和第95百分位数在应用硬膜外阻滞组及未应用硬膜外阻滞组分别为3.6小时和2.8小时。由此可见，即使产程进展比较缓慢，最终仍然可以顺利经阴道分娩。

随着研究手段不断完善，传统的产程时限已不适宜现在的产程管理。国际上推荐将宫口扩张6cm作为活跃期的起点，且不主张在宫口扩张6cm前过多干预产程。

（5）破膜　胎膜多在宫口近开全时破裂，前羊水流出。胎膜破裂后，应取臀高位卧床，立即听胎心，观察羊水性状、颜色及流出量，记录破膜时间。如出现羊水有胎粪污染，提示有胎儿窘迫可能，应立即通知医生，吸氧并严密观察；破膜超过12小时尚未分娩者应遵医嘱给予抗生素预防感染。

3. 心理－社会评估　由于产程较长，产妇精力和体力消耗较大，不能很好进食和休息，容易产生焦虑、紧张和急躁情绪，可能影响宫缩和产程进展。产妇因害怕疼痛、出血、胎儿畸形、难产等，担心母婴安危，产生恐惧和担忧的心理，则容易造成害怕—紧张—疼痛综合征。分娩环境、氛围、工作人员的态度、其他产妇的表现、家人的关怀态度等，使产妇感觉倍受关爱或孤独，会减轻或增加痛感。

（三）护理问题

1. 疼痛　与逐渐增强的子宫收缩有关。

2. 焦虑　与担心分娩能否顺利和母婴是否安全有关。

3. 舒适改变　与子宫收缩、环境改变有关。

（四）护理目标

（1）产妇能描述正常分娩过程，主动参与分娩配合。

（2）产妇能说出焦虑的感受，保持稳定的情绪。

（3）产妇表示不适程度减轻。

（五）护理措施

1. 入院护理　护士应协助办理住院手续，介绍待产室及产房的环境。产房保持清洁，安静无噪声，尽量避免操作时发出的金属碰撞声，减少不良刺激。

2. 观察生命体征　每天2次测体温、脉搏、呼吸，每4～6小时测量血压一次。宫缩时血压会升高5～10mmHg，间歇期复原。若发现血压升高，应酌情增加测量次数，通知医生并予相应处理。

3. 观察产程进展与胎儿情况　认真观察并记录胎心、子宫收缩、宫口扩张和胎先露下降程度、破膜及羊水的情况。如有异常应及时通知医生，积极寻找原因并协助进行处理。

4. 促进舒适

（1）补充热量和水分　鼓励产妇在宫缩间歇期少量多次进食高热量易消化食物，注意摄入足够的水分，以适应分娩时的体力消耗。必要时可静脉补液。

（2）活动与休息　宫缩不强且未破膜时，鼓励产妇于宫缩间歇期在室内走动，有助于加速产程进展和减轻疼痛感，待产时产妇的体位以其舒适为准。若阴道流血、胎膜已破、初产妇宫口近开全或经产妇宫口已扩张4cm者，应卧床休息。

（3）清洁卫生　因频繁宫缩产妇出汗较多，加之阴道分泌物、羊水流出等，产妇常有不适感，应协助产妇擦汗、更衣、更换床单等。大小便后及时会阴冲洗，保持外阴清洁卫生，预防感染。

（4）排尿及排便　临产后产妇应每2～4小时排尿1次，以免膀胱充盈影响宫缩及胎头下降。因胎头压迫引起排尿困难者，应注意有无头盆不称，必要时给予导尿。排便时应注意避免发生胎儿坠厕。

5. 减痛护理　鼓励产妇描述对疼痛的感受，向产妇解释引起疼痛的原因。宫缩时，指导产妇做深呼吸，并可按摩腹部或腰骶部，以缓解腹部疼痛与腰部不适。宫缩间歇期，指导产妇放松休息，恢复体力。也可通过播放轻音乐、谈话、讲故事等方法转移产妇的注意力，允许家属陪伴，减轻其疼痛的感觉。必要时给予药物性镇痛。

6. 心理护理　护理人员应尽可能安慰产妇，让产妇说出焦虑的感受并给予指导和帮助，耐心讲解分娩是正常的生理过程，及时提供产程过程中的相关信息，不断鼓励产妇，增强其分娩的自信心。充分发挥家庭支持系统作用，消除其焦虑、恐惧心理，使其保持平和的心态，在产程过程中密切配合助产人员完成分娩过程。

（六）护理评价

（1）产妇能否描述正常分娩过程知识，主动参与分娩配合。

（2）产妇是否情绪稳定。

（3）产妇是否表现为不适程度减轻，适当休息与活动，保持适当的摄入和排泄。

【第二产程妇女的护理】

（一）临床表现

1. 子宫收缩增强　宫口开全后，胎膜多已自然破裂，破膜后宫缩常暂时停止，产妇略感舒适，随后宫缩重新出现且较前次增强，持续 1 分钟或以上，间歇期仅 1~2 分钟。此时若仍未破膜，会影响胎头下降，应行人工破膜。

2. 胎儿下降及娩出　破膜后，胎头下降加速，当胎头降至骨盆出口压迫骨盆底组织时，产妇产生排便感，不由自主向下屏气。随着产程进展，会阴逐渐膨隆和变薄，肛门松弛。胎头于宫缩时露出阴道口，在宫缩间歇期又缩回阴道内，称胎头拨露。经几次拨露后，当胎头双顶径超过骨盆出口，宫缩间歇时胎头不再回缩，称胎头着冠（图 6 - 16）。此时会阴极度扩张，产程继续进展，胎头枕骨于耻骨弓下露出，出现仰伸动作，使胎头娩出。随即复位和外旋转，胎儿前肩、后肩和胎体相继娩出，后羊水涌出。经产妇的第二产程短，有时仅需几次宫缩即可完成胎儿的娩出。

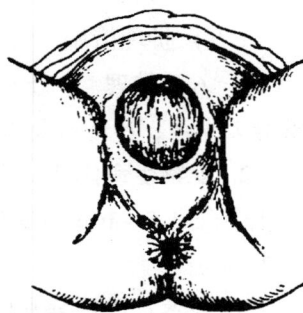

图 6 - 16　胎头着冠

（二）护理评估

1. 健康史　了解第一产程的经过、处理情况，评估胎儿宫内安危。

2. 身体评估　监测产妇生命体征，评估产妇膀胱充盈情况；了解子宫收缩和胎心情况；询问产妇有无排便感，观察胎头拨露和着冠情况；估计胎儿大小，评估产妇会阴部情况，判断是否行会阴切开术。

3. 心理 - 社会评估　评估产妇有无焦虑、急躁、恐惧情绪，对自然分娩有无信心等。

（三）护理问题

1. 疼痛　与宫缩及会阴部伤口有关。

2. 焦虑　与缺乏顺利分娩的信心及担心胎儿健康有关。

3. 有受伤的危险　与分娩中可能发生会阴裂伤、新生儿产伤等有关。

（四）护理目标

（1）产妇疼痛减轻。

（2）产妇情绪稳定，有信心正常分娩。

（3）产妇及新生儿没有产伤。

（五）护理措施

1. 观察产程进展　第二产程宫缩频且强，胎儿易缺氧，应经常听胎心，通常每 5~10

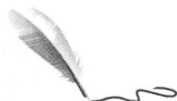

分钟听胎心音1次，最好用胎儿监护仪监测胎心率及其基线变异，若发现胎心减慢且在宫缩后不恢复或恢复变慢，应遵医嘱处理，尽快结束分娩。若发现第二产程延长，应及时查找原因，避免胎头长时间受压，采取相应措施结束分娩。

2. 正确指导产妇屏气　宫口尚未开全不应过早的指导产妇屏气用力，过早用力会导致宫颈水肿及浪费体力。宫口开全后采用膀胱截石位屏气的方法是：将产床置于头高臀低位，让产妇双足蹬在产床支架上，双手握住产床把手，一旦出现宫缩，先深吸气屏住，然后如解大便样向下用力屏气以增加腹压。宫缩间歇时，产妇全身肌肉放松安静休息，恢复体力。宫缩再现时，再做同样的屏气动作，以加速产程进展。当胎头着冠后，宫缩时不应令产妇用力，以免胎头娩出过快致会阴裂伤。

3. 做好接生准备　初产妇宫口开全，经产妇宫口扩张4cm且宫缩规律有力时，送产妇至产房做好接生前的准备工作。

（1）外阴清洁消毒　协助产妇上产床，取仰卧位（或坐于特制产椅上行坐位分娩），两腿屈曲分开，露出外阴部，臀下放消毒便盆或塑料布，用肥皂水擦洗（或冲洗）外阴部，擦洗顺序是：大小阴唇、阴阜、大腿内上1/3、会阴、肛周及肛门。然后用温开水冲洗干净，冲洗时先用消毒干纱球堵住阴道口，以防止冲洗液流入阴道内。最后以0.1%苯扎溴铵液冲洗或涂以聚维酮碘消毒（图6-17）。随后取下阴道口的纱布球和臀下的便盆或塑料布，铺消毒巾于臀下。

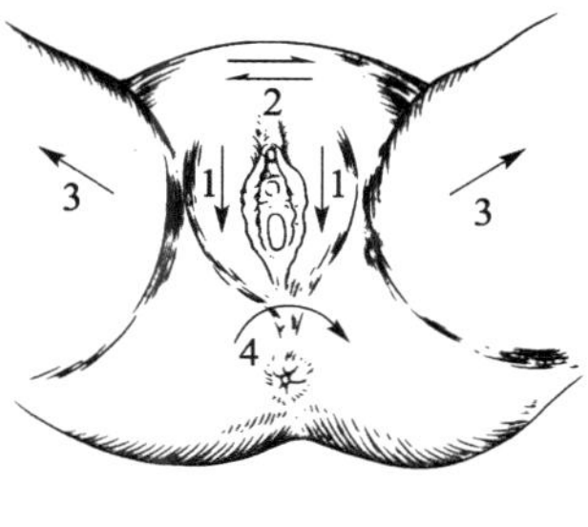

图6-17　外阴消毒顺序

（2）接生人员准备　严格按无菌操作常规洗手、消毒、穿手术衣及戴手套，铺无菌产台，准备接生。

4. 接生方法

> **考点提示**
>
> 1. 送产妇至产房做接生前准备工作的时机。
>
> 2. 第二产程密切监测胎心变化的意义。

（1）评估会阴条件　如会阴水肿、会阴过紧缺乏弹性、耻骨弓过低、胎儿较大、胎儿娩出过快等，均易造成会阴撕裂，接生者应充分评估会阴条件，必要时给予会阴切开（详见第二十章第一节）。

（2）接生要领　产妇屏气必须与接产者配合，保护会阴的同时协助胎头俯屈，让胎头以最小径线（枕下前囟径）在宫缩间歇时缓慢地通过阴道口，正确娩出胎肩，防止会阴撕裂。

（3）接生步骤　接生者站在产妇右侧，当胎头拨露、阴唇后联合紧张时开始保护会阴。方法是：在会阴部盖消毒巾，接生者右肘支在产床上，右手拇指与其余四指分开，利用手掌大鱼际肌顶住会阴部，同时左手持纱布轻压胎头枕部协助俯屈。每当宫缩时接生者右手向内上方托，左手轻轻下压胎头枕部，协助胎头俯屈的同时使胎头缓慢下降。宫缩间歇时，稍放松保护会阴的右手，以免压迫过久引起会阴水肿。当胎头着冠，胎儿枕部在耻骨弓下方露出时，右手抵住会阴，左手协助胎头仰伸。此时若宫缩强，应嘱产妇张口哈气消除腹压的作用，让产妇在宫缩间歇时稍向下屏气，使胎头缓慢娩出。胎头娩出后，右手继续保护会阴，左手先自鼻根向下颏挤压，挤出口、鼻内的黏液和羊水，等待胎头复位及外旋转，使胎儿双肩径与骨盆出口前后径相一致。正常情况下胎肩可以自行娩出，必要时可用左手轻压前肩，动作一定要轻柔，使前肩自耻骨弓下娩出后，再上托胎颈使后肩从会阴前缘缓慢娩出。双肩娩出后，保护会阴的右手方可放松，然后双手协助胎体及下肢以侧位娩出（图6-18）。胎儿娩出后立即清理呼吸道，待脐带搏动消失后，在距脐带根部15~20cm处用两把血管钳钳夹，于两钳之间剪断脐带。在产妇臀下放一弯盘以测量出血量。

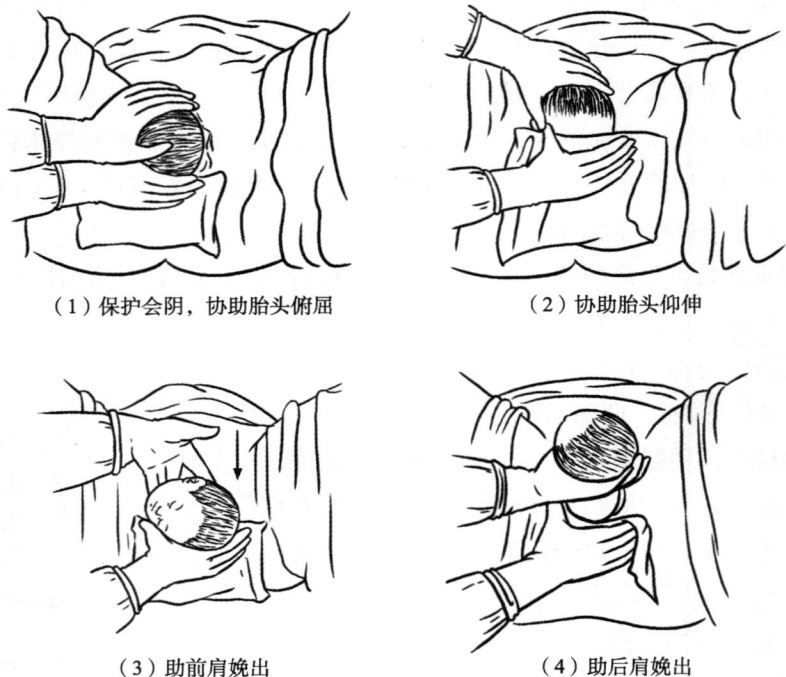

（1）保护会阴，协助胎头俯屈　　　　　　（2）协助胎头仰伸

（3）助前肩娩出　　　　　　　　　　　　（4）助后肩娩出

图6-18　接生步骤

知识链接

新生儿断脐的时间

目前新生儿最佳断脐时间存在争议，主要有早断脐和晚断脐两种观点。

1. 早断脐　常规断脐是在新生儿出生后即刻（30秒内）进行。研究报道指出，延迟三分钟结扎脐带可影响血液流变学参数，增加新生儿高胆红素血症的发病率，故主张早断脐。

2. 晚断脐　新生儿出生后不马上断脐，而是延迟一些时间，或等脐带搏动停止后断脐。近年来国内外较多研究支持晚断脐，认为晚断脐可避免新生儿血容量、铁和干细胞丢失，防止发生婴幼儿贫血。Mercer等对极低体重儿的研究表明，在23例晚断脐组中有2例男婴出现脑出血，0例发生晚发性败血症，而在19例早断脐中有8例发生脑出血，6例发生晚发性败血症，提示晚断脐对于低出生体重儿有重要意义。

鉴于此，建议对母儿血型不合及母体有传染病的新生儿宜早断脐，对无上诉情况者可采用晚断脐。因此，在经阴分娩中，排除胎儿宫内窘迫等迫切需要断脐抢救的情况，在胎儿娩出2分钟后断脐，是预防婴儿期贫血的安全、有效手段，且操作简便，易于掌握。

（六）护理评价

（1）产妇能否正确使用腹压，积极参与、控制分娩过程。

（2）产妇是否情绪稳定，有无信心正常分娩。

（3）产妇是否发生会阴撕裂，新生儿是否发生产伤。

考点提示

预防会阴撕裂的关键。

【第三产程妇女的护理】

（一）临床表现

1. 子宫收缩　胎儿娩出后，子宫迅速收缩，宫底降至脐平，产妇略感轻松，宫缩暂停数分钟后再次出现。

2. 胎盘剥离及娩出　胎儿娩出后，由于宫腔容积明显缩小，而胎盘面积不能相应缩小，与子宫壁发生错位而剥离，剥离面出血形成胎盘后血肿。子宫继续收缩，剥离的面积继续扩大，直至胎盘完全剥离而娩出。

（1）胎盘剥离征象　①宫体收缩变硬呈球形，宫底升高达脐上；②阴道少量流血；③剥离的胎盘降至子宫下段，阴道口外露的脐带自行延长；④用手掌尺侧在产妇耻骨联合上方轻压子宫下段时，宫体上升而外露的脐带不再回缩（图6－19）。

考点提示

胎盘的剥离征象。

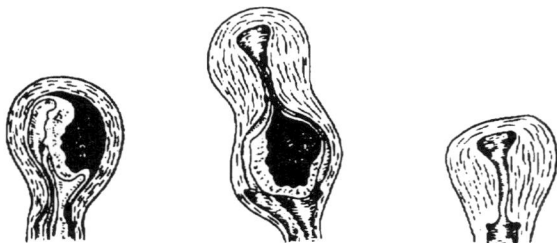

图6－19　胎盘剥离时及娩出后子宫的形状

（2）胎盘剥离及排出方式　①胎儿面娩出。多见，胎盘从中央开始向周围剥离，其特点是胎盘胎儿面先排出，随后有少量阴道流血。②母体面娩出。少见，胎盘从边缘开始剥离，血液沿剥离面流出，其特点是先有较多阴道流血，随后胎盘母体面排出。

3. 阴道流血　正常分娩的出血量一般不超过300ml。

（二）护理评估

1. 健康史　了解第一、第二产程的经过及其处理，有无特殊及异常情况。

2. 身体评估

（1）产妇　胎盘娩出前，评估子宫收缩的强度和频率、胎盘剥离的征象、阴道出血的颜色和量；胎盘娩出后，评估胎盘、胎膜是否完整，有无胎盘小叶或胎膜残留，胎盘周边有无断裂的血管残端，以判断是否有副胎盘。检查软产道损伤情况。产后2小时重点评估产妇的血压、脉搏、子宫收缩、阴道出血量等。

（2）新生儿　进行新生儿Apgar评分（表6－1），判断有无新生儿窒息及窒息的程度，评估新生儿身高、体重、体表有无畸形等。

表 6-1　新生儿 Apgar 评分法

体征	0分	1分	2分
心率	无	<100 次/分	≥100 次/分
呼吸	无	浅慢，不规则	规则，啼哭
肌张力	松弛	四肢稍屈曲	四肢活动好
喉反射	无反射	有些反射	有咳嗽、恶心
皮肤颜色	口唇青紫，全身苍白	躯干红润，四肢青紫	全身红润

3. 心理 - 社会评估　了解产妇对新生儿性别、健康等接受情况，有无焦虑、烦躁，是否进入母亲角色，评估亲子间的互动。

（三）护理问题

1. 有母子依恋关系改变的危险　与疲乏、会阴伤口疼痛或新生儿性别与期望不符有关。

2. 潜在并发症　新生儿窒息、产后出血。

（四）护理目标

（1）产妇开始接受并学会护理新生儿。

（2）新生儿呼吸道通畅，面色红润。产妇无产后出血，外周组织灌注正常。

（五）护理措施

1. 新生儿护理

（1）清理呼吸道　胎儿娩出后，用新生儿吸痰管轻轻吸除新生儿咽部、鼻腔的黏液和羊水，以免发生呼吸道堵塞和新生儿吸入性肺炎。如果呼吸道已畅通而新生儿仍未啼哭，可轻拍或轻弹新生儿足底。新生儿大声啼哭表示正常呼吸已建立，即可处理脐带。新生儿娩出后用无菌巾擦干全身的羊水与血迹，尽快放置在事先准备好的保暖处理台上进行常规护理。

（2）新生儿 Apgar 评分　新生儿出生后 1 分钟时进行 Apgar 评分，8~10 分属正常；4~7分为轻度窒息；0~3 分为重度窒息。新生儿窒息需进行复苏抢救，于出生后 5 分钟再次评分。

（3）脐带处理　目前用气门芯、棉线、脐带夹等方法处理脐带。临床常用气门芯结扎法：用 75% 乙醇消毒脐根部周围，用一止血钳套上两条约 2mm 宽消毒备用的气门芯，于脐轮上 1cm 处钳夹脐带，在止血钳上 0.5cm 处断脐，牵引第一个气门芯胶管上的棉线，将橡皮圈绕过止血钳顶端，套在脐轮上 0.5cm 处，同法于第一道结扎外 0.5cm 处再扎第二道，检查无脐轮组织套入后，取下止血钳。挤净脐带断端血液，检查有无出血，纱布保护脐根部周围，用 5% 聚维酮碘或 75% 乙醇消毒脐带断端，无菌纱布覆盖后脐带布包扎。

（4）常规护理　将新生儿抱示母亲，认清性别。注意保暖，擦净新生儿足底胎脂，打足印及产妇拇指印于新生儿病历上，仔细体格检查，系上标明母亲姓名、床号、住院号、新生儿性别、体重和出生时间的手腕带。保持新生儿侧卧，防止呕吐物导致咳呛和窒息。

2. 协助胎盘娩出　接生者确认胎盘完全剥离后，于宫缩时以左手握住宫底（拇指置于子宫前壁，其余四指放于子宫后壁）并轻按压，同时右手有控制地牵引脐带，协助胎盘娩出。当胎盘娩出至阴道口时，接生者用双手捧住胎盘，向一个方向旋转并缓慢向外牵拉，协助胎盘胎膜完整娩出（图6-20）。若在胎膜娩出过程中，发现胎膜有部分断裂，可用血管钳夹住断裂上端的胎膜，继续顺原方向旋转，直至胎膜完全娩出。胎盘胎膜娩出后，按摩子宫以刺激宫缩、减少出血，注意观察并测量出血量。切忌在胎盘剥离前粗暴地按揉子宫底或牵拉脐带，以免引起胎盘胎膜残留、产后出血、脐带断裂、子宫翻出等。

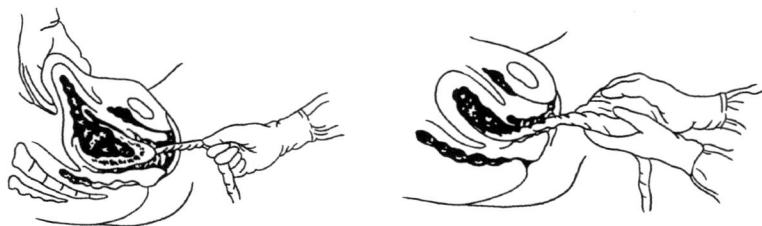

图6-20　协助胎盘胎膜娩出

3. 检查胎盘胎膜　提起胎盘，检查胎膜是否完整；检查胎盘胎儿面边缘有无血管断裂，及时发现副胎盘；检查胎膜破口与胎盘边缘的距离，排除有无边缘性前置胎盘。然后将胎盘铺平，用纱布轻轻擦干胎盘母体面血液，检查胎盘母体面的胎盘小叶有无缺损，测量胎盘直径、厚度、重量和脐带长度。正确记录出血量。

4. 检查软产道　胎盘娩出后，仔细检查会阴、小阴唇内侧、尿道口周围、阴道及宫颈有无裂伤及裂伤程度，若有裂伤应及时缝合。

5. 预防产后出血　胎盘娩出后，及时按摩子宫，是防止产后出血的一种有力措施。如既往有产后出血史或估计有产后出血可能者，可在胎儿前肩娩出时静注缩宫素10～20U，也可在胎儿前肩娩出后立即肌内注射缩宫素10U或将缩宫素10U加于0.9%氯化钠注射液20ml内经脐静脉快速注入，均能促使胎盘迅速剥离，减少出血。

6. 产后观察　胎儿娩出后2小时内是产后出血发生的高峰期，又称为第四产程。产妇继续留产房观察2小时，注意子宫收缩情况、宫底高度、阴道出血量、外阴阴道有无血肿、膀胱是否充盈等，并测量生命体征。为产妇擦汗、更衣，更换会阴垫，提供清淡、易消化饮食。若阴道流血量不多，但子宫收缩不良、子宫底上升提示有宫腔内积血，如产妇自觉有阴道及肛门坠胀感多为阴道后壁血肿，应及时报告医师并配合处理。

7. 促进亲子互动　分娩后30分钟内将新生儿送至母亲怀抱，尽早进行母子肌肤接触、早吸吮、早开奶，促进亲子间的互动。若新生儿因生理状况必须先做其他支持性措施时，护理人员应向产妇解释新生儿处理的方式，并且在情况稳定后，协助产妇与新生儿互动。

> 考点提示
> 1. 新生儿Apgar评分法及临床意义。
> 2. 产后留产妇观察2小时的意义和内容。

（六）护理评价

（1）产妇是否接受新生儿并开始与新生儿进行目光交流、皮肤接触和早吸吮。

（2）新生儿是否呼吸道通畅，面色红润。产妇产后出血量是否小于500ml。

第四节　分娩镇痛

【概述】

（一）对分娩疼痛的认知

分娩期疼痛是每一位产妇都要经历的不适之一，既是一种生理感觉，又是对这一感觉的情感反应。分娩时的剧烈疼痛及产妇不良的精神状态可导致机体产生一系列的神经内分泌反应，造成产妇血管收缩、胎盘血流减少、酸中毒、焦虑等。

分娩疼痛主要来自子宫收缩、宫颈扩张、盆底组织受压、阴道扩张、会阴拉长、会阴裂伤，其主要感觉神经传导至胸$_{11}$~骶$_4$脊神经后，经脊髓上传至大脑痛觉神经，引起分娩疼痛。此外，产妇对分娩的应激和恐惧心理提高了对疼痛的敏感性。

分娩镇痛是指用药物或非药物方法减轻分娩时"产痛"的措施。随着医学科学的发展，分娩镇痛越来越受人们关注。分娩镇痛在西方发达国家已十分普及，其分娩镇痛率达80%。近十余年来我国也积极开展"无痛分娩"，使产妇顺利度过分娩过程，同时促进产后恢复及亲子行为。但是，毕竟大多数孕产妇的妊娠和分娩是正常的过程，如果一个正常的过程受到过度的干预可能会将其变成病理过程而需要更多的干预，造成产妇和胎儿的损伤。因此在提供分娩镇痛时，如果一个正常的产妇应该从非药物镇痛开始。WHO 1996年出版的《正常分娩临床使用指南》指出，药物镇痛尤其是硬膜外麻醉镇痛仅对高危分娩的产妇是有益的，而不是应用的越多越好，也不是只有好处没有弊端的。

（二）理想的分娩镇痛标准

（1）对产妇及胎儿副反应小。

（2）便于给药，起效快，作用可靠，满足整个产程镇痛需求。

（3）产妇清醒，可参与和配合分娩过程。

（4）无运动神经阻滞，不影响宫缩及产妇活动。

（三）常用的分娩镇痛方法

1. 非药物镇痛　包括产前心理疏导、音乐放松、呼吸镇痛、导乐员陪伴分娩、按摩腰骶部、舒适体位（产椅、分娩球）、针刺穴位镇痛及水中分娩等。

知识链接

拉美兹分娩镇痛法

拉美兹（lamaze）1951年首先提出呼吸法无痛分娩，至今仍被广泛采用。拉美兹分娩镇痛法包括孕期教育、镇痛呼吸法、按摩法及压迫法等。

具体方法是：首先给孕妇讲解分娩的生理过程，消除产妇的顾虑；然后训练产妇在产程中的呼吸方法。①第一产程宫缩开始时，均匀地腹式深呼吸，随着宫缩增强，逐渐加深呼吸，宫缩间歇期恢复正常呼吸。②宫口近全开时，在宫缩开始时表浅呼吸，宫缩消失前张口轻呼吸，喘气样，不用腹压。③第二产程宫缩开始时，先深吸气，然后屏气用腹压，宫缩停止后深呼气，产妇放松全身肌肉。除指导产妇呼吸外，产程中助产人员还可教产妇吸气时从下腹两侧抚触到中央，呼气时由中央到两侧，帮助按摩产妇腰骶部酸胀处，以减轻产痛。

2. 药物镇痛 方法：①连续硬膜外镇痛；②产妇自控硬膜外镇痛；③腰麻-硬膜外联合阻滞；④微导管连续腰麻镇痛；⑤产妇自控镇痛泵；⑥氧化亚氮吸入镇痛。

临床上常将小剂量麻醉性镇痛药和低浓度局麻药联合用于腰麻或硬膜外镇痛，这两类药物联合使用镇痛好，互补可减少麻醉性镇痛药剂量和降低局麻药浓度，是目前首选的分娩镇痛药物组合。

分娩镇痛的时机：产妇进入临产至第二产程均可用药。在产程中，产妇不能忍受疼痛要求镇痛时，即可开始分娩镇痛。

分娩镇痛的适应证：①无剖宫产适应证；②无硬膜外禁忌证；③产妇自愿。

分娩镇痛的禁忌证：①产妇拒绝；②凝血功能障碍、接受抗凝治疗期间；③局部皮肤感染和全身感染未控制；④产妇难治性低血压及低血容量、显性或隐性大出血；⑤原发性或继发性宫缩乏力和产程进展缓慢；⑥对所使用的药物过敏；⑦已经过度镇静；⑧伴严重的基础疾病，包括神经系统严重病变引起的颅内压增高、严重主动脉瓣狭窄和肺动脉高压、上呼吸道水肿等。

【护理评估】

1. 健康史 询问产妇本次妊娠中有无不良反应、并发症，了解产妇是否接受过产前教育，产妇对分娩知识的了解程度；询问既往生育史，有无药物过敏史及吸烟史；了解产妇过去对待疼痛的感知、耐受性及应对情况；需做硬膜外麻醉者，应询问最近一次进食情况及时间。

2. 身体评估 评估时应注意确定产妇疼痛的部位，仔细评估疼痛的程度。产妇可表现为呻吟、哭泣、愁眉苦脸、坐立不安等。检查可发现产妇心率加快、血压升高、呼吸急促、出汗等。对需要做硬膜外麻醉者，还应检查其精神系统及脊柱有无异常，评估针刺部位皮肤的完整性。

3. 心理-社会评估 因为疼痛，产妇常出现焦虑，感到孤独无助，甚至恐惧、不合作，或失去控制。

【护理问题】

1. 疼痛 与子宫收缩、组织压迫等有关。

2. 焦虑 与对分娩过程的认识不足、对分娩疼痛引起的全身不适以及担心新生儿安危等有关。

3. 自我形象紊乱 与分娩疼痛，缺乏自我照顾能力有关。

【护理目标】

（1）产妇表述疼痛程度减轻、舒适感增加。

（2）产妇对分娩过程有进一步的认识，树立自然分娩信心，积极配合。

（3）产妇自我照顾能力增强。

【护理措施】

（1）耐心听取产妇关于疼痛的述说，表达对其疼痛的同情和理解。疼痛是生理因素和心理因素的综合反应，产妇叙述了疼痛可使其心情得到安抚，疼痛得到减轻。让产妇的亲属陪伴也有助于缓解疼痛。

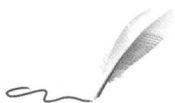

（2）为产妇实施有效的非药物性镇痛措施。

（3）配合医生完成药物镇痛。用药后观察产妇生命体征，密切观察产程进展，特别是宫缩情况。观察产妇及胎儿对药物的反应。如有异常及时采取措施。

【护理评价】

（1）产妇及新生儿生命体征是否在正常范围。

（2）产妇是否在支持系统帮助下有效地实施疼痛减轻法。

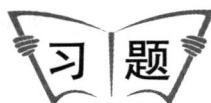

习 题

一、选择题

【A1/A2 型题】

1. 影响正常分娩的因素不包括

 A. 产力   B. 产道   C. 胎盘

 D. 胎儿   E. 精神心理因素

2. 分娩过程中的主要产力是指

 A. 子宫的收缩力   B. 腹肌   C. 膈肌

 D. 盆底肛提肌收缩力   E. 腹肌收缩力

3. 临床上通过 B 超测量下列哪条径线可以判断胎儿大小

 A. 双顶径   B. 枕额径   C. 枕下前囟径

 D. 枕颏径   E. 枕下后囟径

4. 枕左前位时，胎头娩出后的第一个动作是

 A. 俯屈   B. 复位   C. 仰伸

 D. 外旋转   E. 胎儿娩出

5. 产妇，27 岁，妊娠足月。现出现规律宫缩，约 5 分钟一次，每次持续 30 秒，正常情况下至宫口开全需

 A. 7 ~ 8 小时   B. 9 ~ 10 小时   C. 11 ~ 12 小时

 D. 14 ~ 16 小时   E. 18 ~ 24 小时

二、思考题

女，25 岁，妊娠 39 周，阵发性腹痛 5 小时入院。体格检查：一般情况好，心、肺听诊未见异常。产科检查：宫高 35cm，腹围 96cm，LOA，先露已入盆，胎心 142 次/分，宫缩 30 ~ 40s/4 ~ 5min，骨盆外测量 26 - 26 - 19 - 9，阴道检查：宫口开大 3cm，S = 0，胎膜未破。入院后，产妇烦躁不安，不断呻吟、哭泣，拒绝饮食。

问题：

1. 该女士目前处于产程的哪个阶段？

2. 主要的护理问题和护理措施是什么？

（蔡晓红）

第七章　正常产褥期母婴的护理

学习目标

1. 掌握　产褥期、子宫复旧、恶露的定义；母乳喂养方法及技巧。

2. 熟悉　产褥期妇女的生理变化和临床表现；母乳喂养的优点。

3. 了解　产褥期妇女的心理调适；正常新生儿生理特点。

4. 能对产褥期妇女进行乳房、会阴护理，并对其进行健康指导；能对正常新生儿做好护理指导。

5. 具有关爱、体贴之情，并能体现良好的护理职业素质。

第一节　产褥期妇女的身心变化

案例导入

产妇刘女士，4 日前经阴道分娩一男婴。现诉乳房疼痛，不愿哺乳，婴儿哭闹不休。体检：体温 38.2 ℃，脉搏 75 次/分，血压 100/60 mmHg。乳房红、肿，有硬块。乳头红，有裂口。子宫底在脐下 4 指触及，质硬。浆液性恶露，量中等，无异味。会阴侧切伤口无红肿。

请问：

1. 产褥期有哪些生理表现？

2. 产褥期如何做好乳房及会阴护理？

3. 目前产妇主要的护理问题是什么？该怎样进行护理指导？

产妇全身各器官（除乳腺外）从胎盘娩出至恢复或接近正常未孕状态所需的一段时期，称产褥期（puerperium），一般为 6 周。产褥期以生殖器官变化最显著。

【产褥期母体的生理变化】

（一）生殖系统

1. 子宫　子宫是产褥期变化最大的器官。子宫自胎盘娩出后逐渐恢复至未孕状态的过程称子宫复旧。子宫复旧包括子宫肌纤维缩复、子宫血管变化、子宫内膜再生和宫颈的恢复。

（1）子宫肌纤维缩复　子宫肌纤维缩复并不是肌细胞数目减少而是其体积缩小、胞质减少所致。胎盘娩出后，子宫底在脐下 1 指，因子宫颈外口升至坐骨棘水平，子宫底稍上升，产后第 1 日平脐，随着肌纤维的不断缩复，子宫体逐渐缩小，以后每日下降 1～2cm，产后 1 周缩小至妊娠 12 周大小，产后 10 日降入骨盆腔内，产后 6 周恢复至非孕时期大小。子宫重量也逐渐减少，分娩后约 1000g，至产后 1 周重约 500g，至产后 2 周重约 300g，至产后 6 周时重约 50g。

（2）子宫血管变化　胎盘娩出后，宫缩导致开放的螺旋小动脉和静脉窦压缩变窄，数小时后血管内血栓形成，胎盘剥离处出血逐渐减少，直至停止。

考点提示
产后子宫高度的变化。

（3）子宫内膜再生　分娩后蜕膜缺血坏死脱落，子宫内膜再生。产后 3 周，除胎盘附着处外，子宫腔表面均由新生内膜修复。胎盘附着处的子宫内膜至产后 6 周全部修复。

（4）宫颈的恢复　分娩后宫颈松软，呈紫红色，壁薄，形成皱襞，宫颈外口呈环状，形如袖口。产后 1 周，子宫颈内口关闭；产后 4 周，子宫颈恢复至未孕形态。由于分娩，子宫颈外口在 3 点及 9 点处易发生轻度裂伤，故初产妇的子宫颈外口由圆形（未产型）变为"一"字横裂形（已产型）。

2. 阴道及外阴　分娩时阴道壁被扩张而松弛，黏膜皱襞消失。分娩后，阴道逐渐缩小，产后 3 周，阴道黏膜皱襞重新出现，阴道壁张力逐渐恢复，但不能完全恢复至非孕状态。分娩后，阴道黏膜及外阴轻度水肿，产后 2~3 日即可消退。处女膜在分娩时撕裂形成处女膜痕。会阴部血液循环丰富，如有缝合切口，一般于产后 3~4 日愈合。

3. 盆底组织　盆底组织及筋膜在分娩时过度扩张使弹性减弱，常伴有部分肌纤维断裂。产后 1 周，水肿和淤血逐渐消失，产褥期如能坚持产后运动，盆底肌肉可恢复至接近非孕状态。如盆底组织有严重断裂或产褥期过早进行重体力劳动，可影响盆底组织的恢复，导致阴道壁膨出甚至子宫脱垂。

（二）乳房

乳房的主要变化为泌乳活动。产后母体内雌激素、孕激素、胎盘生乳素急剧下降，垂体泌乳素升高，刺激泌乳，加之新生儿吸吮动作致使垂体泌乳素和缩宫素升高，促进泌乳。乳汁的分泌依赖于哺乳时的吸吮刺激，吸吮是保持乳腺不断泌乳的关键。且产后产妇的睡眠、营养、健康状况及精神状态均会影响乳汁的分泌。产后 7 日内乳房极度膨胀、变硬，胀痛明显，腋下淋巴结也会肿大，并开始分泌少量浑浊的淡黄色乳汁，称为初乳。初乳内含有较多的蛋白质和矿物质，是新生儿最理想的天然食物。产后 7~14 日分泌的乳汁为过渡乳，蛋白质含量逐渐减少，脂肪和乳糖含量升高。生产 14 日以后分泌的乳汁为成熟乳，呈白色。母乳内含有大量抗体，故母乳喂养的新生儿抵抗力较强。

（三）血液循环系统

分娩解除了子宫对下腔静脉的压迫，静脉血回流量增加；子宫胎盘的血液循环不复存在，以及子宫肌纤维的缩复，使大量血液从子宫回流入体循环；加之妊娠期组织间液的回吸收，致使产褥期血容量增加，心脏负荷加重，尤其以产后 24 小时内心脏负荷最重，产后 2~3 周血容量恢复至非孕状态。产褥早期血液处于高凝状态，产后 2~4 周，恢复至孕前水平。红细胞计数和血红蛋白值增高；白细胞总数增加，可达（15~30）×10^9/L，一般产后 1~2 周恢复正常。中性粒细胞计数增加，血小板计数于产后 2~3 日恢复正常。血沉于产后 3~4 周降至正常。

（四）消化系统

产后几天由于体力消耗及失水，产妇常感口渴，以后逐渐好转。产后胃液（尤其是胃酸）分泌减少及卧床休息均可使胃肠肌张力及蠕动减弱，容易发生便秘。

（五）泌尿系统

妊娠期体内潴留的水分在产后由肾脏排出，故产后 2～3 日尿量增多。在分娩过程中，膀胱受压致使黏膜水肿、充血及肌张力降低，以及会阴伤口疼痛，容易发生尿潴留。

（六）内分泌系统

（1）月经及卵巢功能的恢复。未哺乳妇女通常在产后 6～10 周月经复潮，卵巢平均在 10 周左右恢复排卵；哺乳妇女的月经复潮延迟，甚至哺乳期一直不来月经，但卵巢则在产后 4～6 个月恢复排卵，故产后恢复月经较晚者，首次月经来潮前多有排卵，所以哺乳期妇女虽未有月经却有受孕的可能。

（2）妊娠期腺垂体、甲状腺及肾上腺增大，功能增强，在产褥期逐渐恢复正常。

（七）腹壁

妊娠期出现的下腹正中线色素沉着在产褥期逐渐消退。初产妇紫红色的妊娠纹变成白色妊娠纹。产后腹壁松弛，需 6～8 周恢复。

【产褥期妇女的心理调适】

产妇产后需要从妊娠期及分娩期的不适、疼痛、焦虑中恢复，需要接纳家庭新成员，这一过程称为心理调适。分娩前产妇担心和恐惧，随着健康新生儿的顺利诞生，在心理上获得愉悦、轻松和兴奋感的同时，也感到责任和压力，产妇需确立家长与孩子关系并承担母亲角色，哺育并照料婴儿。因而，产褥期妇女需要依家庭的改变进行调节，并逐渐完成心理适应。美国心理学家 Rubin 把产褥期妇女的心理调适分为 3 期。

（一）依赖期

产后 1～3 日，此期的产妇会较多的谈论自己对分娩的感受，而对新生儿的照顾（如喂奶、沐浴等）则需要通过别人来帮助完成。

（二）依赖－独立期

产后 3～14 日，这一时期产妇表现出较为独立的行为，开始学习和练习护理新生儿，改变依赖期中接受特别照顾和关心的状态。这一时期产妇容易产生心理异常，可能与体内的激素水平迅速下降、分娩及产后照顾新生儿、产妇过度疲劳有关。

> **考点提示**
>
> 产妇最易出现产后抑郁的危险时期。

（三）独立期

产后 2 周～1 个月，产妇及其家庭形成新的生活形态，新的家庭运作模式形成，产妇及其丈夫开始恢复分娩前的家庭生活，并开始共同哺育新生儿及进行家务劳动等。

第二节　产褥期妇女的护理

故事点睛

旁白： 产科护士小丽，值班期间，遇到产妇王女士咨询会阴疼痛怎么办？王女士，会阴侧切产后 3 日，自诉下腹部阵发性坠痛，哺乳时加剧。体检：体温 38.3℃，脉搏 84 次/分，血压 110/60mmHg。子宫底于脐下 2 指触及，位置居中，质硬，呈球形。恶露为红色，量少，无异味。会阴切口稍红，轻度水肿，无血肿。乳房无胀痛。小丽给予王女士正确的指导。

人物： 由两名学生分别担任案例中人物，进行即兴表演。

请问：

1. 产妇下腹部疼痛可能的原因是什么？
2. 应采取哪些护理措施？

【产褥期临床表现】

（一）生命体征

1. 体温　多在正常范围。如产程延长致产妇过度疲劳，体温可在产后 24 小时内升高，但不会超过 38 ℃。产后 3～4 日（初乳分泌的最初 24 小时），乳房血管、淋巴管充盈，乳房胀大，导致泌乳热，一般体温在 37.8～39 ℃，4～16 小时后可自行恢复。

2. 脉搏　产后循环血量增加及休息使产褥期妇女脉搏略缓慢，为 60～70 次/分，产后 1 周可恢复正常。

3. 呼吸　产妇由妊娠期的胸式呼吸变为胸腹式呼吸，呼吸深慢，为 14～16 次/分。

4. 血压　患妊娠期高血压疾病的产妇，血压于产后逐渐下降。其他产妇血压平稳，变化不大。

（二）产后宫缩痛

产后宫缩痛是指产褥早期因宫缩而引起的下腹部阵发性剧烈疼痛。在产后 1～2 日出现，持续 2～3 日消失，以经产妇多见，哺乳时反射性子宫收缩可使疼痛加剧。

（三）恶露

产后随着子宫蜕膜的脱落，血液、坏死蜕膜组织经阴道排出，称为恶露。分以下 3 种。

1. 血性恶露　血性恶露色鲜红，量多，含大量血液、坏死蜕膜组织及少量胎膜，一般持续 3～4 日。

2. 浆液恶露　浆液恶露色淡红，量减少，含少量血液、大量坏死蜕膜组织、子宫腔渗出液、宫颈黏液、白细胞等，持续 10 日左右。

3. 白色恶露　白色恶露色较白，含大量白细胞、坏死蜕膜组织、表皮细胞及细菌等，持续 3 周左右。

正常恶露总量为 250～500ml，血腥味，但无臭味，持续 4～6 周。若恶露量多、血性恶露持续时间长、恶露伴有臭味，

> **考点提示**
> 正常恶露的性质。

提示子宫复旧不全、子宫腔内胎盘胎膜残留或合并感染的可能。

（四）会阴

经阴道分娩产妇外阴轻度水肿，产后 2~3 日即可消退。产后 3 日内切口有水肿，拆线后自然消失，切口多于产后 3~4 日愈合。产后 3 日内切口在活动时可有轻微疼痛。若出现疼痛严重、局部肿胀、发红及皮肤温度升高等，要考虑会阴切口感染。

（五）饮食

产后几天内常感口渴，喜进流质及半流质饮食，由于疲劳，产妇食欲不佳，1~2 日后恢复。

（六）排泄

1. 褥汗　产妇皮肤排泄功能旺盛，大量出汗，夜间睡眠和初醒时尤甚，约在 1 周后好转。

2. 尿量增多及排尿困难　产后 2~3 日尿量增加，由于膀胱黏膜水肿，加上会阴伤口疼痛，可发生排尿困难，甚至会发生尿潴留及泌尿系统感染。

3. 便秘　便秘与产后卧床、胃肠平滑肌张力及蠕动减弱、腹直肌及盆底松弛有关。

（七）乳房胀痛

产妇可有乳房胀痛感，触摸乳房有坚硬感并且疼痛加重。乳房胀痛与产后哺乳延迟或没有及时排空乳房有关。

（八）乳头皲裂

乳头皲裂表现为乳头红、裂开甚至出血，哺乳时疼痛。大多由哺乳方法不正确或产前乳头准备不充分引起。

（九）体重减轻

由于胎儿及胎盘娩出、羊水流出、产时出血、子宫复旧以及恶露、褥汗、尿液的大量排出，产妇在产后 1 周体重可下降 10kg 左右。

（十）产后压抑

产后压抑指产妇在产后 2~3 日内发生的轻度或中度的情绪反应。主要表现为易激惹、喜怒无常、忧虑不安等。可能与产后体内雌、孕激素水平降低及产后的心理压力、产后疲乏有关。

【治疗原则】

治疗原则以护理为主，治疗为辅。认真观察产妇生命体征，为产妇提供支持和帮助；预防产后并发症。

【护理评估】

（一）健康史

详细了解产妇入院时情况、分娩经过及用药情况，应特别注意异常情况及处理。

（二）身体评估

1. 一般情况　产后体温多在正常范围内，有些产妇在产后 24 小时内或产后 3~4 日体温可有升高，但一般不超过 38 ℃；脉搏略缓慢；呼吸深慢；血压平稳。产后 1~2 日可出现宫缩痛，持续 2~3 日消失，以经产妇多见，哺乳时疼痛加剧，需评估疼痛程度及产妇是否能够耐受。产后产妇还有疲劳、口渴等表现。

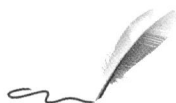

2. 生殖系统

（1）子宫　评估前嘱产妇排空膀胱，取平卧位，腹部放松，双腿略屈曲分开。子宫体在胎盘娩出后圆而硬，子宫底在脐下 1 指，产后第 1 天平脐（因子宫颈外口升至坐骨棘水平，子宫底稍上升），以后每日下降 1~2 cm，产后 1 周缩小至妊娠 12 周大小，产后 10 日降入骨盆腔内。注意每日测量前应先按摩子宫底，且测量时间应尽量选择在每日同一时间段进行，以便准确评估子宫复旧情况。

（2）会阴　评估会阴是否水肿；会阴切口是否红、肿，有无硬结，分泌物是否增多，有无异味等。产后 3 日切口在活动时可有轻微疼痛，如疼痛严重及局部肿胀、发红、皮肤温度升高等，要考虑会阴切口感染的可能。

（3）恶露　应评估恶露的色、量、味。若恶露量多、血性恶露持续时间长或伴有臭味，则提示子宫复旧不全、子宫腔内胎盘胎膜残留或合并感染的可能。

3. 膀胱　需评估膀胱充盈及第一次排尿后情况。

4. 乳房

（1）乳房的类型　评估有无乳头平坦、内陷，有无副乳等。

（2）乳汁的质和量　产后 7 日内分泌的乳汁为初乳，淡黄色、质稠，因内含有较多的蛋白质和矿物质，是新生儿最理想的天然食物。若哺乳后新生儿安静，体重增加，每天换尿布 6 次以上，大便数次，一般表明乳量充足。

（3）乳头皲裂　哺乳方法不正确或产前乳头准备不充分，可引起乳头红肿、裂开、出血，哺乳时疼痛。

（4）乳房胀痛　产后 1~3 日哺乳延迟或没有及时排空乳房，产妇可有乳房胀痛，触摸乳房有坚硬感，疼痛加重。

（5）辅助检查　必要时行血常规、尿常规及药物敏感试验等检查。

（三）心理 - 社会评估

产褥期是产妇身体及心理恢复的关键时期，产妇在产褥期容易受身体内、外环境不良刺激的影响而导致心理障碍，心理-社会评估对产褥期康复具有重要意义。主要评估：产妇对分娩的感受；产妇自我形象；产妇对婴儿的看法；产妇产后行为；影响产妇康复的因素等。

【护理问题】

1. 尿潴留　与产后损伤及惧怕疼痛等有关。

2. 便秘　与肠蠕动减慢及产后活动减少等有关。

3. 母乳喂养无效　与母乳喂养知识缺乏有关。

【护理目标】

（1）产妇无尿潴留。

（2）产妇无便秘。

（3）产妇建立成功的母乳喂养。

【护理措施】

1. 产后 2 小时内护理　产后 2 小时易发生产后出血，应在产房严密观察产妇生命体征；注意子宫收缩及膀胱充盈情况；观察阴道流血量及阴道、会阴有无血肿（发生血肿后的主要表现为伤口严重疼痛，肛门有坠胀感）和新生儿的一般情况。如有异常，及时通知医生处理。协助产妇与新生儿早接触，新生儿于产后 30 分钟内吸吮，促进亲子互动。

2. 一般护理 认真评估产妇的身心状况，每日测 2 次体温、脉搏、血压及呼吸。提供良好的休养环境，保持床单的清洁、干燥、整齐。重视产后排尿，产后 4~6 小时要鼓励产妇及时排尿，以防子宫收缩欠佳。鼓励产妇早期下床活动及做产后保健操，多饮水，多摄入富含纤维素的食物，保持大便通畅。

3. 会阴护理 观察会阴切口有无渗血、血肿、水肿等。如无异常，会阴每日 2 次用 0.05% 聚维酮碘液冲洗或擦洗。擦洗的原则是先擦净会阴部污物，再由上至下、由内向外擦洗。会阴侧切者取健侧卧位休息。出现下列情况时应及时做出处理。

（1）**伤口血肿** 伤口血肿常发生于会阴切开术的 2 小时内，表现为伤口局部严重疼痛、肛门坠胀感，此时需要拆开缝合线、清除血肿、结扎出血血管、进行二次缝合，绝大多数伤口可以正常愈合。小的血肿可用湿敷或远红外灯照射。

（2）**伤口感染** 局部有硬结、波动感，挤压时有脓性分泌物溢出，提示有伤口感染。需拆线、清创，再行理疗，或在产后 7~10 日用 1∶5000 高锰酸钾溶液坐浴，同时使用抗生素。

（3）**伤口裂开** 拆线后伤口裂开，如伤口新鲜，可再次缝合，但多数按感染伤口处理。

（4）**会阴水肿** 用 95% 乙醇溶液或 50% 硫酸镁湿热敷，勤换会阴垫，大便后清洗，保持会阴清洁、干燥。

4. 排尿困难的护理

（1）解除产妇对排尿疼痛的顾虑。

（2）鼓励产妇坐起排尿，或热水熏洗外阴，用温开水冲洗尿道外口周围，以诱导排尿。

（3）下腹正中放置热水袋，以刺激膀胱收缩。

（4）针灸或肌内注射新斯的明 1mg，以兴奋膀胱逼尿肌促其排尿。

（5）上述方法无效时应予导尿。

5. 子宫复旧的护理 产妇入休养室后 30 分钟、1 小时、2 小时，分别观察子宫底高度和硬度，并按压子宫底以促进宫缩与排出积血，更换会阴垫，记录子宫底高度、恶露的质和量，以后每天评估子宫复旧情况及恶露。

6. 乳房护理 乳房应保持清洁、干燥，经常擦洗。分娩后第一次哺乳前，用温水毛巾清洁乳头和乳晕，切忌用肥皂或酒精擦洗，以免引起局部皮肤干燥、皲裂。出现以下情况时，应及时处理。

（1）**乳头平坦或凹陷** 指导产妇做牵拉和伸展乳头练习，每日 2 次，每次 10 分钟以上；也可用负压吸乳器吸乳头。

（2）**乳房胀痛** 尽早哺乳；用手指顺乳腺管向乳头方向按摩；哺乳前用湿毛巾热敷；哺乳间期冷敷；增加婴儿吸吮次数，以缓解疼痛。

（3）**乳头皲裂** 乳头皲裂多由婴儿吸吮不当引起，吸吮时应含住乳头及大部分乳晕，否则易吸破乳头；哺乳时应两侧交替进行，喂奶完毕，可挤出少量乳汁涂在乳头上，以保持湿润。乳头有破裂者，新生儿应先吸吮健侧，再吸吮患侧，以缩短患侧的吸吮时间，多余乳汁可挤出。

【健康教育】

1. 母乳喂养指导 一般产后半小时开始哺乳，以按需哺乳为原则。顺产产妇回到休养室后、剖宫产产妇清醒后，即可进行新生儿哺乳。此时虽无乳汁或乳汁极少，但通过吸吮可反射性刺激泌乳功能，并使新生儿及早适应。产妇可取侧卧位、坐位或半坐卧位，以全身肌肉放松和舒适为原则。哺乳前洗净双手，用温毛巾擦洗乳头及乳晕。产妇一只手托住新生儿头部，另一只手拇指在上，其余四指在下，托起乳房，将乳头及大部分乳晕塞入新生儿口中，大拇指轻压乳房，以免堵住新生儿鼻孔。当新生儿吸完奶后，应轻压新生儿下颌，使新生儿张嘴后再取出乳头，以防乳头皲裂。为保证足够的乳量，产妇应保持心情舒畅、多喝汤、保证足够休息等。

2. 产后保健操 产后保健操可以促进腹壁和盆底肌肉张力的恢复，防止尿失禁、膀胱直肠膨出及子宫脱垂。应根据产妇情况，由弱到强循序进行。产后保健操包括锻炼腹肌的伸腿、仰卧起坐运动及锻炼盆底肌的缩肛运动等，共7节（图7-1）。产后2周加做膝胸卧位或俯卧屈腿运动，以防子宫后位。一般在产后第2日开始，每1~2日增加一节，每节做8~16次。出院后继续坚持做保健操。

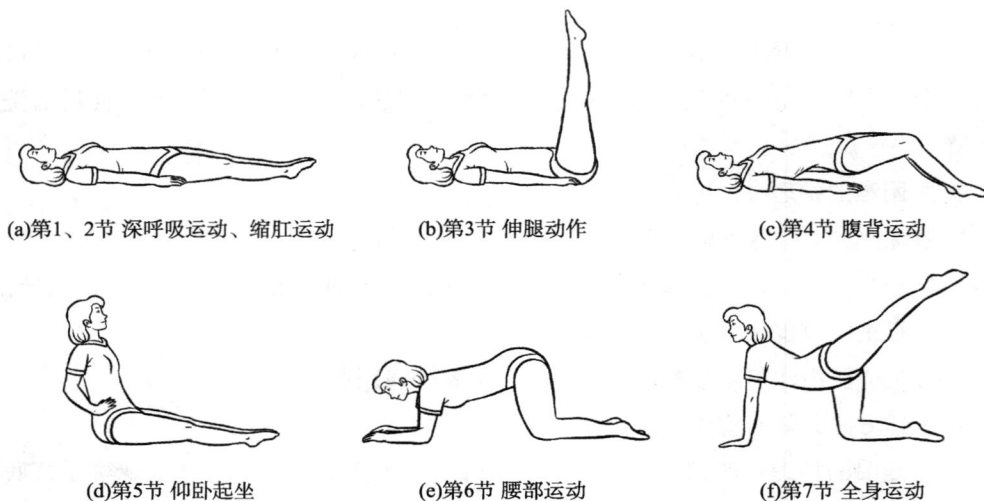

(a)第1、2节 深呼吸运动、缩肛运动　　(b)第3节 伸腿动作　　(c)第4节 腹背运动

(d)第5节 仰卧起坐　　(e)第6节 腰部运动　　(f)第7节 全身运动

图7-1 产后保健操

3. 计划生育指导 妇女在产褥期禁性交，产后6周应采取避孕措施，未哺乳妇女可用药物避孕；哺乳妇女宜选用工具避孕。要求绝育者，若无禁忌证，可在产后24小时内行输卵管结扎术，也可另选择合适时间。

4. 产后检查 产后检查包括产后访视和产后健康检查。产后访视共3次，分别在产妇出院后3日内、产后14日和产后28日。产后42日行产后健康检查。检查内容包括：全身检查（测血压等）；妇科检查，以了解子宫复旧情况及盆底肌的恢复情况；腹部及会阴伤口愈合情况检查；乳房检查，观察有无炎症、乳头有无皲裂，了解乳汁的质和量及喂养情况等。同时携带婴儿进行全面检查。

【护理评价】

（1）产妇产后及时排尿、排便。

（2）产妇在喂养孩子后感到舒适，母乳喂养顺利，新生儿体重增加理想。

扫码"看一看"

第三节　母乳喂养

故事点睛

旁白： 产科护士小刘，值班期间，遇到产妇李女士，前来咨询乳房胀痛怎么办？

李女士，27 岁，G_2P_1，4 日前经阴道分娩一男婴。现诉乳房疼痛，不愿哺乳，婴儿哭闹不休。体检：体温 38.2 ℃，脉搏 75 次/分，血压 100/60 mmHg。乳房红肿，有硬块。乳头红，有裂口。子宫底在脐下 4 指触及，质硬。浆液性恶露，量中等，无异味。会阴侧切伤口无红肿。小刘做了耐心解释并告诉其注意事项。

人物： 由两名学生分别担任案例中人物，进行即兴表演。

请问：

1. 产后何时哺乳？

2. 乳房胀痛的原因有哪些？

3. 如何正确哺乳？

（一）母乳喂养的优点

（1）母乳是最天然的食品，营养均衡全面，易于消化吸收，最适合婴儿的胃肠道，很少引起便秘、腹泻和过敏等不适。

（2）母乳中含有各种抗体和抗感染物质。母乳喂养的婴儿 4~6 个月时很少生病，且吸吮母乳的动作能促进婴儿牙齿和面部肌肉的发育。

（3）婴儿有满足感、安全感，对于其宝宝的心理、语言和智力发育有相当重要的影响。还能增强其抗压和抗焦虑的能力。

（4）增进母子之间的感情交流，满足彼此的渴望；增加母亲对婴儿的观察机会。

（5）能减少母亲患卵巢癌、乳腺癌的危险。

（6）促进妈妈产后康复。促进子宫收缩，减少产后出血，加速子宫复旧。

（7）母乳新鲜、卫生、经济、方便快捷、温度适宜，任何食品都无法代替，比人工喂养成本低。

（二）母乳分类

1. 初乳　婴儿出生后最初几天（7 天），母亲分泌的乳汁称为初乳，开始时量较少，颜色淡黄（富含胡萝卜素），看起来稀薄但富有营养，初乳中脂肪及乳糖含量较成熟乳少，适合新生儿刚出生较弱的消化吸收能力。

2. 过渡乳　产后 7~15 天所分泌的乳汁称过渡乳，其中所含蛋白质逐渐减少，而脂肪和乳糖含量逐渐增加。

3. 成熟乳　产后 15 天后所分泌的乳汁称成熟乳。分泌量增加，所含蛋白质较低而脂肪、乳糖高，乳汁呈白色的水样液体，实际上要到 30 天左右才趋稳定。

（三）促进母乳喂养成功的措施

（1）让产妇充分了解母乳喂养的好处，让产妇充满信心。

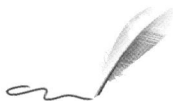

（2）母婴同室，产后半小时内开奶，让婴儿频繁地吸吮，刺激乳汁分泌。按需哺乳，并学会在需与新生儿分开的情况下保持泌乳。

（3）熟练掌握母乳喂养技巧，不用奶瓶和奶嘴喂婴儿糖水或牛奶。

（4）母亲保持心情愉快、放松，保证充分的休息、充足的睡眠及合理的营养。

（四）母乳喂养护理

1. 哺乳前乳房护理指导

（1）准备好热水和毛巾，用干净的温热毛巾为产妇清洁乳房，请产妇洗手。

（2）乳房发胀时，应按摩后先挤出少量乳汁，待乳晕发软后再喂哺，有利于婴儿吸吮。

（3）如果乳头、乳晕有结痂，不能用肥皂或酒精过度清洗，避免发生乳头皲裂。应该用植物油充分浸泡后再清洗。

2. 哺乳技巧指导

（1）哺乳体位

1）卧式　产后第一天身体虚弱、伤口疼痛，可以选择卧位式喂哺（图7-2）。

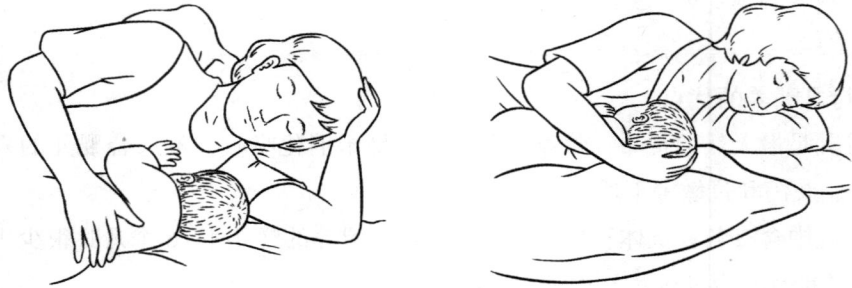

图7-2　卧式

2）坐式　产后第二天喂哺，一般选择坐位，可使乳汁排出通畅（图7-3）。

图7-3　坐式

3）环抱式　这种姿势可用于双胎、乳腺管阻塞、孩子含接有困难者（图7-4）。

（2）怀抱婴儿的要点　使婴儿的头和身体呈一条直线，身体贴近母亲，头和颈得到支撑，贴近乳房，鼻子对着乳头。简言之，胸贴胸、腹贴腹、鼻子对乳头、下颌贴乳房（图7-5）。

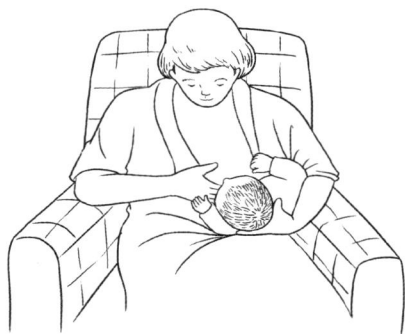
图 7-4　环抱式

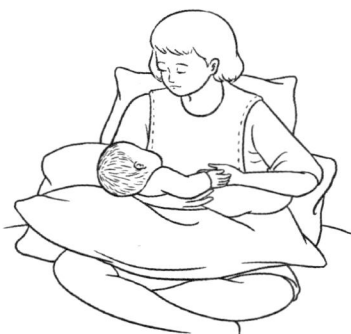
图 7-5　抱婴儿

（3）正确哺乳　母亲的手指不要离乳头太近，手贴在乳房下的胸壁上，示指托住乳房，拇指在上方，哺乳前用乳头轻触婴儿的嘴唇，乳头触及婴儿口唇，诱发其觅食反射（图 7-6）；当婴儿张开嘴，嘴唇凸起，舌向下的瞬时，将乳头和大部分乳晕送进婴儿口中，同时很快地把婴儿移向乳房（图 7-7）；婴儿嘴张得很大，下唇外翻，婴儿舌呈勺状环绕乳头，面颊鼓起呈圆形，含接时可见到上方的乳晕比下方多，有慢而深的吸吮，有时会有暂停，能看到吞咽动作并可以听到吞咽声。

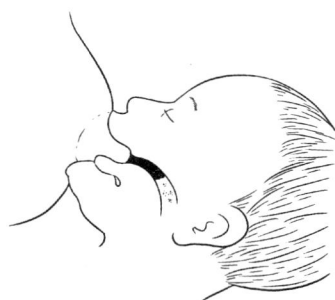
图 7-6　刺激婴儿

7-7　协助婴儿裹住乳头及乳晕

（4）拍嗝　喂奶后将婴儿轻轻竖抱，趴在抱者肩上，以空心掌有节奏地在婴儿背部，从腰部开始由下往上轻拍（不要太轻，需有一定力度）。

3. 哺乳后的乳房护理

（1）让乳头自然风干。每次喂奶后要挤出少许乳汁涂在乳头上，让乳头自然晾干，以防皲裂。也可外敷水凝胶保护乳头。乳头如有损伤、皲裂，涂儿童用鱼肝油效果良好。

（2）积极预防、正确处理乳胀，注意预防感染。

（3）平时佩戴大罩杯胸罩，防止乳房组织被过度牵拉。

4. 哺乳的次数及哺乳时间

（1）哺乳的次数　在出生一个月内，若新生儿愿意吃，哭泣时就喂，次数和间隔都不规则。随婴儿增长，饮用量逐渐增加，喂奶间隔逐渐延长，一般为 2~3 小时一次，每天七八次。夜间的间隔要比白天长，开始每晚喂两三次，以后逐渐延长。

（2）哺乳时间　大致按需，结合按时，做好记录。

刚开始喂哺时，一次哺乳的时间可稍长，1 小时是正常的，以后逐渐缩短时间，最终的标准是 15 ~ 20 分钟。

5. 母乳喂养的注意事项

（1）注意喂养卫生与安全。喂奶前洗净双手，擦净乳头，不要在被窝里喂奶。

（2）按需哺乳。不要给刚出生的婴儿用奶瓶喂糖水或配方乳。

（3）初乳不能丢。

（4）母乳不能直接加热。

（5）产妇的饮食要新鲜、多样化。要戒烟、酒、咖啡。

（6）乳母应佩戴乳罩。防止乳房下垂，避免影响血液循环。

（7）乳母不能滥用药物。如必须用药，应暂停哺乳。

第四节　正常新生儿生理特点

正常足月儿：指出生时胎龄满 37 周不满 42 周，体重在 2500 ~ 4000 g，身长超过47 cm，无畸形和疾病的活产婴儿，也叫正常新生儿。

【正常新生儿特点】
（一）外观特点

	正常新生儿	早产儿
哭声	响亮	低弱
肌张力	良好	低下
皮肤	红润、皮下脂肪丰满	红嫩、皮下脂肪少
毛发	毳毛少、头发分条清楚	毳毛多、头发细而乱
耳壳	软骨发育良好 耳舟成形	软、缺乏软骨 耳舟不清楚
指、趾甲	达到或超过指、趾端	未达指、趾端
乳腺	乳晕清楚、结节 >4mm	乳晕不清、无结节或结节 <4mm
跖纹	整个足底遍及足纹	足底纹少
外生殖器	男婴睾丸已降至阴囊 女婴大阴唇遮盖小阴唇	男婴睾丸未降或未全降 大阴唇不能遮盖小阴唇

（二）生理特点

1. 呼吸系统　新生儿呼吸以腹式呼吸为主，呼吸较浅，频率较快，约 40 次/分。

2. 循环系统　新生儿心率波动范围较大，通常为 90 ~ 160 次/分，平均 120 ~ 140 次/分。血压平均为 70/50 mmHg。

3. 消化系统　新生儿消化道面积相对较大，管壁薄，通透性高。胃呈水平位，贲门松弛，幽门括约肌发育较好，幽门相对较紧张，易发生溢乳。生后 10 ~ 12 小时开始排出胎粪，2 ~ 3 天过渡到正常粪便。

4. 血液系统　新生儿出生时血液中红细胞数和血红蛋白量较高，以后逐渐下降。血红蛋白中胎儿血红蛋白约占 70%。由于胎儿血红蛋白对氧有较强亲和力，所以新生儿缺氧时往往发绀不明显。白细胞总数较高，出生后第 3 天开始下降。

5. 泌尿系统　一般生后 24 小时内排尿，若生后超过 48 小时仍无尿，需要寻找原因。

肾小球滤过率低，浓缩功能差，易出现水肿或脱水症状。排磷功能较差，易导致低钙血症。肾对酸、碱平衡调节能力不足，易发生代谢性酸中毒。

6. 神经系统　脑相对较大，大脑皮层兴奋性低。脊髓相对较长，其末端在3、4腰椎下缘，故腰穿进针应在第4、5腰椎间隙。出生时已具有暂时性原始反射；正常情况下，生后数月该类反射自然消失；新生儿巴氏征、克氏征可呈阳性。

7. 免疫系统　胎儿可通过胎盘从母体获得IgG，但出生数月后逐渐消失。IgA和IgM则不能通过胎盘，故新生儿易患呼吸系统、消化系统感染。人的初乳中含较高IgA，可增强新生儿的机体抵抗力。

8. 体温调节　新生儿体温调节中枢发育不完善。新生儿体表面积相对较大，皮下脂肪少，血管丰富，易散热。寒冷时，因寒战反射未建立，主要依靠棕色脂肪代谢来产热，产热量相对不足。新生儿通过皮肤蒸发和出汗散热，室温过高时，可引起体内水分过多丢失，出现发热，称"脱水热"。

第五节　正常新生儿护理

新生儿各器官系统发育不完善，适应和调节功能差，应加强喂养、保暖及预防感染。保健重点在生后一周内。

（一）出生时护理

产房室温保持在25～28℃；新生儿出生后迅速清理口腔、鼻腔内黏液，保证呼吸道通畅；严格消毒、结扎脐带；记录出生时Apgar评分、体温、呼吸、体重与身长；出生后观察6小时，正常者进入母婴同室病房，尽早喂母乳；高危儿送入新生儿重症监护室。

（二）新生儿居家保健

1. 保持适宜的居室环境　新生儿房间应空气清新，阳光充足，通风良好；有条件的家庭室温保持在22～24℃，相对湿度在55%～65%，冬季应注意保暖，夏季应避免室内温度过高。

2. 日常观察　指导家长观察新生儿的一般情况，如精神状态、面色、体温、呼吸、哭声及大小便等。

3. 皮肤、臀部护理　新生儿皮肤娇嫩，且新陈代谢旺盛，应每日沐浴保持皮肤清洁；衣服、尿布宜用柔软的棉布制作，衣服宽松、易于穿脱，不妨碍肢体活动；勤换尿布，以防尿布性皮炎。

4. 预防感染　居室保持空气新鲜，减少亲友探视；保持新生儿用具及居住环境的清洁卫生，接触新生儿前应洗手，避免交叉感染。

5. 促进神经心理发育　提倡母婴同室，鼓励家长拥抱和抚摸新生儿，给予各种良性刺激，建立情感连接，培养亲子感情。

6. 计划免疫　按时接种卡介苗和乙肝疫苗。

（三）新生儿疾病筛查

1. 听力筛查　可早期发现有听力障碍的新生儿，使其在语言发育的关键期之前就能得到适当的干预。

2. 遗传代谢、内分泌疾病的筛查　目前我国主要筛查的是苯丙酮尿症和先天性甲状腺功能减低症。

（四）新生儿家庭访视

1. 访视时间　一般是访视 4 次，分别为出生后 1~2 天的初访、出生后 5~7 天的周访、出生后 10~14 天的半月访和出生后 27~28 天的月访，并建立新生儿健康管理卡和预防接种卡，高危儿或检查发现异常者应增加访视次数。

2. 访视内容　了解新生儿出生情况；观察新生儿面色、呼吸、哭声、吸吮力和大小便等情况；测量身长、体重和体温；检查皮肤、黏膜和脐部；检查有无先天性心脏病、先天性髋脱位、马蹄内翻足、唇裂或腭裂等先天性疾病。及时发现异常情况，以便早期诊断、早期治疗。

知识链接

新生儿疾病筛查

　　某些遗传性疾病和内分泌疾病，在新生儿出生时尚无症状，但可以通过筛查，早期诊断并及时治疗，以预防症状出现及严重后果产生。新生儿疾病筛查的病种应符合以下条件：①发病率高或发病率不高但后果严重；②筛查方法简便可靠，且能够确诊；③能有效治疗或能预防和（或）减轻症状。我国的新生儿疾病筛查计划始于 20 世纪 80 年代。目前我国已有 27 个省市开展了此项工作。根据上述原则并结合我国国情，目前主要筛查苯丙酮尿症（PKU）和先天性甲状腺功能低下（CH）两种疾病，方法多采用血液滤纸法，采血时间为新生儿出生并充分哺乳 72 小时后，足跟针刺采血。由于新生儿疾病筛查是一项需要多部门参与且质量受到严格控制的长期工作，因此，需要建立起一套比较完善的组织结构和管理体系，以保证整个工作的顺利实施。

扫码"看小结"

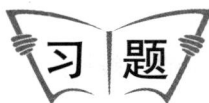

习题

选择题

【A1/A2 型题】

1. 产褥期是指

　　A. 从胎盘娩出到全身恢复正常的时期

　　B. 从胎儿娩出到恶露干净的时期

　　C. 从第二产程到生殖器恢复正常的时期

　　D. 从胎儿娩出到全身恢复正常的时期

　　E. 从胎盘娩出到产妇全身各器官（除乳房外）恢复或接近未孕状态的时期

2. 初产妇，剖宫产后第 2 日，产后乳汁量少。以下鼓励母乳喂养的措施中哪项不对

　　A. 增加哺乳次数　　　　　　　　B. 多进营养丰富的汤汁饮食

　　C. 两次哺乳间给婴儿加少量糖水　D. 母婴同室

E. 使产妇保持精神愉快、睡眠充足

3. 某产妇, 会阴左侧切口, 护士建议其产后的卧位应采取

  A. 左侧卧位   B. 右侧卧位   C. 仰卧位

  D. 抬高臀部   D. 俯卧位

【A3/A4 型题】

(4~5 题共用题干)

  某产妇, 28 岁, 妊娠 40 周, 当日早上 6:40 分正常分娩, 10:50 产妇主诉下腹痛。视诊示下腹部膀胱区隆起, 叩诊示耻骨联合上呈浊音。

4. 该产妇主要的护理问题是

  A. 分娩后疼痛   B. 体液过多   C. 排尿异常

  D. 尿潴留   E. 有子宫内膜感染的可能

5. 护士首先帮助产妇采取的措施是

  A. 鼓励产妇坐起或下床排尿   B. 下腹正中放置热水袋, 刺激膀胱收缩

  C. 针灸   D. 肌内注射新斯的明 1mg

  E. 用温开水冲洗尿道外口周围, 以诱导排尿

(姚月荣)

扫码"练一练"

第八章 高危妊娠母儿的护理

学习目标

1. **掌握** 高危妊娠妇女的处理原则、监护措施及护理措施。
2. **熟悉** 胎儿宫内窘迫及新生儿窒息的护理。
3. **了解** 高危妊娠的范畴及护理评估。
4. 能对高危妊娠妇女进行正确的护理，初步建立临床评判性思维。
5. 具备较强的沟通能力，能尊重与关爱母儿。

第一节 高危妊娠概述

【概述】

高危妊娠的范畴基本包括了所有的病理产科。在妊娠各期均应对孕产妇进行危险因素筛查，发现高危孕产妇及时纳入高危妊娠管理系统，及早给予诊治，以促进良好的妊娠结局，确保母婴安全。

（一）高危妊娠的定义

高危妊娠（high risk pregnancy）是指妊娠期有个人或社会不良因素及有某种并发症或致病因素，可能危害孕产妇、胎儿及新生儿或导致难产者。具有高危因素的孕产妇，称为高危孕产妇（high risk gravida）。

考点提示

高危妊娠的定义。

（二）高危妊娠的范畴

高危妊娠的范围非常广泛。我国目前将下列情况列为高危妊娠。

（1）孕妇年龄 <18 岁或 >35 岁。

（2）异常孕产史。如流产、异位妊娠、早产、死胎、死产、各种难产及手术产、新生儿死亡、新生儿溶血性黄疸、新生儿先天缺陷或有遗传性疾病。

（3）各种妊娠合并症。如心脏病、糖尿病、原发性高血压、肾炎、甲状腺功能亢进、病毒性肝炎、重度贫血、病毒感染等。

（4）各种妊娠并发症。如妊娠期高血压疾病、前置胎盘、胎盘早剥、早产或过期妊娠、羊水过多或过少、胎儿生长受限、母儿血型不合等。

（5）妊娠期接触有害物质。如放射线、同位素、农药、化学毒物及服用对胎儿有害药物。

（6）可能发生分娩异常者。如产道异常、胎位异常、巨大胎儿、多胎妊娠等。

（7）胎盘功能不全。

（8）多年不孕经治疗受孕者。

（9）盆腔肿物或曾有过妇科手术史等。

（10）母体心理 – 社会因素。对妊娠和分娩有一定的影响，如婚姻不和谐、临产期家中出现不幸、醉酒、吸毒及过度吸烟等。

考点提示
高危妊娠的范畴。

第二节　高危妊娠妇女的护理

案 例 导 入

　　孕妇，王某，现妊娠 38 周，无应激试验为无反应型，进一步做宫缩压力试验。由于孕妇得知无应激试验为无反应型，非常担心胎儿的安危。

请问：

1. 做无应激试验的目的是什么？
2. 做宫缩压力试验的目的是什么？

【概述】

　　妊娠期间，孕妇的营养状况、基础疾病的严重程度、是否有先天性遗传病等都会对胎儿宫内生长发育和健康状况产生复杂的影响。临床常采用科学的方法，早期筛选出高危孕妇，及时正确处理，是减少孕产妇及围生儿死亡的重要措施，对优生优育也有积极作用。

　　（一）人工监护

　　1. 确定胎龄　根据末次月经、早孕反应的时间、胎动出现时间等推算胎龄。

　　2. 宫底高度及腹围　通过测量孕妇的宫底高度和腹围进一步估计胎龄、胎儿大小及判断胎儿大小是否与停经时间、妊娠周数相符，以了解胎儿宫内的发育情况。根据子宫底高度及腹围数值可估算胎儿大小，简单易记的估算方法为胎儿体重（g）＝宫底高度×腹围＋200，其中宫高和腹围均是以厘米（cm）为单位测得的数值。从妊娠 16 周开始，腹围平均增长约为 0.8cm/w。仅测量腹围的变化，可能因为孕妇的肥胖、腹壁组织水肿、肠胀气等因素而不能较准确反映胎儿宫内生长发育情况，需要根据子宫底高度、胎儿 B 型超声等检查结果综合分析、判断。妊娠 16～36 周，子宫底高度平均增长 0.8～1.0cm/w；妊娠 36～40 周，平均增长 0.4cm/w。子宫底高度测量值在第 10 个百分位数以下，连续 2 次或间断 3 次，考虑有胎儿宫内发育迟缓；在第 90 个百分位数以上，考虑有胎儿过度发育，如巨大儿、双胎或羊水过多。

　　3. 高危妊娠评分　为了早期识别高危人群，可采用高危评分法对孕妇进行动态监护。在第一次产前检查时，就应根据孕妇病史及体征按"高危妊娠评分指标"，应用修改后的 Nesbitt 评分指标（表 8–1）进行评分。评分指标的总分为 100 分。当减去各种危险因素的评分后低于 70 分者属高危妊娠范畴。属于高危妊娠的孕妇应给予高危监护。随着妊娠进展，可再重新评分。

表 8 – 1　修改后的 Nesbitt 评分指标　　　　　　　　　　表 1-1

孕妇年龄：		剖宫产史	– 10
15 岁 ~ 19 岁	– 10	妇科疾病：月经失调	– 10
20 岁 ~ 29 岁	0	不育史：少于 2 年	– 20
30 岁 ~ 34 岁	– 5	多于 2 年	– 20
35 岁 ~ 39 岁	– 10	子宫颈不正常或松弛	– 20
40 岁及以上	– 20	子宫肌瘤：> 5cm	– 20
		黏膜下	– 30
		卵巢肿瘤（> 6cm）	– 20
		子宫内膜异位症	– 5
婚姻状况：		内科疾病与营养	
未婚或离婚	– 5	全身性疾病	
已婚	0	急性：中度	– 5
产次：	– 10	重度	– 15
0 产	0	慢性：非消耗性	– 5
1 ~ 3 产	– 5	消耗性	– 20
4 ~ 7 产	– 10	尿路感染：急性	– 5
8 产以上		慢性	– 25
过去分娩史：		糖尿病	– 30
流产 1 次	– 5	慢性高血压：中度	– 15
3 次以上	– 30	重度	– 30
早产 1 次	– 10	合并肾炎	– 30
2 次以上	– 20	心脏病：心功能 1 ~ 2 级	– 10
死胎 1 次	– 10	心功能 3 ~ 4 级	– 30
2 次以上	– 30	心衰史	– 30
新生儿死亡 1 次	– 10	贫血：Hb 10 ~ 11g	– 5
2 次以上	– 30	9 ~ 10g	– 10
先天性畸形 1 次	– 10	< 9g	– 20
2 次以上	– 20	血型不合：ABO	– 20
新生儿损伤：骨骼	– 10	Rh	– 30
神经	– 20	内分泌疾病：垂体，肾上腺，甲状腺疾病	– 30
骨盆狭小：临界	– 10	营养：不适当	– 10
狭小	– 30	不良	– 20
先露异常史	– 10	过度肥胖	– 30
剖宫产史	– 10		

4. 胎动计数　临床最常用的产前胎儿监测方法，是孕妇自行胎儿监测的较好方法。正常妊娠的孕妇在 16 ~ 20 周开始感觉到胎动，但很弱，至孕 28 周胎动逐渐加强，次数也增多，直至足月又稍减少。胎动计数的异常情况如下。

胎动计数 < 3 次/小时或 < 10 次/12 小时，或逐日下降超过 50%，提示胎儿有缺氧、宫内窘迫的可能；若胎动计数明显增加后出现胎动消失，提示胎儿有宫内窘迫、急性缺氧或胎盘血管状况、功能有病变，如脐带扭曲、受压，胎盘早剥、卒中

考点提示

胎动异常的判断及意义。

等；一般胎动计数减少、消失数小时或 1～2 天后，胎心消失，发生胎儿宫内死亡。因此，应早期发现胎动计数减少或消失，评估胎盘功能，及时采取措施或终止妊娠。

5. 妊娠图　是反映胎儿在宫内发育及孕妇健康情况的动态曲线图。将每次产前检查所得的血压、体重、宫底高度、腹围、水肿、尿蛋白、胎位、胎儿心率等数值记录于妊娠图上，绘制成标准曲线，观察动态变化。宫底高度曲线是妊娠图中最主要的曲线（图 8－1）。通常在妊娠图中标出正常怀孕情况下人群的第 10 百分位线和第 90 百分位线检查值，如果每次的检查结果连成的曲线在上述两标准线之间，提示基本正常；如果高于上线或者低于下线就会引起医务人员的重视，指导孕妇积极进行孕期保健和适当增加检查次数。有时图中还会标出第 50 百分位线。如果测得孕妇的宫高小于第 10 百分位线，连续 2 次或者间断出现 3 次，提示胎儿可能存在宫内发育不良；超过第 90 百分位线，提示胎儿可能过度发育。腹围曲线因受到孕妇腹壁厚度、腹部外形、腹壁松紧度等的影响，其参考价值不及宫高曲线，但仍有参考意义。

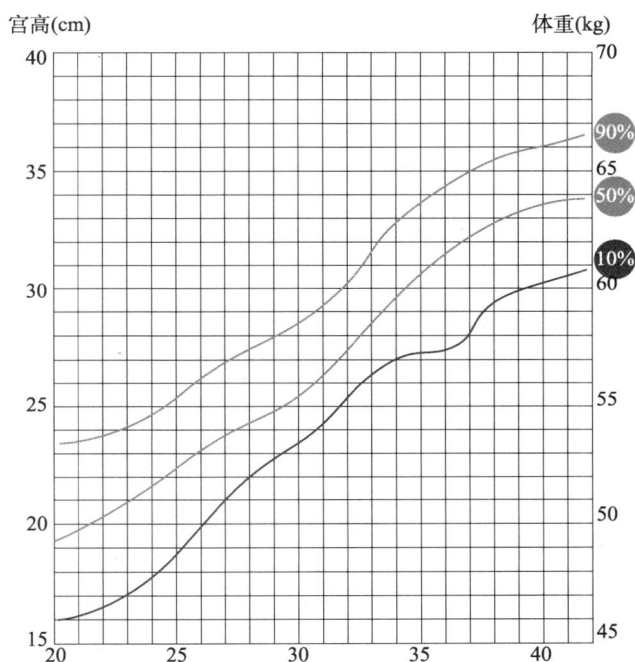

图 8－1　妊娠宫高图

（二）仪器监护

1. 胎心监测

（1）胎心听诊　是临床普遍使用的最简单方法。可用听诊器或多普勒胎心仪监测，判断胎儿是否存活，是否存在宫内缺氧；缺点是不能分辨瞬间变化。测胎心的同时应注意胎心的强弱及节律，有疑问时应延长听诊时间。正常胎心率为 110～160 次/分。当胎心率 < 110 次/分或 >160 次/分时，应监测胎心变化，因当胎盘功能不良、子宫胎盘血流有障碍或胎儿脐带循环受阻时，可导致胎儿缺氧，出现胎心异常。

（2）胎心电子监护　是指应用胎儿电子监护仪持续监测、记录胎心率曲线和宫缩压力波形，不仅可以连续记录胎心率的变化，而且可以同时观察胎动、宫缩对胎心率的影响。凡有胎动、胎心异常或高危妊娠，于妊娠末期及临产后都应作胎心电子监护，以准确观察和记录胎心率的连续变化。使用胎心电子监护仪时一般采用胎心率与子宫收缩频率同步描记。胎心监护分产前监护和产时监护，包括内、外监护两种形式。外监护是将宫缩描绘探头和胎心探头直接放在孕妇的腹壁上，操作方便，不发生感染，但外界干扰可影响结果。内监护是在宫口开大1cm以上时，将单极电极经宫口与胎头直接连接进行监测，此方法在破膜后操作，有感染的机会，但记录较准确。胎心电子监护有两种功能：监测胎心率和预测胎儿宫内储备能力。监测胎心率是用胎儿监护仪记录胎心率，有两种基本变化：基线胎心率和周期性胎心率。预测胎儿宫内储备能力的方法包括无应激试验、宫缩压力试验和缩宫素激惹试验。

1）胎心率的监测　监护仪记录的胎心率（fetal heart rate，FHR）可有两种基本变化：基线胎心率（baseline heart rate，BHR）和周期性胎心率（periodic change of FHR，PFHR）。

BHR是在无宫缩或宫缩间歇期记录的胎心率，必须持续观察10分钟以上。正常足月胎儿的FHR呈小而快的有节律的周期性变化，主要在110～160次/分波动。若BHR<110次/分为心动过缓，BHR>160次/分为心动过速。胎心率基线摆动（baseline oscillation）包括胎心率的摆动幅度和摆动频率。摆动幅度指胎心率上下摆动波的高度，振幅变动范围正常为10～25次/分。摆动频率是指一分钟内波动次数，正常为≥6次。正常变异的胎心率基线是胎儿本身交感与副交感神经间张力调节的变动所表现出的生理性变化。胎心基线变异的存在说明胎儿有一定的储备能力，是胎儿健康的表现。若基线变异<5次/分，表示胎心基线率呈平坦型，即基线摆动消失，储备能力差；基线变异>25次/分为变异度增加，基线呈跳跃型。

PFHR是指与子宫收缩有关的胎心率变化。有以下三种类型。

①胎心率一过性变化　受胎动、宫缩、触诊及声响等刺激，胎心率发生暂时性加快或减慢，随后又能恢复到基线水平，称为胎心率一过性变化，是判断胎儿安危的重要指标。

②加速　即在子宫收缩时FHR基线逐渐上升，增加的范围为15～20次/分，很少超过35次/分，持续时间>15秒，是胎儿良好的表现。

③减速　可分为三种。

A. 早期减速　与子宫收缩几乎同时开始，子宫收缩后即恢复正常（图8-2），正常减速幅度<50次/分。这是宫缩时胎头受压，脑血流量一过性减少的表现，不受体位或吸氧而改变。

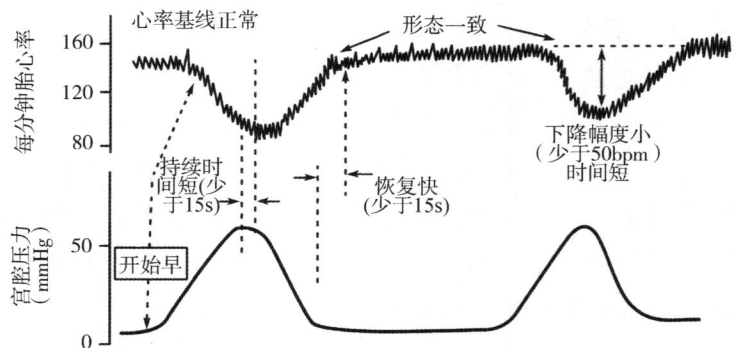

图 8-2　PFHR 早期减速

B. 变异减速 宫缩开始后胎心率不一定减慢，减速与宫缩的关系不恒定，但减速出现后下降幅度大（>70 次/分），持续时间长短不一，恢复也迅速（图 8-3）。这是子宫收缩时脐带受压兴奋迷走神经所致，嘱孕妇左侧卧位可减轻症状。

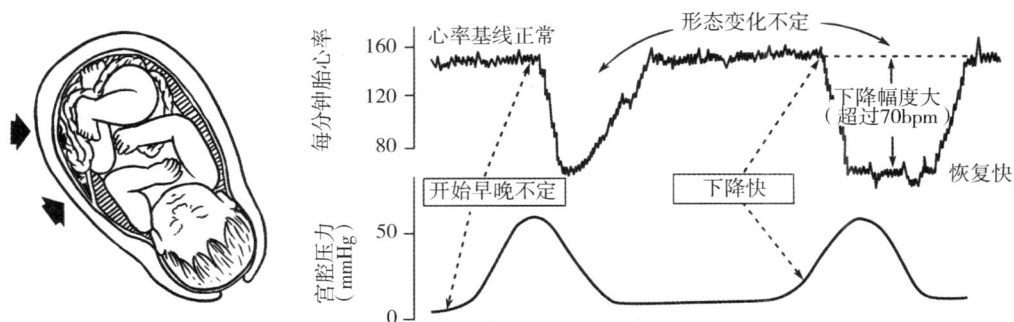

图 8-3 PFHR 变异减速

C. 晚期减速 指子宫收缩开始后段时间（一般在高峰后）出现胎心率减慢，但下降缓慢，下降幅度<50 次/分，持续时间长，恢复也缓慢（图 8-4）。一般认为是子宫胎盘功能不良、胎儿缺氧的表现。

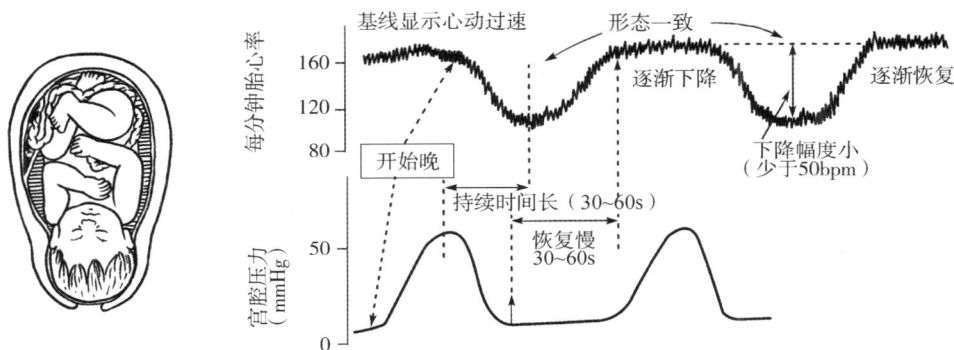

图 8-4 PFHR 晚期减速

2）预测胎儿宫内储备能力的方法

①无应激试验（non-stress test，NST） 指在无宫缩、无外界负荷刺激下，观察胎心基线的变异及胎动后胎心率的情况。孕妇取半卧位，一个探头放在胎心音区，另一个宫缩压力探头放于宫底下三指处，连续监测胎心率 20 分钟。正常情况下，20 分钟内有 3 次以上胎动伴胎心率加速 >15 次/分、持续时间 >15 秒，称 NST 有反应型。如胎动少于 3 次或胎心率加速不足 15 次/分，称 NST 无反应型，应延长试验时间至 40 分钟，若仍无反应，且孕周 >36 周，应再作缩宫素激惹试验。

②宫缩压力试验（contraction stress test，CST）或缩宫素激惹试验（oxytocin challenge test，OCT） 是通过子宫收缩造成的胎盘一过性缺氧负荷试验及测定胎儿储备能力的试验。临产后连续描绘宫缩与胎心率共 10 分钟作为基数，若无宫缩则静脉滴注小剂量缩宫素使子宫出现规律性收缩，每次收缩 30 秒，再连续观察至少 3 次宫缩以判断结果。CST 阴性：胎心率无晚期减速和明显的变异减速，胎动后胎心率加快，说明一

考点提示
无应激试验目的及方法。

考点提示
宫缩压力试验目的及方法。

周内危险性不大。CST 阳性：超过 50% 的宫缩有胎心率晚期减速，说明胎儿氧合状态是不理想的。如果 CST 阳性伴胎动后无胎心率改变，说明在慢性缺氧的基础上很容易出现代谢性酸中毒，常需立即剖宫产终止妊娠。对于自然临产者，即使宫缩不频，但宫缩后有晚期减速发生时，没有必要一定使宫缩达 3 次/10 分钟的标准，因为稀发的宫缩对胎盘灌流量影响不大的情况下，胎儿易出现不能耐受的缺氧状态。缩宫素激惹试验方法：观察孕妇 10 分钟无宫缩后，给予稀释缩宫素（1:2000）静脉滴注。滴速自 8 滴/分开始，逐渐增加，调至有效宫缩 3 次/10 分钟后行监护。

2. 胎儿先天畸形及遗传性疾病的宫内诊断

（1）彩色多普勒超声检查　是妊娠各个时期无创伤的、较安全的检查，可以反复多次进行和动态分析、对照。妊娠早期可以见到胎心搏动、胎胚芽图像。在妊娠中、晚期可以发现部分胎儿颅脑、心血管系统、消化系统和泌尿系统的先天畸形；能进行无脑儿、脊柱裂、脑积水等畸形的筛查；还能检查胎儿的先露部分、胎位、胎盘位置、胎盘成熟度、胎盘功能分级、羊水量和脐带情况等。

（2）胎儿心电图监测　是通过置电极于母体腹壁，记录胎儿心脏活动的电位变化及其在心脏传导过程的图形。临床应用胎儿心电图能监测胎心率、心电波形改变，提示胎儿宫内安危情况。可以在妊娠期间多次监测、对照分析。在胎儿宫内缺氧早期，心血管调节中枢兴奋，肾上腺素代偿性分泌增多，刺激交感神经兴奋，促使胎心率代偿性增快、P–R 间期缩短、ST 段及 T 波改变。缺氧持续加重直接刺激迷走神经使胎心率减慢，P–R 间期延长，ST 段压低。严重缺氧可以刺激延髓迷走中枢使胎心率更慢。胎儿心电图的异常改变，有些并不是胎儿宫内缺氧的特异性指标，如孕妇的电解质紊乱、代谢紊乱、服用药物，均可导致胎儿心电图变化。通过胎儿心电图判断宫内缺氧，需要动态监测和综合分析。

（3）羊膜镜围生期监测　羊膜镜使用简便、影像清晰、易判断、较经济。羊膜镜主要用于妊娠末期或分娩早期时对胎儿监测。可以观察胎膜血管分布、均匀度以及羊水颜色和浑浊度。羊水性状的变化可以反映胎儿呼吸、循环的变化。羊膜镜检查透过胎膜可观察到羊水性状变化，评估胎儿宫内状态，早期发现胎儿在宫内是否缺氧，并及时处理，减少新生儿窒息率及死亡率。正常妊娠者羊水呈透明淡青色或淡乳白色，含胎发、胎脂；如羊水呈黄绿色或绿色，提示胎儿窘迫，胎死宫内时羊水呈棕色、紫色或暗红色混浊状；发生胎盘早剥时羊水呈粉红色或鲜红色。

（三）实验室检查

1. 胎盘功能检查法

（1）孕妇尿雌三醇（E_3）测定　用于判断胎盘功能，一般测 24 小时尿 E_3 含量。但此数值受饮食、休息等诸多因素的影响，同时测量方法不同数值变异也较大，而且需要收集 24 小时尿，所以目前应用相对较少。测尿 E_3 最好自妊娠 28 周起，每周一次，并做记录，与正常值比较。正常 >15mg/24h，10～15mg/24h 为警戒值，<10mg/24h 为危险值。如妊娠晚期连续多次测得此值 <10mg/24h，表示胎盘功能低下。也可用孕妇随意尿测得雌激素/肌酐（E/C）比值评价胎盘功能。尿 E/C 比值正常 >15，10～15 为警戒值，<10 为危险值。

（2）孕妇血清游离 E_3 测定　采用放射免疫法。用此值协助确定胎龄及胎盘功能。妊娠 31～35 周时，血清游离 E_3 采用放射免疫法测定，常停止上升，而在 36 周突然上升。因此连续 3 次测定血清游离 E_3 值可协助确定胎龄。此方法不受孕妇肾功能和尿量影响，而且标本采集简单，基本取代了尿 E_3 的测定方法。若连续测定，每周 2～3 次，E_3 值均在正常范围说明胎儿情况良好；持续缓慢下降可能为过期妊娠；下降较快者可能为重度妊娠期高血压疾病或胎儿宫内发育迟缓；急骤下降或下降 >50% 时须警惕胎儿有宫内死亡危险。

（3）孕妇血清 hPL 测定　采用放射免疫法，用于检查胎盘功能。足月妊娠时应为 4～11mg/L，如该值 <4mg/L 或突然降低 50% 及以上，表示胎盘功能低下。

（4）孕妇血清妊娠特异性 B 糖蛋白测定　用于检测胎盘功能，若该值于足月妊娠时低于 170mg/L，提示胎盘功能障碍。

（5）阴道脱落细胞检查　用于检测胎盘功能。舟状细胞成堆、无表层细胞、嗜伊红细胞指数（EI） <10% 、致密核少者，提示胎盘功能良好；舟状细胞极少或消失、有外底层细胞、EI >10% 、致密核多者，提示胎盘功能减退。

2. 胎儿成熟度检查　抽取羊水进行分析是常用的判断胎儿成熟度的方法，在妊娠 16～20 周进行检查，可以对胎儿做染色体异常、遗传性代谢性疾病、遗传性分子病、宫内细菌或病毒感染等疾病进行判断，对性连锁遗传病、确定胎儿性别、先天畸形的鉴别等均是该项检查的指征。羊水中卵磷脂/鞘磷脂（L/S）比值用于评估胎儿肺成熟度，是最常用方法，L/S >2 提示胎儿肺成熟；肌酐 ≥176.8μmol/L 提示胎儿肾成熟；胆红素类物质值 <0.02，提示胎儿肝成熟；淀粉酶值 ≥450U/L 提示胎儿唾液腺成熟；脂肪细胞出现率达 20% 则提示胎儿皮肤已成熟。

3. 胎儿缺氧程度检查　常用的检查方法有胎儿头皮血血气测定，胎儿头皮血乳酸测定，胎儿血氧饱和度测定，应用羊膜镜观察羊水的量及性状、早期发现胎儿缺氧等。

4. 胎儿镜　妊娠 15～17 周胎儿镜检查胎儿外貌、体表形态，判断是否有先天畸形。妊娠 18～22 周通过胎儿镜做胎儿组织活检、胎血取样分析，诊断胎儿是否有先天性遗传病。

5. 甲胎蛋白（AFP）测定　AFP 主要产生于卵黄囊和胎儿肝，经肝脏进入血液循环，经肾排到羊水中，又经胎盘渗透到孕妇血液循环或随胎血直接通过胎盘进入母体血液循环。AFP 值异常增高是胎儿患有开放性神经管缺损的重要指标。多胎妊娠、死胎及胎儿上消化道闭锁等也伴有 AFP 值的升高。

6. 其他　血、尿常规检查，肝、肾功能测定，血糖及糖耐量，出凝血时间、血小板计数等。

（四）处理原则

预防和治疗引起高危妊娠的病因。

1. 一般处理　增加营养，左侧卧位休息，注意个人卫生，环境舒适等。

2. 病因处理　早期发现，及时处理，预防妊娠并发症、合并症和胎儿遗传性疾病。

3. 产科处理　提高胎儿对缺氧的耐受力；间断吸氧；预防早产；适时终止妊娠；产时严密观察胎心变化，尽量少用麻醉镇静药物，避免加重胎儿缺氧；从阴道分娩者应尽量缩短第二产程。如有胎儿窘迫的症状和体征时，应及早结束分娩，并做好新生儿抢救的准备；高危儿应加强产时和产后的监护。

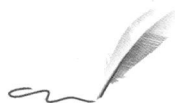

【护理评估】

1. 健康史 了解孕产妇年龄、生育史、疾病史（合并内外科疾病）；了解早期妊娠时是否用过对胎儿有害的药物或接受过放射性检查、是否有过病毒性感染等。

2. 身体评估

（1）了解孕妇身高、步态及体重。身高＜145cm者，容易发生头盆不称；步态异常者，应注意骨盆有无不对称；体重过轻或太重者的危险性也会增加。

（2）测量宫底高度和腹围。判断子宫大小是否与停经周数相符，大于或低于正常值3cm者为异常。子宫过大者应排除羊水过多或双胎，过小者警惕胎儿宫内发育迟缓。如果为足月儿，应估计胎儿大小，体重＜2500g或≥4000g均应予以重视。

（3）了解胎位有无异常。

（4）测血压。血压≥140/90mmHg或较基础血压升高30/15mmHg者为异常。

（5）评估心脏杂音及心功能。

（6）检查阴道出口是否过小，外阴部有无静脉曲张等。

（7）分娩时要评估有无胎膜早破，羊水量及性状。如羊水中混有胎粪或羊水呈黄绿色，则提示有胎儿宫内缺氧。

（8）正确估计孕龄，描绘妊娠图。

（9）胎动计数及异常情况评估。

3. 心理-社会评估 高危孕妇在妊娠早期常担心流产及胎儿畸形，在妊娠28周以后则担心早产、胎儿异常、胎死宫内或死产等。孕妇可因上次妊娠的失败而对此次妊娠产生恐惧心理；因需要休息而停止工作感到烦躁不安；因自己的健康与维持妊娠相矛盾而感到焦急、无助；也可因不可避免的流产、死胎、死产、胎儿畸形等而产生悲哀和失落。要认真评估高危孕妇的应对机制、心理承受能力及社会支持系统。

【护理问题】

1. 自尊紊乱 与分娩的愿望及对孩子的期望得不到满足有关。

2. 功能障碍性悲伤 与现实的或预感到将失去胎儿有关。

【护理目标】

（1）孕妇维持良好的自尊。

（2）孕妇正确面对自己及孩子的危险。

【护理措施】

（一）一般护理

（1）增加营养。保证胎儿发育需要，与孕妇讨论食谱及烹饪方法，尊重其饮食嗜好。

（2）提出建议。对胎盘功能减退、胎儿发育迟缓的孕妇给予高蛋白、高能量饮食，补充维生素、铁、钙及多种氨基酸，对胎儿增长过快者则要控制饮食。

（3）卧床休息。一般取左侧卧位，以改善子宫、胎盘血液循环，改善氧供。

（4）注意个人卫生，勤换衣裤；保持室内空气新鲜，通风良好等。

（二）病情观察

（1）对高危孕妇做好观察记录。

（2）观察一般情况，如孕妇的生命体征和活动耐受力，有无阴道流血、水肿、腹痛、胎儿缺氧等症状和体征，及时报告医师并记录处理经过。

（3）产时严密观察胎心率及羊水的色、量、性状，做好母儿监护及监护配合。

（三）治疗护理

（1）认真执行医嘱并配合处理。

（2）为妊娠合并糖尿病孕妇做好血糖测定工作，正确留置血、尿标本。

（3）对妊娠合并心脏病者按医嘱正确给予药物，并提供用药指导和用药观察。

（4）间歇吸氧。

（5）为宫内发育迟缓者给静脉治疗。

（6）为前置胎盘患者做好输血、输液准备。

（7）需人工破膜、阴道检查、剖宫产术时应做好药物准备及配合工作。

（8）做好新生儿抢救准备及配合工作。

（9）如为早产儿或极低体重儿，还需准备好暖箱，并将高危儿列为重点护理对象。

（四）心理护理

评估孕妇的心理状态，鼓励其诉说心里的不悦。各种检查和操作之前向孕妇解释，提供指导，告知全过程及注意事项。采取必要的手段减轻和转移孕妇的焦虑和恐惧。鼓励并指导家人参与和支持，提供有利于孕妇倾诉和休息的环境，避免不良刺激。

【健康教育】

按孕妇的高危因素给予相应的健康指导。提供相应的信息，指导孕妇自我监测，及时产前检查等。

【护理评价】

（1）孕妇的高危因素是否得到有效控制，胎儿发育、生长是否良好。

（2）孕妇能否参与、配合治疗，主动获取自我护理的知识、技能。

（3）孕妇能否与医护人员共同讨论自己及胎儿的安全问题或表达失去胎儿的悲哀。

第三节　胎儿宫内安危的评估

故事点睛

旁白： 某孕妇，妊娠37周，在做胎心监护时发现有减速发生，减速与宫缩的关系不恒定，下降幅度为90次/分，持续时间长短不一，但很快能够恢复。

请问：

1. 这种胎心率监测图形司于哪种类型？

2. 产生上述胎心率图形最可能的原因是什么？

3. 此时应提供给孕妇的护理措施有哪些？

【概述】

重危孕产妇抢救过程中，随时需要做胎儿监测，进行胎儿宫内安危程度评估，可以预测和了解胎儿宫内安危、胎儿生长发育、胎儿成熟度及胎盘功能，为孕妇妊娠期间的临床诊治和抢救及时提供极其重要和关键的决策依据，对于临床医护人员决定执行各项关键抢救措施具有重要的临床分析和指导意义。医护人员通过胎儿监护结果分析能早期发现异常，预计可能的危险因素，及时实施有效干预，对提高重危孕产妇抢救成功率、减少围生儿并发症、降低残疾率和死亡率起到重要的作用。产前胎儿评估内容已在第二节详细描述，本节主要阐述产时胎儿评估的具体内容。

【产时胎儿评估】

分娩过程中，子宫规律的收缩会减少胎盘血流而导致宫内胎儿氧供短暂减少，健康的胎儿能够耐受宫缩时胎盘血流和氧供的短暂减少，可出现短暂的胎心率变化；若有各种因素导致持续的胎盘血流和氧供减少，则可出现危及宫内胎儿生命或造成永久性损害的症状。因而产时胎儿监护显得极其重要，能早期发现病情的动态变化，为医护人员的临床处置提供依据。

（一）间断胎心监测

分娩期间用产科听诊器间断胎心听诊方法进行胎心率监测，能较可靠地评估宫缩时、宫缩后胎心率加速、减速和节律的变化，但不能准确区分胎心率减速的类型和基线变异。一般在宫缩后的短时间内听诊胎心 30~60 秒，第一产程每隔 15 分钟听诊一次，有宫缩较频、宫缩后胎心较快或较慢、羊水粪染等可能危及宫内胎儿的情况时，要缩短胎心听诊间隔时间。第二产程每隔 5 分钟听诊一次较合理，每次听诊时间不少于 60 秒。听诊得到的胎心率、节律，有无加速和减速，减速记录的最低值及是否反复减速，与前次胎心率比较及采取干预措施后的变化，均有评估和指导意义。胎心率 < 110 次/分或 > 160 次/分、宫缩后胎心率下降 > 15 次/分时，要及时增加胎心监测频率并进行持续胎心宫缩监护。

（二）胎心宫缩监护

对不良围生结局的高危孕妇、间断胎心听诊监测发现异常、羊水粪染者，建议持续胎心宫缩监护（CTG），也是临床上对高危妊娠孕妇使用持续 CTG 的指征。持续 CTG 对脐带受压、宫内胎儿缺氧和酸中毒等导致胎心率变化是非常灵敏的监护方法，可以及时发现在妊娠晚期监护中发现不了的分娩期宫内胎儿急性缺氧。当宫内胎儿缺氧、酸中毒被及时发现时，能通过及时终止妊娠等措施救治，从而达到预防宫内胎儿缺氧、酸中毒，改善胎儿预后的目的。

（三）宫缩

宫缩是宫颈逐渐伸展和宫口开大、宫内胎儿娩出的动力。监测宫缩强度、频率，要同时监测胎心率，观察宫缩发生时胎心率加速、减速等类型变化，有助于较全面评估产时胎儿的宫内情况。

（四）产时羊水检测

在分娩产程中要注意严密观察羊水的性状。

（五）胎儿头皮刺激试验

分娩过程中通过刺激胎儿头皮后观察胎心率的变化进行产时胎儿监护。临床常用的判断是在刺激头皮后胎心率增加 15 次/分、持续 15 秒以上，提示宫内胎儿状况良好、酸碱度正常、胎儿头皮血 pH > 7.20；若刺激头皮后无胎心率加速，提示可能存在宫内胎儿酸中毒、胎儿头皮血 pH < 7.20。

（六）胎儿头皮血样检查

产程中，在宫口开大时，采取胎儿头皮毛细血管的血样进行血气分析，可以了解胎儿血液酸碱度，发现宫内胎儿窘迫。该项检查属有创、间断监测，仅反映胎儿当时情况，不能预测后续病情变化，临床应用较少。

第四节　胎儿窘迫

故事点睛

旁白：某女，G_2P_0。因停经 40 周，规律腹痛 1 小时入院。查体：下肢水肿（十）。产科检查：腹围 101cm，宫高 35cm，胎心率 172 次/分，宫口开大 1cm，先露部为头，宫口开全，胎位 ROA，胎头双顶径在棘下 1cm，羊水呈黄绿色、黏稠。CST 呈多发性晚期减速，胎儿头皮血 pH < 7.2。

请问：

1. 请问该产妇属于何种胎儿窘迫？
2. 对该产妇进行何种处理？

扫码"看一看"

【疾病概述】

胎儿窘迫（fetal distress）是指胎儿在宫内有缺氧征象，危及胎儿健康和生命者。胎儿窘迫是一种综合症状，主要发生在临产过程，也可发生在妊娠后期。

（一）病因

胎儿窘迫的病因涉及多方面，可归纳为 3 大类。

1. 母体因素　孕妇伴有高血压、慢性肾炎、妊娠期高血压疾病、重度贫血、心脏病、高热、吸烟、产前出血性疾病和创伤、急产或子宫不协调性收缩、缩宫素使用不当、产程延长、子宫过度膨胀、胎膜早破等；或者产妇长期仰卧位，镇静剂、麻醉剂使用不当等。

2. 胎儿因素　胎儿心血管系统功能障碍、胎儿畸形，如严重的先天性心血管病、母婴血型不合引起的胎儿溶血、胎儿贫血、胎儿宫内感染等。

3. 脐带、胎盘因素　脐带因素有长度异常、缠绕、打结、扭转、狭窄、血肿、帆状附着等；胎盘因素有植入异常、形状异常、发育障碍、循环障碍等。

（二）病理生理

胎儿窘迫的基本病理生理变化是缺血缺氧引起的一系列变化。

（1）缺氧早期或者一过性缺氧时，机体主要通过减少胎盘和自身耗氧量代偿，胎儿则通过减少对肾与下肢血供等方式来保证心脑血流量，不发生严重的代偿障碍及器官损害。

（2）重度缺氧则可引起严重并发症。

1）缺氧初期，通过自主神经反射兴奋交感神经，肾上腺儿茶酚胺及皮质醇分泌增多，血压上升，胎心率加快。

2）若缺氧继续加重，则转为迷走神经兴奋，血管扩张，胎心率减慢。

3）缺氧继续发展下去，可引起严重的脏器功能损害，尤其可以引起缺血缺氧性脑病，甚至胎死宫内。此过程可以形成恶性循环，加重母儿的危险。且不同原因引起的胎儿窘迫表现过程可以不完全一致，所以应加强监护，积极评价，及时发现高危征象并积极处理。

（三）临床表现

胎儿窘迫的主要表现为胎心音改变、胎动异常、羊水胎粪污染及羊水过少，严重者胎动消失。根据其临床表现，可以分为急性胎儿窘迫和慢性胎儿窘迫。

（1）急性胎儿窘迫多发生在分娩期，主要表现为胎心率加快或减慢，CST 或者 OCT 等出现频繁的晚期减速或变异减速；羊水胎粪污染和胎儿头皮血 pH 值下降，出现酸中毒。

（2）慢性胎儿窘迫常发生在妊娠晚期，往往延续至临产并加重，主要表现为胎动减少或消失、NST 基线平直、胎儿生长受限、胎盘功能减退、羊水胎粪污染等。

> **考点提示**
>
> 胎儿窘迫的临床表现。

（四）辅助检查

（1）胎盘功能检查　出现胎儿窘迫的孕妇一般 24 小时 E_3 值急骤减少 30% ~ 40%，或于妊娠末期连续多次测定 E_3 值在 10mg/24h 以下。

（2）胎心监测　胎动时胎心率加速不明显，基线变异率 <3 次/分，出现晚期减速或变异减速等。

（3）胎儿头皮血血气分析　pH <7.20。

（五）治疗要点

针对原因，积极纠正缺氧状态。

1. 急性胎儿窘迫者　积极寻找原因并给予及时纠正，如宫颈未完全扩张，胎儿窘迫情况不严重者，给予吸氧，嘱产妇左侧卧位，如胎心率变为正常，可继续观察；如宫口开全，胎先露部已达坐骨棘平面以下 3cm 者，应尽快助产经阴道娩出胎儿；如因缩宫素的使用使宫缩过强造成胎心率减慢者，应立即停止使用，继续观察；病情紧迫或经上述处理无效者，立即剖宫产结束分娩。

2. 慢性胎儿窘迫者　应根据孕周、胎儿成熟度和胎儿窘迫程度决定处理方案。首先应指导孕妇采取左侧卧位，间断吸氧，积极治疗各种合并症及并发症，密切监护病情变化。如果无法改善，则应在促使胎儿成熟后迅速终止妊娠。

【护理评估】

1. 健康史　了解孕妇的年龄、生育史、内科疾病史（如高血压、慢性肾炎、心脏病等）；本次妊娠经过，有无妊娠期高血压疾病、胎膜早破、子宫过度膨胀（如羊水过多和多胎妊娠）等分娩经过，有无产程延长（特别是第二产程延长）、缩宫素使用不当等。了解有无胎儿畸形以及胎盘功能等情况。

2. 身体评估　胎儿窘迫时，孕妇自感胎动增加或停止。在窘迫的早期可表现为胎动过频；如缺氧未纠正或加重则转为胎动转弱且次数减少，进而消失。胎儿轻微或慢性缺氧时，胎心率加快，>160 次/分；如长时间或严重缺氧，则会使胎心率减慢。胎心率 <100 次/分提示胎儿危险。

3. 心理 - 社会评估 孕产妇因为胎儿的生命遭遇危险而感到焦虑，对需要手术结束分娩产生犹豫、无助感。对于胎儿不幸死亡的孕产妇，感情上受到强烈的创伤，通常会经历否认—愤怒—抑郁—接受的过程。

【护理问题】

1. 气体交换受损（胎儿） 与子宫、胎盘的血流改变、血流中断（脐带受压）或血流速度减慢（子宫 - 胎盘功能不良）有关。

2. 焦虑 与胎儿宫内窘迫状态有关。

3. 预期性悲哀 与担心胎儿可能死亡有关。

【护理目标】

（1）胎儿情况改善，胎心率在 110～160 次/分。

（2）新生儿无窒息，Apgar 评分 >7 分。

（3）孕妇能运用有效的应对机制来控制焦虑，能积极配合医护人员的治疗与抢救。

【护理措施】

（一）一般护理

（1）为孕妇提供安全、隐蔽的空间，保持环境整洁。

（2）孕妇左侧卧位，间断吸氧。

（二）病情观察

（1）临产后严密监测胎心变化，一般每 15 分钟听 1 次胎心，定时进行胎心监护。

（2）破膜后第一时间听诊胎心，定时进行胎心电子监护。

（3）严密观察产程进展，观察宫缩是否协调，产程进展缓慢时应报告医生，及时处理，防止滞产的发生。使用宫缩剂应由专人负责，防止发生宫缩过强。

（4）出现胎心变化或羊水污染时，应及时报告医生，给予吸氧，左侧卧位，持续胎心监护，做好记录。

（三）治疗护理

（1）通知儿科医生，做好新生儿窒息抢救和复苏的准备工作。

（2）根据所处产程阶段，遵医嘱做好阴道助产或剖宫产的术前准备工作，尽快结束分娩。

（3）如宫口开全、胎先露部已达坐骨棘平面以下 3cm 者，应尽快手术助产娩出胎儿。

（4）严格无菌操作，术后给予抗生素预防感染。术前开通静脉通路，预防产后出血。

（四）心理护理

（1）向孕产夫妇提供相关信息，包括医疗措施的目的、操作过程、预期结果、孕产妇需做的配合，将真实情况告知，有助于孕产夫妇减轻焦虑，也可帮助他们面对现实。必要时陪伴他们，对他们的疑虑给予适当的解释。

（2）对于胎儿不幸死亡的孕产夫妇，护士可安排一个远离其他婴儿和产妇的单人房间，陪伴他们或安排家人陪伴他们，勿让他们独处；鼓励他们诉说悲伤，接纳其哭泣及抑郁的情绪，陪伴在旁提供支持及关怀。如果他们愿意，护士可让他们看看死婴并同意他们为死产婴儿做一些事情，包括沐浴、更衣、命名、拍照或举行丧礼，但事先应向他们描述死婴的情况，使之有心理准备。帮助他们解除"否认"的态度而进入下一个阶段；提供足印卡、床头卡等作纪念，帮助他们使用适合自己的压力应对技巧和方法。

【健康教育】

（1）指导孕妇在妊娠中、晚期自数胎动。每天早中晚各数 1 小时胎动，正常每小时胎动数不少于 3 次，12 小时内胎动累计数不少于 30 次。凡 12 小时内胎动累计数少于 10 次，或逐天下降 >50% 而不能恢复者，应及时去医院就诊。

（2）宣教妊娠晚期尽量取左侧卧位的姿势休息，以改善胎盘血流。

（3）有内科并发症的孕妇，应采取积极的态度，配合治疗，加强胎儿监护。

（4）妊娠晚期孕妇每天吸氧 2 次，每次 30 分钟，可改善胎儿血流。

【护理评价】

（1）胎儿情况是否改善，胎心率是否在 110～160 次/分。

（2）孕妇能否运用有效的应对机制来控制焦虑，叙述心理和生理上的舒适感有所增加。

（3）产妇能否接受胎儿死亡的现实。

第五节　新生儿窒息

案 例 导 入

某产妇，早产一女婴，出生一分钟内全身苍白，口唇暗紫，心跳不规则，心率 70 次/分，喘息样微弱呼吸，四肢稍微屈。吸痰时反射差。

请问：

1. 请为此新生儿进行 Apgar 评分，并说明得分依据。

2. 请列出新生儿窒息的主要步骤。

【疾病概述】

新生儿窒息（neonatal asphyxia）是指胎儿娩出后 1 分钟，仅有心跳而无呼吸或未建立规律呼吸的缺氧状态。为新生儿伤残及死亡的主要原因之一，也是出生后常见的一种紧急情况，必须积极抢救，精心护理，以降低新生儿死亡率，预防远期后遗症。

（一）病因

引起新生儿窒息的常见因素见表 8－1。

表 8－1　引起新生儿窒息的常见因素

分　类	常 见 因 素
母亲因素	孕母缺氧：呼吸功能不全、严重贫血、一氧化碳中毒等
	胎盘－脐带循环障碍：充血性心脏病、妊娠期高血压疾病、特发性高血压、慢性肾炎、低血压、糖尿病、过期妊娠等
	孕母年龄 >35 周岁，有吸毒、吸烟或被动吸烟史

分　类	常　见　因　素
分娩因素	脐带异常：脐带脱垂、打结、绕颈等 难产：各种手术助产，如产钳助产、臀位、胎头吸引不顺利、剖宫产、产程延长、滞产等 药物：分娩时不恰当使用镇静剂、镇痛剂使新生儿呼吸中枢受抑制
胎儿因素	早产、宫内发育迟缓，呼吸道梗阻，呼吸中枢受抑，各种畸形，羊水或胎粪吸入，宫内感染或失血所致神经系统受损

（二）临床表现

根据窒息程度分轻度窒息和重度窒息，以 Apgar 评分为其指标。

1. 轻度（青紫）窒息　Apgar 评分 4~7 分。新生儿面部与全身皮肤呈青紫色；呼吸表浅或不规律；心跳规则且有力，心率减慢（80~120 次/分）；对外界刺激有反应；喉反射存在；肌张力好；四肢稍屈。如果抢救治疗不及时，可转为重度窒息。

2. 重度（苍白）窒息　Apgar 评分 0~3 分。新生儿皮肤苍白，口唇暗紫；无呼吸或仅有喘息样微弱呼吸；心跳不规则，心率 <80 次/分且弱；对外界刺激无反应；喉反射消失；肌张力松弛。如果不及时抢救可致死亡。

> **考点提示**
>
> 新生儿窒息的临床表现。

出生后 5 分钟 Apgar 评分对估计预后很有意义。评分越低，酸中毒和低氧血症越严重，如 5 分钟的评分数 <3 分，则新生儿死亡率及日后脑部后遗症的发生率均明显增加。

（三）处理原则

以预防为主，一旦发生及时复苏。

复苏人员动作迅速、准确、轻柔，避免发生损伤。估计胎儿娩出后有窒息的危险时应做好复苏准备，如人员、药品、器械、氧气等。如果发生了窒息要及时按 A（airway，清理呼吸道）、B（breathing，建立呼吸，增加通气）、C（circulation，维持正常循环）、D（drug，药物治疗）、E（evaluation，评价）步骤进行复苏。

【护理评估】

1. 健康史　了解有无胎儿窘迫的诱因，如产妇合并有妊娠期高血压疾病、肾病、重度贫血、急性失血、心脏病、产程过长、子宫过度膨胀、胎膜早破、前置胎盘、胎盘早剥、使用大量镇静剂；有无胎儿先天性心脏病、胎儿颅内出血、胎儿畸形、脐带脱垂、脐带过长或过短、胎儿窘迫；胎心监护是否有胎心晚期减速。

2. 身体评估　重点评估窒息的程度，对胎儿出生后 1 分钟、5 分钟分别进行 Apgar 评分。

3. 心理－社会评估　产妇可产生焦虑、悲伤心理，害怕失去自己的孩子，表现为分娩疼痛、切口疼痛，急切询问新生儿情况，神情不安等。

【护理问题】

1. 新生儿

（1）气体交换受损　与呼吸道内存在羊水、黏液有关。

（2）有受伤的危险　与抢救操作、脑缺氧有关。

（3）体温过低　与环境温度低下或缺乏保暖措施及缺氧有关。

2. 母亲

（1）功能障碍性悲伤　与现实的或预感的失去孩子及孩子可能留有后遗症有关。

（2）恐惧　与新生儿的生命受到威胁有关。

【护理目标】

（1）新生儿被抢救成功。呼吸道保持通畅，维持正常呼吸速率，约 40 次/分，氧饱和度 >90%；动脉血气维持：PO_2 50～70mmHg，PCO_2 35～45mmHg，pH 7.35～7.45。

（2）预防新生儿出现感染症状及体征，并发症降低至最小。

（3）新生儿体温维持在 36.5～37℃，且一天内体温的差异不超过 1℃。

（4）新生儿有足够的液体摄入，维持尿液在 1～2ml/kg，尿液比重在 1.006～1.013。

（5）母亲情绪稳定。协助家属了解新生儿目前的情况和可能的预后，帮助家长建立信心。

【护理措施】

（一）一般护理

1. 环境　为新生儿提供温、湿度适宜的空间。

2. 营养　评估新生儿身体状况，窒息的新生儿应延迟哺乳，以静脉补液维持营养。

3. 协助辅助检查　遵医嘱有序进行相关检查，并指导产妇配合。

（二）病情观察

（1）密切观察母儿面色、呼吸、心率、体温，预防感染，做好重症监护。

（2）复苏后的新生儿可能有多器官损害的危险，应继续监护，包括：体温管理、生命体征监测、早期发现并发症。

（3）继续监测以维持内环境稳定，包括：氧饱和度、血压、血细胞比容、血糖、血气分析及血电解质等。

（4）复苏后立即进行血气分析有助于估计窒息的程度。及时对脑、心、肺、肾及胃肠等器官功能进行监测，早期发现异常并适当干预，以减少窒息引起的死亡和伤残。

（5）一旦完成复苏，为避免血糖异常，应定期监测血糖，对于低血糖者静脉给予葡萄糖。如合并中、重度缺血缺氧性脑病，有条件的医院可给予患儿亚低温治疗。

（三）治疗护理

1. 配合医师进行复苏

（1）清理呼吸道（A）　胎头娩出后用挤压法清除口、鼻、咽部黏液及羊水，胎儿娩出后断脐。继续用吸痰管或导尿管吸出新生儿咽部黏液和羊水，也可用气管插管吸取，动作轻柔，避免负压过大而损伤气道黏膜。

（2）建立呼吸（B）　确认呼吸道通畅后进行正压人工呼吸，通过气囊或面罩氧气吸入。

人工呼吸方法有三种。托背法：新生儿平卧，用一手托稳新生儿背部，徐徐抬起，使胸部向上挺、脊柱极度伸展，然后慢慢放平，每 5～10 秒钟重复一次。口对口人工呼吸：将纱布置于新生儿口鼻上，一手托起新生儿颈部，另一手轻压上腹部以防气体进入胃内，然后对准新生儿口鼻部轻轻吹气，吹气时见到胸部微微隆起时将口移开，放在腹部的手轻压腹部，协助推气，如此一吹一压。每分钟 30 次，直至呼吸恢复为止。人工呼吸器：给予持续正压呼吸或间歇正压呼吸。

（3）维持正常循环（C） 可行体外胸廓按压，使新生儿仰卧，用示指和中指有节奏地按压胸骨中段，每分钟按压 90 次，按压深度约为前后胸直径的 1/3，每次按用后随即放松。按压时间与放松时间大致相等。按压有效者可摸及颈动脉和股动脉的搏动。

（4）药物治疗（D） 建立有效静脉通道，保证药物应用：刺激心跳用肾上腺素静脉注射；纠正酸中毒常用 5% 碳酸氢钠脐静脉缓慢注入；扩容用全血、生理盐水或白蛋白等。

（5）评价（E） 复苏过程中要随时评价患儿情况，以确定进一步采取的抢救方法。

> **考点提示**
> 复苏的 ABCDE 程序。

2. 在人工呼吸的同时给予氧气吸入

（1）鼻内插管给氧 流量 <2 L/min，5～10 个气泡/秒，避免气胸发生。

（2）气管插管加压给氧 一般维持呼吸 30 次/分，加压的压力不可过大，以防肺泡破裂，开始瞬间压力为 15～22 mmHg，逐渐减到 11～15 mmHg。待新生儿皮肤逐渐转红，建立自主呼吸后，拔出气管内插管，给予一般吸氧。

3. 保暖

在整个抢救过程中必须注意保暖，应在 30～32℃ 的抢救床上进行抢救，维持肛温在 36.5～37℃。胎儿出生后立即擦干体表的羊水及血迹，减少散热。因为在适宜的温度中新生儿的新陈代谢及耗氧量最低，有利于患儿复苏。

（四）心理护理

提供情感支持，刺激子宫收缩，预防产后出血，选择适宜的时间告知新生儿情况，抢救时避免大声喧哗，以免加重产妇的心理负担。

【健康教育】

（1）耐心细致地解答病情，告诉家长患儿目前的情况和可能的预后，帮助家长建立信心，促进父母角色的转变。

（2）详细地将窒息相关的知识、患儿病情及预后解释给新生儿家长。取得家长的信任和理解，减轻他们的恐惧心理使他们积极配合医护人员的治疗和护理措施。

（3）特别要给予他们情感和心理上的支持，经常向他们介绍专业的育儿知识，使他们能够尽早地熟悉照顾新生儿的方法。

【护理评价】

（1）新生儿 5 分钟的 Apgar 评分是否提高，新生儿可否有效地自主呼吸，呼吸道通畅能否维持血氧饱和度正常，新生儿在正常室温下能否有效地维持体温、四肢温暖。

（2）新生儿的血常规、血气分析检查结果是否正常，无感染征象。

（3）新生儿家长是否了解疾病的病因和治疗经过，能否理解新生儿的抢救措施、接受事实、对预后有认识、焦虑感减低，能否配合治疗，是否了解出院后随访的重要性。

知识拓展

新生儿窒息的预防

1. 做好围产期的保健，对高危孕妇进行监护，并针对不同原因及时处理。

2. 临产后严密观察，加强胎儿监护，避免和及时纠正胎儿宫内缺氧。

3. 临产后给产妇用药需考虑对胎儿的影响，胎儿娩出前4小时内原则上不使用吗啡等对呼吸中枢有抑制作用的药物。

4. 胎头仰伸后应立即拭净其鼻腔、口腔的黏液和羊水。胎头娩出后快速清理呼吸道，保持新生儿呼吸道通畅。

扫码"看小结"

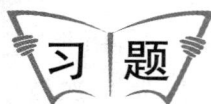

习题

一、选择题

【A1/A2 型题】

1. 新生儿重度窒息的临床表现是

    A. 心率 110 次/分　　　　　　　　B. 对外界刺激无反应

    C. 全身皮肤呈青紫色　　　　　　　D. 呼吸表浅或不规律

    E. 肌张力好，四肢稍屈

2. 用胎心听诊器听诊不能直接检测到的指标是

    A. 胎儿胎心率的变异　　　　　　　B. 胎儿是否存活

    C. 胎儿是否宫内缺氧　　　　　　　D. 胎心的强弱

    E. 胎心的节律

3. 某孕妇，妊娠 34 周，做胎心监护时为判断基线胎心率，监护时间最少为

    A. 5 分钟　　　　　　　B. 10 分钟　　　　　　　C. 20 分钟

    D. 30 分钟　　　　　　　E. 40 分钟

4. 某 37 周孕妇，做胎心监护时发现有变异减速发生，最可能的原因是

    A. 子宫收缩时脐带受压兴奋迷走神经

    B. 子宫收缩时胎头受压，脑血流量一时性减少

    C. 子宫收缩时胎头受压兴奋交感神经

    D. 子宫胎盘功能不良

    E. 胎儿缺氧兴奋副交感神经

5. 新生儿窒息时，临床上常根据哪项判断窒息严重程度

    A. 皮肤颜色　　　　　　　B. 肌张力　　　　　　　C. 喉反射

    D. 心率　　　　　　　　E. 呼吸

二、思考题

某产妇，妊娠 36 周分娩，新生儿出生后全身皮肤青紫，呼吸表浅，心率 105 次/分，刺激咽喉部有皱眉动作，四肢稍屈。

问题：

1. 新生儿 Apgar 评分是多少？

2. 新生儿的诊断是什么？

3. 此时应采取哪些处理原则？

（李晓静）

扫码"练一练"

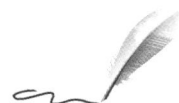

第九章　妊娠期并发症妇女的护理

学习目标

1. 掌握　流产、异位妊娠、妊娠期高血压疾病、前置胎盘、胎盘早剥的临床表现及护理措施。

2. 熟悉　流产、早产、前置胎盘、过期妊娠、羊水过多、羊水过少的概念；异位妊娠、妊娠期高血压疾病、前置胎盘、胎盘早剥的护理问题；早产、多胎妊娠、过期妊娠、羊水量异常的护理措施。

3. 了解　妊娠期肝内胆汁淤积症、多胎妊娠、过期妊娠、羊水量异常的临床表现。

4. 能为妊娠期并发症妇女提供整体护理，对流产、异位妊娠、前置胎盘、胎盘早剥等大出血和子痫患者进行快速评估、急救护理。

5. 具有良好的护理道德与服务意识，能尊重、关心孕产妇。

第一节　自然流产

故事点睛

旁白：刘女士由其手拿病历本的丈夫搀扶着，轻轻走进产科病房护士站。

接诊护士小王了解到：患者，28 岁，停经 3 个月伴下腹轻微疼痛及少量阴道流血 3 天，无发热及其他不适，平日月经正常。体检：一般情况好，生命体征正常，心、肺听诊无异常。宫底于耻骨联合上两横指可扪及，无压痛，阴道有少量流血。B 超示"宫内妊娠单胎活胎"。

请问：

1. 接诊护士护理评估内容，请刘女士复述病情。

2. 请接诊护士提出患者的主要护理诊断和护理措施。

3. 接诊护士应采取哪些健康指导？

【疾病概述】

凡妊娠不足 28 周、胎儿体重不足 1000g 而终止者，称为流产。流产发生在 12 周以前者称早期流产。流产发生在妊娠 12 周至不足 28 周之间者称晚期流产。流产又分为自然流产和人工流产。若流产是人工干预所致者称人工流产，属于计划生育的内容，不在本节介绍，本节仅阐述自然流产。自然流产又以早期流产最多见，约占流产总数的 80%。

考点提示

流产的概念。

（一）病因

引起流产的病因很多，主要包括以下几个方面。

1. 胚胎因素　为染色体异常，是引起流产的最常见原因，占早期流产的 50% ~ 60%。染色体异常包括染色体数目和结构的异常。

2. 母体因素

（1）全身性疾病　孕期患严重感染或急性传染病时，可因病毒或毒素致胎儿死亡或高热刺激子宫收缩而导致流产；严重心脏病、重度贫血、慢性高血压、肾炎等，可致胎儿缺氧而引起胎儿发育异常或死亡或激惹子宫收缩而发生流产。

（2）生殖器官异常　子宫发育不良、子宫畸形（如纵隔子宫、双角子宫等）、子宫腔粘连、子宫肌瘤等，可影响胚胎着床发育而导致流产；子宫内口松弛及宫颈重度裂伤可引起胎膜早破而发生晚期流产。

（3）内分泌失调　黄体功能不足往往引起蜕膜反应不良，造成孕卵不易着床或着床后孕卵发育受到影响，从而引起流产。此外，甲状腺功能低下、多囊卵巢综合征和糖尿病等，均可影响胚胎发育而导致流产。

（4）其他　如营养不良、过度疲劳、性交、不慎跌倒、腹部手术、吸烟、吸毒等，均可引起流产。

3. 环境因素　严重空气污染、噪声、放射线、高温等物理因素，汞、砷、铅、苯等有害化学物质，均可直接或间接影响胚胎、胎儿发育或刺激子宫收缩而致流产。

4. 免疫因素　包括自身免疫功能异常和同种免疫功能异常，少见。

（二）病理

早期流产时，多先胚胎死亡，随后发生底蜕膜出血，使胚胎组织与于宫壁分离，已分离的胚胎组织及积存在宫腔的血液如同异物，刺激子宫平滑肌收缩，使胚胎组织排出。若发生在妊娠 8 周以前，因绒毛发育尚不成熟，与子宫蜕膜结合不牢固，胚胎组织多能完全排出，出血较少；若发生在妊娠 8 ~ 12 周，因绒毛发育茂盛，与子宫蜕膜结合牢固，胚胎组织不易完整排出，部分妊娠产物滞留在宫腔而影响子宫收缩，故出血较多。妊娠 12 周以后的晚期流产，因胎盘已完全形成，其流产过程与早产相似，先有阵发性子宫收缩引起的腹痛，继之完整排出胎儿、胎盘，然后少量出血。

（三）分类及临床表现

根据流产的发展过程，流产分为先兆流产、难免流产、不全流产、完全流产四种常见的类型。另有三种特殊类型的流产：稽留流产、复发性流产与流产合并感染。类型不同，临床表现也有差异，其主要症状是停经后出现阴道流血和腹痛。

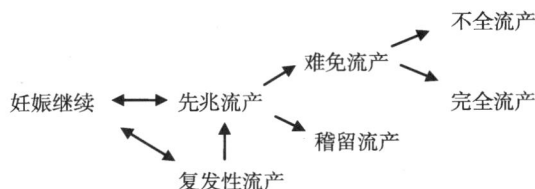

1. 先兆流产　指妊娠 28 周前，有少量阴道流血，常为暗红色或血性白带，无或伴有轻微阵发性下腹痛，无妊娠物排出。妇科检查：宫颈口未开，胎膜未破，妊娠产物未排出，

子宫大小与停经周数相符。经保胎治疗后，妊娠可继续进行；也可能因病情加剧，发展为难免流产；还可能因胚胎死亡且长时间不排出，发展为稽留流产。

2. 难免流产 指流产已不可避免。在先兆流产基础上，阴道流血量增多，阵发性下腹痛加剧，有时伴胎膜破裂，阴道流液。妇科检查：宫颈口已扩张，有时可见羊水流出或羊膜囊堵于宫颈口内，子宫大小与停经周数相符或略小。

3. 不全流产 由难免流产发展而来，部分妊娠物排出体外，尚有部分残留于宫腔内或嵌顿于宫颈口处，影响子宫收缩，可致大量出血、甚至发生失血性休克。妇科检查：宫颈口已扩张，有血液持续性流出，有时尚可见胚胎组织堵塞于宫颈口，子宫小于停经周数。

4. 完全流产 妊娠产物已全部排出，阴道流血逐渐停止，腹痛逐渐消失。妇科检查：宫颈口已关闭，子宫接近正常大小。

5. 稽留流产 又称"过期流产"。指胚胎或胎儿已死亡，滞留宫腔内，未能及时自然排出者。妇科检查：宫颈口未开，子宫较停经周数小，质地较硬。若胚胎死亡较长时间仍未排出，稽留于宫腔内过久的胚胎组织坏死、溶解，可释放凝血活酶进入血循环，消耗大量纤维蛋白原，引起凝血功能障碍。

6. 复发性流产 指连续发生 2 次或 2 次以上的自然流产。复发性流产多为早期流产，少数为晚期流产。每次流产多发生于同一妊娠月份，其临床经过与一般流产相同。

7. 流产合并感染 流产过程中，若阴道流血时间过长或有组织残留于宫腔内，可引起宫腔内感染。严重时可扩展到盆腔、腹腔，并发盆腔炎、腹膜炎，甚至发生败血症及感染性休克。

（四）辅助检查

1. 实验室检查

（1）妊娠试验 临床多采用尿早早孕诊断试纸法。为进一步了解流产的预后，多选用各种敏感方法连续测定血 hCG 的水平。

（2）孕激素测定 测定血黄体酮水平，可以协助判断先兆流产的预后。

（3）血常规检查 用以判断有无继发贫血或感染。

2. B超检查 可显示有无孕囊、胎心、胎动以及胚胎组织多少等，有助于鉴别流产类型。

（五）治疗要点

因流产类型不同，治疗有所不同。有继续妊娠可能者予保胎治疗；无继续妊娠可能者，尽早清除宫腔妊娠物，同时纠正贫血，防治休克与感染。

【护理评估】

1. 健康史 详细询问患者年龄、孕产史；了解有无遗传性疾病、全身性疾病、内分泌失调性疾病；了解有无外伤史或有害物质接触史等；还应询问末次月经时间，了解孕期阴道流血情况、腹痛的部位、性质及程度等。

2. 身体评估 通过躯体检查，评估流产的临床表现，并评估流产的类型（表 9 - 1）。

表 9 – 1　常见类型流产的评估要点

流产类型	症状			妇科检查	
	阴道流血	腹痛	组织排出	子宫颈口	子宫大小
先兆流产	少	无或轻	无	未开	与孕周相符
难免流产	增多	加剧	无	已开	与孕周相符或略小
不全流产	多	减轻	部分	开大或有堵塞物	小于孕周
完全流产	少或无	无	全部	闭	正常或略大

3. 心理－社会评估　由于缺乏流产相关知识，大多数患者常因有阴道流血、腹痛，担心自身生命安危而感到紧张、恐惧；未生育者，尤其是高龄孕妇或受孕困难者，还因担心今后不能生育而感惊惶失措，甚至无助；倘若妊娠已失败且家属又不理解，患者更感悲伤、自责，甚至情绪低落等。

考点提示

不同类型流产的评估要点。

【护理问题】

1. 有感染的危险　与阴道流血时间过长、宫腔内有组织残留等有关。

2. 焦虑　与担心妊娠失败及害怕清宫术有关。

3. 潜在并发症　贫血、失血性休克。

【护理目标】

（1）患者不出现体温升高、血象升高等感染征象。

（2）患者焦虑感减轻或消失，能积极配合治疗。

（3）患者不出现贫血及失血性休克等并发症。

【护理措施】

（一）一般护理

（1）对保胎者，嘱加强营养，注意休息，避免刺激。

（2）指导患者使用消毒并吸水性强的会阴垫，每日两次擦洗会阴，尤其注意大、小便后及时清洗。勤换会阴垫和衣裤，保持会阴清洁，避免上行性感染。

（二）病情观察

应严密观察患者的生命体征；腹痛部位、性质及程度；阴道流血量、颜色及气味；有无妊娠组织排出；及时送检、收集化验单。发现异常及时报告医生。

（三）治疗护理

1. 先兆流产　以保胎治疗为原则，但因严重遗传基因缺陷引起者，一般不主张保胎。保胎期间应指导患者卧床休息，禁止性生活，避免各种刺激；遵医嘱用药，如用对胎儿无危害的止血消炎药、用黄体酮补充黄体功能、用维生素 E 促进胚胎发育、用对胎儿危害小的镇静药促进睡眠等。

2. 难免流产　一旦确诊，应协助医生尽早使宫腔妊娠物完全排出。对早期流产者，应及时做好清宫术的术前准备；对晚期流产者，遵医嘱给予缩宫素 10 ~ 20U 加于 5% 葡萄糖液 500ml 内静脉滴注，促使子宫收缩。当宫腔妊娠物排出后，应检查子宫大小是否与孕周相符，必要时配合医生刮宫以清除宫腔内残留妊娠物，术后遵医嘱给予抗生素预防感染。

3. 不全流产　一经确诊，应立即配合医生行吸宫术或钳刮术，以清除宫腔内残留的妊娠组织，促进子宫收缩止血。阴道大量流血伴休克者，应遵医嘱输液、输血，积极纠正休克的同时，协助医生行清宫术，术后遵医嘱给予抗生素预防感染。刮出物送病理检查。

4. 完全流产 一般不需特殊处理。必要时遵医嘱予缩宫素促进子宫恢复。

5. 稽留流产 原则上先查凝血功能，备同型血，尽早配合医生清除宫腔妊娠物。若凝血功能正常，术前先遵医嘱给予口服雌激素 3～5 天，以提高子宫肌对缩宫素的敏感性。子宫小于 12 孕周者，行刮宫术，术中注射宫缩剂以减少出血；若胎盘机化并与子宫壁粘连较紧，手术应特别小心，防止穿孔，一次不能刮净，可于 5～7 日再次刮宫。子宫大于 12 孕周者，遵医嘱联合使用米非司酮和米索前列醇，或静脉滴注缩宫素，也可用依沙吖啶引产，促使胎儿、胎盘排出。若凝血功能障碍，应遵医嘱尽早使用肝素、纤维蛋白原及输新鲜血、新鲜冰冻血浆等，待凝血功能好转后，再配合医生行刮宫术或引产。

6. 复发性流产 原则上以预防为主，查明原因，保胎至超过以往流产孕周。对染色体异常的夫妇，应指导孕前进行遗传咨询，确定是否可以妊娠；对宫颈内口松弛者，应指导于妊娠前或妊娠 14～16 周行宫颈内口环扎术，术后定期随诊，预产期前两周拆线；对原因不明的复发性流产者，应指导其绝对卧床休息，避免刺激，及时补充维生素 E、黄体酮等。

7. 流产合并感染 治疗原则是控制感染的同时，尽快清除宫腔残留物。若阴道流血少，应先遵医嘱用广谱抗生素控制感染，然后做好刮宫术的术前准备，协助医生行刮宫术止血；若阴道流血量多，应遵医嘱输液、输血、抗感染、用缩宫素的同时，准备用物，协助医生用卵圆钳将宫腔内残留组织夹出，使出血减少。不可用刮匙全面搔刮宫腔，以免造成感染扩散。术后继续应用抗生素，待感染控制后再协助医生彻底刮宫。对已合并严重感染性休克者，应积极配合医生抗休克治疗，病情稳定后再彻底刮宫，必要时协助切除子宫。

（四）心理护理

（1）多与患者交流沟通，允许其表达内心感受，尤其是不良情绪的宣泄。介绍流产的相关知识，消除其紧张、恐惧心理。

（2）对先兆流产的患者，解释保胎治疗的必要性，以取得其理解与配合。

（3）对失去胎儿者，给予同情与理解，帮助患者及其家属正确面对并接受现实。

（4）帮助患者及其家属分析此次流产的原因，并告知再次妊娠的注意事项。

【健康教育】

（1）对继续妊娠的患者，交代其注意事项，避免再次接触不良因素。对本次妊娠失败者，指导其再次妊娠时，避免接触引起流产的各种因素。再次妊娠有先兆流产表现时，及时住院治疗，注意休息，保持外阴清洁，避免感染。

（2）对有复发性流产史的患者，指导下次怀孕前进行必要检查，确定是否可以妊娠并及时纠正。原因不明的复发性流产者，一旦怀孕应卧床休息，保胎至超过以往发生流产的孕周。

（3）对宫颈内口松弛者，指导于下次妊娠前或妊娠 14～16 周行宫颈内口环扎术。

【护理评价】

（1）患者体温是否正常，血象是否正常，有无感染征象。

（2）患者是否能正确面对现实，情绪稳定，积极配合治疗。

（3）患者生命体征是否平稳，有无并发症发生。

第二节　异位妊娠

案例导入

王女士，26 岁，G_2P_0，停经 38 天伴下腹疼痛 3 天，加剧半天，急诊入院，平日月经正常。入院查：面色苍白，表情淡泊，血压 85/50mmHg，脉搏 110 次/分，全腹压痛、反跳痛，尤以左下腹为甚。妇科检查：宫颈举痛，后穹隆饱满。后穹隆穿刺抽出不凝血 5ml。尿 hCG 弱阳性。医生诊断为"宫外孕破裂并失血性休克"。

请问：

1. 宫外孕有何临床表现？

2. 宫外孕破裂的治疗原则是什么？

3. 对宫外孕破裂并失血性休克患者如何施行急救护理？

【疾病概述】

受精卵在子宫体腔以外任何部位着床发育，称为异位妊娠，习称宫外孕。按其着床部位不同可分为输卵管妊娠、卵巢妊娠、腹腔妊娠、阔韧带妊娠和宫颈妊娠（图 9-1）。此外，近年子宫瘢痕妊娠的报道在国内明显增多。输卵管妊娠占异位妊娠的 95% 左右。输卵管妊娠又可分为间质部妊娠、峡部、壶腹部和伞部妊娠，以壶腹部妊娠最多见，间质部妊娠最少见。本节仅阐述介绍输卵管妊娠。

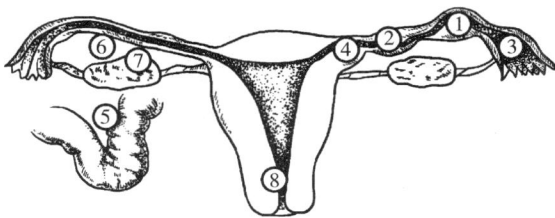

图 9-1　异位妊娠的发生部位

（一）病因

1. 输卵管炎症　是输卵管妊娠最常见的病因。输卵管有炎症时，管壁增厚，管腔狭窄、扭曲，黏膜纤毛缺损，并与周围组织粘连，使输卵管蠕动减弱，输送受精卵的速度减慢，受精卵不能被按时运送至宫腔，因而在输卵管着床，引起输卵管妊娠。

2. 输卵管发育不良或功能异常　输卵管过长（>14cm）、肌层发育差、输卵管憩室、黏膜纤毛缺乏等，均可造成输卵管妊娠。输卵管功能受雌、孕激素调节，若调节失败，可影响受精卵运行，从而导致输卵管妊娠。

考点提示

引起输卵管妊娠最常见的病因。

3. 输卵管手术史　输卵管绝育术，尤其是腹腔镜下电凝输卵管及硅胶环套术绝育，可因输卵管瘘或再通而导致输卵管妊娠。输卵管粘连分离术、输卵管成形术者，使输卵管手术部位形成瘢痕，管腔变窄，阻碍受精卵通过，也可引起输卵管妊娠。

4. 辅助生殖技术 近年辅助生殖技术的应用，使输卵管妊娠发生率增加，既往少见的卵巢妊娠、宫颈妊娠、腹腔妊娠的发生率也有增加。

5. 其他 宫内节育器、输卵管周围肿瘤、子宫内膜异位症等，均可导致输卵管妊娠。

（二）病理

1. 输卵管的特点 输卵管管腔狭窄、管壁薄且缺乏黏膜下组织，其肌层远不如子宫肌壁厚与坚韧，妊娠时不能形成完好的蜕膜，不利于受精卵的生长发育。受精卵着床后，直接植入管壁肌层，破坏肌层微血管，引起出血。血液可浸入受精卵滋养层与周围组织之间。随着受精卵的发育长大、压力增加及绒毛的侵蚀，必将引起以下病理变化。

（1）**输卵管妊娠流产** 多见于妊娠 8～12 周输卵管壶腹部妊娠。由于输卵管妊娠时管壁形成的蜕膜不完整，发育中的胚泡常向管腔突出，最终突破包膜而出血，胚泡与管壁分离。若整个胚泡剥离落入管腔，并经输卵管逆蠕动排入腹腔，形成输卵管妊娠完全流产，出血较少（图 9-2）；若胚泡剥离不完整，妊娠产物部分排至腹腔，部分尚附着于输卵管壁，则形成输卵管妊娠不完全流产，出血较多。

（2）**输卵管妊娠破裂** 多见于妊娠 6 周左右输卵管峡部妊娠。胚泡生长发育时，绒毛侵蚀并穿透管壁的肌层及浆膜，形成输卵管妊娠破裂（图 9-3）。因输卵管肌层血管较黏膜层丰富，常在短时间内发生大量腹腔内出血，甚至引起休克。输卵管间质部妊娠少见，因间质部周围肌层厚且血运丰富，常于妊娠 12～16 周破裂，出血凶猛，后果极其严重。

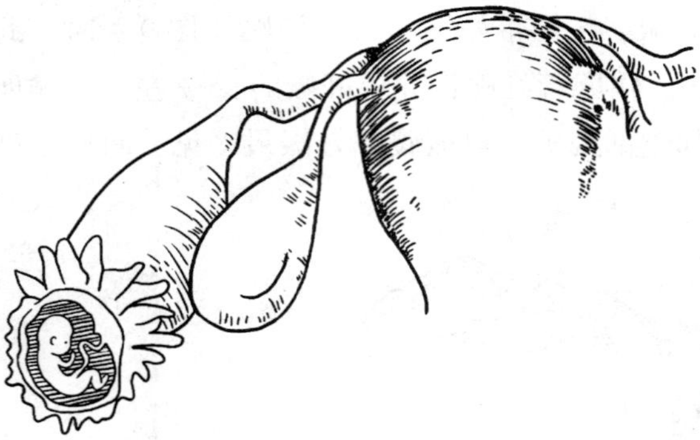

图 9-2 输卵管妊娠流产 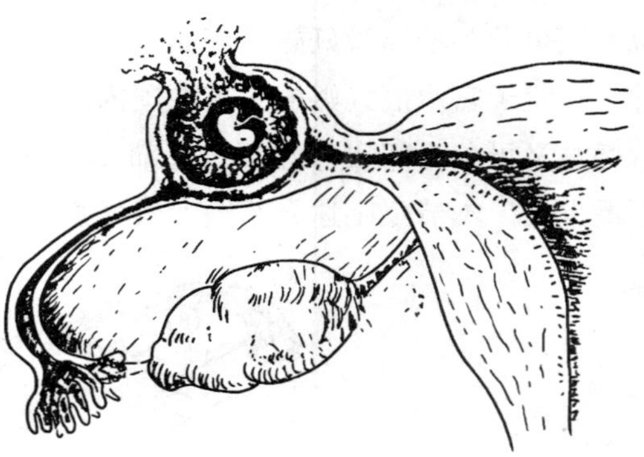　　　　　　　图 9-3 输卵管妊娠破裂

（3）**陈旧性宫外孕** 输卵管妊娠流产或破裂后，有时出血停止，胚胎死亡或被吸收，积聚在盆腔的血肿因时间过长机化变硬，并与周围组织粘连形成包块。

（4）**继发性腹腔妊娠** 输卵管妊娠流产或破裂后，胚胎被排入腹腔，大部分死亡。若胚胎仍存活，且其绒毛组织仍附着于原位或排至腹腔后重新种植而获得营养，可继续生长发育，形成继发性腹腔妊娠。

2. 子宫的变化 输卵管妊娠和正常妊娠一样，子宫在妊娠黄体分泌的雌激素和孕激素作用下，增大变软，子宫内膜出现蜕膜反应。若胚胎死亡，滋养细胞活力消失，蜕膜发生退行性变，自宫腔剥离而发生阴道流血。蜕膜剥离完整者，可随阴道流血排出三角形蜕膜管型；蜕膜剥离不完整者，则可呈碎片排出。排出的组织见不到绒毛，组织学检查无滋养细胞。

（三）临床表现

输卵管妊娠的临床表现与受精卵着床的部位、有无流产或破裂、出血量多少和出血时间长短等有关。其典型症状为停经后出现腹痛及阴道流血，有时伴晕厥与休克。

1. 症状

（1）停经 除输卵管间质部妊娠停经时间较长外，多有 6~8 周停经史。

（2）腹痛 是输卵管妊娠患者就诊时最突出的症状。输卵管妊娠流产或破裂前，由于胚胎在输卵管内生长发育，使输卵管膨胀，引起一侧腹部隐痛或轻微胀痛。当输卵管妊娠发生流产或破裂时，患者突感一侧下腹部撕裂样剧痛，常伴恶心、呕吐、肛门坠胀感等。血液刺激膈肌，尚可引起肩胛部放射性疼痛。

> **考点提示**
>
> 输卵管妊娠最突出的症状。

（3）阴道流血 胚胎死亡后，由于雌、孕激素下降，子宫蜕膜剥脱，引起不规则阴道流血，色暗红或深褐，量少呈点滴状，少于月经量，可伴有蜕膜管型或蜕膜碎片排出。

（4）晕厥与休克 由于腹腔内出血及剧烈腹痛，患者可发生晕厥或休克。内出血愈急愈多，症状出现也愈迅速愈严重，但与阴道流血量不成正比。

（5）腹部包块 当输卵管妊娠流产或破裂后形成血肿的时间较长时，可因血液凝固，逐渐机化变硬，并与周围器官发生粘连而形成包块。

2. 体征

（1）一般情况 当腹腔出血较多时，可出现面色苍白、脉搏细速、血压下降等休克表现。体温一般正常，休克时略低，腹腔内血液吸收时体温略升高，但不超过38℃。

（2）腹部检查 输卵管妊娠流产或破裂时，腹腔内血液刺激腹膜，下腹部有明显压痛、反跳痛，尤以患侧为剧。出血多时，叩诊有移动性浊音。如出血时间较长，形成血凝块，在下腹可触及软性包块。

（3）妇科检查 阴道有少量暗红色血液，子宫稍大、变软，子宫一侧可触及痛性包块。若腹腔内有出血，还可触及后穹隆饱满，将宫颈轻轻上抬或左右摆动时引起剧烈腹痛，称为宫颈抬举痛，是输卵管妊娠的主要体征之一。

（四）辅助检查

1. hCG测定 尿 hCG 测定方法简便、快速，适用于急诊患者，但灵敏度不高；血 β - hCG 测定灵敏度高、快速，异位妊娠阳性率一般可达 80%~100%，是早期诊断异位妊娠的重要方法，但阴性者不能完全排除异位妊娠。

2. B型超声检查 阴道 B 超较腹部 B 超准确性高。宫腔内未探及孕囊，宫旁可探及异常低回声区，且见孕囊、胚芽及原始心管搏动，则可确诊异位妊娠。

3. 阴道后穹隆穿刺 是一种简单可靠的诊断方法，适用于疑有腹腔内出血的患者。若无内出血、内出血量少、血肿位置较高或子宫直肠陷凹有粘连时，可能抽不出血液，因而穿刺阴性不能排除输卵管妊娠的存在。

4. 腹腔镜检查 对输卵管妊娠尚未流产或破裂的早期患者和诊断有困难的患者，在腹腔镜直视下进行检查，可及时明确诊断，同时可手术治疗。腹腔镜检查是诊断异位妊娠的金标准。腹腔内大量出血或伴有休克者，禁做此检查。

5. 诊断性刮宫 仅适用于阴道流血量较多的患者，目的在于排除宫内妊娠流产。将宫腔刮出物送病理检查，若仅见蜕膜未见绒毛，有助于异位妊娠的诊断。

（五）治疗要点

输卵管妊娠流产或破裂者以手术治疗为主，未破裂且有生育要求者可予药物治疗。

【护理评估】

1. 健康史 询问患者有无慢性盆腔炎、输卵管手术史、宫腔操作史等；询问月经史，了解有无停经及停经时间的长短；了解有无腹痛及其他不适症状。

2. 身体评估 通过躯体检查，评估生命体征；评估有无腹部压痛、反跳痛，有无移动性浊音；评估宫颈有无抬举痛，一侧腹部有无触痛性包块等。

3. 心理－社会评估 输卵管妊娠流产或破裂后，患者由于剧烈腹痛及腹腔内出血、害怕手术、担心自身生命安全等，表现出异常紧张、焦虑与恐惧的心理；同时，妊娠的失败，使有生育要求的患者，担心以后生育问题，表现出哭泣、自责、无助、抑郁等不良行为和情绪。

【护理问题】

1. 疼痛 与输卵管妊娠流产或破裂有关。

2. 组织灌注量不足 与腹腔大量内出血有关。

3. 潜在并发症 失血性休克。

【护理目标】

（1）患者通过治疗，疼痛感减轻或消失。

（2）患者腹腔内出血已控制，组织灌注量得以纠正。

（3）患者一般情况好，不出现休克或休克被纠正。

【护理措施】

（一）一般护理

（1）指导患者卧床休息，保持大便通畅，避免腹部压力增大，减少输卵管妊娠破裂的机会。对无陪人者，提供相应的生活护理。

（2）指导患者摄取富含铁、蛋白质的食物，如动物肝脏、鱼肉、豆类、黑木耳等，以促其进血红蛋白的增加，增强抵抗力。

（3）及时正确留取血、尿标本，监测治疗效果。

（二）病情观察

（1）严密观察患者的生命体征、神志、面色、尿量等，及时发现休克征象。尤应注意全身情况与阴道流血量不成比例。

（2）观察腹部有无压痛、反跳痛，压痛的部位及程度，有无晕厥等。

（三）治疗护理

1. 手术治疗 主要适用于有内出血的患者，是输卵管妊娠的主要治疗手段。在严密监测患者生命体征的同时，做好手术的术前准备。对于严重内出血并发休克的患者，应立即让患者取平卧位、吸氧、建立静脉通道，交叉配血，遵医嘱输液输血，补充血容量，积极配合医生纠正休克，同时按急诊手术要求迅速做好剖腹探查术的术前准备。其术前准备与术后护理的有关内容参见第二十章第二节。

2. 药物治疗 主要适用于输卵管妊娠未破裂且有生育要求者。临床上多采用化疗药物甲氨蝶呤（MTX）抑制滋养细胞增生，破坏绒毛，使胚胎死

📖 **考点提示**

宫外孕破裂并发失血性休克的护理措施。

亡，然后用活血化瘀的中药促进死胚吸收。在治疗过程中应指导患者卧床休息，避免刺激，保持大便通畅，严观病情，应用 B 超和血 hCG 严密监护胚胎情况。若发现病情加剧或胚胎仍存活，应报告医生改为手术治疗。

（四）心理护理

耐心向患者及其家属介绍异位妊娠的相关知识、治疗及手术过程，给予心理安慰；讲解手术治疗的必要性、安全性及再生育的可能性，取得他们的信任与支持；术后帮助患者以平稳的心态接受此次妊娠失败的现实，积极配合治疗，以利早日康复。

【健康教育】

指导患者出院后注意休息，加强营养，注意经期卫生，保持外阴清洁，禁性生活一个月。积极防治盆腔炎等妇科疾病，减少宫腔操作。再次妊娠时要及时就医，定期检查。

【护理评价】

（1）患者是否得到有效治疗和护理，腹痛是否消失。

（2）患者组织灌注量是否良好，生命体征是否平稳。

（3）患者生命体征是否平稳，有无失血性休克等并发症发生。

第三节　妊娠期高血压疾病

案例导入

刘女士，26 岁，G_1P_0，停经 38 周伴双下肢浮肿 1 个月及抽搐 2 次入院。入院查：一般情况可，血压 165/110mmHg，宫底剑突下两横指，ROA，胎心 138 次/分，无宫缩，先露部入盆；双下肢浮肿（＋＋）；骨盆外测量正常；尿蛋白（＋＋）。医生诊断为"妊娠期高血压疾病（子痫）"。

请问：

1. 妊娠期高血压疾病有何临床特点？

2. 妊娠期高血压疾病首选何种药物治疗？

3. 如何对子痫患者施行急救护理？

【疾病概述】

妊娠期高血压疾病是妊娠与高血压并存的一组疾病，包括妊娠期高血压、子痫前期、子痫、慢性高血压并发子痫前期以及妊娠合并慢性高血压。

（一）病因

确切病因不清，其发病的高危因素有：①孕期精神过度紧张；②寒冷刺激；③初孕妇、年龄＜18 岁或＞35 岁；④有慢性高血压、肾炎、糖尿病等病史；⑤营养不良，如贫血、低蛋白血症、缺钙等；⑥体型矮胖，BMI＞24；⑦子宫张力过高，如羊水过多、多胎妊娠、葡萄胎等；⑧有妊娠期高血压疾病史或家族史。

（二）病理

本病基本病理变化是全身小动脉痉挛。由于全身小动脉痉挛，管腔狭窄，血压升高，血管内皮细胞损伤，外周血管通透性增加，体液和蛋白质渗漏，从而导致水肿、蛋白尿、血液浓缩。严重时出现脑、心、肺、肾等重要脏器缺血缺氧，功能损害或衰竭，引起肺水肿、脑水肿、脑出血等；胎盘绒毛退行性变、出血和梗死，胎盘早剥，胎盘功能减退，胎儿生长发育障碍甚至胎儿窘迫死亡；血液高凝，消耗凝血因子，导致凝血功能障碍等，严重危及母儿生命。

（三）临床表现及分类

主要表现为高血压、水肿、蛋白尿三大体征，严重时出现头晕、眼花、腹部不适等自觉症状，甚至引起抽搐、昏迷。

1. 妊娠期高血压　妊娠期出现高血压，收缩压 ≥ 140mmHg 和（或）舒张压 ≥ 90mmHg，于产后 12 周内恢复正常，尿蛋白（－），多无自觉症状。产后方可确诊。

2. 子痫前期

（1）轻度　妊娠 20 周后出现收缩压≥140mmHg 和（或）舒张压≥90mmHg，伴尿蛋白≥0.3g/24h 或随机尿蛋白（＋）。可伴有轻微上腹不适或头痛等症状。

（2）重度　血压和蛋白尿持续升高，导致母体脏器功能不全或胎儿并发症。出现下述任何情况之一，均可诊断为重度子痫前期。①血压持续升高，收缩压≥160mmHg 和（或）舒张压≥110mmHg；②尿蛋白≥5.0g/24h 或随机尿蛋白≥（＋＋＋）；③持续性头痛或视觉障碍或其他脑神经症状；④肝功能异常：持续上腹部不适，血清丙氨酸转氨酶（ALT）或门冬氨酸转氨酶（AST）升高；⑤肾功能异常：少尿（24 小时尿量 <400ml 或每小时尿量 <17ml）或血清肌酐 >106μmol/L；⑥血液系统异常：血小板 <100 × 10⁹/L，血管内溶血、贫血、黄疸或血 LDH 升高；⑦胎盘早剥；⑧心力衰竭、肺水肿；⑨胎儿生长受限或羊水过少。

3. 子痫　在子痫前期的基础上出现不能用其他原因解释的抽搐。子痫多发生于妊娠晚期或临产前，称产前子痫；少数发生于分娩过程中，称产时子痫；个别发生在产后 24 小时内，称产后子痫。

子痫发作前驱症状短暂，抽搐进展迅速。表现为突然意识丧失、眼球固定、瞳孔放大、瞬即头扭向一侧、牙关紧闭，继而口角及面部肌肉颤动，数秒后全身及四肢肌肉强直（背侧强于腹侧）、双手紧握、双臂伸直，发生强烈的抽动。抽搐时呼吸暂停，面色青紫。持续约 1 分钟后，抽搐强度减弱，全身肌肉松弛，随即深长吸气，发出鼾声而恢复呼吸，恢复意识。

> **考点提示**
>
> 子痫前期及子痫的临床表现。

严重者可陷入深度昏迷。在抽搐过程中易发生唇舌咬伤、摔伤甚至骨折等多种创伤，昏迷时呕吐可造成窒息或吸入性肺炎。

4. 慢性高血压并发子痫前期　慢性高血压孕妇妊娠前无尿蛋白，妊娠后出现尿蛋白≥0.3g/24h；或妊娠前有尿蛋白，妊娠后尿蛋白明显增加或血压进一步升高或出现血小板低于 100 × 10⁹/L。

5. 妊娠合并慢性高血压　妊娠 20 周前收缩压 ≥140mmHg 和（或）舒张压≥90mmHg，妊娠期无明显加重；或妊娠 20 周后首次诊断为高血压并持续到产后 12 周以后。

（四）辅助检查

1. 尿常规检查　根据尿蛋白定量可确定病情严重程度；根据镜检出现管型可判断肾功能受损情况。应取中段尿进行尿蛋白检查。24 小时尿蛋白定量≥0.3g 者为异常。

2. 血液检查

（1）测定血红蛋白、血细胞比容、血浆黏度、全血黏度以了解血液浓缩程度；重症患者应行凝血功能系列检查，了解有无凝血功能异常。

（2）测定血电解质及二氧化碳结合力，及时了解有无电解质紊乱及酸中毒。

3. 肝、肾功能测定　如进行 ALT、AST、血尿素氮、肌酐及尿酸等测定，以了解肝、肾功能受损程度。

4. 眼底检查　视网膜小动脉的痉挛程度反映全身小血管痉挛的程度，可反映本病的严重程度。

5. 其他检查　如 B 超检查，胎心监护，心电图、心脏彩超及心功能测定，胎盘功能及胎儿成熟度检查等，可视病情而定。

（五）治疗要点

病情较轻者防止病情加重；病情较重者的基本治疗原则是：解痉、镇静、降压、合理扩容与利尿、适时终止妊娠，防止抽搐及并发症的发生。

【护理评估】

1. 健康史　详细询问患者孕前有无原发性高血压、慢性肾炎、糖尿病、癫痫等病史；有无精神刺激及癔病史；有无高血压家族史；此次妊娠经过，出现高血压、水肿等不适症状的时间及诊疗经过等。

2. 身体评估　通过躯体检查，评估患者神志、血压；有无下肢水肿及水肿程度；有无头晕、眼花、腹痛等自觉症状；有无抽搐及昏迷；抽搐的次数及其持续时间等。结合辅助检查，评估尿蛋白及肝、肾等重要脏器的功能。

3. 心理－社会评估　孕妇的心理状态与病情的严重程度密切相关。妊娠期高血压孕妇由于身体上未感明显不适，心理上往往易忽略，不予重视。随着病情的发展，当血压明显升高、出现自觉症状时，孕妇紧张、焦虑、恐惧的心理也会随之加重。此外，孕妇的心理状态还与孕妇对疾病的认识以及其支持系统的认知与帮助有关。

【护理问题】

1. 体液过多　与水肿、高血压、低蛋白血症及妊娠子宫压迫下腔静脉有关。

2. 有受伤的危险　与发生抽搐有关。

3. 潜在并发症　脑出血、胎盘早剥、肾功能衰竭等。

【护理目标】

（1）患者血压平稳、水肿减轻。

（2）患者病情控制良好，不发生抽搐，无损伤。

（3）通过治疗护理，不出现任何并发症或并发症得以控制。

【护理措施】

（一）一般护理

（1）妊娠期高血压患者应加强孕期监测，注意休息，保持环境安静、清洁，保证充分

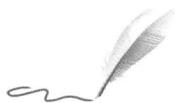

的睡眠（8～10小时/日），卧床以左侧卧位为宜，避免平卧位。饮食要均衡合理，需摄入足够的蛋白质（100g/d以上）、新鲜蔬菜和水果，补充维生素、铁和钙剂，适当限制脂肪的摄入量，低盐饮食，但不必严格限制食盐。

（2）子痫前期及子痫患者应住院治疗，左侧卧位休息，适当限制食盐入量（每日少于3g）。每4小时测1次血压。保持病室安静，避免声、光刺激。还应准备下列急救物品：呼叫器、床档、急救车、吸引器、氧气、开口器、产包，以及急救药品，如硫酸镁、葡萄糖酸钙等。

（二）病情观察

（1）对妊娠期高血压者，酌情增加产前检查次数，加强母儿监测。督促患者每天数胎动，监测体重，及时发现异常，防止病情加重。

（2）对子痫前期患者，需每4小时测一次血压，如舒张压逐渐上升，提示病情加重。随时观察和询问患者有无头晕、头痛、目眩等自觉症状。注意胎动、胎心以及子宫敏感性（肌张力）有无改变。每日或隔日测体重，每日记液体出入量、测尿蛋白，必要时测24小时蛋白定量，查肝功能、肾功能、二氧化碳结合力等项目。

（3）对产后3天的患者，应至少每4小时观察一次血压，同时继续治疗，以防产后子痫发生。对使用大量硫酸镁的患者，产后易发生子宫收缩乏力，恶露较多，因此，产后应严密观察子宫复旧情况，严防产后出血。

（三）治疗护理

1. 用药护理

（1）解痉　首选药物为硫酸镁，适用于子痫前期或子痫患者。镁离子能抑制运动神经末梢对乙酰胆碱的释放，阻断神经和肌肉间的传导，使骨骼肌松弛，从而预防和控制子痫发作，且对宫缩和胎儿均无不良影响。可遵医嘱采用静脉给药结合肌内注射。24小时硫酸镁总量25～30g，疗程24～48小时。①静脉用药：用硫酸镁2.5～5g，溶于10%葡萄糖20ml静脉推注（15～20分钟），或者于5%葡萄糖100ml快速滴注，继而1～2 g/h静滴维持。②肌内注射：25%硫酸镁20ml和2%利多卡因2ml臀部肌肉深部注射。注射时应注意使用长针头。注射后用无菌棉球或创可贴覆盖针孔，防止注射部位感染。必要时可行局部按揉或热敷，促进肌肉组织对药物的吸收。

硫酸镁的治疗浓度和中毒浓度接近，因此，在进行硫酸镁治疗时应严密观察其毒性反应，并认真控制硫酸镁的入量。硫酸镁过量会使呼吸及心肌收缩功能受到抑制，危及生命。中毒现象首先表现为膝反射消失，随着血镁浓度的增加可出现全身肌张力减退及呼吸抑制，严重者心跳可突然停止。因此，在用药前及用药过程中除评估孕妇的血压外，还应监测以下指标，以保证：①膝反射必须存在；②呼吸不少于16次/分；③尿量不少于600ml/24h，或不少于25 ml/h。尿少提示肾排泄功能受抑制，镁离子易蓄积而发生中毒。由于钙离子可与镁离子竞争神经细胞上的同一受体，阻止镁离子的继续结合，故应随时备好10%的葡萄糖酸钙注射液，以便出现中毒反应时，及时静脉推注10%葡萄糖酸钙10ml解毒，必要时可每小时重复一次，直至呼吸、排尿和神经抑制恢复正常，但24小时内不超过8次。

（2）镇静　对于精神紧张、焦虑或睡眠欠佳

考点提示

1. 妊娠期高血压疾病的首选药物。

2. 硫酸镁中毒反应及解毒措施。

的患者，可遵医嘱给予镇静剂。重度子痫前期或子痫患者，需应用较强的镇静剂，防止子痫发作。但分娩时应慎用，以免药物通过胎盘抑制新生儿呼吸。主要药物有地西泮和冬眠合剂等。用药后应嘱孕妇绝对卧床休息，防止体位性低血压。

（3）降压　仅适用于血压过高，特别是舒张压高的患者，舒张压≥110mmHg或平均动脉压≥140mmHg者，可遵医嘱应用降压药物。选用的药物以不影响心搏出量、肾血流量及子宫胎盘灌注量为宜。常用药物有肼屈嗪、卡托普利等。用药时应严密监测血压，根据血压来调节用药速度及药量。

（4）扩容　有血液浓缩时应扩容治疗，且扩容应在解痉的基础上进行。常用的扩容剂有：人血白蛋白、全血、平衡液和低分子右旋糖酐。扩容治疗时，应严密观察脉搏、呼吸、血压及尿量，防止肺水肿和心力衰竭的发生。

（5）利尿　仅用于全身性水肿、急性心力衰竭、肺水肿、脑水肿、血容量过高且伴有潜在肺水肿者。常用药物有呋塞米、甘露醇。用药过程中应严密监测患者的水和电解质平衡情况以及药物的不良反应。

2. 急救护理

若通过以上药物治疗，病情未控制，出现子痫，应立即配合医生施行急救，控制抽搐，避免并发症的发生。

（1）控制抽搐　遵医嘱用硫酸镁，产前和产时子痫尤为适用。用甘露醇能减轻脑水肿，降低颅内压。抽搐难以控制或患者烦躁不安时，可遵医嘱进行人工冬眠。

（2）改善缺氧、纠正酸中毒　面罩和气囊吸氧，遵医嘱用4%碳酸氢钠纠正酸中毒。

（3）专人护理　①将患者置单间暗室，避免声、光刺激。②保持呼吸道通畅：患者取头低侧卧位；有活动性假牙者取出假牙；昏迷者禁食禁水；喉部有黏液或呕吐物者用吸引器吸出以防发生窒息或吸入性肺炎。③加防护床栏，避免摔伤。④用开口器张开嘴巴，于上、下磨牙间放置一缠好无菌纱布的压舌板，用舌钳固定舌头，以防唇舌咬伤或舌后坠的发生。⑤一切治疗和护理操作尽可能集中进行，且动作要轻。⑥密切观察生命体征及尿量（留置尿管），记出入量。⑦观察有无脑出血、肺水肿、急性肾功能衰竭等并发症发生及相应临产表现。发现异常立即报告医生，并做好终止妊娠的准备。

> **考点提示**
> 子痫的急救护理。

3. 协助适时终止妊娠

（1）终止妊娠指征　①重度子痫前期患者经积极治疗24～48小时仍无明显好转；②重度子痫前期患者，孕周已超过34周；③重度子痫前期患者，孕龄不足34周，但胎盘功能减退，胎儿已成熟；④重度子痫前期患者，孕龄不足34周，胎盘功能减退，胎儿尚未成熟者，可用地塞米松促胎肺成熟后终止妊娠；⑤子痫控制后2小时可考虑终止妊娠。

（2）终止妊娠方法　①阴道分娩：适用于病情控制后，宫颈条件成熟者。先行人工破膜，羊水清亮者，可遵医嘱给予缩宫素静脉滴注引产。第一产程应密切观察产程进展状况，保持产妇安静和充分休息。第二产程应协助医师行会阴切开术、胎头吸引或低位产钳助产以缩短第二产程。第三产程应预防产后出血。产程中应加强母儿监测，一旦出现头昏、眼花、恶心、呕吐等症状，提示病情加重，立即报告医师并做好剖宫产术前准备。②剖宫产适用于：有产科指征者；宫颈条件不成熟，不能在短时间内经阴道分娩者；引产失败者；胎盘功能明显减退者；已有胎儿窘迫或产科严重并发症者。应做好剖宫产术术前准备及新生儿窒息抢救准备。

产后子痫多发生于产后 24 小时内，也可在产后 3 日内发生，故产后仍应积极处理、正确护理，防止产后子痫的发生。

（四）心理护理

对病情较轻、无自觉症状、未引起自身重视的患者，向患者及其家属说明病情加重后的危害，以引起其足够重视，注意休息与饮食，避免病情加重；对病情较重者，向患者及其家属说明良好的心态有助于妊娠期高血压疾病的缓解，让患者放松心情，积极配合治疗。

【健康教育】

（1）加强孕期健康教育，使孕妇及其家属了解妊娠期高血压疾病有关知识，促使孕妇自觉于妊娠早期开始检查，并坚持定期产前检查，以便及早发现异常，及时治疗。

（2）指导孕妇注意休息，保持心情愉悦，合理饮食。特别注意孕期应减少过量脂肪和盐的摄入，增加蛋白质、维生素以及富含铁、钙、锌的食物，尤其是钙的补充，从妊娠 20 周开始，每日补充钙剂 2g，可减少妊娠期高血压疾病的发生。

【护理评价】

（1）患者水肿是否减轻或消失，血压是否恢复正常。

（2）患者有无抽搐或抽搐控制是否良好，有无唇舌咬伤或摔伤。

（3）患者病情是否稳定，有无并发症发生。

第四节　前置胎盘

案例导入

李女士，28 岁，G_2P_0，停经 33 周伴无痛性反复阴道多量流血 2 次入院。入院查：面色苍白，血压 85/50mmHg，脉搏 118 次/分，宫底脐剑之间，子宫软，臀位，胎心 188 次/分，B 超检查示胎盘覆盖宫颈内口全部。医生诊断为"中央型前置胎盘并失血性休克"。

请问：

1. 何谓前置胎盘？引起前置胎盘的病因有哪些？

2. 前置胎盘有何临床表现？

3. 如何对前置胎盘大出血者施行急救护理？

【疾病概述】

正常胎盘附着于子宫体上部的后壁、前壁或侧壁。妊娠 28 周后，胎盘附着于子宫下段，甚至胎盘下缘达到或覆盖子宫颈内口，位置低于胎儿的先露部，称为前置胎盘。是妊娠晚期严重并发症，也是妊娠晚期阴道流血最常见的原因。多见于经产妇及多产妇，若处理不当可危及母儿生命。

考点提示
前置胎盘的概念。

（一）病因

目前病因尚不清楚，高龄初产妇（＞35 岁）、经产妇及多胎产妇、瘢痕子宫者、吸烟或吸食毒品妇女为高危人群。可能与下列因素有关。

1. 子宫内膜病变　多产、多次宫腔操作、剖宫产、感染等使子宫内膜损伤或病变，受孕后蜕膜发育不良，孕卵植入后血液供应不足。为了摄取足够营养，胎盘不断扩大面积，而伸展到子宫下段，形成前置胎盘。

2. 孕卵发育迟缓　孕卵达到宫腔时，滋养层尚未发育到具有着床的能力，则继续向下游走而着床于子宫下段。

3. 胎盘面积过大　双胎的胎盘、副胎盘及膜状胎盘等，均可使胎盘总面积过大，扩展延伸至子宫下段接近宫颈内口，形成前置胎盘。

（二）分类

按胎盘边缘与子宫颈内口的关系，前置胎盘可分为三种类型（图 9－4）。

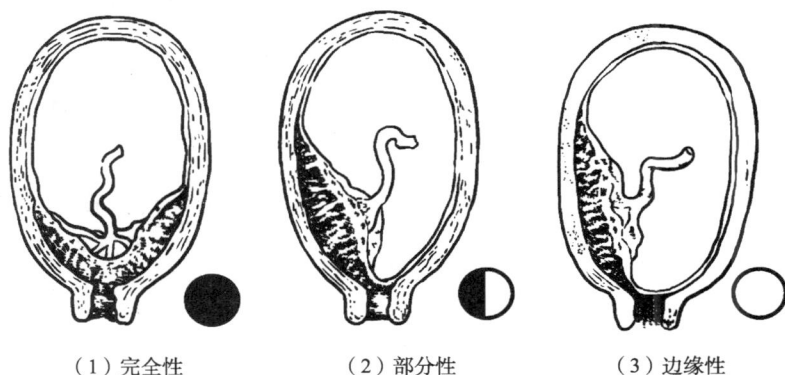

（1）完全性　　　　　（2）部分性　　　　　（3）边缘性

图 9－4　前置胎盘的类型

1. 完全性前置胎盘　子宫颈内口全部为胎盘组织所覆盖，又称中央性前置胎盘。

2. 部分性前置胎盘　子宫颈内口部分为胎盘组织所覆盖。

3. 边缘性前置胎盘　胎盘附着子宫下段，边缘不超越子宫颈内口。

胎盘边缘与子宫颈内口的关系随着子宫颈的消失和子宫颈口的扩张而改变，分类也随之改变。目前均以处理前的最后一次检查结果来确定其类型。

（三）临床表现

1. 症状　主要是妊娠晚期或临产时发生的无诱因、无痛性反复阴道流血。妊娠晚期子宫下段逐渐伸展，牵拉宫颈内口，宫颈管缩短；临产后规则宫缩使宫颈消失、宫颈口扩张，附着于子宫下段或宫颈内口的胎盘不能相应伸展而与其附着处分离，使血窦破裂出血。前置胎盘初次出血量一般不多，剥离处血液凝固后，出血停止；随着子宫下段不断伸展，前置胎盘出血反复发生，出血量也越来越多，甚至可引起致命性大出血而危及生命。

> 📚 **考点提示**
> 前置胎盘的主要症状。

2. 体征　一般情况与出血量的多少有关，大量出血时可有贫血或休克征象。腹部检查：腹软，无压痛，子宫大小与停经周数相符；胎位、胎心清楚；因胎盘前置，影响胎先露入盆，故胎先露高浮，且多为臀位；临产时检查，宫缩为阵发性，间歇期子宫可以完全放松，有时可在耻骨联合上方听到胎盘杂音。

（四）辅助检查

1. B 型超声检查 根据胎盘边缘与子宫颈内口的关系可明确前置胎盘的类型，同时可了解胎儿情况。是疑前置胎盘患者的首选辅助检查。

知识拓展

B 型超声诊断前置胎盘时须注意妊娠周数

B 型超声诊断前置胎盘时须注意妊娠周数，在妊娠中期超声检查约有 30% 胎盘位置低、超过内口，随着妊娠进展，子宫下段形成，宫体上升，胎盘随之上移。因此，如妊娠中期超声检查发现胎盘位置低时，不要过早做前置胎盘的诊断，须结合临床考虑。如无出血，28 周前不作此诊断。

---

2. 产后检查胎盘及胎膜 疑前置胎盘者，严禁肛查，慎用阴道检查。可于产后检查胎盘、胎膜。胎盘的前置部分可见陈旧血块附着，呈黑紫色或暗红色，如这些改变位于胎盘的边缘，且胎膜破口距胎盘边缘距离 <7cm，则为前置胎盘。如行剖宫产术，术时可直接了解胎盘附着的部位并确立诊断。

3. 血常规检查 观血红蛋白及白细胞，了解贫血程度及有无继发感染。

（五）治疗要点

主要治疗措施为：止血、纠正贫血、预防感染。

> **考点提示**
> 疑前置胎盘者首选的辅助检查、严禁何种检查。

根据妊娠周数及全身情况等综合分析采取不同分娩方式，多以剖宫产术结束分娩，孕周小、出血少者采取期待疗法。

【护理评估】

1. 健康史 详细询问患者孕产史、月经史、既往史等，了解有无子宫内膜病变及损伤史，如剖宫产术、人工流产术、诊刮术及产褥感染等；还应询问妊娠晚期有无腹痛及阴道流血情况。

2. 身体评估 通过躯体检查，评估患者的生命体征，全身情况与阴道流血情况，腹部软硬度，子宫大小，胎位、胎心率等。

3. 心理 - 社会评估 患者因反复出现阴道流血而感到焦虑不安；严重时因害怕手术及未知预后，担心自身及胎儿安危，更显紧张与恐惧。倘若家属盲目着急，患者更是惊慌失措，深感无助。

【护理问题】

1. 组织灌注量不足 与大量失血有关。

2. 有感染的危险 与出血及前置胎盘剥离面靠近子宫颈口有关。

3. 潜在并发症 早产、失血性休克、胎儿窘迫。

【护理目标】

（1）患者出血被控制，血压、脉搏恢复正常，组织供血良好。

（2）患者不出现发热、腹痛等感染征象。

（3）患者不发生早产、失血性休克等并发症，胎心率、胎动正常。

【护理措施】

（一）一般护理

（1）提供良好的休养环境，保持病室安静、清洁、安全；注意休息，尤以左侧卧位为佳；禁止性生活及肛查与阴道检查，避免各种刺激，以减少出血机会。

（2）加强饮食营养指导，建议患者多食高蛋白以及含铁丰富的食物，如动物肝脏、绿叶蔬菜、豆类等。一方面有助于纠正贫血，另一方面还可增强机体抵抗力，同时也促进胎儿发育。

（3）指导选择吸水性好的消毒会阴垫并及时更换，保持会阴部清洁、干燥，避免感染。

（二）病情观察

严密观察并记录生命体征，阴道流血的量、色、时间等，监测胎儿宫内状态。发现异常及时报告医师并配合处理。

（三）治疗护理

1. 期待疗法　适用于妊娠 < 34 周，胎儿体重 < 2000g，阴道流血量少，全身情况良好，胎儿存活者。目的是在确保患者安全的前提下，继续延长胎龄至达到或接近足月，以提高围生儿的存活率。

在期待疗法期间，应指导患者绝对卧床休息，避免刺激；定期间断吸氧，每日 3 次，每次 1 小时；遵医嘱给予镇静药及止血药，纠正贫血；必要时用硫酸镁、沙丁胺醇等抑制宫缩；应用地塞米松促进胎儿肺成熟；同时预防感染。期待治疗至 36 周。若期待治疗过程中，病情加剧，也应终止妊娠。

> **考点提示**
>
> 前置胎盘期待疗法的护理措施。

2. 终止妊娠　对反复出现阴道多量流血甚至休克者，无论胎儿成熟与否，应协助医生终止妊娠。

（1）剖宫产　是处理前置胎盘的主要手段。术前应遵医嘱积极纠正贫血与休克，同时做好剖宫产术的术前准备及防止产后出血、抢救新生儿的准备。剖宫产指征包括：完全性前置胎盘，持续大量阴道流血者；部分性和边缘性前置胎盘出血量较多，先露高浮，短时间内不能结束分娩者；胎心异常者。

（2）阴道分娩　边缘性前置胎盘、枕先露、阴道流血不多、无头盆不称和胎位异常，估计在短时间内能结束分娩者，可予试产。人工破膜后，胎头下降压迫胎盘前置部位而止血，并可促进子宫收缩加快产程。若破膜后胎先露部下降不理想、仍有出血或分娩进展不顺利，应立即报告医生改行剖宫产术。

3. 紧急情况下的转运　患者阴道流血而当地无医疗条件处理时，先输液输血，在消毒条件下用无菌纱布进行阴道填塞、腹部加压包扎以暂时压迫止血，迅速转送到上级医院治疗。

（四）心理护理

向患者及其家属介绍前置胎盘的相关知识，耐心细致地解答患者提出的问题，让患者及其家属正视现状，配合治疗。同时允许家属陪伴，给予情感支持。

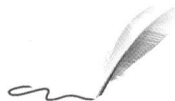

【健康教育】

（1）加强孕期管理与宣教，定期产前检查，做到早发现、早处理。

（2）平日注意经期卫生，避免多产、多次刮宫、引产，减少子宫内膜损伤或子宫内膜炎的发生。

（3）患者出院后注意休息，保持外阴清洁，加强营养，给高蛋白、高纤维素的饮食，多食含铁丰富的食物，以纠正贫血，增强抵抗力，预防感染的发生。

【护理评价】

（1）患者生命体征是否正常，组织供血是否良好。

（2）患者有无发热、腹痛、血象升高等感染征象。

（3）患者有无失血性休克等并发症，胎儿有无宫内缺氧，胎心是否正常。

第五节　胎盘早剥

案例导入

匡女士，31 岁，G_1P_0，停经 36 周，摔倒后出现持续性剧烈腹痛伴少量阴道流血半天，被送入院。入院查：急性痛苦面容，血压 90/60mmHg，宫底剑突下一横指可摸及，子宫张力大，压痛明显。LOA，胎心 170 次/分。宫颈管未消失。B 超示胎盘与子宫壁间有液暗区。医生诊断为"第一胎宫内孕 36 周、胎盘早剥Ⅱ度"。

请问：

1. 何谓胎盘早剥？引起胎盘早剥的病因有哪些？

2. Ⅱ度胎盘早剥有何临床表现？

3. 胎盘早剥的治疗原则是什么？如何做好重型胎盘早剥的治疗护理？

【疾病概述】

妊娠 20 周以后或分娩期，正常位置的胎盘在胎儿娩出前，部分或全部从子宫壁剥离，称胎盘早剥。其发病率国外 1%～2%，国内 0.46%～2.1%。由于本病起病急、发展快，若处理不及时，可危及母儿生命，是妊娠晚期严重并发症之一。

（一）病因

确切病因不清，可能与下列因素有关。

1. 血管病变　妊娠期高血压疾病、慢性肾脏疾病或全身血管病变者，由于底蜕膜螺旋小动脉痉挛或硬化，引起远端毛细血管缺血、坏死，甚至破裂出血，血液流至底蜕膜与胎盘之间，形成胎盘后血肿，使胎盘从子宫壁上剥离。

2. 机械性因素　腹部直接受撞击、外转胎位术矫正胎位等，刺激子宫强烈收缩，而胎盘不能相应收缩，致使胎盘与子宫壁错位而分离。脐带过短，胎先露下降时被过度牵拉，也可引起胎盘早剥。

3. 宫腔内压力骤然下降　如双胎妊娠第一胎娩出过快；羊水流出过快等，均可致宫腔压力突然下降，子宫收缩缩小，而胎盘不能相应缩小，与子宫壁错位剥离。

4. 子宫静脉压突然升高　妊娠晚期或分娩期，孕产妇长时间取仰卧位，增大的子宫压迫下腔静脉，使回心血量减少，而子宫静脉淤血，静脉压升高，导致底蜕膜静脉淤血、破裂，引起胎盘早剥。

5. 其他　其他高危因素包括孕妇高龄、代谢异常、吸烟、吸毒等。

（二）病理及类型

胎盘早剥的主要病理变化是底蜕膜出血，形成血肿，使胎盘从附着的子宫壁上剥离。根据其出血部位及方式的不同分为以下三种类型（图9-5）。

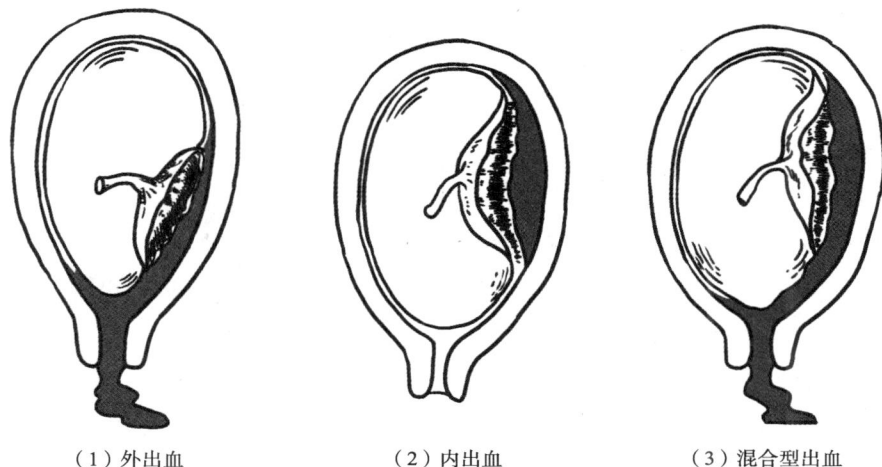

（1）外出血　　　　　　　　　（2）内出血　　　　　　　　　（3）混合型出血

图9-5　胎盘早剥的类型

1. 显性出血　当胎盘边缘部的底蜕膜出血时，血液冲破胎盘边缘，沿胎膜与子宫壁之间经宫颈管向外流出，称显性出血或外出血。

2. 隐性出血　当胎盘中央部的底蜕膜出血时，胎盘边缘仍附着于子宫壁，或由于胎先露部固定于骨盆入口，使胎盘后血液不能外流，积聚在胎盘与子宫壁之间，称隐性出血或内出血。

3. 混合型出血　当隐性出血积聚过多，胎盘后血肿压力不断增大时，血液也可冲破胎盘边缘，向宫颈口外流出，形成混合性出血。

内出血严重时，胎盘后血肿压力越来越大，血液可浸润子宫肌层，甚至子宫表面，引起肌纤维分离、断裂、变性，子宫失去收缩能力，子宫表面呈紫蓝色，称为子宫胎盘卒中。有时血液尚可透过羊膜渗入羊水中，形成血性羊水。剥离处的胎盘绒毛和蜕膜可释放组织凝血活酶，进入母体血液循环，激活凝血系统而引起弥漫性血管内凝血（DIC），造成肺、肾等脏器缺血和功能障碍。

（三）临床表现

胎盘早剥的主要症状是妊娠晚期突然出现持续性腹痛，伴或不伴有阴道流血。根据病情的严重程度将胎盘早剥分为3度。

1. Ⅰ度胎盘早剥　多见于外出血型。胎盘剥离面积小于1/3，患者无腹痛或腹痛轻微，阴道流血量较少，色暗红，多无贫血。腹部检查：子宫软、无压痛或压痛不明显，子宫大小与妊娠月份相符，胎位清楚，胎心率多正常。产后检查见胎盘母体面有凝血块及压迹。

2. Ⅱ度胎盘早剥 多见于内出血型。胎盘剥离面积超过胎盘面积的1/3，主要症状为突然发生的持续性腹部疼痛、腰酸或腰背痛，腹痛程度与胎盘后积血量相关。无阴道流血，但有贫血。腹部检查：子宫处于高张状态，有压痛，尤以胎盘附着处明显；若胎盘附着于子宫后壁，则压痛不明显。宫底随胎盘后血肿增大而增高，子宫大于妊娠周数。胎位可扪及，胎儿存活。

3. Ⅲ度胎盘早剥 多见于混合型出血。胎盘剥离面积超过胎盘面积的1/2，持续性腹痛剧烈，阴道流血可多可少。患者可出现恶心、呕吐、面色苍白、脉搏细速、血压下降等休克征象，且休克程度与阴道流血不成比例。有时可见血性羊水。腹部检查：子宫板状硬，压痛明显，胎位触不清楚，胎心消失。

另外，严重的胎盘早剥还可引起多种并发症：如 DIC、产后出血、急性肾功能衰竭等，应提高警惕，密切观察，积极防治。

> 📚 **考点提示**
> Ⅱ度、Ⅲ度胎盘早剥的临床表现。

（四）辅助检查

1. B 型超声检查 子宫与胎盘间有液性暗区，提示胎盘后血肿。

2. 血液检查 主要了解贫血程度与凝血功能。Ⅱ度、Ⅲ度胎盘早剥患者应检测肾功能与二氧化碳结合力，必要时做 DIC 筛选试验与纤溶确诊试验。

（五）治疗要点

一旦确诊，要及时终止妊娠。伴有休克者，在抗休克的同时终止妊娠，避免各种并发症的发生。

【护理评估】

1. 健康史 了解患者有无妊娠期高血压疾病、慢性肾炎等血管病变史，妊娠晚期是否长时间仰卧位、有无外伤史等，有无腹痛、阴道流血等不适。

2. 身体评估 通过躯体检查，评估生命体征、腹部软硬度、有无压痛，子宫大小、胎位、胎心率等。结合辅助检查，评估有无并发症等。

3. 心理－社会评估 因病情危急，多需手术治疗，且预后未知，患者及其家属常感高度紧张与恐惧。

【护理问题】

1. 疼痛 与胎盘后积血刺激子宫平滑肌收缩有关。

2. 组织灌注量不足 与大出血有关。

3. 潜在并发症 失血性休克、DIC 与凝血功能障碍、产后出血、急性肾功能衰竭等。

【护理目标】

（1）患者疼痛减轻或消失。

（2）患者血容量得到纠正，血压、脉搏、呼吸、面色正常。

（3）患者病情得到控制，不出现凝血功能障碍、产后出血等并发症。

【护理措施】

（一）一般护理

（1）提供清洁安静的病室休养环境。安排合适体位，轻症者取左侧卧位，休克者取平卧位，积极纠正休克。

（2）指导产后加强营养，及时更换消毒会阴垫，保持会阴清洁，防止感染。新生儿存活者，给予母乳喂养指导。死产者及时采取退乳措施。

（二）观察病情

严密监测神志、面色、心率、血压、呼吸、尿量等全身情况；观察腹痛的性质及程度；观察阴道流血量及性质；观察子宫底高度、子宫张力变化，有无压痛；床旁胎心率监测，注意胎动变化；正确记录液体出入量；及时观察发现 DIC 早期征象等。发现异常立即报告医生。

（三）治疗护理

1. 纠正休克 对伴有休克的患者，应立即取平卧位、吸氧、保暖，建立静脉通道，遵医嘱输液、输血，迅速补充血容量，改善机体状况。同时做好剖宫产术前准备及新生儿抢救准备，协助迅速终止妊娠。

2. 及时终止妊娠 胎盘早剥时，若胎儿未娩出，胎盘剥离面可继续扩大，出血继续增多，甚至危及母儿生命，故应根据病情轻重、胎儿宫内情况、产程进展等综合判断，协助医生及时终止妊娠。

（1）剖宫产 适用于：①Ⅰ度胎盘早剥伴胎儿宫内窘迫，估计短时间内不能结束分娩者；②Ⅱ度胎盘早剥，特别是初产妇，不能在短时间内能结束分娩者；③Ⅲ度胎盘早剥，不能立即分娩者；④破膜后产程无进展者。

应立即做好剖宫产术前准备及新生儿抢救准备。剖宫产取出胎儿、胎盘后，立即注射宫缩剂并按摩子宫。发现有子宫胎盘卒中，配以按摩子宫和热盐水纱布垫湿热敷或填塞宫腔，或背带缝合，多数宫缩情况转好。若发生难以控制的大量出血，可在遵医嘱输新鲜血、新鲜冰冻血浆及血小板的同时，协助行子宫次全切除术。

（2）阴道分娩 以外出血为主，Ⅰ度胎盘早剥患者，一般情况良好，宫口已扩张、估计短时间内能结束分娩者，可考虑阴道分娩。先行人工破膜，使羊水缓慢流出，缩小子宫容积，用腹带裹紧腹部压迫胎盘，使其不再继续剥离。必要时遵医嘱静脉滴注缩宫素缩短第二产程。同时密切观察患者的生命体征、宫底高度、阴道流血量及胎心率，并做好新生儿抢救准备。若病情加重，或出现胎儿窘迫，应协助医师改行剖宫产结束分娩。

3. 防治并发症 ①凝血功能障碍：遵医嘱及时足量输入新鲜血和血小板，以补充血容量和凝血因子；输入纤维蛋白原 3～6g，以恢复血纤维蛋白水平；DIC 高凝阶段主张及时应用肝素，禁止在有显著性出血倾向或纤溶亢进阶段应用肝素；在肝素化和补充凝血因子的基础上应用抗纤溶药物治疗等。②产后出血：胎儿娩出后立即遵医嘱使用宫缩剂，严密观察，及时发现并处理 DIC 等。如经各种措施仍未能控制出血，子宫收缩不佳，须配合医师及时行子宫切除术。③急性肾功能衰竭：患者尿量＜30ml/h，提示血容量不足，应及时遵医嘱补充血容量；血容量已补足而尿量＜17ml/h 或无尿（尿量＜100ml/24h）时，应考虑肾功能衰竭，可遵医嘱给予呋塞米 20～40mg 静脉推注，或用 20% 甘露醇 500ml，快速静脉滴注，必要时可重复使用。如仍无好转或病情加重，应协助行血液透析治疗。

📚 考点提示

Ⅱ度、Ⅲ度胎盘早剥并失血性休克的护理措施。

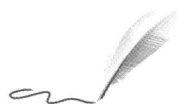

（四）心理护理

由于胎盘早剥多起病急、发展快，对母婴危害大，应向患者家属解释病情，说明治疗方案，并告知手术的必要性，取得治疗配合。同时，抢救时须沉着镇定，与其家属沟通好，缓解患者及其家属紧张、恐惧的心理。

【健康教育】

做好孕期保健，加强产前检查；积极防治血管病变；妊娠晚期避免仰卧位及腹部外伤；加强围生期健康知识宣教；产后注意休息，加强营养，保持会阴清洁，合理喂养婴儿等。

【护理评价】

（1）通过治疗及护理，患者腹痛是否消失。

（2）患者生命体征是否正常，组织灌注是否良好。

（3）患者有无并发症发生。

第六节　妊娠期肝内胆汁淤积症

【疾病概述】

妊娠期肝内胆汁淤积症（ICP）是妊娠期特有的并发症，多发生在妊娠晚期。临床上以皮肤瘙痒、黄疸和胆汁淤积为特征，主要危害胎儿，使围生儿发病率和死亡率增高。该病对妊娠最大的危害是发生难以预测的胎儿突然死亡，该风险与病情程度相关。本病具有复发性，本次分娩后可迅速消失，再次妊娠或口服雌激素避孕药时常会复发。ICP 发病率 0.1% ~15.6%，有明显地域和种族差异，智利、瑞典及我国长江流域等地发病率较高。

（一）病因

目前尚不清楚，可能与女性激素、遗传及环境等因素有关。

1. 女性激素　孕妇体内雌激素水平显著增加，导致胆酸代谢障碍；雌激素可使肝细胞膜中胆固醇与磷脂比例上升，影响其对胆酸的通透性，使胆汁流出受阻；雌激素作用于肝细胞表面的雌激素受体，导致胆汁回流增加。临床研究认为，雌激素不是 ICP 致病的唯一因素，可能是由雌激素代谢异常及妊娠期肝脏对生理性增加的雌激素敏感性增高引起的。

2. 遗传与环境因素　流行病学研究发现，ICP 发病率与季节有关，冬季高于夏季，且在母亲或姐妹中有 ICP 病史的妇女中发生率明显增高。

3. 药物　一些减少胆小管转运胆汁的药物，如肾移植后服用的硫唑嘌呤，可引起 ICP。

（二）病理

ICP 患者肝组织活检见肝细胞无明显炎症或变性表现，仅肝小叶中央区胆红素轻度淤积，毛细胆管胆汁淤积及胆栓形成。电镜切片发现毛细胆管扩张合并微绒毛水肿或消失。

（三）临床表现

主要表现为妊娠晚期皮肤瘙痒、黄疸和胆汁酸增高，常危及胎儿。

> **考点提示**
> 妊娠期肝内胆汁淤积症的临床表现。

（四）辅助检查

1. 血清胆汁酸测定　血清总胆汁酸（TBA）测定是诊断 ICP 最有价值的方法，也是 ICP 最主要的特异性证据。无诱因的皮肤瘙痒及血清 TBA $>10\mu mol/L$ 可作 ICP 诊断，TBA

>40μmol/L 提示病情较重。

2. 肝功能测定　大多数 ICP 患者的 AST、ALT 轻至中度升高，为正常水平的 2~10 倍，一般不超过 1000U/L，ALT 较 AST 更敏感；部分患者血清胆红素轻、中度升高，很少超过 85.5μmol/L，其中直接胆红素占 50% 以上。分娩后瘙痒症状消失，肝功能恢复正常。

3. B 超检查　可排除肝外梗阻性黄疸。

4. 病理检查　在诊断不明而病情严重时可行肝组织活检。

（五）治疗要点

缓解瘙痒症状，恢复肝功能，降低血胆酸水平，降低围生儿死亡率。

【护理评估】

1. 健康史　详细询问病史，了解用药史，有无病毒性肝炎密切接触史，有无本病的家族史；还应了解瘙痒出现的时间、部位及严重程度，有无黄疸及其他症状等。

2. 身体评估　通过体格检查，评估患者妊娠晚期有无 ICP 的临床表现。

3. 心理-社会评估　患者常因瘙痒影响休息而心情烦躁，因担心胎儿及新生儿预后而焦虑。

【护理问题】

1. 有皮肤完整性受损的危险　与瘙痒抓伤有关。

2. 有胎儿受伤的危险　与高胆汁酸引起胎儿缺氧有关。

3. 焦虑　与担心胎儿安危有关。

【护理目标】

（1）通过治疗，瘙痒症状减轻或消失，皮肤无抓伤。

（2）通过治疗，胆汁酸降至正常，胎儿无缺氧。

（3）患者焦虑感减轻或消失，积极配合治疗及护理。

【护理措施】

（一）一般护理

（1）保持病室安静舒适，温、湿度适宜；床铺整洁。

（2）督促患者注意休息，取左侧卧位，以增加胎盘血流量，并给予间断吸氧。

（3）指导患者穿宽松舒适、透气性好、吸水性好的纯棉内衣、内裤、袜子，保持良好的卫生习惯。

（4）合理安排清淡饮食，忌辛辣、刺激及高蛋白饮食，多食水果、蔬菜。

（5）避免搔抓皮肤，禁用过热的水沐浴，勿用肥皂擦洗。

（二）病情观察

观察瘙痒的部位，皮肤有无抓痕；观察黄疸部位及程度，尿色、粪色；密切观察胎心音，必要时胎儿电子监护，了解胎儿宫内安危；定期测肝功能、血胆酸、胆红素，动态了解病情变化。

（三）治疗护理

1. 药物治疗　遵医嘱用下列药物治疗，可改善患者瘙痒症状及围生儿预后，减轻胆汁淤积症状。

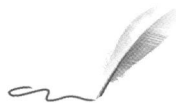

（1）熊去氧胆酸（优思惠）　系治疗 ICP 的首选药物。服用后抑制肠道对疏水性胆酸重吸收，降低血中胆酸浓度，改善胎儿环境，从而延长胎龄。瘙痒症状和生化指标均可明显改善。15mg/kg/d，但孕早期禁用。

（2）S－腺苷蛋氨酸（思美泰）　该药通过甲基化对雌激素代谢物起灭活作用，可防止雌激素升高所引起的胆汁淤积，保护雌激素敏感者的肝脏；另能促进胆酸转运，具有解毒和细胞保护作用。临床中可改善 ICP 的症状，延缓病情进一步的发展。

（3）地塞米松　可诱导酶活性，能通过胎盘屏障减少胎儿肾上腺脱氢表雄酮的分泌，降低雌激素的产生，减轻胆汁淤积；能促进胎肺成熟，避免早产儿发生呼吸窘迫综合征；可使瘙痒症状缓解甚至消失。一般用量为每天 12mg，连用 2 日。长期使用有减小新生儿头围、降低出生体重，增加母儿感染率的风险，不能作为 ICP 的常用药物。仅用于妊娠 34 周前，估计 7 日内分娩者。

（4）苯巴比妥　此药可诱导酶活性和产生细胞素 P450，从而增加胆汁流量，改善瘙痒症状。

（5）护肝治疗　遵医嘱补充高渗葡萄糖、维生素类及能量合剂，既可保护肝脏又可提高胎儿对缺氧的耐受性。

2. 产科处理

（1）产前监护　加强产前检查，加强胎儿监护，从孕 34 周开始每周行无刺激胎心监护（NST）试验，必要时行胎儿生物物理评分，以便及早发现隐性胎儿缺氧。NST、基线胎心率变异消失可作为预测 ICP 胎儿缺氧的指标。每日数胎动，若 12 小时内胎动少于 10 次，应警惕胎儿宫内窘迫。定期超声检查，注意有无羊水过少。

（2）适时终止妊娠　孕妇出现黄疸，胆红素大于 20μmol/L；胎龄已达 34 周以上，血甘胆酸达到或超过 3000μg/dl；无黄疸，妊娠已足月或胎肺已成熟者、有胎盘功能明显减退或胎儿窘迫者，应及时做好剖宫产术前准备，及时终止妊娠。若胎儿监护正常，肝酶升高不明显，血胆酸正常，且无妊娠并发症或合并症者，也可经阴道分娩。分娩时注意缩短第二产程，预防产后出血。

（四）心理护理

耐心倾听患者的叙述和提问，评估瘙痒程度和睡眠质量，详细讲解疾病的相关知识，及时提供所需要的信息，消除其紧张、焦虑心理。

【健康教育】

指导患者注意休息，采取左侧卧位；加强保肝治疗，多食富含维生素 C、维生素 B_6 的新鲜水果；避免使用对肝脏有损害的药物；指导孕晚期自我胎动计数，发现异常及时住院治疗。指导正确的避孕方法，不可服用含雌、孕激素的避孕药，以免诱发肝内胆汁淤积。

【护理评价】

（1）患者皮肤是否完整，有无抓伤。

（2）胎心、胎动是否正常，胎儿有无缺氧征象。

（3）患者有无焦虑感，心态是否平和。

第七节　多胎妊娠

【疾病概述】

一次妊娠宫腔内同时有两个或两个以上胎儿时称为多胎妊娠，以双胎妊娠多见。其发生率在不同国家、地区、人种之间有一定差异。我国统计多胎与单胎之比为 $1:89^{n-1}$（n＝胎数），另外有多胎妊娠家族史、胎次多、年龄大者发生率高。近年来，随着辅助生殖技术的广泛开展，多胎妊娠发生率明显增高。多胎妊娠易引起妊娠期高血压疾病、贫血、早产等多种并发症，围生儿死亡率增高，属高危妊娠范畴，应加倍重视。本节主要讨论双胎妊娠。

（一）分类

1. 双卵双胎　由两个卵子分别与两个不同精子受精形成的双胎妊娠，称为双卵双胎。约占双胎妊娠的 2/3。其发生与种族、遗传、胎次及促排卵药物的应用有关。由于两个受精卵可在子宫内的不同部位着床，有两个胎盘和两个胎囊。两个胎盘可分离或合并在一起，但血循环互不相通（图 9-6）。由于双卵双胎两个胎儿的基因不完全相同，故胎儿性别、血型可以相同也可以不同，指纹、容貌等多种表型不同，与一般的兄弟姐妹相似。

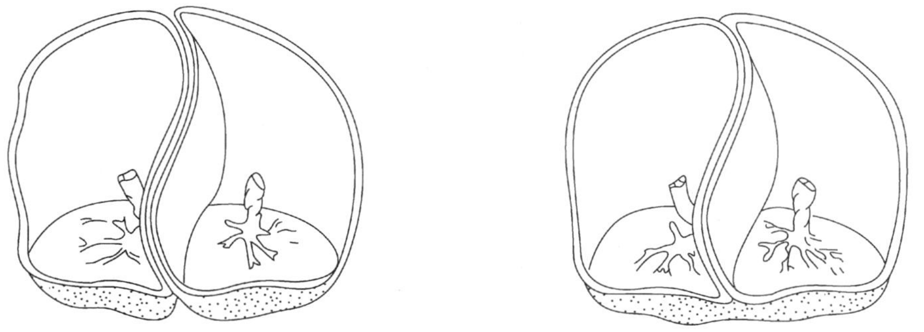

（1）两个胎盘分开，两个绒毛膜，两层羊膜　　　（2）两个胎盘分开，两个绒毛膜已融合，两层羊膜

图 9-6　双卵双胎的胎盘、胎膜示意图

2. 单卵双胎　由一个受精卵在发育的不同时期分裂形成的双胎妊娠，称单卵双胎。约占双胎妊娠的 1/3。其形成原因尚不清楚，不受种族、遗传、年龄、胎次、医源的影响。因其具有相同的遗传基因，故两个胎儿性别、血型、容貌等相同。其胎盘和胎囊则根据受精卵分裂时间不同而有不同类型（图 9-7）。①双羊膜囊双绒毛膜单卵双胎：分裂发生在桑甚期（早期胚泡），相当于受精后 3 日内，形成两个独立的受精卵，各自发育后有两个胎盘和两个胎囊。约占单卵双胎中的 30%。②双羊膜囊单绒毛膜单卵双胎：分裂发生在受精后 4~8 日，即胚泡期，胚泡已分化出滋养细胞与内细胞团，羊膜囊尚未形成。此时内细胞团分裂形成两个独立的胚胎，并形成单绒毛膜双羊膜囊，有共同的胎盘。约占单卵双胎中的 68%。③单羊膜囊单绒毛膜单卵双胎：分裂发生在受精后 9~13 日，此时羊膜囊已形成。胚盘的完全复制，各自发育成胎儿，两个胎儿共存于一个羊膜腔内，共有一个胎盘。占单卵双胎的 1%~2%。④联体双胎：分裂发生在受精 13 日后，此时原始胚盘已形成，机体不能完全分裂成两个，则形成不同程度、不同形式的联体双胎，极罕见。

单绒毛膜囊胎盘可发生不同形式的两胎儿间的血管交通。当存在动脉－动脉或动脉－静脉交通时，一胎儿为供血者，另一胎儿为受血者，这便是双胎输血综合征的基础。一胎儿可因营养缺乏而死亡。若死亡时间过久，可被压成薄片，称为纸样胎儿。单羊膜囊双胎可发生两胎儿间脐带缠绕及打结，引起脐带血流停止，致使胎儿死亡。分娩时胎头可能发生交锁。

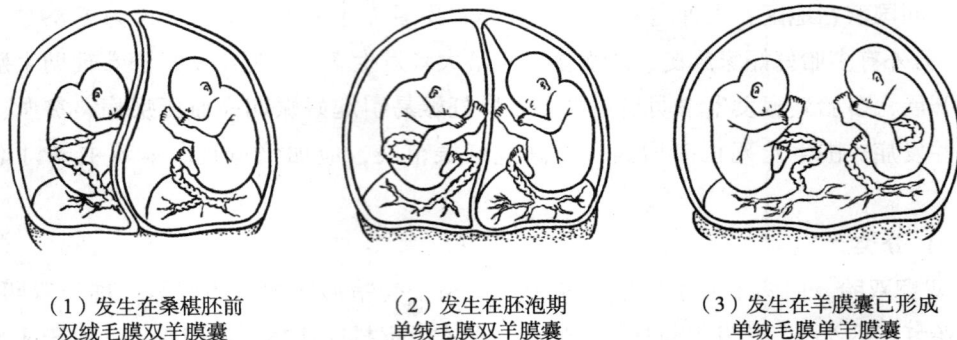

（1）发生在桑椹胚前　　　　（2）发生在胚泡期　　　　（3）发生在羊膜囊已形成
　双绒毛膜双羊膜囊　　　　　单绒毛膜双羊膜囊　　　　单绒毛膜单羊膜囊

图 9－7　受精卵在发育不同阶段形成单卵双胎的胎膜类型

（二）临床表现

在妊娠早期，早孕反应往往较重，持续时间较长。在妊娠晚期，子宫体积明显大于单胎妊娠。且过度增大的子宫，使横膈升高，易引起呼吸困难、胃部饱满、行走不便、下肢静脉曲张和水肿等压迫症状。腹部检查：子宫大于孕周，可触及多个胎体，有两个频率不同的胎心音，胎心率相差 10 次以上。

> **考点提示**
> 双胎妊娠的临床表现。

（三）并发症

1. 妊娠期　双胎妊娠孕妇对铁及叶酸的需要量增加，加上其体内血浆容量较单胎妊娠时明显增加引起血液相对稀释而导致贫血，双胎妊娠并发贫血的发生率是单胎妊娠的 2.4 倍；双胎妊娠并发妊娠期高血压疾病的发生率高达 40%，是单胎妊娠的 4 倍，往往发生时间早、病情较严重；双胎妊娠时，每个胎儿常较单胎胎儿小，易发生胎位异常；由于双胎妊娠子宫张力大，更容易出现胎膜早破、早产等并发症。此外，双胎中羊水过多的发生率约为 10%，其中单卵双胎比双卵双胎高 4 倍。出现羊水过多应注意排除神经系统及胎儿消化道等畸形。

2. 分娩期　双胎妊娠由于子宫过于膨大，子宫肌纤维过度延伸，产程中易致子宫收缩乏力而导致产程延长，易发生产后出血；第一个胎儿娩出过快，易诱发胎盘早剥，直接威胁第二个胎儿的生命和产妇的安全；第一个胎儿娩出后，第二个胎儿活动范围变大，容易转成横位；若第一个胎儿为臀位，第二个胎儿为头位分娩，第一个胎头尚未娩出，第二个胎头已降至骨盆腔内时，易发生两个胎头的颈部交锁而造成难产，但临床少见。

> **考点提示**
> 双胎妊娠的并发症。

（四）辅助检查

1. B 型超声检查　妊娠 35 日后，宫腔内可见两个妊娠囊；妊娠 6 周后，可见两个原始胎心搏动。可筛查胎儿结构畸形，如联体双胎、开放性神经管畸形等。B 超还可确定两个胎儿胎位。

2. 多普勒胎心仪　应用多普勒胎心仪在妊娠 12 周后听到两个频率不同的胎心音。

（五）治疗要点

妊娠期积极防治各种并发症，监护胎儿生长发育情况和胎位变化；分娩期多数双胎妊娠能经阴道分娩，有剖宫产指征者行剖宫产术结束分娩。无论阴道分娩还是剖宫产，均需防止产后出血。

【护理评估】

1. 健康史　询问有无多胎妊娠家族史、孕妇的年龄、胎次，孕前是否使用过促排卵药，是否进行体外受精多个胚胎移植。了解本次妊娠经过及产前检查情况等。

2. 身体评估　通过躯体检查，评估有无双胎妊娠的临床表现及并发症。

3. 心理－社会评估　双胎妊娠的孕妇在孕期必须适应两次角色转变，首先是接受妊娠，其次当被告知是双胎妊娠时，必须适应第二次角色转变，即成为两个孩子的母亲。由于双胎妊娠可引起多种并发症，属高危妊娠，孕妇既兴奋又常常因担心自身及胎儿的安危而焦虑不安。

【护理问题】

1. 舒适改变　与双胎妊娠引起的食欲下降、下肢浮肿、静脉曲张、腰背痛等有关。

2. 有母儿受伤的危险　与双胎妊娠易引起前置胎盘、早产等多种并发症有关。

3. 潜在并发症　早产、脐带脱垂、胎盘早剥、前置胎盘、妊娠期高血压疾病等。

【护理目标】

（1）患者不适感减轻。

（2）患者不出现并发症或并发症被控制，胎儿无异常。

【护理措施】

（一）一般护理

（1）加强产前检查，每次监测宫高、腹围和体重，做好孕期保健和管理。

（2）加强营养，注意补充足够的蛋白质、铁剂、维生素、叶酸、钙剂等。鼓励孕妇少量多餐以缓解胃部受压导致的不适感。

（3）尽量避免过度劳累。妊娠 30 周后应多卧床休息，积极预防妊娠并发症，避免早产的发生。

（二）病情观察

双胎妊娠孕妇易并发贫血、妊娠期高血压疾病、妊娠期肝内胆汁淤积症、羊水过多、胎盘早剥、产后出血等，应加强病情观察，超声监测胎儿宫内生长发育情况，发现异常及时报告医生。

（三）治疗护理

1. 妊娠期　积极防治贫血、妊娠期高血压疾病、早产等各种并发症。孕 26 周前明确胎儿畸形者，协助医生行引产术；26 周后明确胎儿畸形者，协助医生行剖宫取胎术。

2. 分娩期　双胎妊娠多数能经阴道分娩。分娩时严密观察产程进展和胎心音变化。

第一胎儿娩出宜慢，娩出后立即夹紧脐带，以防第二胎儿失血，同时应在产妇腹部固定第二胎儿维持纵产式。通常等待 20 分钟左右第二胎儿自然娩出，若等待 15 分钟仍无宫缩，则可协助人工破膜或遵医嘱静脉滴注低浓度缩宫素促进宫缩。若第一胎儿为臀先露，第二胎儿为头先露，为避免胎头交锁，应于产妇腹部上推第二胎儿胎头，以使第一胎儿顺利娩出。若第一胎儿已死亡，则配合接生人员行断头术，待第二胎儿娩出后，再取出第一胎儿胎头。

若第一胎儿为横产式、臀先露，或有严重妊娠并发症、胎儿窘迫、产程延长等，应做好剖宫产的术前准备及新生儿抢救准备，协助医生行剖宫产结束分娩。

3. 预防产后出血　产程中开放静脉通道，做好输液、输血准备；第二胎儿娩出后立即肌内注射或静脉滴注缩宫素，腹部放置沙袋，并以腹带裹紧腹部，防止腹压骤降引起休克，产后严密观察子宫收缩及阴道流血情况，发现异常报告医生及时处理。

> **考点提示**
> 　双胎妊娠分娩期的护理措施。

若为早产，产后加强对早产儿的观察与护理。

（四）心理护理

帮助双胎妊娠的孕妇完成两次角色的转变，接受一次即成为两个孩子母亲的事实。告知双胎妊娠的相关知识，使其认识到双胎妊娠属于高危妊娠范畴，但不必过分担忧母儿的安危，保持良好的心理状态、积极配合治疗对安全度过妊娠及分娩期有着重要的意义。指导家属给予心理及生活照料等多方面支持。

【健康教育】

孕期应指导孕妇注意休息、加强营养，重视产前检查，避免并发症的发生。产后指导产妇注意阴道流血量和子宫复旧情况，识别产后出血、感染等异常情况；指导产妇正确进行母乳喂养及新生儿日常观察、护理；指导选择有效的避孕措施。

【护理评价】

（1）患者舒适感是否增加，是否能与他人讨论两个孩子的未来。

（2）经积极治疗，母子是否平安。

（3）患者有无并发症发生或并发症是否得已控制。

第八节　早　产

【疾病概述】

早产指妊娠满28周至不足37周分娩者。分娩总数的5%～15%。早产娩出的新生儿称早产儿，体重＜2500g，各器官发育尚不成熟，出生后易患呼吸窘迫综合征、高胆红素血症等，死亡率高，约占围生儿死亡的75%。因此，应积极防治早产，降低围生儿的死亡率。

> **考点提示**
> 　早产的定义。

（一）病因

1. 感染　如下生殖道和泌尿系感染、宫内感染等，可因高热及炎性物质刺激子宫平滑肌收缩而诱发早产。

2. 胎膜因素　绒毛膜羊膜炎、头盆不称致胎膜受力不均、宫颈内口松弛对胎膜支持力不够、胎膜发育不良等，均易致胎膜早破引起早产。

3. 宫腔内压力过大　多胎妊娠、羊水过多，子宫畸形、子宫肌瘤、剧烈咳嗽、排便困难、重体力劳动等，可直接或间接使宫内压增加，导致胎膜早破诱发早产。

4. 机械性刺激　外伤、妊娠晚期性交、反复粗暴阴道检查等，可刺激子宫收缩引起早产。

5. 严重妊娠期疾病　如前置胎盘、胎盘早剥、妊娠期高血压疾病、妊娠合并心脏病等，可造成治疗性早产。

6. 其他　重大精神创伤、吸烟、酗酒等也与早产有关。

（二）临床表现

早产的临床表现与足月分娩相似，分先兆早产与早产临产两个阶段。

1. 先兆早产　妊娠满 28 周至不足 37 周，出现不规则宫缩或轻微规则的宫缩（至少 10 分钟一次），伴少许阴道血性分泌物，子宫颈管缩短。

2. 早产临产　规则宫缩（20 分钟≥4 次），持续 30 秒以上；宫颈管消退≥80% 以上；宫颈口扩张 1cm 以上。若胎膜破裂，早产已不可避免。

> **考点提示**
> 早产的临床表现。

（三）辅助检查

1. 阴道分泌物检查　了解有无胎膜早破，排除感染。

2. B 型超声检查　了解胎儿情况，排除胎儿畸形、多胎妊娠、死胎，确定胎先露，了解胎儿生长情况；估计羊水量，有无羊水过多；了解胎盘位置，排除前置胎盘、胎盘早剥。

（四）治疗要点

先兆早产时，若胎心好，应设法抑制宫缩，避免早产的发生；早产不可避免时，应尽力提高早产儿存活率，减少并发症的发生。

【护理评估】

1. 健康史　详细询问孕产史；询问末次月经时间，确认孕周；了解胎位、骨盆大小；了解有无感染及其他妊娠期疾病，有无劳累、剧烈咳嗽、排便困难及外伤史等诱发早产的高危因素。

2. 身体评估　通过躯体检查，评估有无先兆早产及早产临产的临床表现。

3. 心理－社会评估　早产已不可避免时，孕妇及其家属担心胎儿安危而紧张、焦虑不安。若因孕妇不慎引起早产，且早产儿死亡，孕妇常感自责与内疚。

【护理问题】

1. 有新生儿受伤的危险　与早产儿发育不成熟有关。

2. 焦虑　与担心早产儿预后有关。

【护理目标】

（1）新生儿不发生的并发症或已有并发症妇转。

（2）产妇建立照顾早产儿的信心，并学会照顾早产儿。

【护理措施】

（一）一般护理

（1）对先兆早产者，指导其左侧卧位休息；胎膜早破者适当抬高臀部，以减少羊水流出；保持环境清洁、安静；加强营养，促进胎儿成熟；多食纤维丰富的食物，防止便秘；

教会患者自数胎动，有异常及时报告医师。

（2）对早产临产者，指导其自由体位，鼓励进食，督促每两小时排小便一次，以免膀胱充盈影响宫缩。

（二）病情观察

（1）先兆早产时，应观察产妇体温、脉搏、宫缩、胎心情况，药物不良反应，是否破膜及羊水性状。发现异常及时报告医师，并正确处理与护理。

（2）早产临产时，应严密观察产妇宫缩、胎心及产程进展，生命体征及全身情况；观察早产儿出生时有无并发症。发现异常配合医师积极处理。

（三）治疗护理

1. 先兆早产

（1）消除诱因　卧床休息，积极治疗妊娠期各种并发症或合并症，防治感染等。

（2）抑制宫缩　遵医嘱使用下列药物，有效抑制宫缩，是避免早产的关键措施。

1）β_2 受体激动剂　通过作用于子宫平滑肌细胞膜上的 β_2 受体，降低细胞内钙离子浓度，从而抑制子宫收缩。常用药物有利托君、沙丁胺醇等。首选利托君：100～150mg 溶于 5% 葡萄糖 500ml 静脉滴注，根据宫缩调节速度。用药期间应观察宫缩变化，有无心率加快、血压下降、血糖增高、血钾降低、恶心、出汗、头痛等不良反应。若孕妇心率≥120 次/分，应减慢滴速；心率≥140 次/分，应立即停药；如出现胸痛，尚应行心电监护。

2）硫酸镁　镁离子直接作用于子宫平滑肌细胞，使平滑肌松弛，抑制子宫收缩。一般采用 25% 硫酸镁 16ml 加于 5% 葡萄糖液 100～250ml 中，在 30～60 分钟内缓慢静脉滴注，然后以硫酸镁 1～2g/h 滴速维持，直至宫缩消失。每日总量不超过 30g。用药过程中注意膝反射、呼吸、尿量。一旦出现中毒反应，应立即停药，并遵医嘱静脉注射葡萄糖酸钙 10mg 解毒。

3）钙拮抗剂　选择性减少慢通道 Ca^{2+} 内流，抑制宫缩。常用硝苯地平 10～20mg，口服，6～8 小时 1 次。应密切观察血压及心率变化。禁用于合并充血性心衰、主动脉瓣狭窄的孕妇；已用硫酸镁者可引起严重低血压，应慎用。

（3）促胎肺成熟　糖皮质激素能促进胎儿肺成熟，预防新生儿呼吸窘迫综合征。用药指征：妊娠 23～34 周，7 日内有可能分娩者；或妊娠大于 34 周，但胎肺尚未成熟者。常用药物：倍他米松 12mg，肌内注射，每天 1 次，共用 2 天；或地塞米松 5mg，肌内注射，12 小时 1 次，共用 2 天；或地塞米松 10mg 羊膜腔内注射。

（4）抗感染　感染是早产的主要诱因之一，应用抗生素治疗能防治孕妇及胎儿感染，可延长孕周。

2. 早产临产　当早产不可避免时，应停用抑制宫缩的药物，协助医师尽早决定合理的分娩方式，提高早产儿存活率。早产儿耐受力低，易出现胎儿窘迫及新生儿窒息、颅内出血、呼吸窘迫综合征等并发症，预后可能不良，分娩前应告知家属，分娩方式应征求家属同意。

（1）阴道分娩　大部分早产儿可经阴道分娩。应充分做好接产及早产儿保暖和复苏的准备；临产后吸氧，肌内注射维生素 K_1，减少颅内出血；慎用镇静剂，避免抑制新生儿呼吸；密切观察产程、胎心率；第二产程常规会阴侧切，缩短胎头受压时间。妊娠不足 34 周者禁止使用胎头吸引器助产。

（2）剖宫产　如臀位、横位，估计胎儿成熟度低，而产程又需较长时间者，可选用剖宫产术结束分娩。应做好剖宫产术前准备及早产儿护理准备。

（四）心理护理

向孕妇及其家属讲解早产的原因及危害，鼓励孕妇保持心情舒畅，坚定保胎治疗信心，克服药物不良反应引起的不适感。产程中密切观察产妇的情绪变化，帮助产妇建立自信，以便顺利完成分娩和产后对早产儿的护理。对预后不佳者给予同情、安慰，劝其正视现实，积极配合治疗。

【健康教育】

指导孕妇营养要全面，防止便秘；避免剧烈活动，特别注意勿抬举重物，勿长时间站立或下蹲，避免腹压增加；孕晚期不要到人多拥挤的地方去，以免撞到腹部；走路要当心，避免摔跤；最好不长途旅行，避免路途颠簸劳累；孕晚期尚应禁止性生活等。坚持定期产前检查，及时发现早产的高危因素并积极治疗，防止早产的发生。对宫颈内口松弛者，应于孕 14～16 周时行宫颈环扎术。

【护理评价】

（1）早产儿一般情况是否良好，是否出现并发症。

（2）产妇是否正确认识早产发生的必然性，有无自责，精神状况是否良好。

第九节　过期妊娠

【疾病概述】

凡平时月经周期规则，妊娠达到或超过 42 周（≥294 日）尚未临产，称过期妊娠。其发生率占妊娠总数的 3%～15%。过期妊娠的围生儿病死率增高，并随妊娠期延长而增加。

考点提示

过期妊娠的定义。

（一）病因

1. 内分泌失调　内源性前列腺素和雌二醇分泌不足而黄体酮水平增高，抑制前列腺素和缩宫素的作用，使子宫不收缩，延迟分娩发动。

2. 头盆不称　头盆不称时胎先露部对宫颈内口及子宫下段的刺激不强，反射性子宫收缩减弱。

3. 胎儿畸形　无脑儿畸形不合并羊水过多时，由于胎儿无下丘脑，使垂体 - 肾上腺素轴发育不良，由胎儿肾上腺皮质产生的肾上腺皮质激素及雌三醇的前身物质 16α - 羟基硫酸脱氢酮减少，以及小而不规则的胎儿，不足以刺激宫颈内口及子宫下段引起宫缩。

4. 遗传因素　胎盘硫酸酯酶缺乏，是一种罕见的伴性隐性遗传病，均见于怀男胎病例，胎儿胎盘单位无法将活性较弱的脱氢表雄酮转变为雌三醇，致使妊娠过期。若给孕妇注射硫酸脱氢表雄酮后，血雌激素不见升高，即可确诊。

（二）病理

1. 胎盘　过期妊娠的胎盘有两种类型。一种是胎盘功能正常，胎盘外观和镜检均与妊娠足月相似，仅重量略有增加；另一种是胎盘功能减退，胎盘绒毛内血管床减少，间质纤维化增加，合体细胞小结增加，纤维蛋白沉积，表面出现钙化灶，绒毛上皮与血管基底膜增厚，出现胎盘老化现象。

2. 羊水 妊娠 38 周以后，羊水量开始减少，妊娠足月时的羊水量为 1000 ml，随着妊娠延期，羊水量越来越少。过期妊娠时，羊水量明显减少，可减少到 300 ml 以下。

3. 胎儿 过期妊娠时，若胎盘功能正常，胎儿继续生长，体重增加，成为巨大胎儿。颅骨钙化明显，不易变形，导致阴道分娩困难，使新生儿病死率增加。新生儿可出现"过熟综合征"，表现为胎脂消失，皮下脂肪减少，皮肤干燥、松弛、多皱褶，头发浓密，指（趾）甲长，身体瘦长，容貌似"小老人"。另因胎儿缺氧，肛门括约肌松弛，有胎粪排出，羊水及胎儿皮肤粪染，羊膜和脐带绿染，胎儿在子宫内吸入胎粪，出生时易出现呼吸道梗阻或吸入性肺炎，致使围生儿病死率增高。

（三）临床表现

（1）平日月经周期规则，妊娠达到或超过 42 周尚未临产。

（2）羊水量过少或羊水粪染。

（3）胎心率异常，胎动减少或消失。

（四）辅助检查

1. 测定尿 E/C 比值 单次尿 E/C < 10，表明胎盘功能减退。

2. 胎儿电子监护仪监测 NST 每周 2 次，无反应型需做 OCT，反复出现胎心晚期减速，提示胎盘功能减退，胎儿明显缺氧。

3. 超声监测 每周 1～2 次 B 型超声监测，测量胎儿双顶径、头臀长、股骨长，观察胎动、胎儿肌张力、胎儿呼吸运动及羊水量等。羊水暗区直径 < 3 cm，提示胎盘功能减退；羊水暗区直径 < 2 cm，提示胎儿危险。彩色超声多普勒血流仪监测胎儿脐动脉血流速度，判断胎盘功能与胎儿安危。

4. 羊膜镜检查 观察羊水颜色，了解胎儿是否因缺氧而有胎粪排出。若已破膜，可直接观察到羊水流出及其性状。

（五）治疗要点

过期妊娠多有缺氧，易致胎儿宫内窘迫；巨大胎儿易引起头位难产，甚至母体子宫破裂等，应避免过期妊娠的发生。分娩时需核实预产期，在妊娠 41 周以后，即应考虑终止妊娠。

【护理评估】

1. 健康史 详细询问孕产史，有无过期妊娠家族史；认真核实末次月经日期，准确推算预产期，月经不规则者，根据早孕反应及胎动出现日期推算预产期，或早孕期妇科检查子宫大小情况，综合分析判断，确认妊娠是否真正过期。

2. 身体评估 评估患者体重、宫高、腹围、胎心音等。

3. 心理 - 社会评估 孕妇担心过期妊娠会危及胎儿健康而产生焦虑、恐惧心理。

【护理问题】

1. 有胎儿窘迫的危险 与妊娠过期胎盘功能可能退化有关。

2. 有新生儿受伤的危险 与胎儿宫内缺氧及助产术有关。

3. 焦虑 与未知的妊娠结果有关。

【护理目标】

（1）不出现胎儿缺氧的征象。

（2）不出现新生儿窒息等疾病。

（3）孕妇能够认识过期妊娠的预后，积极配合治疗。

【护理措施】

（一）一般护理

（1）对过期妊娠的孕妇及其家属做好解释工作，同时为引产做好准备。

（2）再次确定孕周，并在引产前期严密观察产兆。

（3）教会孕妇自我监测胎动，定时监测胎心。如发现异常，及时通知医生，尽快处理。

（4）如妊娠超过 41 周仍无产兆，应定期行胎心监护，以便及时了解胎儿的情况。

（5）嘱左侧卧位，并给予氧气吸入 30 分钟，每日两次。

（6）进入产程后，给予氧气吸入、胎心监护，并做好抢救新生儿的准备。

（二）病情观察

用胎儿电子监护仪进行宫内监护，结合 B 型超声检查，了解胎儿在宫内的安危情况。临产后严密观察胎心音及羊水的量、色，发现异常及时报告医师。

（三）治疗护理

1. 促宫颈成熟　Bishop 评分≥7 分者，可协助直接引产；Bishop 评分 <7 分者，引产前遵医嘱促宫颈成熟，如应用 PGE$_2$ 阴道制剂和宫颈扩张球囊。

表 9 - 2　**Bishop 宫颈成熟度评分法**

指　　标	分　　数			
	0	1	2	3
宫口开大（cm）	0	1 ~ 2	3 ~ 4	≥ 5
宫颈管退缩（%）（未消退为3cm）	0 ~ 30	40 ~ 50	60 ~ 70	≥ 80
先露位置（坐骨棘水平 = 0）	− 3	− 2	− 1 ~ 0	+ 1 ~ + 2
宫颈硬度	硬	中	软	
宫口位置	后	中	前	

2. 协助终止妊娠

（1）终止妊娠指征　①宫颈已成熟；②胎儿体重 >4000g 或胎儿生长受限；③12 小时内胎动计数 <10 次或 NST（−），OCT 为阳性或可疑；④羊水中有胎粪或羊水过少；⑤有其他并发症，如妊娠期高血压疾病等。

（2）终止妊娠方法　应根据宫颈成熟度、胎盘功能及胎儿情况而定。

1）阴式分娩　适于宫颈已成熟、无头盆不称者。可采用人工破膜，破膜时羊水多而清晰，可遵医嘱静脉滴注缩宫素诱发宫缩，并严密观察宫缩、产程进展和胎心音变化。如发现异常，应及时报告医师。

2）剖宫产　如胎盘功能减退、胎儿宫内窘迫、羊水过少或混浊者，不论宫颈是否成熟，均应做好剖宫产术术前准备及新生儿窒息抢救的准备。胎儿娩出后立即协助医生在直接喉镜指引下行气管插管吸出气管内容物。严密观察新生儿，如发现窒息、脱水、低血容量及代谢性酸中毒等并发症，及时协助医生处理。

（四）心理护理

向孕妇及其家属说明过期妊娠的危害，解释终止妊娠的必要性，介绍处理方法、分娩环境和本院助产技术，以消除产妇焦虑、恐惧心理，使其能积极配合治疗。

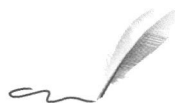

【健康教育】

1. 加强孕期保健，督促孕妇按时产前检查，嘱超过预产期 1 周未临产者及时住院。

2. 鼓励孕妇近预产期时适当活动，如散步、爬楼梯等，以利胎先露下降，促进临产。

> **考点提示**
>
> 过期妊娠的健康教育。

3. 教会孕妇从孕 30 周开始自数胎动，或自购胎心听诊器听胎心音，发现异常及时就诊。

【护理评价】

（1）胎心率、胎动是否正常，有无胎儿宫内窘迫征象。

（2）新生儿是否正常。

（3）孕产妇情绪是否平稳，对治疗及护理是否表示满意。

第十节　羊水量异常

【疾病概述】

正常妊娠过程羊水的产生与吸收处于动态平衡，若羊水产生和吸收失衡，将导致羊水量异常。凡在妊娠任何时期羊水量超过 2000ml，称为羊水过多。发生率为 0.5% ~1%。羊水过多者 1/3 病因不明，明显的羊水过多与胎儿畸形（以神经系统和消化道畸形最常见）、多胎妊娠、妊娠合并糖尿病、重度贫血等因素有关。

妊娠晚期羊水量少于 300ml 者，称为羊水过少。发生率为 0.4% ~4%。羊水过少严重影响围生儿预后，若羊水量少于 50ml，胎儿窘迫发生率达 50% 以上，围生儿死亡率高达 88%，应高度重视。其发生原因与胎儿畸形（以先天性泌尿系统畸形为主）、胎盘功能减退、羊膜病变、胎膜早破、孕妇脱水、血容量不足或服用某些药物（如利尿剂、吲哚美辛）等有关。

> **考点提示**
>
> 羊水过多、羊水过少的定义。

（一）临床表现

1. 羊水过多　分急性羊水过多与慢性羊水过多。

（1）急性羊水过多　较少见，多发生在妊娠 20 ~24 周。羊水在数日内急速增多，子宫急剧增大，产生一系列压迫症状。腹部检查：腹壁皮肤紧绷发亮，严重者皮肤变薄，皮下静脉清晰可见；子宫明显大于妊娠月份，胎位不清，胎心遥远或听不清；巨大子宫压迫下腔静脉，影响静脉回流，出现下肢及外阴部水肿与静脉曲张。

（2）慢性羊水过多　较多见，多发生在妊娠 28 ~32 周。羊水在数周内缓慢增多，症状较缓和，孕妇多无明显不适或仅出现轻微压迫症状。腹部检查：腹壁皮肤发亮、变薄；子宫大于孕月，张力大，有液体震颤感；胎位不清；胎心音遥远。

2. 羊水过少　羊水过少的临床症状多不典型。孕妇于胎动时常感腹痛，且常有胎动减少。腹部检查：宫高、腹围较同期妊娠小，合并胎儿生长受限更明显，有子宫紧裹胎儿感。子宫敏感，轻微刺激可引发宫缩，临产后阵痛明显，且宫缩多不协调。阴道检查时，发现前羊膜囊不明显，胎膜紧贴胎儿先露部，人工破膜时羊水量极少，多有污染。分娩时宫口扩张缓慢，产程进展延长。易发生胎儿宫内窘迫与新生儿窒息，围生儿死亡率较高。

（二）辅助检查

1. B 型超声检查　是最重要的辅助检查方法，不仅能测量羊水量，还可了解胎儿情况，如无脑儿、脊柱裂、胎儿水肿及双胎等。B 型超声诊断羊水过多的标准有：①羊水最大暗区垂直深度（AFV）。AFV≥8cm 为羊水过多，其中 AFV 8～11cm 为轻度羊水过多，AFV 12～15cm 为中度羊水过多，AFV>15cm 为重度羊水过多。②羊水指数（AFI）。AFI≥25cm 为羊水过多，其中 AFI 25～35cm 为轻度羊水过多，AFI 36～45cm 为中度羊水过多，AFI>45cm 为重度羊水过多。B 型超声诊断羊水过少的标准有：①妊娠晚期 AFV。AFV≤2cm 为羊水过少，AFV≤1cm 为严重羊水过少。② AFI。AFI≤8cm 为羊水偏少，AFI≤5cm 为羊水过少。

> **考点提示**
> B 超检查羊水过多、羊水过少的诊断标准。

2. 胎儿染色体检查　需排除胎儿染色体异常时可做羊水细胞培养，或采集胎儿脐带血细胞培养，作染色体核型分析。同时可行羊水生化检查，羊水中的 AFP 明显增高提示胎儿神经管畸形（无脑儿、脊柱裂）、上消化道闭锁等，有助于羊水过多的诊断。

3. 电子胎心监护　羊水过少时可使脐带及胎盘受压，使胎儿储备能力减低，NST 呈无反应型，一旦子宫收缩，脐带受压加重，可出现胎心变异减速或晚期减速。

4. 其他检查　检查孕妇 Rh、ABO 血型，以排除母儿血型不合。必要时行葡萄糖耐量试验，以排除妊娠期糖尿病等。

（三）治疗要点

治疗取决于胎儿有无畸形、孕周大小及孕妇症状的严重程度。羊水量异常合并胎儿畸形者，应及时终止妊娠；合并正常胎儿且妊娠未足月者，消除病因，减轻症状，延长孕周；合并正常胎儿且妊娠已足月者，减轻症状，及时终止妊娠。

【护理评估】

1. 健康史　详细询问病史，了解孕妇年龄、用药史，有无胎儿畸形家族史，有无妊娠期高血压疾病、糖尿病等导致羊水量异常的疾病史。

2. 身体评估　通过躯体检查，结合辅助检查，评估有无羊水过多、羊水过少的临床表现及并发症。

3. 心理－社会评估　孕妇及其家属因担心胎儿可能有畸形，常感紧张、焦虑不安，甚至产生无助感及恐惧心理。

【护理问题】

1. 有胎儿窘迫的危险　与人工破膜时易并发胎盘早剥、脐带脱垂、早产等有关。

2. 焦虑　与担心胎儿可能有畸形及自身安全有关。

3. 潜在并发症　早产、胎膜早破、脐带脱垂、胎盘早剥等。

【护理目标】

（1）胎儿无宫内缺氧征象。

（2）患者情绪平稳，能认识其预后，积极配合治疗。

（3）不出现早产、胎膜早破等并发症。

【护理措施】

（一）一般护理

注意休息，左侧卧位。有压迫症状者取半卧位，并抬高下肢；若胎膜破裂者，应立即平卧，抬高臀部，防脐带脱垂。合理饮食，保持大便通畅。教会孕妇自数胎动。

（二）病情观察

注意询问孕妇有无腹部胀痛、胸闷、气急等压迫症状及其严重程度。观察孕妇的生命体征；定期测量宫高、腹围和体重，注意其增长速度是否过快；观察腹壁皮肤是否紧绷发亮，腹壁张力是否增加。观察胎心、胎动及宫缩，及早发现胎儿宫内窘迫及早产的征象；人工破膜时应密切观察胎心和宫缩，及时发现胎盘早剥和脐带脱垂的征象。每周复查 B 型超声，了解羊水指数及胎儿生长情况。产后应密切观察子宫收缩及阴道流血情况，防止产后出血。

（三）治疗护理

1. 羊水过多

（1）羊水过多合并胎儿畸形者　及时终止妊娠，可协助医生经腹羊膜腔穿刺注入依沙吖啶引产。

（2）羊水过多合并胎儿正常且足月者　行人工破膜减轻压迫症状，等待自然分娩。但破膜时需注意行高位破膜，用高位破膜器自宫口沿胎膜向上送入 15～16cm 处刺破胎膜，使羊水缓慢流出，避免宫腔内压力骤然下降引起胎盘早剥。严格无菌操作，羊水流出过程中密切观察孕妇血压、心率变化；注意阴道流血及宫高变化，及早发现胎盘早剥征象。羊水流出后，腹部应放置沙袋以防血压骤降，甚至休克。破膜后多能自然临产，若 12 小时后仍未临产，静脉滴注缩宫素诱发宫缩。

（3）羊水过多合并胎儿正常、孕周＜37 周、胎肺不成熟者　应尽量延长孕周，协助医生行羊膜腔穿刺抽出羊水以减轻压迫症状。但应注意抽羊水的速度要慢，＜500ml/h，一次放羊水总量＜1500ml，以免诱发胎盘早剥。

2. 羊水过少

（1）羊水过少合并胎儿畸形者　应尽早终止妊娠，协助医生经腹羊膜腔穿刺注入依沙吖啶引产。

（2）羊水过少合并胎儿正常且足月者　应及时终止妊娠，可经阴道人工破膜引产。若胎儿贮备力尚好，无明显宫内缺氧，人工破膜后密切观察产程进展，连续监测胎心变化，观察羊水性状。若合并胎盘功能不良、胎儿窘迫或破膜后羊水少且胎粪严重污染，估计短时间不能结束分娩，应行剖宫产术，可显著降低围生儿死亡率。

（3）羊水过少合并胎儿正常且未足月者　遵医嘱羊膜腔输液增加羊水量，延长孕周。协助医生经羊膜腔灌注生理盐水解除脐带受压，提高围生儿存活率。羊膜腔灌注的具体方法：常规消毒腹部皮肤，

> **考点提示**
>
> 羊水过多、羊水过少的治疗护理措施。

在 B 型超声引导下行羊膜腔穿刺，将 37℃的 0.9% 氯化钠液 100～700ml（通常 250ml），以每分钟 15～20ml 的速度灌注至羊膜腔，一直滴至胎心率变异减速消失，或 AFI 达到 8cm。同时应选用宫缩抑制剂预防流产或早产。

（四）心理护理

向患者及其家属介绍羊水过多或过少的相关知识。保持环境安静、整洁，减少和消除患者紧张、恐惧的心理，提高自我保健意识。若胎儿畸形，向患者及其家属介绍引起胎儿畸形的原因，劝其正视现状，并提供情感上的支持。

【健康教育】

（1）加强孕期宣教，使孕妇及其家属认识到羊水量异常的危害性。

（2）指导孕妇休息时左侧卧位，低盐饮食，防止便秘；减少增加腹压的活动以防胎膜早破。教会孕妇自我监测宫内胎儿情况的方法和技巧。

（3）明确诊断为羊水量异常的患者应定期随访，每 1~2 周 B 型超声监测羊水情况，每 2 周测一次 NST。孕期加强监护，避免一切对胎儿致畸的因素。

【护理评价】

（1）胎心胎动是否正常，胎儿有无缺氧征象。

（2）孕妇心态是否平和，是否能正视现状，对治疗和护理是否满意。

（3）是否有并发症发生。

扫码"看小结"

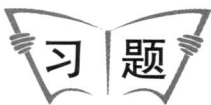
习 题

一、单选题

【A1／A2 型题】

1. 引起流产最常见的原因是

    A. 染色体异常   B. 内分泌失调   C. 外伤

    D. 子宫病变   E. 接触有害物质

2. 妊娠期高血压疾病最基本的病理变化为

    A. 水钠潴留   B. 血液浓缩

    C. 血管脆性及通透性增高   D. 全身小动脉痉挛

    E. 低血容量

3. 疑前置胎盘者，严禁下列哪项检查

    A. 阴道检查   B. 肛门检查   C. 放射线检查

    D. B 型超声检查   E. 化验检查

【A3／A4 型题】

（4~5 题共用题干）

某女，26 岁，G_2P_0。停经 70 天，下腹阵发性疼痛伴阴道多量流血 2 天。入院查：一般情况尚可，血压 90/60mmHg，脉搏 110 次/分，宫颈口已开，可见组织物堵塞，子宫如孕 50 天大小，无压痛。

4. 该患者诊断首先考虑为

    A. 完全流产   B. 不全流产   C. 稽留流产

    D. 难免流产   E. 先兆流产

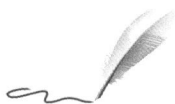

5. 上题一经确诊，首选护理措施为

A. 指导卧床休息　　　　　　B. 减少刺激

C. 加强心理护理　　　　　　D. 立即做好清宫术的术前准备

E. 继续监测胚胎发育情况

二、思考题

女，G_2P_0，停经42天，今晨如厕太久后，突感左下腹剧烈疼痛伴头晕眼花，两小时后由家属送医院就诊。入院查：面色苍白，血压85/55mmHg，心率110次/分，左下腹压痛反跳痛。妇科检查：宫颈举痛，后穹隆饱满，左下腹压痛明显。

问题：

（1）为明确评估疾病，尚需做何种辅助检查？

（2）请提出首优护理诊断。

（3）制定主要护理措施。

（李丽琼）

扫码"练一练"

第十章 妊娠合并症妇女的护理

📖 **学习目标**

1. **掌握** 各种妊娠合并症与妊娠、分娩及产褥期的相互影响。
2. **熟悉** 各种妊娠合并症的护理评估、护理诊断与护理措施。
3. **了解** 各种妊娠合并症的临床表现、治疗原则。
4. 能够运用护理程序对妊娠合并症妇女进行个性化护理，初步建立临床评判性思维。
5. 能尊重、关心孕产妇，具有积极帮助其度过孕产关键期的意识。

第一节 妊娠合并心脏病

案例导入

李女士，30 岁，患有先天性心脏病，现第一次怀孕，已有 8 个月。生活中一直没有出现不适，但自怀孕之后经常感觉心慌，近一个星期出现晚上睡觉被憋醒，随后坐起大口喘气才会缓解，因此前来医院做检查。

请问：

1. 李女士可能发生了什么？
2. 目前李女士的护理问题有哪些？怎样实施护理？
3. 该怎样对李女士进行健康教育？

【疾病概述】

妊娠合并心脏病是妇女在围生期患有的严重的妊娠合并症。妊娠、分娩及产褥期间心脏及血流动力学的改变，均可加重心脏病患者的心脏负担而诱发心力衰竭。妊娠合并心脏病在我国孕产妇死因中高居第 2 位，为非直接产科死亡原因的第 1 位。

（一）妊娠、分娩对心脏病的影响

1. 妊娠期 妊娠期妇女循环血容量于第 6 周开始逐渐增加，32～34 周达高峰，至妊娠末期可增加 50%，产后 2～6 周逐渐恢复正常。妊娠末期，心排出量较孕前增加 30%～50%，心率平均每分钟增加 10 次。妊娠末期，子宫增大、膈肌升高，使心脏向上、向左前发生移位，心尖搏动向左移位 2.5～3cm，导致心脏大血管轻度扭曲，使心脏负荷进一步加重，易使患心脏病的孕妇发生心力衰竭而危及生命。

2. 分娩期 分娩期是孕妇血流动力学变化最显著的阶段，是心脏负担最重的时期。在第一产程中，子宫收缩会导致血液被挤入体循环，回心血流量增多使心排血量增加。且子宫收缩使右心房压力增高，平均动脉压增高，加重心脏负担。第二产程中，子宫收缩及腹肌和骨骼肌的收缩，使外围循环阻力增加，肺循环和腹腔压力增高，使内脏血液向心脏回流增加，此时心脏前、后负荷显著加重。第三产程中，胎儿娩出后，腹腔内压力骤减，大量血液流向内脏，回心血量减少；继之胎盘娩出，胎盘循环停止，子宫收缩使子宫血窦内血液突然进入体循环，使回心血量骤增，造成血流动力学急剧变化，妊娠合并心脏病的孕妇极易诱发心力衰竭和心律失常。

3. 产褥期 产后 3 日内，子宫收缩使大量血液进入体循环，且产妇体内组织间隙内潴留的液体也开始回流至体循环，体循环血量仍有一定程度的增加；而妊娠期出现的一系列心血管系统的变化尚不能立即恢复至非孕状态，加之产妇伤口和宫缩疼痛、分娩疲劳、新生儿哺乳等负担，仍须警惕心力衰竭的发生。

（二）心脏病对妊娠、分娩的影响

心脏病不影响患者受孕。心脏病变较轻，心功能Ⅰ～Ⅱ级，无心力衰竭病史，且无其他并发症者，在密切监护下可以妊娠，必要时给予治疗。但心脏病变加重，心功能Ⅲ～Ⅳ级者一般不宜妊娠，因患者在孕期极易诱发心力衰竭。如已妊娠应在早期终止。

心脏病孕妇心功能状态良好者，母儿相对安全，且多以剖宫产终止妊娠。不宜妊娠的心脏病患者一旦受孕或妊娠后心功能状态不良者，则流产、早产、死胎、胎儿生长受限、胎儿宫内窘迫及新生儿窒息的发生率明显增加。

（三）临床表现

1. 症状 主要表现为呼吸困难、心悸、咳嗽、咯血、端坐呼吸、胸痛、肝大、水肿等心力衰竭的症状。部分患者出现相应器官栓塞症状。

2. 体征 心率增快、发绀、持续性颈静脉怒张、舒张期或收缩期杂音、心包摩擦音、舒张期奔马律、交替脉等。

3. 早期心力衰竭的临床表现 轻微活动后即有胸闷、心悸、气短；休息时心率每分钟超过 110 次，呼吸每分钟大于 20 次；夜间常因胸闷而需坐起呼吸，或需到窗口呼吸新鲜空气；肺底部出现少量持续性湿啰音，咳嗽后不消失。

美国纽约心脏病协会（NYHA）根据患者客观检查，如心电图、负荷试验、X 线摄片、超声心动图等，评估心脏病变程度，分为 A、B、C、D 4 级。

A 级：无心血管疾病客观依据。

B 级：客观检查提示有轻度心血管疾病的客观依据。

C 级：客观检查提示有中度心血管疾病的客观依据。

D 级：有严重心血管疾病表现的客观依据。

（四）辅助检查

1. 心电图检查 提示各种严重的心律失常，如心房颤动、三度房室传导阻滞、ST 段改变、T 波异常等。

2. X 线检查 显示有心脏扩大，尤其个别心腔扩大。

3. 超声心电图（UCG） 精确反映各心腔大小的变化、心瓣膜结构及功能情况。

4. 电子胎心监护、无应激试验、胎动评估 预测胎儿储备能力，评估胎儿健康情况。

（五）治疗要点

处理要点是积极防治心力衰竭和感染。

1. 非妊娠期 根据孕妇所患有的心脏病类型、病情程度及心功能状态，确定患者是否可以妊娠。对不宜妊娠者，应指导其采取正确的避孕措施。

2. 妊娠期 定期产前检查，正确评估母体和胎儿情况，积极预防和治疗各种引起心力衰竭的诱因，动态观察心脏功能，减轻心脏负荷，适时终止妊娠。凡不宜妊娠者，应在妊娠 12 周前行人工流产术。妊娠超过 12 周者应密切监护，积极预防心力衰竭至妊娠末期。

3. 分娩期 心功能 Ⅰ ~ Ⅱ级、胎儿不大、胎位正常、宫颈条件良好者，在严密监护下可经阴道分娩，第二产程时需给予阴道助产，防止心力衰竭和产后出血发生。心功能 Ⅲ ~ Ⅳ级、胎儿偏大、宫颈条件不佳、合并有其他并发症者，可选择剖宫产终止妊娠。

4. 产褥期 产后 3 日内，尤其是产后 24 小时内，仍是心力衰竭发生的危险时期，产妇应充分休息且需要严密监护。按医嘱应用广谱抗生素预防感染，产后 1 周左右无感染征象时停药。心功能 Ⅲ级及以上者不宜哺乳。

> **考点提示**
> 妊娠合并心脏病的治疗要点。

【护理评估】

1. 健康史 详细、全面地了解患者孕产史、心脏病史及与心脏病有关的疾病史、相关检查、心功能状态及诊疗经过、有无心衰病史等；了解孕妇药物的使用、日常活动、睡眠与休息、营养与排泄等；动态观察心功能状态及妊娠经过。

2. 身体评估 根据患者的临床表现、辅助检查及治疗方案进行评估。

3. 心理 - 社会评估 患者及家属往往对心脏病表现为恐惧、无助、忧郁等反应，担心生命安全，产生绝望感。评估患者家庭及社会支持系统。

【护理问题】

1. 活动无耐力 与心排血量下降有关。

2. 潜在并发症 心力衰竭。

【护理目标】

（1）孕产妇能结合自身情况，描述可以进行的日常活动。

（2）孕产妇不发生心力衰竭。

【护理措施】

1. 非妊娠期 根据心脏病的类型、病变程度、心功能状态及是否有手术矫治史等具体情况，决定是否适宜妊娠。对不应妊娠者，指导患者采取有效措施严格避孕。

2. 妊娠期

（1）加强孕期保健 定期进行产前检查，可早期发现诱发心力衰竭的各种潜在危险因素。妊娠 20 周前，每 2 周行产前检查 1 次；妊娠 20 周后，尤其是 32 周后，需 1 周检查 1 次，可根据病情需要调节产检时间。重点评估心脏功能情况及胎儿宫内情况。心功能在 Ⅲ 级或以上，有心力衰竭征象者，均应立即入院治疗；心功能 Ⅰ ~ Ⅱ级者，应在妊娠 36 ~ 38 周提前入院待产。

（2）预防心力衰竭 充分休息，避免过劳，保证孕妇每天至少 10 小时的睡眠且中午宜休息 2 小时。休息时应该取左侧卧位或半卧位，避免因过劳及精神压力诱发心力衰竭。

指导心脏病孕妇摄入高热量、高维生素、低盐、低脂且富含多种微量元素的食物。整个孕期孕妇体重增加不宜超过 10kg。预防治疗诱发心力衰竭的各种因素，如有感染征象，应及时给予有效的抗感染治疗。

3. 分娩期

（1）第一产程　左侧卧位，上半身抬高，下肢放低。也可适当应用镇静剂，消除紧张情绪。密切观察子宫收缩、胎头下降及胎儿宫内情况，随时评估孕妇的心功能状态，正确识别早期心力衰竭的症状及体征。每 15 分钟测生命体征 1 次，每 30 分钟测胎心率 1 次。遵医嘱予抗生素预防感染。

（2）第二产程　宫缩时不宜用力，指导并鼓励产妇以呼吸及放松技巧减轻不适感。宫口开全后需要行产钳术或胎头吸引术缩短产程，以免产妇消耗大量体力，同时应做好抢救新生儿的各种准备工作。

（3）第三产程　胎儿娩出后，应在腹部放置沙袋，持续 24 小时，防止腹压骤降而诱发心力衰竭。为防止产后出血过多，静脉或肌内注射缩宫素 10～20U，禁用麦角新碱，以防静脉压升高。

4. 产褥期

（1）严密监测生命体征　产后监测 72 小时，正确识别早期心衰症状，产妇应半卧位或左侧卧位，保证充足的休息，必要时遵医嘱给予镇静剂；在心脏功能允许的情况下，鼓励患者早期下床、适度活动，以减少血栓的形成。

（2）一般护理及用药护理　心功能Ⅰ～Ⅱ级的产妇可以母乳喂养，但应避免过劳；保证充足的睡眠和休息。心功能Ⅲ级或以上者，应及时回乳，指导家属人工喂养的方法。及时评估有无膀胱胀满。保持外阴部清洁；指导摄取清淡饮食，少量多餐，防止便秘，必要时遵医嘱给予缓泻剂。产后按医嘱预防性使用抗生素及协助恢复心功能的药物，并严密观察其不良反应，无感染征象时停药。

（3）采取适宜的避孕方式　不宜再妊娠者，在剖宫产的同时行输卵管结扎术或在产后 1 周做绝育术。未做绝育术者应建议采取适宜的避孕措施，严格避孕。

5. 心理护理　提供安静、舒适的分娩环境，陪伴产妇，给予情感支持与鼓励，及时提供信息，协助产妇及其家属了解产程进展情况，并取得配合，减轻其焦虑感，保持情绪平稳，维护家庭关系和谐。

【健康教育】

（1）指导孕妇及家属掌握妊娠合并心脏病的相关知识。

（2）指导孕妇及其家人识别早期心力衰竭的症状和体征，以及服药的重要性，掌握抢救和应对措施。

（3）产后指导产妇及其家属共同制订康复计划。

（4）在病情允许的情况下，鼓励产妇照顾新生儿，增加母婴情感。

【护理评价】

（1）孕产妇能否根据自身情况安排适当的日常活动。

（2）孕产妇是否发生心力衰竭和感染。

第二节　妊娠合并糖尿病

【疾病概述】

妊娠合并糖尿病包括两种类型。①糖尿病合并妊娠：妊娠前已被确诊为糖尿病妇女合并妊娠或妊娠前糖耐量异常，妊娠后发展为糖尿病，分娩后仍为糖尿病的患者，该类型者不足20%。②妊娠期糖尿病（gestational diabetes mellitus，GDM）：妊娠期首次发病或发现的糖尿病，包含了一部分妊娠前已患有糖尿病但孕期首次被确诊的患者。占妊娠合并糖尿病总数中的80%。

（一）妊娠、分娩对糖尿病的影响

妊娠可使原有糖尿病患者的病情加重，使隐性糖尿病显性化，使既往无糖尿病的孕妇发生GDM。孕妇在妊娠期代谢增强，胎儿从母体摄取能量增加，使葡萄糖需要量较非孕时增加。若未及时调整胰岛素使用剂量，则易导致产妇低血糖症状发生。另外，临产后孕妇紧张及疼痛又可引起血糖发生较大波动，使得胰岛素用量不易掌握。胎盘娩出后，胎盘所产生的具有拮抗胰岛素作用的激素和细胞因子迅速消失，全身内分泌变化逐渐恢复到非孕水平，若不及时调整胰岛素用量，极易发生低血糖。

（二）糖尿病对妊娠、分娩的影响

糖尿病对母儿的危害及其程度取决于糖尿病患者病情及血糖控制水平。孕前及孕期血糖控制不满意者，母儿并发症明显增加。对孕妇可致自然流产、妊娠期高血压、感染、羊水过多、胎膜早破；对胎儿可致巨大儿、畸形、早产、胎儿生长受限、死胎等。对新生儿可致新生儿呼吸窘迫综合征、新生儿低血糖、低钙血症和低镁血症等，使新生儿病死率增加。

（三）临床表现

1. 糖代谢紊乱综合征　大多数患者无明显临床表现。少数患者妊娠期有"三多一少"（多饮、多食、多尿、体重下降）症状，或伴阴道反复瘙痒、羊水过多、胎儿巨大等。

2. 糖尿病急性并发症　并发酮症酸中毒，孕产妇出现心悸、出汗、饥饿、呕吐等，可见孕产妇面色苍白、呼吸快并有烂苹果味。并发高渗性昏迷，孕产妇可出现精神神经症状，表现有嗜睡、幻觉、定向力障碍、偏盲、偏瘫及昏迷等。此外，合并皮肤感染，可见皮肤疖、痈。合并泌尿生殖系统感染，则可出现尿频、尿急、尿痛及阴道分泌物增多等。

（四）辅助检查

1. 血糖测定　①空腹血糖（FPG）≥7.0mmol/L（126mg/dl）；②糖化血红蛋白（GhbAlc）≥6.5%；③伴有典型高血糖或高血糖危象，同时任意血糖≥11.1mmol/L（200mg/dl）。具有以上任何一项可诊断糖尿病合并妊娠。

2. 口服葡萄糖耐量试验（OGTT）　建议在妊娠24～28周及以后进行。方法：检查前1日晚餐后禁食至少8小时，次日晨（最迟不超过上午9时）检查，口服含75g葡萄糖的液体300ml，5分钟内服完，分别抽取服糖前、服糖后1小时、2小时的静脉血测定血糖水平，3个时间点正常值分别为5.1mmol/L、10.0mmol/L、8.5mmol/L，任何一点血糖值达

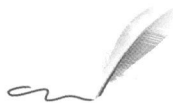

到或超过以上数值即诊断为 GDM。

3. 其他检查 24 小时尿蛋白定量、肝肾功能、眼底检查、尿酮体等。

（五）治疗要点

严格控制血糖在正常值，减少母儿并发症。

（1）糖尿病妇女于妊娠前应判断糖尿病的程度，以确定妊娠的可能性。

（2）允许妊娠者，需在密切监护指导下，尽可能将孕妇血糖控制在正常或接近正常范围内，并选择正常的分娩方式，以防止并发症的发生。

【护理评估】

1. 健康史 评估患者糖尿病史及家族史；有无复杂性外阴阴道假丝酵母菌病、不明原因反复流产、死胎、巨大儿，或分娩足月新生儿呼吸窘迫综合征、胎儿畸形、新生儿死亡等不良孕产史等；本次妊娠经过、病情控制及目前用药情况；有无胎儿偏大或羊水过多等潜在高危因素。同时，注意评估有无肾脏、心血管系统及视网膜病变等合并症情况。

2. 身体评估 根据患者的临床表现、辅助检查及治疗方案进行评估。

3. 心理 – 社会评估 评估孕妇及其家属对糖尿病相关知识的掌握程度和认知态度，有无焦虑、恐惧心理，社会及家庭支持系统是否完善等。

【护理问题】

1. 营养失调（低于或高于机体需要量） 与血糖代谢异常有关。

2. 知识缺乏 缺乏饮食控制和胰岛素使用的相关知识。

【护理目标】

（1）孕产妇能够保持良好的自我照顾能力，维护母儿健康。

（2）孕产妇及其家属能列举监测及控制血糖的方法。

【护理措施】

1. 非孕期 显性糖尿病妇女在妊娠前应寻求产前咨询和详细的评估，确定糖尿病的病情程度。病情易造成胎儿畸形、智力障碍、死胎，或可加重孕妇原有病情等严重不良后果的，不宜妊娠；对于器质性病变较轻者，指导其控制血糖水平在正常范围内再妊娠。

2. 妊娠期

（1）孕期母儿监护 孕早期应每周产前检查 1 次，至第 10 周。妊娠中期每 2 周检查 1 次。一般妊娠 20 周时需及时增加胰岛素的用量，32 周后每周检查 1 次。监测孕妇的血糖、血脂、肝肾功能、24 小时尿蛋白定量及眼底等；监测胎儿发育、胎儿成熟度、胎盘功能、无激惹试验、胎心、胎动，定期 B 超检查监测胎头双顶径、羊水量和胎盘成熟度等。

（2）控制饮食 75%～80% GDM 患者仅需要通过控制饮食量与种类，即可维持血糖在正常范围。每日需要的热量分配：碳水化合物占 40%～50%，蛋白质 20%，脂肪 30%～40%。必要时请营养师给予协助制订营养配餐。碳水化合物应多选择血糖指数较低的粗粮，如荞麦、玉米面、薯类和杂豆类；优质蛋白的摄入应占每日总蛋白 50% 以上，主要选择鱼、肉、蛋、牛奶、黄豆制品等。相应减少主食量，提倡低盐饮食。同时每日补充钙剂 1～

1.2g，叶酸 5mg，铁剂 15mg 及维生素等微量元素。

（3）适度运动　孕妇适度的运动可提高胰岛素的敏感性，改善血糖及脂代谢紊乱，避免体重增长过快，利于糖尿病病情的控制和正常分娩。运动方式以有氧运动最好，尽量避免引起心悸，以及宫缩、胎心率的变化。每日运动时间和量基本不变，以餐后 1 小时为宜，持续 20～40 分钟，以免发生低血糖。通过饮食和适度运动，使孕期体重增加控制在 10～12kg 内较为理想。先兆流产或合并其他严重并发症者不宜采取运动疗法。

（4）合理用药　因磺脲类及双胍类降糖药均能通过胎盘，对胎儿产生毒性反应，因此孕妇不宜采用口服降糖药物治疗。对通过饮食治疗不能控制的妊娠期糖尿病孕妇，为避免低血糖和酮症酸中毒的发生，胰岛素是其主要的治疗药物。显性糖尿病孕妇应在孕前即改为胰岛素治疗。

> **考点提示**
> 妊娠合并糖尿病主要药物治疗。

3. 分娩期

（1）终止妊娠的时间　原则是在控制血糖、确保母儿安全的情况下，尽量推迟终止妊娠的时间，可等待至近预产期（38～39 周）。若血糖控制不良，伴有严重的合并症或并发症情况下，则在促进胎儿肺成熟后立即终止妊娠。

（2）分娩方式　有胎位异常、巨大儿、病情严重需终止妊娠时，常选择剖宫产。若胎儿发育正常，宫颈条件较好，则适宜经阴道分娩。

（3）分娩时的护理　分娩时，应严密监测血糖、尿糖和尿酮体，为使血糖不低于 5.6mmol/L（100mg/dl），可按每 4g 糖加 1U 胰岛素的比例给予静脉输液，提供热量，预防低血糖。准备经阴道分娩者，鼓励产妇左侧卧位，改善胎盘血液供应。密切监护胎儿状况，产程时间不超过 12 小时，如产程大于 16 小时易发生酮症酸中毒。糖尿病孕妇在分娩过程中，仍需维持身心舒适，给予支持以减缓分娩压力。

（4）新生儿护理　无论体重大小均按高危儿处理，注意保暖和吸氧等。新生儿出生时，取脐血监测血糖，并在 30 分钟后定时滴服 25% 葡萄糖液防止低血糖，同时注意预防低血钙、高胆红素血症及新生儿呼吸窘迫综合征发生。多数新生儿在出生后 6 小时内血糖值可恢复正常。糖尿病产妇，即使接受胰岛素治疗，哺乳也不会对新生儿产生不良影响。

4. 产褥期

（1）产后由于胎盘娩出，抗胰岛素激素迅速下降，需重新评估胰岛素的需要量，根据产妇血糖情况调整胰岛素用量。一般情况下，分娩后 24 小时内胰岛素减至原用量的 1/2，48 小时减少到原用量的 1/3，产后 1～2 周胰岛素用量逐渐恢复至孕前水平。

（2）预防产褥感染　保持外阴清洁、干燥，行会阴部擦洗每日 2 次，遵医嘱使用广谱抗生素预防感染。

（3）建立亲子关系，鼓励轻症糖尿病产妇实施母乳喂养，做到尽早吸吮和按需哺乳。重症者不宜哺乳，应及时给予退乳并指导人工喂养。糖尿病患者产后应长期避孕，建议使用避孕套和手术结扎，不宜使用避孕药及宫内避孕器具。

5. 心理护理　由于担心糖尿病对母儿的危害而产生焦虑、恐惧及低自尊的反应。如果妊娠分娩不顺利，婴儿产生不良后果，则孕妇心理压力更大，护理人员应提供各种交流的机会，对孕产妇及其家属介绍妊娠合并糖尿病的相关知识、血糖控制稳定的重要性和降糖治疗的必要性，鼓励其讨论面临的问题及心理感受。

【健康教育】

（1）妊娠前应详细咨询医师，糖尿病妇女已有严重并发症及不宜妊娠者，应尽早终止妊娠。器质性病变较轻、血糖控制良好者，可在积极治疗、密切监护下继续妊娠。

（2）定期监测血糖，按计划到医院开展复查。

（3）鼓励接受胰岛素治疗的产妇母乳喂养。

（4）糖尿病产妇产后应坚持避孕，宜使用避孕套。

【护理评价】

（1）孕产妇能否自我照顾，维护母儿健康。

（2）孕产妇及其家属能否列举监测及控制血糖的方法。

第三节　妊娠合并病毒性肝炎

【疾病概述】

病毒性肝炎是由多种病毒引起的以肝脏病变为主的传染性疾病。致病病毒包括：甲型肝炎病毒（HAV）、乙型肝炎病毒（HBV）、丙型肝炎病毒（HCV）、丁型肝炎病毒（HDV）、戊型肝炎病毒（HEV）、庚型肝炎病毒（HGV）和输血传播病毒（TTV）共7种，其中HBV最常见。文献报道妊娠合并病毒性肝炎的发病率为0.8%～17.8%，是妊娠期妇女肝病和黄疸最常见的原因。

（一）妊娠、分娩对病毒性肝炎的影响

由于孕早期妊娠反应，母体摄入减少，体内蛋白质等营养物质相对不足，而妊娠期机体新陈代谢率高，营养物质消耗增多，肝内糖原储备降低，使肝脏抗病能力下降。孕妇体内产生大量内源性雌激素均需在肝内灭活，且妨碍肝脏对脂肪的转运和胆汁的排泄，且胎儿代谢产物也需在母体肝内解毒，从而加重肝脏负担。妊娠期某些并发症、分娩时体力消耗、酸性代谢物质产生增多、产后出血等，可进一步加重肝脏损害。

（二）病毒性肝炎对妊娠、分娩的影响

1. 对孕妇的影响　病毒性肝炎发生在早期可加重妊娠反应，发生在妊娠晚期则使妊娠期高血压疾病发生率增高。孕产妇死亡率高，分娩时因肝脏功能受损导致凝血因子合成功能减退，在肝功能衰竭的基础上，如并发产后出血、感染、上消化道出血等，极易诱发肝性脑病和肝肾综合征。

2. 对胎儿及新生儿的影响　妊娠早期患有病毒性肝炎，胎儿畸形发生率高于正常孕妇2倍。肝功能异常的孕产妇流产、早产、死胎、死产和新生儿死亡率明显增加。围生期感染的婴儿，部分则转为慢性病毒携带状态，易发展为肝硬化或原发性肝癌。

母婴传播途径包括：（1）宫内传播。因胎盘屏障受损或通透性增强引起母血渗漏所致。（2）产时传播。胎儿通过产道接触母血、羊水、阴道分泌物或子宫收缩使胎盘绒毛破裂，母血进入胎儿血液循环引起，只要有10^{-8} ml母血进入胎儿体内即可使胎儿感染，以HBV常见。（3）产后传播。通过产后母乳喂养及接触母亲唾液传播。

（三）临床表现

1. 症状　可表现为身体不适、全身酸痛、畏寒、发热等流感样症状；乏力、食欲减退、尿色深黄、恶心、呕吐、腹部不适、右上腹疼痛、腹胀、腹泻等消化系统症状。

2. 体征 重症肝炎常表现为发热、肝区叩击痛、皮肤和巩膜黄染、尿色深黄、腹水、肝臭等。

（四）辅助检查

1. 血常规检查 白细胞稍低或正常，淋巴细胞相对增多，偶可有异型淋巴细胞；急性重症肝炎则白细胞总数及中性粒细胞百分比均显著增加。

2. 肝功能检查 ALT 升高，大于正常值 10 倍以上；凝血酶时间及其活动度的测定可用于诊断重症肝炎。

3. 血清病原学检测 甲型肝炎：患者血清中抗 HAV – IgM 阳性有诊断意义。乙型肝炎：HBsAg 阳性是 HBV 感染的特异性标志，慢性肝炎、无症状携带者可长期检出 HBsAg。丙型肝炎：血清中出现抗 HCV 抗体可诊断为 HCV 感染。

（五）处理要点

肝炎患者原则上不宜妊娠。

1. 妊娠期轻型肝炎 与非孕期肝炎患者相同，增加休息，加强营养，给予高维生素、高蛋白质、足量碳水化合物、低脂肪饮食。积极应用中、西药进行保肝治疗。避免应用可能损害肝脏的药物（如雌激素、麻醉药等）并预防感染，有黄疸者立即住院，按重症肝炎处理。

2. 妊娠期重症肝炎 保护肝脏，积极预防及治疗肝性脑病，如高血糖素 – 胰岛素 – 葡萄糖联合应用，改善氨基酸及氧的异常代谢。限制蛋白质的摄入，每日应 < 0.5g/kg，增加碳水化合物，保持大便通畅。预防 DIC 及肾衰竭。妊娠末期重症肝炎者，经积极治疗 24 小时后，以剖宫产结束妊娠。

3. 分娩期及产褥期 备新鲜血液，为缩短第二产程，宫颈口开全后行阴道助产，并注意防止母婴传播及产后出血。应用对肝脏损害较小的广谱抗生素预防产褥感染。

【护理评估】

1. 健康史 评估有无与肝炎患者密切接触史或半年内曾输血、注射血制品史，有无肝炎病家族史及当地流行病史等。重症肝炎应评估其诱发因素，同时评估患者的治疗、用药情况及家属对肝炎相关知识的了解程度。

2. 身体评估 根据患者的临床表现、辅助检查及治疗方案进行评估。

3. 心理 – 社会评估 评估孕妇及家属对疾病的认知程度及家庭、社会支持系统是否完善。由于担心感染胎儿，孕妇会产生焦虑、矛盾及自卑心理，应给予重点评估。

【护理问题】

1. 知识缺乏 缺乏有关病毒性肝炎传染途径、传播方式、母儿危害及预防保健等知识。

2. 潜在并发症 肝性脑病、产后出血。

【护理目标】

（1）孕产妇及家人能描述病毒性肝炎的病程、感染途径及疾病自我保健措施等。

（2）母儿在妊娠期、分娩期及产褥期维持良好的健康状态，无并发症发生。

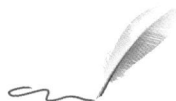

【护理措施】

1. 妊娠期

（1）妊娠合并轻型肝炎　护理内容与非孕期肝炎患者相同，更需要注意以下内容。

1）保证休息，避免体力劳动。加强营养，增加优质蛋白、高维生素、富含碳水化合物、低脂肪食物的摄入。保证大便通畅。

2）定期产前检查，防止交叉感染。定期进行肝功能、肝炎病毒血清病原学标志物的检查。积极治疗各种妊娠并发症，加强基础护理，预防各种感染，以免加重肝损害。

（2）感染合并重症肝炎

1）保护肝脏，积极防治肝性脑病。遵医嘱给予各种保肝药物，如六合氨基酸、高血糖素－葡萄糖－胰岛素等。严格限制蛋白质的摄入量，每日应<0.5g/kg，增加碳水化合物。保持大便通畅，遵医嘱口服新霉素或甲硝唑抑制大肠杆菌，以减少游离氧及其他毒素的产生及吸收，并严禁肥皂水灌肠。严密观察患者有无性格改变、行为异常、扑翼样震颤等肝性脑病前驱症状。

2）预防DIC及肝肾综合征。严密监测生命体征，准确严格限制入液量，记录出入量，每日入液量为前日尿量加500ml液体量。应用肝素治疗时，应注意观察有无出血倾向，且量宜小不宜大。为预防产后出血，产前4小时及产后12小时内不宜使用肝素治疗。

2. 分娩期

（1）一般护理　为产妇及其家人提供安全、温馨、舒适的待产、分娩环境，注意语言保护，避免各种不良刺激。指导产妇在宫缩间歇期完全放松，充分休息。教会产妇放松的技巧，减轻宫缩带来的不适感。

（2）监测凝血功能　为预防DIC，于分娩前1周肌内注射维生素K_1，每日20～40mg，配备新鲜血液。密切观察产妇有无口、鼻、皮肤、黏膜出血倾向，监测出血凝血时间及凝血酶原等。

（3）正确处理产程　第二产程给予阴道助产，严格执行操作程序，避免软产道损伤及新生儿产伤等引起的母婴传播。胎儿娩出后，抽脐血做血清病原血检查及肝功能检查。正确使用缩宫素，预防产后出血。

（4）严格执行消毒隔离制度　产时严格消毒并应用广谱抗生素。凡病毒性肝炎产妇使用过的医疗用品均需用2000mg/L的含氯消毒液浸泡后按相关规定处理。

3. 产褥期

（1）一般护理　按医嘱继续为产妇提供保肝治疗指导，加强休息和营养，促进产后康复，防止肝炎病情恶化。

（2）预防产后出血　观察子宫收缩及阴道流血，加强基础护理，并继续遵医嘱给予对肝脏损害较小的抗生素预防感染。

（3）指导母乳喂养　目前认为，乳汁中HBV－DNA阳性者不宜哺乳，母血HBsAg、HBeAg及抗－HBc三项阳性及后二项阳性的产妇均不宜哺乳。目前主张只要新生儿接受免疫注射，母亲仅HBsAg阳性者可以母乳喂养。对不宜哺乳者，应教会产妇和其家人人工喂养的知识和技能。产妇口服生麦芽剂或乳房外敷芒硝回乳，因雌激素对肝脏有损害，所以不宜用以回乳。

（4）**新生儿免疫**　新生儿出生后 24 小时内注射乙型肝炎疫苗 30μg，生后 1 个月、6 个月再分别注射 10μg。同时，在生后 48 小时内，肌内注射 0.5ml 乙肝免疫球蛋白，有效保护率达 94%。

4. 心理护理　提供安静、舒适的家庭休养环境或住院环境。向孕产妇及其家属讲解病毒性肝炎的相关知识及常用的隔离方法，争取患者及其家属的理解与配合。关心、安慰、鼓励孕产妇，帮其消除自卑及紧张、恐惧情绪，提高自我照顾能力。

> **考点提示**
> 妊娠合并病毒性肝炎治疗要保护肝脏，积极防治肝性脑病。

【健康教育】

（1）提倡生殖健康，夫妇一方患有肝炎者使用避孕套避免交叉感染。

（2）已患病毒性肝炎妇女应待肝炎痊愈后至少半年，最好 2 年后在医师指导下妊娠。

（3）大力宣传肝炎的传播方式、传染途径及危害，增强防病意识。

（4）指导产妇按时完成乙肝主动免疫计划。

（5）指导不宜母乳喂养的产妇选用科学的人工喂养方式。

【护理评价】

（1）孕产妇能否说出病毒性肝炎的自我保健知识和隔离措施。

（2）母儿是否有并发症发生。

第四节　妊娠合并贫血

【疾病概述】

贫血是由多种病因引起，通过不同的病理过程，使人体外周血红细胞容量减少，低于正常范围下限的一种常见的临床症状。常以血红蛋白浓度作为诊断标准。WHO 规定妇女外周血红蛋白 <110g/L 及血细胞比容 <0.33 为妊娠期贫血。我国一直沿用的诊断标准为血红蛋白 <100g/L，红细胞计数 $<3.5 \times 10^{12}$/L 或血细胞比容 <0.30。临床上贫血又分为缺铁性贫血、巨幼细胞贫血和再生障碍性贫血等。WHO 最近资料表明，50% 以上孕妇合并贫血，以缺铁性贫血最为常见，约占妊娠期贫血的 95%。因此，本节内容主要介绍妊娠合并缺铁性贫血。

（一）病因

正常成年非孕期女性体内铁总量为 35~40mg/kg，妊娠期妇女由于血容量增加，需铁量增加，且胎儿生长发育需铁 250~350mg，如不及时给予补充铁，则易造成贫血。

> **考点提示**
> 妊娠合并贫血主要病因。

（二）贫血与妊娠的相互影响

1. 对母体的影响　妊娠可使原有贫血病情加重，而贫血则使孕妇妊娠风险增加。由于贫血，孕妇耐受力差，易产生疲劳感，而长期倦怠感会影响孕妇在妊娠期的心理适应，将妊娠视为一种负担而易影响亲子间的感情及产后心理恢复。重度贫血可导致贫血性心脏病、妊娠期高血压疾病性心脏病、产后出血、失血性休克、产褥感染等并发症的发生，危及孕产妇生命。

2. 对胎儿影响 孕妇骨髓与胎儿在竞争摄取母体血清铁的过程中，一般以胎儿组织占优势，由于铁通过胎盘的转运为单向性运输，因此，一般情况下胎儿缺铁程度不会太严重。孕妇缺铁严重时，会影响骨髓造血功能致重度贫血，则因缺乏胎儿生长发育所需的营养物质和胎盘养分，可造成胎儿生长受限、胎儿宫内窘迫、早产、死胎或死产等不良后果。

（三）临床表现

1. 症状 轻度贫血者多无明显症状，严重贫血者可表现为头晕、乏力、耳鸣、心悸、气短、面色苍白、倦怠、食欲不振、腹胀、腹泻等症状，甚至出现贫血性心脏病、妊娠期高血压疾病性心肌病、胎儿生长受限、胎儿窘迫、早产、死胎、死产等并发症的相应症状。同时，由于贫血，孕产妇机体抵抗力低下，容易导致各种感染性疾病的发生。

2. 体征 皮肤、黏膜苍白，毛发干燥无光泽、易脱落，指（趾）甲扁干、脆薄易裂或反甲（指甲呈勺状），并可伴发口腔炎、舌炎等，部分孕妇出现脾脏轻度肿大。

（四）辅助检查

1. 外周血象 为小红细胞低血红蛋白性贫血，血红蛋白 < 100g/L，血细胞比容 < 0.30 或红细胞 < 3.5×10^{12}/L，即可诊断为贫血，白细胞计数及血小板计数均在正常范围。

2. 血清铁测定 血清铁 < 5.37μmol/L，总铁结合力 > 64.44μmol/L，血清铁下降可以出现在血红蛋白下降以前，是缺铁性贫血的早期表现。

3. 骨髓检查 诊断困难时可做骨髓检查，骨髓象为红细胞系统增生活跃，中、晚幼红细胞增多。

（五）处理要点

去除病因，补足贮铁。

1. 病因治疗 尽可能去除导致缺铁的病因。如改善饮食，积极治疗消化系统疾病。

2. 补铁治疗 治疗性铁剂包括无机铁和有机铁两类。前者中以硫酸亚铁最常用；后者如右旋糖酐铁、葡萄糖酸亚铁、山梨醇铁、富马酸亚铁及琥珀酸亚铁等。铁剂补充首选口服铁剂，如硫酸亚铁 0.3g，每日 3 次，可同时服维生素 C 0.3g 及 10% 稀盐酸 0.5~2ml，以促进铁的吸收。口服铁剂不能耐受或胃肠铁吸收存在障碍时，可采取铁剂肌内注射。

【护理评估】

1. 健康史 评估既往有无月经过多或消化道疾病引起的慢性失血性病史，有无因不良饮食习惯或胃肠道功能紊乱导致的营养不良病史。

2. 身体评估 根据患者的临床表现、辅助检查及治疗方案进行评估。

3. 心理 - 社会评估 重点评估孕妇因长期疲倦或知识缺乏而引起的倦怠心理。同时评估孕妇及其家人对缺铁性贫血疾病的认知情况，以及家庭、社会支持系统是否完善等。

【护理问题】

1. 活动无耐力 与贫血引起的疲倦有关。

2. 有受伤的危险 与贫血引起的头晕、眼花等症状有关。

【护理目标】

（1）孕产妇住院期间得到满意的生活护理。

（2）妊娠期、分娩期母婴维持最佳的身心状态，无并发症发生。

【护理措施】

1. 饮食指导 建议孕妇摄取高铁、高蛋白质及维生素 C 食物，以改善体内缺铁现状。纠正偏食、挑食等不良习惯。

2. 正确服用铁剂 铁剂的补充应首选口服制剂。建议妊娠 4 个月后，每日遵医嘱服用铁剂，可预防贫血的发生，如硫酸亚铁 0.3g，每日 3 次，同时服维生素 C 0.3g 或 10% 稀盐酸 0.5~2ml（胃酸缺乏的孕妇可同时服用），促进铁的吸收。铁剂应饭后或餐中服用。对于妊娠末期重度缺铁性贫血或口服铁剂胃肠道反应较重者，可采用深部肌内注射法补充铁剂，常见制剂有右旋糖酐铁及山梨醇铁。

3. 加强母儿监护 产前检查时常规给予血常规监测。妊娠晚期应重点复查。注意胎儿宫内生长发育状况的评估，并积极地预防各种感染。

4. 预防产后出血 中、重度贫血产妇临产前遵医嘱给予维生素 K_1、卡巴克洛（安络血）、维生素 C 等药物，并应配血备用。严密观察产程，鼓励产妇进食；加强胎心监护，给予低流量吸氧；为减少孕妇体力消耗，第二产程酌情给予阴道助产。因贫血孕产妇对出血的耐受性差，少量出血易引起休克，应积极预防产后出血。胎儿前肩娩出时，遵医嘱肌内注射或静脉注射宫缩剂，或当胎儿娩出后经阴道或肛门置入卡前列甲酯栓 1mg，以加强宫缩，减少出血。严格无菌操作，产后按医嘱给予抗生素预防感染。

5. 预防感染 保持孕妇皮肤的清洁，定期洗澡，更换被服，防止发生皮肤感染。指导轻度口腔炎患者可于用餐后漱口液漱口；重度口腔炎患者每日应做口腔护理；有溃疡的患者按医嘱可局部用药。

6. 指导母乳喂养 对于因重度贫血不宜哺乳者，采取正确的回奶方法，如口服生麦芽冲剂或芒硝外敷乳房。

7. 心理护理 加强护患沟通，耐心倾听患者主诉，缓解孕产妇紧张情绪，告知医疗计划和护理计划，增加孕产妇的安全感和自信心。及时向孕妇及其家属解释病情，减轻家庭成员的焦虑，取得其配合。

【健康教育】

（1）加强营养保健，改变不良饮食习惯，鼓励进食摄取高铁、高蛋白质及高维生素 C 食物，必要时补充铁剂。

（2）积极治疗慢性失血性疾病。

（3）监测血红蛋白和全身情况，坚持治疗及随访，补足铁储备。

（4）产后保证足够的休息，保持会阴部清洁，预防感染。

（5）轻度贫血者鼓励加强营养，坚持母乳喂养。不能哺乳者开展新生儿人工喂养指导。

【护理评价】

（1）孕产妇住院期间是否得到满意的生活护理。

（2）妊娠期、分娩期母婴是否维持最佳的身心状态。

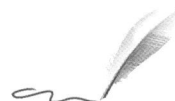

扫码"看小结"

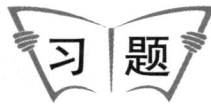

习 题

一、选择题

【A1/A2 型题】

1. 妊娠合并心脏病患者的心功能 III 级，其诊断标准是

　A. 心脏扩大　　　　　　　　　　B. 劳力性呼吸困难

　C. 休息状态下即出现心力衰竭症状

　D. 一般体力活动稍受限制

　E. 体力活动稍明显限制，或既往有心力衰竭病史

2. 妊娠合并糖尿病的主要诊断依据是

　A. 尿酮体　　　　　　　　B. 血糖　　　　　　　　C. 尿糖

　D. 75g 葡萄糖耐量试验　　　E. 50g 葡萄糖耐量试验

3. 关于妊娠期合并重症肝炎的护理，其中哪项有错误

　A. 按医嘱给各种保肝药物

　B. 每日蛋白质的摄入量小于 0.5g/kg

　C. 每日肥皂水灌肠，减少游离氨的产生

　D. 每日入液量为前日尿量加 500ml 液体量

　E. 严密观察有无肝性脑病前驱症状

4. 乙肝病毒血清病原学检测 HbeAg 阳性说明

　A. 表示可确诊为急性肝炎

　B. 机体曾感染过 HBV，但已具有免疫力

　C. 肝细胞内有 HBV 活动性复制，具有传染性

　D. HBV 感染的特异性标志

　E. 血清中病毒颗粒减少或消失，传染性降低

5. 妊娠合并糖尿病患者，为预防胎死宫内，以下错误的措施是

　A. 每周进行一次 NST　　　　B. 每周进行一次 OCT

　C. 定期检测胎动次数　　　　D. 预产期引产

　E. 每周做一次 B 超，估计胎儿成熟度

二、思考题

某孕妇，28 岁，G_1P_0，早孕反应较重，食欲不振，呕吐。现孕 8 周，皮肤、黏膜苍白，毛发干燥、无光泽，无力、头晕、气短。实验室检查：血红蛋白 50g/L，血细胞比容 0.15，血清铁 6.0μmol/L。

问题：

1. 该患者应行何种治疗？

2. 如何对患者进行孕期健康宣教？

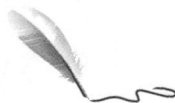

扫码"练一练"

（陈君君　韩　琼）

第十一章　异常分娩妇女的护理

学习目标

1. **掌握**　各种异常分娩的临床表现、处理原则及护理措施。
2. **熟悉**　骨盆狭窄的类型，常见异常胎位的种类。
3. **了解**　各种异常分娩的分娩机制。
4. 能够运用护理程序对异常分娩妇女进行个性化护理，初步建立临床评判性思维。
5. 具有爱心、责任心、交流沟通及应急能力，能协助产妇顺利度过分娩期。

异常分娩（abnormal labor）指在分娩过程中产力、产道、胎儿及精神心理因素任何一个或一个以上因素发生异常或彼此相互不能适应，使分娩进展受到阻碍，又称难产。出现难产时应综合评估分析，及时准确判断，适时处理，促进分娩顺利，确保母胎安全。

第一节　产力异常

案例导入

王某，28岁，G_3P_0，39周孕。已经临产16小时，检查：宫缩持续30~35秒，间歇5~6分钟，宫缩极期在宫底部手指按压有凹陷；胎心138次/分。骨盆外测量：25-28-19-9厘米，估计胎儿体重3000g。阴道检查：胎先露为头，位于坐骨棘上0.5cm，宫口开大1cm。

请问：

1. 该产妇产程不正常的原因是什么？
2. 可能的护理问题有哪些？
3. 如何护理该产妇？

产力以子宫收缩力为主，子宫收缩力贯穿于分娩全过程，因此，所谓产力异常，即指子宫收缩力异常。分娩过程中，子宫收缩的特点、强度发生异常改变，称子宫收缩力异常。临床上将子宫收缩力异常分为子宫收缩乏力和子宫收缩过强两大类，而每一类又分为协调性子宫收缩和不协调性子宫收缩，会导致不同的分娩结局。

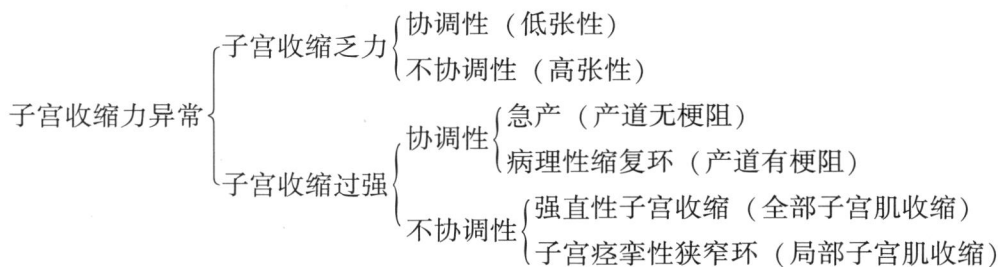

子宫收缩力异常
- 子宫收缩乏力
  - 协调性（低张性）
  - 不协调性（高张性）
- 子宫收缩过强
  - 协调性
    - 急产（产道无梗阻）
    - 病理性缩复环（产道有梗阻）
  - 不协调性
    - 强直性子宫收缩（全部子宫肌收缩）
    - 子宫痉挛性狭窄环（局部子宫肌收缩）

一、子宫收缩乏力

【概述】

子宫收缩乏力（uterine inertia）简称宫缩乏力，多发生于初产妇，尤其是高龄初产妇。

（一）病因

子宫收缩乏力可能发生于产程的任何阶段，可由多种因素引起。

1. 头盆不称或胎位异常　最常见。因胎儿先露部下降受阻，不能紧贴子宫下段及宫颈内口，不能有效刺激盆底神经丛，引起反射性子宫收缩，导致继发性宫缩乏力。

2. 子宫肌源性因素　子宫肌纤维过度伸展（如多胎妊娠、巨大儿、羊水过多等）、子宫发育不良或畸形（如双角子宫）、高龄产妇、经产妇、宫内感染者、子宫肌纤维变性、结缔组织增生、子宫肌瘤、子宫手术史等影响子宫收缩的因素，均可引起子宫收缩乏力。

3. 精神心理因素　产妇精神过度紧张、焦虑甚至恐惧等消极情绪致大脑皮层功能紊乱，睡眠减少、临产后进食不足、待产时间长等导致过多消耗体力而疲乏、水及电解质紊乱，引起子宫收缩乏力。

4. 其他　内分泌失调，大剂量镇静、镇痛剂，均可影响子宫收缩。贫血等一般情况差的孕妇，第一产程过早使用腹压，膀胱、直肠过度充盈等均可引起宫缩乏力。

> **考点提示**
> 子宫收缩乏力最常见原因。

（二）分类及临床表现

1. 分类

（1）协调性宫缩乏力　又称低张性宫缩乏力。指子宫收缩具有正常的节律性、对称性和极性，但子宫收缩力强度弱。

1）原发性宫缩乏力　产程开始就表现为宫缩乏力。初产妇多见。

2）继发性宫缩乏力　产程开始宫缩正常，但进展到一定阶段后宫缩减弱，产程进展缓慢甚至停滞。多发生在活跃期晚期或第二产程，常见于骨盆狭窄或持续性胎位异常者。

（2）不协调性宫缩乏力　又称高张性宫缩乏力。指子宫收缩失去正常的对称性和节律性，极性消失甚至倒置，子宫下段收缩强于底部。

2. 临床表现

（1）协调性宫缩乏力　表现为子宫收缩强度弱，宫腔内压力低（<15mmHg），宫缩高峰时手指按压子宫底部仍可出现凹陷，持续时间短，间隔时间长且不规律（宫缩 < 2 次/10 分钟）。多属于继发性宫缩乏力，于第一产程活跃期晚期或进入第二产程时出现。

> **考点提示**
> 协调性宫缩乏力的临床特点。

（2）不协调性宫缩乏力　宫缩兴奋点不是源自两侧子宫角部，而是来自子宫下段的一处或多处，子宫收缩波由下向上扩散；收缩波小而无规律，频率高，节律不协调。这种宫缩不能使宫颈口扩张和胎先露下降，属于无效宫缩。多属原发性宫缩乏力，注意与假临产鉴别。常伴有头盆不称和胎位异常。产妇下腹部持续性剧痛难忍、拒按，烦躁不安，脱水、电解质紊乱、肠胀气、尿潴留，甚至胎儿 – 胎盘循环障碍。产检时下腹部压痛，宫缩期子宫收缩强度弱，宫缩间歇期子宫张力高，胎位触不清、胎心异常。

3. 产程图异常　由于宫缩乏力，导致产程延长。

（1）潜伏期延长　潜伏期超过 16 小时。

（2）活跃期延长　指活跃期超过 8 小时或初产妇活跃期宫口扩张 <1.2cm/h，经产妇 <1.5cm/h。

（3）活跃期停滞　指活跃期宫口停止扩张 >4 小时。

（4）胎头下降延缓　指在活跃期晚期及第二产程，胎头下降速度初产妇 <1.0cm/h，经产妇 <2.0cm/h。

（5）胎头下降停滞　指活跃期晚期胎头停留在原处不再下降 >1 小时。

（6）第二产程延长　指第二产程初产妇 >2 小时，经产妇 >1 小时（采用分娩镇痛者初产妇 >3 小时，经产妇 >2 小时）。

（7）第二产程停滞　指第二产程胎头下降无进展 >1 小时。

（8）滞产　总产程超过 24 小时。

这些异常产程曲线可以单独存在，也可以同时存在。绘制产程图对判断和处理异常产程具有重要指导意义，应认真描绘。

（三）辅助检查

1. B 型超声检查　可了解胎先露、胎位、骨盆等情况。

2. 血生化检查　了解有无电解质失衡、酸中毒等。

（四）对母儿的影响

1. 对产妇的影响

（1）体力消耗　因产程延长影响产妇休息，进食少，产妇精神与体力消耗，导致疲乏、肠胀气、排尿困难等，严重时可引起脱水、酸中毒、电解质紊乱，影响子宫收缩。

（2）产伤　第二产程延长，膀胱等软组织被压迫于胎先露（尤其是胎头）与耻骨之间，可致组织缺血、水肿、坏死，形成膀胱阴道瘘或尿道阴道瘘。

（3）产后出血与产褥感染　因宫缩乏力，影响胎盘的剥离、娩出及子宫血管、血窦的关闭，容易引起产后出血。因胎膜早破及产程进展缓慢而频繁肛查及阴道检查，产褥感染机会增加。

2. 对胎儿及新生儿的影响　产程延长，或胎头和脐带受压时间过长易发生胎儿窘迫，同时手术助产率增加，使新生儿产伤、新生儿窒息、颅内出血、吸入性肺炎等并发症的发生率升高。不协调性宫缩乏力的子宫壁在子宫收缩间歇期不能放松致长时间宫内压力增高，致胎盘－胎儿循环障碍，对胎儿及新生儿的影响更大。

（五）治疗要点

改善产妇全身情况，促进子宫收缩，适时采用人工助产或剖宫产终止妊娠，防治产后出血和感染。

1. 协调性宫缩乏力　无论是原发性宫缩乏力还是继发性宫缩乏力，首先应查找原因，检查有无头盆不称、骨盆狭窄、胎位异常，阴道检查了解宫颈扩张和胎先露下降情况，并充分估计能否经阴道分娩。评估不能经阴道分娩者，及时行剖宫产术；评估能经阴道分娩者，可加强宫缩。

（1）第一产程

1）改善全身情况　消除产妇对分娩的紧张、焦虑情绪，指导其休息、饮食及排尿，不能进食者静脉补充营养，排尿困难者及时导尿。破膜 12 小时以上应使用抗生素预防感染。

2）加强子宫收缩　　实施加强子宫收缩的措施前需评估宫缩的频率、持续时间和强度，同时行阴道检查了解宫颈管长度、软硬度、宫口位置及扩张情况、胎先露位置。临床常采用 Bishop 评分法了解宫颈成熟度，判断引产和加强宫缩的成功率。满分为 13 分，若得分 ≥ 10 分为成功，7 ~ 9 分者成功率约 80%，4 ~ 6 分者成功率约 50%，若得分 ≤ 3 分引产结果多为失败。

经改善全身情况后评估子宫收缩力仍弱，排除头盆不称、胎位异常、骨盆狭窄，无胎儿窘迫，产妇非瘢痕子宫者，可选用以下方法加强宫缩。

温肥皂水灌肠：初产妇，宫口扩张 < 3cm，胎膜未破、无灌肠禁忌者，可用温肥皂水灌肠。排除宿便与积气，同时促进肠蠕动，反射性刺激，促进子宫收缩。

人工破膜：宫颈口扩张 ≥ 3cm，排除脐带先露及隐性脱垂后，可在宫缩间歇期行人工破膜，结合徒手宫口扩张法，待 1 ~ 2 次宫缩，胎头稍下降后再将手取出，使胎头直接紧贴子宫下段及宫颈引起反射性子宫收缩，同时观察羊水量、性状和胎心有无变化。

缩宫素静脉滴注：适用于协调性宫缩乏力、其他因素正常者；原则是以最小浓度获得最佳宫缩，胎儿娩出前禁止肌内注射。用法是将缩宫素 2.5U 加入 0.9% 生理盐水 500ml 内静脉滴注，从 8 滴/分开始，逐渐增加滴速，最大给药剂量不超过 60 滴/分，维持宫缩时宫腔压力达 50 ~ 60mmHg，宫缩间隔 2 ~ 3 分钟，持续 40 ~ 60 秒。使用缩宫素时，应专人监护，严密观察宫缩、胎心、血压及产程进展等情况，若出现宫缩过强或胎心异常，应立即停止滴注缩宫素。

> **考点提示**
> 产程中缩宫素使用的注意事项。

地西泮静脉推注：地西泮可使宫颈平滑肌松弛，软化宫颈，促进宫颈扩张，适用于宫口扩张缓慢及宫颈水肿时。常用剂量 10mg 缓慢静脉推注，与缩宫素联合应用效果更佳。

前列腺素的应用：可用米索前列醇 25 ~ 50ug 塞肛或阴道后穹隆给药，引起有效子宫收缩，注意严格掌握其适应证与禁忌证。但因其血药浓度不能有效控制，敏感者可能引起宫缩过强甚至子宫破裂，临床一般不使用。

若经上述处理，试产 2 ~ 4 小时产程仍无进展或出现胎儿窘迫征象，应及时行剖宫产术。

2）第二产程　　出现协调性宫缩乏力时，也应加强宫缩。采用缩宫素静脉滴注促进产程进展。同时密切观察胎心、宫缩与胎先露下降情况。若胎头双顶径达坐骨棘水平以下，无明显颅骨重叠者，无剖宫产手术指征，可等待自然分娩或行会阴侧切以产钳助产术或胎头吸引术结束分娩；若胎头仍未衔接或出现胎儿窘迫征象，应立即行剖宫产术。

3）第三产程　　为预防产后出血，当胎儿前肩娩出时，可静脉推注缩宫素 10U，并同时静脉滴注缩宫素 10 ~ 20U，加强子宫收缩，促使胎盘剥离与娩出及子宫血管、血窦闭合。破膜时间超过 12 小时及产程延长者应给予抗生素预防感染。

（2）不协调性宫缩乏力　　原则是调节子宫收缩，恢复其正常节律性和极性。给予镇静剂哌替啶 100mg 或地西泮 10mg 静脉推注，以使产妇充分休息，其后不协调性宫缩多能恢复为协调性宫缩。在恢复为协调性宫缩之前，严禁使用缩宫素。经上述处理后若不协调性宫缩已被纠正，但宫缩仍弱时，按协调性宫缩乏力处理；若不协调性

> **考点提示**
> 协调性和不协调性宫缩乏力的治疗原则。

宫缩未能被纠正，或出现胎儿窘迫征象，或伴头盆不称和胎位异常，应行剖宫产术。

【护理评估】

1. 健康史 查阅产前检查资料，包括产妇的身高、体重、骨盆测量值及胎儿大小、头盆关系等。了解孕产史，既往病史。注意评估产妇的精神状态、休息、饮食及排泄情况。

2. 身体评估 监测生命体征，尤其是产妇的血压、脉搏，评估皮肤弹性。评估宫缩的节律性、极性、强度及频率，根据临床表现识别协调性与不协调性宫缩乏力。根据产程图，判断产程有无异常及异常的类型。根据辅助检查，进一步确定胎位，有无酸中毒。由产程中用药情况，评估有无过多使用镇静剂，积极查找宫缩乏力的原因。

3. 心理 - 社会评估 观察产妇的精神心理状态，由于产程延长，尤其是不协调性宫缩乏力，产妇持续性腹痛，进食少、休息差而情绪急躁、紧张、焦虑，产妇对经阴道分娩失去信心，担心母儿安危，常要求尽快剖宫产结束分娩。

【护理问题】

1. 疼痛 与子宫收缩不协调有关。

2. 焦虑 与产程延长，担心母儿安全有关。

3. 潜在并发症 产伤、产后出血及感染。

【护理目标】

（1）不协调性宫缩得到纠正，产妇能理解分娩阵痛的过程。

（2）产妇及其家属情绪稳定，能积极配合医护人员的处理方案。

（3）产妇无并发症发生，安全度过分娩期。

【护理措施】

（一）一般护理

保证休息，合理建议或提供分娩期产妇饮食，鼓励进食易消化、高热量食物，根据不同产程，采取适宜体位。保持膀胱和直肠的空虚状态。严密观察生命体征。开展导乐陪伴分娩，住家庭化康乐病房。

（二）病情观察

观察子宫收缩、阴道流血情况，通过阴道检查，了解产程进展是否正常。

（三）治疗护理

1. 经阴道分娩

（1）协调性子宫收缩乏力

1）第一产程的护理：改善全身情况，按医嘱给予静脉输液，纠正水、电解质紊乱和酸碱失衡。遵医嘱采用适宜的方法加强子宫收缩，严密观察宫缩、胎心音变化及产程进展情况。

2）第二产程的护理：继续密切观察胎心、宫缩与胎先露下降情况。同时作好阴道助产和新生儿抢救的准备工作。

3）第三产程的护理：继续与医师配合，预防产后出血和感染。密切观察子宫收缩、阴道出血情况及生命体征的各项指标。产妇产房留察 2 小时，注意产后保暖，可进食高热量饮食，每 15~30 分钟按压宫底 1 次，了解宫底高度及子宫收缩情况，防止宫腔积血。

（2）不协调性子宫收缩乏力　关心、鼓励产妇，陪伴，解释疼痛原因，与产妇交流，稳定其情绪，指导产妇在宫缩时正确呼吸、腹部按摩等放松技巧。多数产妇能恢复为协调性子宫收缩。若宫缩仍不协调，遵医嘱给镇静剂，保证产妇充分休息。若宫缩未转为正常，或有剖宫产指征，应做好剖宫产术和抢救新生儿的准备工作。

2. 剖宫产　有头盆不称或胎儿窘迫征象，不能经阴道分娩者，积极行剖宫产术的术前准备。

（四）心理护理

给予积极暗示，增加对分娩的信心，鼓励产妇说出其担忧和不适，有助于对分娩进展做出判断。当出现新生儿窒息或婴儿性别不合心意时，应耐心提供心理支持，预防产妇出现抑郁等消极情绪。

【健康教育】

加强产前教育，了解分娩是生理过程，了解产程中可能出现的一些变化及如何配合医护应对，消除产妇对分娩不必要的顾虑和恐惧，增强其对自然分娩的信心。孕期应合理饮食和运动，积极治疗糖尿病等妊娠并发症，防止巨大儿发生。

【护理评价】

（1）不协调性宫缩是否得到纠正，产妇能否理解分娩阵痛的过程。

（2）产妇在待产和分娩过程中是否获得支持，能否积极配合医护人员的处理方案。

（3）产妇有无并发症发生。

二、子宫收缩过强

【概述】

（一）病因

（1）经产妇软产道阻力小。

（2）缩宫素使用不当，如使用剂量过大，引起强直性宫缩。

（3）产妇的精神过度紧张、产程延长、极度疲劳、胎膜早破及粗暴地、多次宫腔内操作等，均可引起子宫壁某部肌肉呈痉挛性不协调性宫缩过强。

（二）分类及临床表现

1. 协调性子宫收缩过强　协调性子宫收缩过强是指子宫收缩的节律性、对称性和极性均正常，仅收缩力过强、过频。若无头盆不称及胎位异常，产道无阻力时，宫口快速扩张，胎先露迅速下降，分娩可在短时间内结束，总产程 3 小时内结束分娩者，称为急产。多见于经产妇。若存在产道梗阻或瘢痕子宫，可能出现病理性缩复环，甚至子宫破裂。

2. 不协调性子宫收缩过强　不协调性子宫收缩过强可分为强直性子宫收缩和子宫痉挛性狭窄环两种类型。

（1）强直性子宫收缩　子宫颈内口以上部分的肌纤维发生持续性、强直性、痉挛性收缩，宫缩失去节律性。多为分娩发生梗阻或宫缩药物应用失当所致。表现为产妇持续性腹痛难忍，烦躁不安，拒按。检查子宫张力高，胎位触不清楚，胎心听不清。有时可见病理性缩复环、血尿等先兆子宫破裂的征象。

（2）子宫痉挛性狭窄环 子宫局部肌肉痉挛性不协调性收缩形成的环状狭窄，持续不放松。狭窄环可以发生在宫颈、宫体的任何部位，多在子宫上下段交界处或胎体的某一狭窄部位，如胎颈、胎腰处（图11-1），阻碍胎儿下降。产妇持续腹痛，烦躁不安，宫颈扩张缓慢，胎先露下降停滞，胎心节律改变呈时快时慢。注意与病理性缩复环相鉴别。

考点提示
宫缩过强的分类及临床特点。

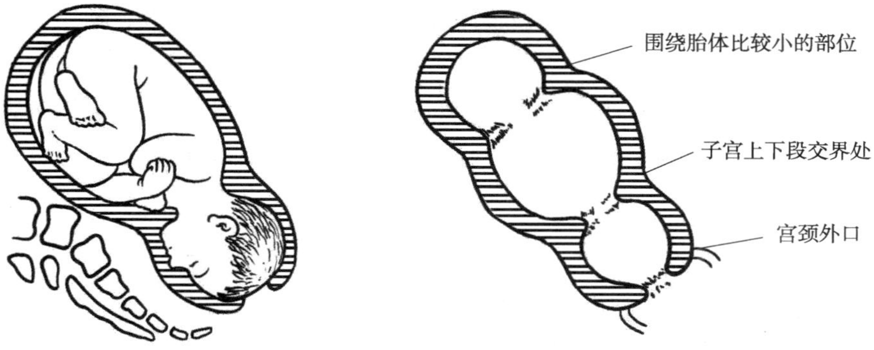

(a)狭窄环围绕胎颈   (b)狭窄环容易发生的部位

图11-1 子宫痉挛性狭窄环

（三）辅助检查

B型超声检查 可了解胎儿大小、胎位、骨盆、子宫壁等情况。

（四）对母儿的影响

1. 对产妇的影响 协调性宫缩过强、过频易致急产，产程过短，接生时常措手不及，消毒不严，易致感染。初产妇宫颈、阴道、会阴未能充分扩张，容易造成撕裂，甚至严重损伤；若产道梗阻，可致子宫破裂，危及母胎生命。产后子宫收缩乏力、产后出血机会增加。不协调性宫缩过强若未及时发现处理可致子宫破裂。

2. 对胎儿及新生儿的影响 过强、过频的宫缩使子宫胎盘血循环受阻，致胎儿宫内窘迫、新生儿窒息。急产者胎儿在短时间内娩出，可致新生儿颅内出血、产伤。如果来不及接生，新生儿坠地可致骨折、外伤及感染。

（五）治疗要点

1. 协调性宫缩过强 预防为主。有急产史的孕妇应提前住院待产。临产后不灌肠，慎用缩宫药物及其他促进宫缩的处理方法。提前做好接产准备及抢救新生儿窒息的准备工作。若急产来不及消毒分娩者，新生儿应预防颅内出血，并防止破伤风感染。产后检查软产道，若有撕伤及时缝合，并预防感染。

2. 不协调性宫缩过强

（1）强直性子宫收缩 一旦确诊，及时给予宫缩抑制剂抑制宫缩，如25%硫酸镁20ml加于5%葡萄糖20ml中缓慢静脉推注（注射时间不少于5分钟）。若合并产道梗阻，立即行剖宫产术。

（2）子宫痉挛性狭窄环 应寻找引起子宫痉挛性狭窄环的原因，并及时纠正。停用缩宫药物及停止阴道内操作。若无胎儿窘迫征象，可给予镇静剂哌替啶100mg肌内注射或25%硫酸镁20ml加于5%葡萄糖20ml中缓慢静脉推注抑制宫缩。若宫缩恢复正常，可自然分娩或阴道助产结束分娩；若子宫痉挛性狭窄环不能缓解，宫口未开全或/及出现胎儿窘迫征象，立即行剖宫产术。

【护理评估】

1. 健康史 了解产前检查的各项记录，包括骨盆测量值、胎儿大小、有无妊娠并发症及合并症等。经产妇了解有无急产史。注意评估临产时间、用药情况、宫缩强度、宫缩频率及胎心情况等。

2. 身体评估 根据产妇临产后突感腹部阵痛难忍，结合产科检查、辅助检查及治疗要点进行评估。

3. 心理－社会评估 产程进展过快，产妇心理准备尚未充分，尤其无医护人员或家人的陪伴时，产妇感恐惧和极度无助；产妇持续性腹痛难忍，不被理解，担心自身和胎儿安危、恐惧、忧虑、绝望。

【护理问题】

1. 疼痛 与宫缩过频、过强或宫缩间歇期子宫不松弛有关。

2. 恐惧 与担心自身及胎儿安危有关。

3. 潜在并发症 产道损伤、产后出血及感染。

【护理目标】

（1）产妇能陈述宫缩过强的相关知识并配合处理。

（2）产妇能掌握并应用减轻疼痛的技巧。

（3）产妇没有发生产道损伤、产后出血及感染。

【护理措施】

（一）一般护理

重点预防急产发生。有急产史的孕妇在预产期前 1～2 周不宜远距离外出，以免临产后发生意外；应提前住院待产，并嘱其勿远离病房，经常巡视。对有产兆者嘱其左侧卧位休息，并迅速做好接产及新生儿抢救准备。

（二）病情观察

触诊子宫判断子宫收缩力的特点。

（三）治疗护理

1. 产时护理 嘱其不要过早屏气用力。若为强直性子宫收缩，遵医嘱应用宫缩抑制剂；若为子宫痉挛性狭窄环，应寻找诱因，并及时纠正，同时停用缩宫药物及停止阴道内操作；若无胎儿窘迫征象，遵医嘱给予镇静剂，当子宫收缩恢复正常时，可等待自然分娩或行阴道助产。如经上述处理不能缓解，宫口未开全，胎先露高浮，或出现胎儿窘迫，应立即做好剖宫产的术前准备。

2. 产后护理 仔细检查软产道，若有裂伤及时缝合。新生儿遵医嘱给予维生素 K_1 10mg 肌内注射。若接产来不及消毒者，应重新无菌处理脐带，遵医嘱给予母儿抗生素预防感染，注射破伤风抗毒素 1500U。并严密观察子宫收缩、会阴伤口及阴道出血等情况。

（四）心理护理

陪伴产妇并进行交谈，临产后提供缓解疼痛、减轻紧张焦虑的支持措施。鼓励产妇深呼吸，局部按摩，指导其配合医师顺利度过分娩期。

【健康教育】

指导产妇了解分娩先兆，如孕产妇或直系亲属有急产史，应提前住院分娩。正确认识分娩过程，避免人为加强宫缩。产后，指导产妇观察子宫复旧及恶露情况，保持外阴局部清洁，及时更换会阴垫，产褥期禁止盆浴及性交；明确产后复查的时间；若产褥期出现异常应及时就诊，以便及时发现问题，及时处理。

【护理评价】

（1）产妇是否能陈述宫缩过强的相关知识并配合处理。

（2）产妇是否掌握并应用减轻疼痛的技巧。

（3）产妇是否发生产道损伤、产后出血及感染。

第二节　产道异常

案例导入

李某，27 岁，G_3P_0，孕 40^{+3} 周，要求入院待产。检查：身高 140cm，生命体征正常，心、肺未发现异常。宫高 32cm，腹围 96cm，胎心率 140 次/分，LOA 位，先露部为头；B 超提示胎盘三级，胎儿发育与孕周相符，羊水量正常。

请问：

1. 该孕妇还需做哪些检查？

2. 可能的护理问题有哪些？

3. 该孕妇的护理要点有哪些？

产道异常包括骨产道异常和软产道异常。临床上以骨产道异常多见。软产道异常所致的难产少见，容易被忽视，造成漏诊。

一、骨产道异常

【概述】

骨盆径线过短或形态异常，致使骨盆腔小于胎儿先露部可通过的限度，阻碍胎先露下降，影响产程顺利进展，称狭窄骨盆（contracted pelvis）。狭窄骨盆可以为一条或多条径线过短，也可以为一个或多个平面同时狭窄。当一条径线过短时，要注意同一个平面其他径线的长短，再结合整个骨盆的大小与形态、胎儿大小、胎位、胎头可塑性、产力等因素进行综合分析，做出正确判断，决定分娩方式。

（一）狭窄骨盆的分类

1. 骨盆入口平面狭窄　我国妇女较常见。测量骶耻外径 <18cm，骨盆入口前后径 <10cm，对角径 <11.5cm。常见以下两种。

（1）单纯扁平骨盆　骨盆入口呈横扁圆形，骶岬向前下突出，使骨盆入口前后径缩短而横径正常。

（2）佝偻病性扁平骨盆　由于童年患佝偻病，骨骼软化使骨盆变形，骶岬被压向前，骨盆入口前后径明显缩短，使骨盆入口呈肾形，骶骨下段向后移，失去骶骨的正常弯度，变直向后翘。尾骨呈钩状突向骨盆出口平面。由于髂骨外展，使髂棘间径等于或大于髂嵴间径；由于坐骨结节外翻，使耻骨弓角度增大，骨盆出口横径变宽。

2. 中骨盆及骨盆出口平面狭窄　骨盆狭窄分 3 级。Ⅰ级：临界性狭窄，坐骨棘间径 10cm，坐骨结节间径 7.5cm；Ⅱ级：相对性狭窄，坐骨棘间径 8.5 ~ 9.5cm，坐骨结节间径 6.0 ~ 7.0cm；Ⅲ级：绝对性狭窄，坐骨棘间径 ≤8.0cm，坐骨结节间径 ≤5.5cm。我国妇女常见以下两种类型。

（1）漏斗骨盆　骨盆入口各径线值正常。由于两侧骨盆壁向内倾斜，状似漏斗，故称漏斗骨盆。特点是中骨盆及骨盆出口平面均明显狭窄，使坐骨棘间径、坐骨结节间径缩短，耻骨弓角度 <90°。坐骨结节间径与出口后矢状径之和 <15cm，常见于男型骨盆。

（2）横径狭窄骨盆　与类人猿型骨盆类似。骨盆入口、中骨盆及骨盆出口的横径均缩短，前后径稍长，坐骨切迹宽。测量骶耻外径值正常，但髂棘间径及髂嵴间径均缩短。

3. 骨盆三个平面狭窄　骨盆外形属女型骨盆，但骨盆入口、中骨盆及骨盆出口平面均狭窄，每个平面径线均小于正常值 2cm 或更多，称为均小骨盆，多见于身材矮小、体型匀称的妇女。

> **考点提示**
> 均小骨盆的特点。

4. 畸形骨盆　指骨盆失去正常形态。

（1）骨软化症骨盆　现已罕见。因缺钙、磷、维生素 D 以及紫外线照射不足，使成人期骨质矿化障碍，被类骨组织代替，骨质脱钙、疏松、软化所致。由于受躯干重力及两股骨向内上方的挤压，使骶岬突向前，且耻骨联合向前突出，骨盆入口平面呈凹三角形，粗隆间径及坐骨结节间径明显缩短，严重者阴道不能容纳 2 指。

（2）偏斜骨盆　为一侧髂翼与髂骨发育不良所致骶髂关节固定，以及下肢和髋关节疾病等，引起骨盆一侧斜径缩短的骨盆类型。

（二）骨盆狭窄的临床表现

1. 入口平面狭窄

（1）胎先露衔接受阻　骨盆入口平面狭窄影响胎先露的正常衔接，孕妇常表现为腹形异常，初产妇多呈尖腹，经产妇呈悬垂腹。胎位异常，如臀先露、面先露、肩先露的发生率是正常骨盆的 3 倍。如为头先露，已临产而胎头仍不能入盆，腹部检查跨耻征呈阳性。

（2）产程曲线异常　因胎头衔接不良，易发生继发性宫缩乏力，表现为潜伏期延长、活跃期延长或停滞。

（3）其他　骨盆入口狭窄因胎先露对前羊膜囊压力不均或胎先露高浮，容易引起胎膜早破、脐带脱垂。若骨盆绝对性狭窄伴有宫缩过强，发生梗阻性难产，产妇出现腹痛难忍、血尿，甚至出现病理性缩复环等先兆子宫破裂征象。

2. 中骨盆平面狭窄

（1）胎方位异常　中骨盆平面狭窄主要影响胎头俯屈及内旋转，当胎头下降至中骨盆时，由于内旋转受阻，常出现持续性枕横位或枕后位，同时出现继发性宫缩乏力，产妇过早出现便意，不自主向下屏气用力，应及时行阴道检查。

（2）产程曲线异常 胎头能正常衔接，潜伏期及活跃期早期进展顺利，但活跃期晚期及第二产程延长或停滞、胎头下降延缓或停滞。

（3）其他 胎头下降受阻，极度变形，颅骨重叠，胎头受压使软组织水肿，形成较大产瘤；重者可发生颅内出血及胎儿宫内窘迫。若胎头在产道内滞留过久，压迫尿道及直肠，引起排尿困难，甚至组织缺血、坏死形成生殖道瘘。强行阴道助产，可导致软产道严重损伤及新生儿产伤。若中骨盆狭窄程度严重，宫缩良好，可发生先兆子宫破裂甚至子宫破裂。

3. 出口平面狭窄 常与中骨盆平面狭窄伴存。单纯出口平面狭窄时，第一产程进展顺利，胎头到达盆底后下降受阻，继发宫缩乏力，导致第二产程延长或停滞。若强行阴道助产，可导致软产道严重损伤及新生儿产伤。

> **考点提示**
> 骨盆狭窄的种类及临床特点。

4. 三个平面狭窄 如果是均小骨盆，胎儿发育大小与骨盆相称，产力正常，有可能经产道分娩，但产程中需严密观察。

（三）辅助检查

1. 阴道检查 了解产程进展。

2. B 型超声检查 了解胎位及胎儿大小、骨盆径线等。

3. 胎儿电子监护仪监护 了解胎儿宫内有无缺氧以及产力等。

（四）对母儿的影响

1. 对产妇的影响

（1）产程延长 骨盆入口平面狭窄影响胎先露衔接，容易发生胎位异常；中骨盆及出口平面狭窄，影响胎头俯屈及内旋转，胎头下降受阻，继发宫缩乏力而致产程延长或停滞。

（2）产伤 因产程延长或停滞，软产道裂伤机会增加，软产道受压时间过久引起局部缺血坏死，形成生殖道瘘。梗阻性难产如不及时处理可导致子宫破裂。

（3）产后出血、产褥感染 因胎先露衔接不良、胎位异常，容易发生胎膜早破，及产程延长、宫缩乏力、手术助产等致产后出血、产褥感染机会增加。

2. 对胎儿及新生儿的影响

（1）胎儿宫内窘迫 因胎头衔接不良易引起胎膜早破、脐带脱垂，导致胎儿宫内窘迫甚至死亡。

（2）颅内出血 产程延长，胎头因受压过久、极度变形及缺血缺氧容易发生颅内出血。

（3）新生儿产伤及感染 骨盆狭窄致手术助产机会增加，新生儿产伤及感染机会增加，围生儿死亡率增高。

（五）治疗要点

根据骨盆狭窄的类别和程度、胎方位、胎儿大小、胎心率情况、产妇年龄、宫口扩张及胎先露下降程度、宫缩强度及频率、是否破膜及结合孕产次、既往分娩史等综合分析判断，决定分娩方式。

1. 骨盆入口平面狭窄 骨盆相对性狭窄，若产力、胎位及胎心音均正常，估计胎儿体重 <3000g，可严密监护下试产，以宫口扩张程度为标准，判断是否充分试产，骨盆入口平面狭窄的试产应使宫口扩张 3cm 以上。试产时间以 2~4 小时为宜。如胎头仍不能入盆，宫颈扩张缓慢，或出现胎儿窘迫征象，应及时行剖宫产术结束分娩。骨盆绝对性狭窄者，应以剖宫产术结束分娩。

2. 中骨盆平面狭窄 中骨盆平面狭窄阻碍胎头俯屈和内旋转，易发生持续性枕横位或枕后位，按持续性枕横位或枕后位处理。若胎头双顶径未达坐骨棘平面，或出现胎儿窘迫征象，应及时行剖宫产术结束分娩。

3. 骨盆出口平面狭窄 骨盆出口平面狭窄不能试产。于临产前或临产初期对胎儿大小、头盆关系等充分评估，决定能否经阴道分娩。若出口横径与后矢状径之和 > 15cm，胎儿可经阴道分娩，否则行剖宫产术结束分娩。

考点提示

骨盆狭窄的种类及临床特点。

4. 均小骨盆和畸形骨盆 需评估胎儿、骨盆的异常程度、相称情况，综合判断。畸形骨盆常需剖宫产结束分娩。

【护理评估】

1. 健康史 了解产妇产前检查的相关资料，尤其是骨盆各径线值。了解内、外科疾病史，如佝偻病、结核及外伤史等。经产妇应了解有无难产史及其原因、分娩方式、新生儿体重、出生后情况、有无产伤等。

2. 身体评估

（1）一般检查 身高体型：身材矮小匀称的女性（身高 < 145cm），需警惕均小骨盆。身材粗壮者骨骼粗大，即使骨盆外测量各径线正常，还应测量孕妇手腕围以了解骨质厚薄对骨盆内径的影响。评估有无脊柱侧弯、后凸，米氏菱形窝是否对称等。步态：若为跛行，可能为偏斜骨盆。

（2）腹部检查

1）有无尖腹或悬垂腹。

2）测量子宫底高度及腹围，估计胎儿大小。

3）四步触诊判断胎产式、胎方位、胎先露及胎先露是否衔接。

4）听诊胎心，注意有无节律及频率的改变。

（3）评估头盆关系 若临产后胎头仍未衔接，应充分评估头盆是否相称—跨耻征检查。具体方法为：产妇排空膀胱后取仰卧位，两腿伸直，检查者将一手置于耻骨联合上方，另一手将浮动的胎头向骨盆腔方向推压。若胎头低于耻骨联合平面，称跨耻征阴性，提示头盆相称；若胎头与耻骨联合在同一平面，称跨耻征可疑阳性，提示可疑头盆不称；若胎头高于耻骨联合平面，称跨耻征阳性，提示头盆不称。对检查出现跨耻征可疑阳性或阳性的产妇应嘱其两腿屈曲半卧位，再次检查跨耻征；若为阴性，提示骨盆倾斜度异常。

（4）骨盆测量 包括骨盆外测量和骨盆内测量。

（5）肛查及阴道检查 狭窄骨盆常有骨盆内聚感，注意坐骨棘是否凸起、骶尾关节活动度及尾骨是否前翘等。注意胎头高浮或胎位异常、宫颈水肿等异常表现。

（6）B型超声检查及胎儿电子监护 B超可测量胎儿双顶径、头围、腹围、股骨、肱骨长度较准确估计胎儿体重，并可确定胎先露和胎方位，有助于判断能否经阴道分娩。胎儿电子监护通过连续描记胎心与胎动、宫缩的动态关系，了解胎儿宫内安危状态。

3. 心理－社会评估 当产妇被告知骨盆异常时，常表现为紧张、焦虑，不知所措，急迫询问医护人员能否经阴道分娩。部分产妇可能不听医护人员的解释，不愿意配合试产，而坚决要求剖宫产。

【护理问题】

1. 有感染的危险　与胎膜早破、产程延长、手术操作有关。

2. 有新生儿窒息的危险　与产道异常、产程延长有关。

3. 潜在并发症　产道损伤、产后出血、子宫破裂。

【护理目标】

（1）新生儿出生状况良好。

（2）产妇平安分娩，无并发症发生。

【护理措施】

1. 一般护理　孕期加强产前检查，早期发现骨盆异常，左侧卧位休息。

2. 病情观察　观察产程进展，有无胎儿窘迫、胎位异常、产力异常。

3. 治疗护理

（1）剖宫产　骨盆绝对性狭窄者，遵医嘱做剖宫产术的术前准备及术中、术后护理准备。

（2）试产　骨盆相对性狭窄，经评估后决定试产者，须在严密监护下进行。

1）专人守护，保持良好的产力。指导产妇的饮食、休息，必要时遵医嘱静脉补充水、电解质、维生素 C 等。

2）胎膜破裂时，应立即听胎心，观察羊水性状，适当缩短试产时间。

3）密切观察母胎及产程进展情况。观察产妇的生命体征、宫缩强弱、胎心音变化、宫口扩张及胎先露部下降情况，有条件者用胎儿电子监护仪连续动态监护。若发现产程进展缓慢或出现胎儿窘迫、子宫破裂征象，应立即停止试产，同时行剖宫产术前准备。

4）预防产后出血和感染。胎儿娩出后，遵医嘱使用缩宫素、抗生素，预防产后出血和感染。保持外阴清洁，每日用 1:20 碘附棉球擦洗外阴 2 次，使用消毒会阴垫。盆底软组织受压时间过长或出现血尿者，应留置导尿管 8～12 日，定期更换橡皮管和接尿袋，用无菌等渗盐水冲洗，保持尿管通畅，防止尿路感染。

5）新生儿护理。胎头在产道压迫时间过长或经手术助产的新生儿，应按产伤处理，严密观察有无颅内出血或其他损伤症状。

4. 心理护理　为产妇及其家属提供心理支持，鼓励产妇表达内心感受。向产妇及其家属讲明产道异常对母儿的影响，取得其的信任和配合，安全度过分娩期。当入口平面相对性狭窄经评估后决定试产时，向产妇及其家属讲清楚阴道分娩的可能性及优点，使其了解目前产程进展的情况，认真解答产妇及其家属提出的疑问，消除产妇的紧张、恐惧情绪，增强对分娩的信心。

【健康教育】

在女童生长发育中，定期监测，定期预防接种，防止脊髓灰质炎的发生。应加强监护，加强营养，防止受伤。

【护理评价】

（1）产妇是否能配合实施处理方案，母儿是否平安度过分娩期。

（2）新生儿是否出生状况良好，有无窒息发生。

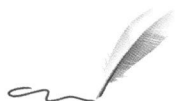

二、软产道异常

软产道异常可因先天发育异常及后天疾病引起的异常，所致的难产临床较少见，在分娩中若处理不当可导致母儿损伤。

（一）外阴异常

1. 会阴坚韧 初产妇，尤其高龄初产妇多见。由于会阴体与盆底组织缺乏弹性、坚韧，会阴体伸展性差，使阴道口狭窄。分娩时应做预防性会阴切开。

2. 外阴水肿 多种原因，如妊娠期高血压疾病、重度子痫前期、重度贫血、低蛋白血症等，可引起不同程度的水肿。严重者局部组织失去弹性，分娩时阻碍胎先露下降，易致组织损伤、感染等。

处理与护理：临产前积极纠正全身性疾病的同时，局部可用50%硫酸镁湿热敷，以改善局部水肿。临产后会阴水肿不减退者，可在严密消毒情况下进行多点针刺放液；产时行会阴切开术；产后加强局部护理，促进切口愈合，预防感染。

3. 外阴瘢痕 多为炎症或外伤后遗症，若瘢痕挛缩，使阴道口狭窄不能扩张，影响胎先露的下降和娩出。如瘢痕范围小，仅限于外阴，胎头达盆底，可行会阴切开；但若瘢痕范围累及阴道，使胎头下降受阻，应行剖宫产术。

4. 其他 如外阴静脉重度曲张、外阴炎症明显，为避免因分娩严重损伤及产后感染，宜选择剖宫产术终止妊娠。

（二）阴道异常

1. 阴道横隔 可位于阴道上、中、下段，阴道中、上段多见，在横隔中央或偏一侧有一小孔，易被误为宫颈外口。仔细检查可区别二者。阴道横隔在临产后可影响胎先露下降。当胎先露下降，横隔变薄后，可在直视下以小孔为中心作X形切开，待分娩结束后，再修剪切除剩余隔瓣，用可吸收线间断或连续锁边缝合残端；若横隔位置高，且厚而坚韧，阻止胎先露下降，需行剖宫产术结束分娩。

2. 阴道纵隔 阴道纵隔若伴有双子宫、双宫颈，位于一侧宫内的胎儿下降通过阴道时，纵隔被推向对侧，一般不阻碍分娩。若纵隔厚而坚韧，阻碍胎先露下降，可于纵隔中间剪断，待分娩结束后再修剪残余纵隔，用可吸收线间断或连续锁边缝合残端。

3. 阴道闭锁或狭窄 不全性阴道闭锁可由发育异常、产伤、感染、腐蚀性药物等形成的瘢痕挛缩引起。妊娠期瘢痕可随妊娠进展而软化，轻型者在临产后，胎先露的扩张作用常能克服瘢痕阻力而完成分娩；但重型者因瘢痕广泛而坚韧，可阻碍胎头下降，不宜试产，应行剖宫产术。

4. 阴道尖锐湿疣 妊娠期尖锐湿疣生长快，可阻塞产道，阴道分娩可能致严重阴道撕裂、血肿及感染；新生儿有患喉乳头状瘤的可能，宜以剖宫产术结束分娩。

5. 阴道囊肿或肿瘤 阴道壁单纯小囊肿对分娩影响小，若囊肿较大阻碍胎先露下降时，可行囊肿穿刺抽出囊液，使之体积缩小，以利胎儿娩出，产后再择机处理。阴道内肿瘤阻碍胎先露下降又不能切除者，应行剖宫产术。

（三）宫颈异常

1. 宫颈粘连与瘢痕 易致宫颈性难产，多因刮宫受损、感染、手术和物理治疗所致。若为宫颈外口的膜状粘连，表现为临产后宫颈管消失而宫口一直不扩张，可行阴道检查，用手指钝性分离后，轻轻扩张宫口；严重的宫颈粘连和瘢痕影响宫颈扩张，应行剖宫产术。

2. 宫颈水肿 多见于持续性枕后位或滞产，由于胎先露压迫直肠，在宫口开全之前，产妇过早使用腹压，导致宫颈前唇长时间受压于胎头和耻骨联合之间，血液回流受阻引起水肿，影响宫颈扩张。处理时可抬高产妇臀部或视宫口扩张程度手法旋转胎头，减轻胎头对宫颈的压迫。也可于宫颈两侧各注入 0.5% 利多卡因 5～10ml，或地西泮 10mg 缓慢静脉推注。待宫口近开全，可手法扩张宫颈并将之上推，使胎头越过宫颈，经阴道分娩。上推宫颈时注意用力适度，避免宫颈裂伤和出血。如经上述处理后无明显效果，应行剖宫产术。

3. 宫颈坚韧 常见于高龄初产妇、精神过度紧张的初产妇、宫颈成熟不良及宫颈不易扩张者。可于宫颈两侧各注入 0.5% 利多卡因 5～10ml 或地西泮 10mg 静脉推注，若仍不能缓解，应行剖宫产术。

4. 宫颈肿瘤 主要包括子宫颈肌瘤和宫颈癌。较大宫颈肌瘤占据盆腔，影响胎头下降，应行剖宫产术。宫颈癌合并妊娠并不常见，癌肿质硬而脆，若经阴道分娩容易导致宫颈撕裂、出血、感染和癌细胞扩散，应行剖宫产术。

（四）子宫异常

1. 子宫肌瘤 妊娠期子宫肌瘤可随妊娠的进展而增大，其对分娩的影响取决于肌瘤的生长部位、大小及数量。

2. 子宫畸形

（1）双角子宫与纵隔子宫 较为常见，妊娠后因宫腔形态异常而致胎位异常，一般对产力影响小。附着于子宫纵隔的胎盘在胎儿娩出后不易自然剥离或剥离不全，需行人工剥离，且易发生部分残留而引起产后出血。

（2）双子宫 双子宫一侧子宫妊娠时，分娩可因子宫发育不良出现宫缩乏力或宫缩不协调，引起产程延长；偶见未孕侧子宫阻塞产道，妨碍分娩，需行剖宫产术。

第三节 胎位及胎儿发育异常

案例导入

某产妇，35 岁，5 年前经阴道顺娩一活男婴，重 3400g。现妊娠 40 周，宫口开全 2 小时余，胎头未下降，骨盆外测量正常，宫缩持续 40～50 秒，间隔 1～2 分钟，胎膜已破，羊水淡绿色，头先露，位置 +2，前囟在骨盆左前方，胎心音 128 次/分。

请问：

1. 目前该患者的护理问题有哪些？
2. 对该患者的护理措施有哪些？

一、持续性枕后位、枕横位

【概述】

持续性枕后位（POPP）或持续性枕横位（POTP）指临产后经过充分试产，至分娩以任何方式结束时，胎头枕骨仍位于母体骨盆后方或侧方，谓之持续性枕后位或枕持续性横位。发生率约5%。

（一）原因

常为多种因素综合作用的结果。主要的影响因素如下。

1. 骨盆异常　骨盆形态和大小异常是发生持续性枕后（横）位的重要原因。男型骨盆或类人猿型骨盆，因骨盆入口平面前半部较窄，后半部较宽，胎头容易取枕后位或枕横位衔接；同时因中骨盆狭窄，影响胎头内旋转而成为持续性枕后（横）位。扁平骨盆和均小骨盆的骨盆入口前后径均较小，横径相对宽大，胎头以枕横位衔接入盆，因胎头俯屈不良、旋转困难，使胎头枕横位嵌顿在中骨盆而成为持续性枕横位。

2. 胎头俯屈不良　当胎头以枕后位衔接时，由于胎背和母体脊柱靠近，不利于胎头俯屈，胎头俯屈不良使胎头通过产道的径线增大，阻碍胎头下降及内旋转，使胎头枕部持续位于骨盆的后方或侧方，形成持续性枕后（横）位。

3. 子宫收缩乏力　宫缩乏力影响胎头俯屈、下降与内旋转，形成持续性枕后（横）位，而持续性枕后（横）位影响胎头下降，易致宫缩乏力，二者互为因果关系。

4. 头盆不称　头盆不称因妨碍胎头内旋转，而呈持续性枕后（横）位。

5. 其他　位置较低的子宫前壁胎盘、膀胱充盈、子宫下段或宫颈肌瘤等，均可妨碍胎头内旋转而形成持续性枕后（横）位。

（二）临床表现

1. 症状

（1）协调性宫缩乏力与宫口扩张缓慢。临产后胎头衔接较晚及俯屈不良，胎头不易紧贴子宫下段及宫颈内口，导致宫缩乏力、宫口扩张缓慢。

（2）第一产程中产妇自觉肛门坠胀及宫缩时腰骶部疼痛。枕骨持续位于骨盆后方压迫直肠，产妇自觉肛门坠胀、排便感及宫缩时腰骶部疼痛，致使宫口未开全时不自觉的过早使用腹压，发生宫颈水肿、产妇疲劳而影响产程进展。

（3）产程延长与滞产征象。表现为潜伏期延长、活跃期延长或停滞及第二产程延长。由于胎头压迫及产程延长，产妇出现尿潴留、肠胀气、脱水、电解质紊乱等滞产征象。

2. 体征

（1）腹部检查　宫底处可触及胎臀，胎背在母体的后方或侧方，胎儿肢体可明显触及。若胎头已衔接，可在胎儿肢体侧耻骨联合上方触及胎儿颏部。胎心在母体偏外侧或胎儿肢体侧最清晰响亮。

（2）肛查及阴道检查　枕后位时，盆腔后部空虚，矢状缝位于骨盆的斜径上，前囟位于骨盆的前方，后囟位于骨盆的后方。如后囟在左后方，则为枕左后位。枕横位时，矢状缝位于骨盆的横径上，囟门位于骨盆的侧方。如后囟在骨盆的右侧，则为枕右横位。当胎儿头皮水肿、颅骨重叠、囟门触摸不清时，需行阴道检查，了解胎儿耳郭及耳屏的位置及朝向判断，若耳郭朝向骨盆侧方，为枕横位；若耳郭朝向骨盆后方，为枕后位。

（三）辅助检查

B型超声检查　可明确胎方位，并有助于了解胎头入盆情况。

（四）分娩机制

1. 持续性枕后位　若无头盆不称，多数枕后位在良好的宫缩作用下，胎头枕部向前旋转 90°~135°，成为枕前位娩出。分娩过程中若不能转为枕前位，其分娩机制为：胎头枕部向后旋转 45°，使矢状缝与骨盆前后径一致，胎儿枕部指向母体骶骨成正枕后位。其分娩方式有以下 2 种。

（1）胎头俯屈良好　胎头继续下降，前囟先抵达耻骨联合下方时，以前囟为支点，胎头俯屈，使顶部及枕部自会阴前缘娩出，继而胎头仰伸，相继由耻骨联合下娩出额、鼻、口、颏。此为最常见的分娩方式。

（2）胎头俯屈不良　当鼻根出现在耻骨联合下缘时，以鼻根为支点，胎头先俯屈，从会阴前缘娩出前囟、顶部及枕部，然后胎头仰伸，使鼻、口、颏相继由耻骨联合下娩出。由于胎头以较大的枕额周径旋转，胎儿娩出困难，多需手术助产。

2. 持续性枕横位　部分枕横位在下降过程中内旋转受阻，或枕后位胎头枕部仅向前旋转 45° 而形成持续性枕横位，虽能经阴道分娩，但多数需要用手或借助胎头吸引器将胎头转成枕前位娩出。

（五）对母儿的影响

1. 对产妇的影响

（1）产程延长、手术产机会增加　持续性枕后（横）位时，由于胎头以较大径线适应通过产道，胎头下降缓慢或停滞使产程延长，常需阴道助产或剖宫产结束分娩。

（2）软产道损伤　胎头以较大径线通过产道，及手术助产，易致软产道裂伤；因产程延长，特别是第二产程延长，胎头长时间压迫盆底软组织，可发生局部组织缺血、坏死、脱落形成生殖道瘘。

（3）产后出血　持续性枕后（横）位时，常继发宫缩乏力、产程延长、软产道裂伤等，致产后出血机会增加。

（4）产褥感染　由于产程延长，肛查及阴道检查的次数增加，手术产机会增加等，致产褥感染机会增加。

2. 对胎儿及新生儿的影响　由于第二产程延长及手术产机会增多，常引起胎儿窘迫、新生儿窒息与产伤，使围生儿死亡率增高。

（六）治疗要点

若骨盆无异常、胎儿不大、胎心好，可以试产。试产时保持良好的产力，严密观察产程进展及胎心音变化，注意胎头下降和宫口扩张程度。

1. 第一产程

（1）潜伏期　保证产妇充分营养与休息；若产妇精神紧张、睡眠差可肌内注射哌替啶或地西泮，嘱产妇朝向胎腹的方向侧卧休息，有助于胎头枕部转向前方；进食少者可予静脉输液，以补充水和能量。休息后宫缩仍乏力者，应尽早静脉滴注缩宫素。

（2）活跃期　宫口开大 3~4cm，若产程停滞，排除头盆不称后可行人工破膜，使胎头下降，紧贴宫颈加强宫缩，并手推胎头促使内旋转。若宫缩欠佳，可静脉滴注缩宫素。在宫口开全之前，嘱产妇不可屏气用力，以防宫颈水肿影响产程进展；如宫口扩张 >1cm/h，伴胎先露下降，多能经阴道分娩。试产中若出现胎儿窘迫征象，及经上述处理后，宫颈扩张缓慢（<1cm/h）或无进展，应行剖宫产术结束分娩。

2. 第二产程　宫口开全后胎头下降缓慢或停滞，初产妇近 2 小时，经产妇近 1 小时，应行阴道检查。当胎头双顶径已达坐骨棘水平以下，可试行徒手旋转胎头使枕部转向前方。

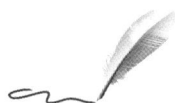

若旋转成功，胎头继续下降，或自然分娩，或行阴道助产；若向前旋转困难，也可向后转为正枕后位，再以低位产钳助产。若胎头位置较高，疑有头盆不称，应改行剖宫产术，禁中位产钳助产。

3. 第三产程 因产程延长，容易发生产后宫缩乏力，胎儿娩出后应立即静脉或肌内注射缩宫素，促进子宫收缩和胎盘娩出，以防发生产后出血。仔细检查软产道，若有裂伤及时修补缝合。凡手术助产、软产道撕裂、产程中多次阴道检查者，产后应给予抗生素预防感染。

【护理评估】

1. 健康史 了解产前检查的资料及本次妊娠经过。了解孕妇身高、体重、有无前置胎盘及盆腔肿瘤等。了解有无妊娠并发症、合并症。了解既往分娩史，有无难产史。

2. 身体评估

（1）注意评估临产时间、用药情况。注意有无头盆不称，有无尿潴留、肠胀气、脱水等滞产征象。

（2）腹部检查

1）测量宫高、腹围，估计胎儿大小。

2）触诊判断：①触诊子宫法了解宫缩强弱、频率；②四步触诊法判断胎位。

3）听诊胎心：胎心在母体偏外侧或胎儿肢体侧最清晰。

（3）评估产程进展。肛查及阴道检查了解宫口扩张、胎先露下降情况。

3. 心理－社会评估 产妇因产程延长，体力消耗，极度疲乏对分娩失去信心而产生焦躁情绪，同时担心自身及胎儿的安危，表现紧张、焦虑甚至恐惧。

【护理问题】

1. 有新生儿窒息的危险 与胎位异常有关。

2. 焦虑 与产程延长、体力消耗有关。

3. 潜在并发症 产道裂伤、产后出血及感染。

【护理目标】

（1）无新生儿窒息发生。

（2）产妇能与医护人员配合，接受分娩处理方案。

（3）产程进展顺利，阴道助产得当，无并发症发生。

【护理措施】

1. 一般护理 鼓励待产妇进食，保证充分的营养和休息。进食少者遵医嘱予静脉补液，以维持水、电解质平衡。若产妇精神紧张，睡眠不好，遵医嘱肌内注射哌替啶或地西泮，使产妇睡眠一段时间得到充分休息，嘱产妇朝胎腹的方向侧卧。

2. 病情观察 观察宫缩、宫口扩张及胎先露下降情况。

3. 治疗护理

（1）第一产程 对于休息后宫缩仍乏力者，遵医嘱静脉滴注缩宫素加强宫缩。指导产妇在宫口开全之前，不要过早屏气用力，避免体力消耗及宫颈水肿。严密观察产程进展情况，若发现异常或产程进展缓慢应及时向医师汇报。做好阴道助产及新生儿抢救准备。

（2）第二产程　宫口开全后初产妇近 2 小时，经产妇近 1 小时，若胎头下降缓慢或停滞，行阴道检查，当胎头双顶径已达坐骨棘水平以下，可试行徒手旋转胎头使枕部转向前方，若旋转成功，胎头继续下降；若向前旋转困难，也可向后旋转为正枕后位，以低位产钳助产。

（3）第三产程　遵医嘱胎儿娩出后立即静脉或肌内注射缩宫素，促进胎盘娩出及防止产后出血。仔细检查软产道，若有裂伤及时修补缝合。凡手术助产、软产道撕裂、产程中多次阴道检查者，遵医嘱使用抗生素预防感染。

4. 心理护理　向产妇及其家属讲明胎位异常对母儿的影响，聆听产妇感受，认真解答产妇及其家属提出的疑问，消除其紧张、焦虑情绪，增强对分娩的信心。取得产妇及其家属的信任和配合，安全度过分娩期。

【健康教育】

将胎位及产程进展情况，可能对母儿的影响及纠正方法，及时向产妇及其家属讲解。

【护理评价】

（1）新生儿窒息是否发生。

（2）产妇是否与医护人员合作，接受分娩处理方案。

（3）产程进展是否顺利，阴道助产是否得当，是否发生产道裂伤等并发症。

二、臀先露

【概述】

臀先露（breech presentation）是最常见的一种异常胎位，又称臀位。占足月分娩总数的 3%～4%。因胎臀周径比胎头周径小，胎头后娩出无变形机会以适应产道，易致胎头娩出困难。

（一）原因

1. 胎儿在宫腔内的活动范围过大　羊水过多、经产妇腹壁松弛、早产儿羊水量相对偏多等，使胎儿在宫腔内活动空间较大，易形成臀位。

2. 胎儿在宫腔内的活动范围受限　如子宫畸形、双胎、羊水过少、胎儿畸形等，使胎儿活动空间狭小，不易自然转成头位。

3. 胎头衔接受阻　如骨盆狭窄、巨大儿、前置胎盘、盆腔肿瘤阻塞产道等。

4. 子宫角部 – 底部胎盘　胎盘附着于子宫角部 – 底部，可能为臀位原因之一。

（二）分类

临床上根据胎儿下肢所取的姿势，可分为 3 种类型。

1. 单臀先露　又称腿直臀先露。胎儿的两髋关节屈曲，双膝关节伸直，以臀部为先露。临床最多见。

2. 完全臀先露　又称为混合臀先露。胎儿双髋关节和双膝关节均屈曲，如盘膝而坐，以臀和双足为先露。临床较多见。

3. 不完全臀先露　以一足或双足、一膝或双膝、一足一膝为先露部。但膝先露是暂时的，多数在分娩过程中转成足先露。临床较少见。

（三）临床表现

1. 孕妇常感肋下有圆而硬的胎头　妊娠晚期胎动时，孕妇常有季肋部被胎头顶撞不适感。

2. 临产后产程延长　由于胎臀或胎足不能紧贴子宫下段及宫颈内口，影响子宫收缩，导致宫颈扩张缓慢，产程延长。

3. 腹部检查　四步触诊子宫呈纵椭圆形，胎体纵轴与母体纵轴一致，在宫底部触及圆而硬的胎头，按压有浮球感。若胎先露未衔接，在耻骨联合上方，可触到不规则、软而宽的胎臀。胎心在脐左（右）上方听得最清晰。胎先露衔接后，胎臀位于耻骨联合之下，胎心在脐周或脐下最清楚。

4. 肛查或阴道检查　肛查可触及软而不规则的胎臀或下肢。若胎臀位置高，肛查不清，应行阴道检查。阴道检查可明确宫口扩张程度、胎先露及先露位置。若胎膜已破、宫口扩张 2cm 以上，可直接触及胎臀、外生殖器及肛门，应和颜面位区别；如触及胎足，应与胎手鉴别。注意有无脐带脱垂。

（四）辅助检查

1. 实验室检查　血尿常规、血型、生化等检查；据情况选择胎儿成熟度检查、胎盘功能检查等。

2. B 型超声检查　可明确臀位的类型，并较准确估计胎儿大小、胎头姿势等。

3. 胎儿电子监护仪监护　评估胎儿宫内安危状态。

（五）分娩机制

以骶右前位为例，依次娩出胎臀、胎肩、胎头。

1. 胎臀娩出　临产后，胎臀以粗隆间径衔接于骨盆入口的右斜径上，骶骨位于母体骨盆右前方。胎臀逐渐下降，前髋下降稍快，位置较低，遇盆底阻力后，前髋向母体右前方旋转 45°，转到母体耻骨联合后方，此时粗隆间径和母体骨盆入口前后径一致，骶骨位于母体骨盆的右侧，完成内旋转。胎臀继续下降，胎体为适应产道的弯曲度而侧屈，后髋从会阴体前缘娩出，随即胎体稍伸直，使前髋自耻骨弓下娩出，继之双下肢娩出。当胎臀和双下肢娩出后，胎体外旋转，使胎背转向前方或右前方。

2. 胎肩娩出　当胎体外旋转的同时，胎儿双肩径衔接于骨盆入口的右斜径或横径上，并沿此径线逐渐下降，当双肩到达盆底时，前肩向右旋转 45°至耻骨弓下，使双肩径和骨盆出口前后径一致，同时胎体侧屈使后肩及后上肢从会阴体前缘娩出，继之前肩及前上肢从耻骨弓下娩出。

3. 胎头娩出　当胎肩通过会阴时，胎头矢状缝衔接于骨盆入口的左斜径或横径上，并沿此径线下降，同时胎头俯屈。当枕骨到达骨盆底时，胎头枕骨向母体左前方旋转 45°，使枕骨朝向母体的耻骨联合。胎头继续下降，当枕骨下凹到达耻骨弓下时，以此处为支点，胎头继续俯屈，使颏、面、额部相继自会阴体前缘娩出，枕部随之自耻骨弓下娩出。

（六）对母儿的影响

1. 对产妇的影响

（1）产程延长　胎臀或胎足不能紧贴子宫下段及宫颈内口，不能有效促使宫颈扩张及刺激宫旁、盆底神经丛，致继发性子宫收缩乏力、宫颈扩张缓慢，使产程延长。

（2）软产道损伤　产道未能充分扩张，或操作失当，宫口未开全强行牵引，容易造成宫颈、阴道裂伤，甚至延及子宫下段。

（3）产后出血及产褥感染　因产程延长、胎膜早破等，使产后出血及产褥感染的机会增多。

2. 对胎儿及新生儿的影响

（1）胎膜早破、脐带脱垂、早产 因胎先露形态不规则，前羊水囊受力不均，易致胎膜早破、脐带脱垂，引起早产和低体重儿出生增多。

（2）新生儿产伤和窒息 臀位分娩因后娩出胎头，使胎头受压，可能导致新生儿窒息及颅内出血、臂丛神经损伤、脑幕撕裂、肱骨骨折、胸锁乳突肌损伤、关节脱位等。牵拉困难者，胎脑缺氧时间过长可能引起脑实质弥漫性出血。

（七）治疗要点

1. 妊娠期

（1）矫正胎位 妊娠 30 周前，臀先露多能自行转为头先露；若妊娠 30 周后仍为臀先露，可予以矫正。常用的矫正方法有以下几种。

1）胸膝卧位 孕妇排空膀胱，松解裤带，双膝跪于床上，身体前俯，胸部尽量贴近床面，大腿与床面垂直（图 11 - 2）。每次 15 分钟，每日 2 ~ 3 次，连续做 1 周后复查。这种姿势可使胎臀退出骨盆腔，借助胎儿重心改变，使胎头与胎背所形成的弧形顺着宫底弧面滑动而自然完成胎位矫正。

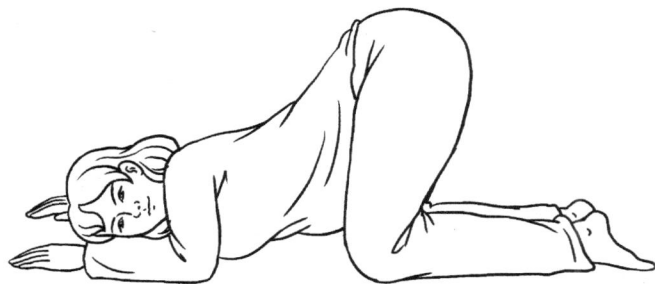

图 11 - 2　胸膝卧位

2）激光照射或艾灸至阴穴 至阴穴位于足小趾外侧，距趾甲角 0.1 寸处。每日 1 次，每次 15 ~ 20 分钟，5 次为一疗程。

3）外转胎位术 经上述矫正方法无效时，可于孕 32 ~ 34 周尝试行外转胎位术。外转胎位术可能发生脐带缠绕、胎盘早剥等严重并发症，应谨慎采用，若实施，宜在 B 超监测下进行操作。

（2）提前入院待产 孕妇应于预产期前 1 ~ 2 周提前入院待产，以防意外情况出现。

2. 分娩期 据产妇年龄、胎产次、骨盆类型及大小、胎儿大小、胎儿是否存活、臀先露类型及有无合并症、并发症于临产初期综合评估决定分娩方式，不能试产。

（1）剖宫产 适用于有手术指征者。

（2）阴道分娩 产妇经阴道分娩应具备下列条件：①孕周≥36 周；②骨盆正常或偏大；③单臀先露；④胎儿体重 2500 ~ 3500g；⑤无胎头仰伸；⑥无其他剖宫产指征。

第一产程：产妇应多左侧卧位，不宜站立或走动。给予充足的水和能量，以保持良好的体力。临产后禁止灌肠，少做肛查或阴道检查以避免胎膜破裂。勤听胎心音，一旦胎膜破裂应立即听胎心音。若胎心音改变，应确定有无脐带脱垂，立即抬高臀部，行阴道检查，若无脐带脱垂，继续严密观察胎心及产程进展；若有脐带脱垂，宫口未开全而胎心音尚好，立即剖宫产，而不应盲目依赖脐带返纳术。如宫口已开全，可行臀牵引术。当宫口扩张至

4~5cm时，胎足可脱出至阴道，为使产道充分扩张，此时应采用"堵"外阴法，即消毒外阴后，在每一次宫缩时用无菌巾以手掌堵住阴道口，阻止胎足脱出，使胎臀在下降过程中充分扩张产道，以利于后出胎头。

第二产程：接产前，应导尿排空膀胱，行双侧阴部神经阻滞麻醉，以松弛产道。初产妇应行会阴侧切术。臀位分娩有 3 种方法：①自然分娩。胎儿不需任何牵拉而自然娩出。仅见于经产妇、骨盆宽大而胎儿较小、产力良好的情况下。②臀位助产术。当胎臀自然娩出至脐部后，由助产者协助娩出胎肩部及胎头。是最常见的臀位分娩方式。一般在胎儿脐部娩出后，应在 3 分钟内娩出胎头，最长不超过 8 分钟。③臀位牵引术。胎儿全部由医护人员牵拉娩出。此种手术对胎儿损伤大，一般情况下禁止使用。

第三产程：胎儿娩出后立即肌内注射缩宫素，以加强宫缩及促使胎盘娩出，防止产后出血。胎盘娩出后，及时检查软产道并缝合。产后给予抗生素预防感染。

【护理评估】

1. 健康史　详细了解产前检查的资料，如产妇身高，有无前置胎盘及妊娠并发症、合并症，有无臀位难产、死产史。

2. 身体评估

（1）注意评估临产时间、骨盆大小、胎儿大小、臀位类型、羊水量、有无胎膜早破等。

（2）腹部检查

1）测量宫高、腹围，估计胎儿大小。

2）触诊判断：①触诊子宫法了解宫缩强弱、频率；②四步触诊法判断胎位。

3）听诊胎心：通过听胎心音或电子胎儿监护仪了解胎儿宫内安危状态。

（3）评估产程进展状态：阴道检查了解宫口扩张、胎先露下降情况。

3. 心理－社会评估　产程初期，产妇子宫收缩力正常，对自然分娩期待。当产程进展不顺利或产程延长，体力消耗而疲乏时，常失去对阴道分娩的信心。若发生胎膜早破有脐带脱垂的危险，被要求卧床休息，产妇担心胎儿安危而紧张、恐惧和无助感。部分产妇及其家属因对臀位分娩的知识有所了解，常要求剖宫产结束分娩。

【护理问题】

1. 新生儿窒息、受伤的危险　与胎位异常、脐带可能脱垂有关。

2. 焦虑、恐惧　与胎位异常有关。

3. 潜在并发症　产后出血，产褥感染。

【护理目标】

（1）新生儿未发生窒息及产伤。

（2）产妇分娩过程顺利，无产后出血、产褥感染等并发症发生。

【护理措施】

1. 一般护理　左侧卧位，观察胎动。

2. 病情观察　妊娠期观察胎位是否纠正，分娩期观察宫缩、胎心音变化、阴道流液等。

3. 治疗护理

（1）剖宫产者，积极行剖宫产术前准备。

（2）经阴道分娩者，严密观察母胎情况。勤听胎心音，可胎儿电子监护仪连续动态观察，若发现异常图形，立即汇报医师评估胎儿宫内安危。观察产妇生命体征、宫缩情况、宫口扩张程度及先露下降程度，并做好协助助产或助产及新生儿窒息抢救的准备。避免并发症发生。

4. 心理护理　产妇因臀位常紧张、焦虑，反复询问分娩可能出现的问题，护理人员应耐心解释，讲解相关臀位分娩的知识，消除产妇对紧张情绪，增强产妇自然分娩的信心。及时将检查结果和产程进展情况告之产妇及其家属，并指导产妇如何配合医护人员。

【健康教育】

（1）孕期定期产检，及时发现异常胎位，适时在医师指导下纠正胎位。

（2）妊娠晚期应避免性生活，防止胎膜早破。一旦发生胎膜早破应立即卧床，抬高臀部，防止脐带脱垂。

（3）须经产科医师综合评估后决定分娩方式，部分臀位产妇可以在医护人员的协助下经阴道分娩。

【护理评价】

（1）新生儿是否发生窒息、产伤。

（2）产妇分娩过程是否顺利，是否发生产后出血、产褥感染。

三、肩先露

【概述】

胎体横卧于母体骨盆入口以上，其纵轴和母体纵轴相垂直，以肩为先露部时，称为肩先露（shoulder presentation），又称横位。约占妊娠足月分娩总数的 0.25%。横位是最不利于分娩、对母儿危险性最大的胎位。除死胎和部分早产儿可以折叠娩出外，足月活胎不能经阴道娩出，若临产后处理不及时，可致子宫破裂，危及母儿生命。

（一）原因

骨盆狭窄、前置胎盘、早产、子宫畸形、子宫肌瘤或盆腔肿瘤、多胎妊娠、羊水过多、经产妇腹壁松弛等，均可影响胎头的正常衔接。

（二）临床表现

1. 腹部横径大　部分孕妇自觉腹部两侧略突起。肩先露不能紧贴子宫下段及宫颈口，易发生宫缩乏力及胎膜早破。破膜后羊水快速外流，致脐带脱垂，胎儿窘迫甚至死亡。临产后随着宫缩加强，胎肩及部分胸廓被挤入盆腔内，胎体折叠弯曲，颈部被拉长，上肢脱出阴道口外，但胎头及胎臀被阻于骨盆入口上方，形成嵌顿性肩先露或称忽略性横位。若未及时处理，形成病理性缩复环，是子宫破裂的先兆。有时，因分娩梗阻继发宫缩乏力，甚至麻痹，若缺乏认识，产程延长可致宫腔感染。

2. 腹部检查　无并发症时子宫呈横椭圆形，子宫底高度低于孕周，宫底部和耻骨联合上方空虚，于母体腹部两侧分别触及胎儿的头和臀。肩前位时，胎背朝向母体腹壁；肩后位时，胎儿肢体朝向母体腹壁。胎心在脐周两侧听诊最清楚。

3. 肛查或阴道检查　胎膜未破者因先露部位置高，肛查时感盆腔空虚难以触及。横位临产后胎膜多已破裂，若宫口已扩张，阴道检查可触及胎儿肩峰、肋骨、肩胛和腋窝。腋窝尖端指向胎头，根据腋窝的方向可判断胎头在母体的左（右）侧，根据肩胛骨朝向母体的前（后）方确定肩前（后）位。例如胎头在母体左侧，肩胛骨朝向前方，为肩左前位。胎手若已脱出阴道口外，可用握手法确定左右手，检查者的手只能与胎儿同侧手相握。

（三）辅助检查

B 型超声检查　可准确判断肩先露的种类。

（四）对母儿的影响

1. 对产妇的影响　忽略性横位、子宫破裂。因母体手术产，术中、术后出血和产褥感染的危险增加。

2. 对胎儿及新生儿的影响　因肩先露不能有效衔接，易致胎膜早破、脐带脱垂及上肢脱出，可能致胎儿窘迫、死胎、死产，新生儿窒息及产伤。

（五）治疗要点

1. 妊娠期　建立健全孕期保健，定期产前检查，妊娠后期发现肩先露时应及时纠正，可试行外转胎位术。若不成功，应提前住院观察，择期剖宫产。

2. 分娩期　据胎产次、胎儿大小、存活与否、宫口扩张程度、是否破膜、有无并发症综合分析决定分娩方式。

（1）剖宫产术　指征有：①足月活胎伴或不伴产科指征；②疑有先兆子宫破裂或子宫破裂者；③胎儿已死亡，但宫颈扩张差不能经阴道分娩者。

（2）内倒转术　必须麻醉下进行，应具备的条件有：①经产妇，宫口开大 5cm 以上，破膜不久，羊水尚未流尽，胎儿存活，无先兆子宫破裂征象，行内转胎位术，将胎儿转成臀先露，待宫口开全行臀位助产术娩出。②双胎妊娠第一胎娩出后，第二胎为肩先露，应行内转胎位术，使第二胎儿转成臀先露娩出。

（3）碎胎术　胎儿已死亡，无先兆子宫破裂征象，宫口开全或近开全，全麻下行碎胎术，术后常规探查子宫下段、宫颈及阴道有无裂伤，若有裂伤及时修补缝合。

3. 产褥期　注意防止产后出血，给予抗生素预防感染。

【护理评估】

1. 健康史　详细了解有无引起横位的因素存在。核定孕周是否早产，有无骨盆狭窄、前置胎盘、子宫畸形、子宫肌瘤或盆腔肿瘤、多胎妊娠、羊水过多等。

2. 身体评估　临产后产妇宫缩不断增强，可能出现忽略性横位、先兆子宫破裂；也可能子宫收缩逐渐变弱，甚至麻痹。

3. 心理－社会评估　产妇及其家属常能理解横位不能经阴道分娩，及可能的并发症，需要剖宫产结束分娩时，多能配合医护人员安排。

【护理问题】

1. 有胎儿窘迫的危险　与胎位异常有关。

2. 焦虑　与担心胎儿宫内安危和自身健康有关。

3. 潜在并发症　子宫破裂、产后出血、产褥感染。

【护理目标】

（1）新生儿未发生窒息或后遗症。

（2）产妇没有发生子宫破裂、产后出血，产褥感染。

【护理措施】

1. 一般护理　左侧卧位，观察生命体征。

2. 病情观察　妊娠期观察胎位是否纠正，分娩前观察胎心、宫缩、阴道流液等。

3. 治疗护理　遵医嘱积极做好剖宫产各项术前准备并协助完成辅助检查。

4. 心理护理　告知产妇及其家属引起横位的可能因素，解释横位不能阴道分娩的原因。使产妇接受分娩方式，积极配合医护人员，安全度过手术期。

【健康教育】

（1）指导产妇剖宫产术后饮食，进食高蛋白、高维生素的食物，利于腹壁及子宫切口的愈合。

（2）保证充分休息，勤换会阴垫，保持局部清洁，避免发生产褥感染。

【护理评价】

（1）新生儿是否发生窒息及后遗症。

（2）产妇是否发生子宫破裂、产后出血或产褥感染。

四、胎儿生长发育异常

胎儿在宫腔内生长发育过大、畸形或胎儿身体的某些肿瘤，均可导致难产。

【巨大儿】

（一）概述

巨大儿指胎儿体重达到或超过4000g。国内发生率约7%。

1. 原因

（1）遗传因素　父母，尤其是母亲身材高大，易发生巨大胎儿。

（2）妊娠糖尿病　妊娠期糖尿病或妊娠合并糖尿病，孕妇高血糖持续经胎盘到达胎儿体内刺激胎儿胰岛B细胞增生，致高胰岛素血症，使肝糖原沉积、蛋白质合成及脂肪沉积增加，胎儿生长加快。

（3）过期妊娠　胎盘功能良好的过期妊娠，胎儿体重随孕期延长而增加，易发生巨大儿。

（4）孕妇肥胖　孕妇肥胖或孕期营养过剩与巨大儿的发生有关。

（5）巨大儿分娩史　有巨大儿分娩史的孕妇再次分娩巨大儿的机会增加。

2. 临床表现　妊娠期糖尿病或糖尿病史、过期妊娠、孕妇肥胖或身材高大、有巨大儿分娩史，孕妇自觉腹部膨大或沉重感。腹部明显膨隆，宫高＞35cm或腹围与宫高之和≥140cm。

3. 辅助检查　目前尚无准确方法预测胎儿大小。

B型超声检查　测量胎儿双顶径＞10cm，胎儿腹围＞38cm，应考虑巨大儿。

4. 对母儿的影响

（1）对母体的影响　子宫过度膨胀，导致宫缩乏力、产程延长、滞产、肩难产、产后出血、软产道撕伤或/及受压时间过久发生生殖道瘘。胎儿过大致头盆不称，剖宫产率增加。

（2）对胎儿及新生儿的影响　胎儿过大、产程延长常需手术助产或手术产，可能引起新生儿颅内出血、窒息、锁骨骨折、臂丛神经损伤甚至死亡。

5. 治疗要点

（1）妊娠期及时评估　详细询问健康史，合理营养，定期产检。常规糖尿病筛查，若确诊为糖尿病须积极控制血糖。

（2）分娩期　根据宫高、腹围及 B 超测量值较准确评估胎儿体重，并结合骨盆大小、胎先露、胎盘功能及有无糖尿病等决定分娩方式。评估糖尿病孕妇胎儿体重≥4000g 者，建议剖宫产终止妊娠；非糖尿病孕妇胎儿体重≥4000g 者，头先露可试产，但应放宽剖宫产指征。产程中充分评估的同时做好肩难产的抢救准备工作。

（二）护理评估

1. 健康史　详细了解孕产史，本次妊娠经过，有无糖尿病史、营养过剩；准确推算预产期；充分评估胎儿大小、羊水量、有无头盆不称等。

2. 身体评估　腹部明显膨隆，若腹围与宫高之和≥140cm 者，提示巨大儿可能性大，同时注意评估产妇产力和精神、心理状态。

3. 心理 - 社会评估　当产妇及其家属得知胎儿过大时，常先询问医护人员能否经阴道分娩。当产程进展缓慢，担心胎儿及自身安危，要求尽快剖宫产结束分娩。

（三）护理问题

1. 有新生儿窒息、产伤的危险　与胎儿大、产程延长有关。

2. 潜在并发症　软产道损伤、产后出血、产褥感染。

（四）护理目标

（1）无新生儿窒息及产伤发生。

（2）产妇无软产道损伤、产后出血、产褥感染发生。

（五）护理措施

1. 妊娠期　定期产前检查，进行营养指导，控制体重过快增长。发现胎儿生长过快，或有分娩巨大胎儿史，应建议孕妇行糖尿病检查，若确诊为糖尿病，应积极控制血糖。

2. 分娩期

（1）决定阴道试产者，严密观察产程进展，密切监护母儿状态。若出现产程延长或停滞，应以剖宫产结束分娩。

巨大儿阴道分娩可能发生肩难产，应提前做好相关准备。但有时很难预测，一旦确定为肩难产，应保持镇定，助产者不能强拉胎头或在宫底加压，应立即呼救，请求援助，召集有经验的产科医师、麻醉师、助产士和儿科医师到场，同时吸氧，备血，产妇取膀胱截石位，导尿排空膀胱，足够大的会阴切口，采取手法助产娩出胎儿。

（2）评估后决定剖宫产者，积极做好剖宫产术前各项准备。

3. 产后　胎儿娩出后立即在腹部置沙袋，防止产后腹压骤降，回心血量减少等急剧血流动力学变化。使用缩宫素和抗生素，防产后出血和感染。常规检查软产道，有裂伤者，及时缝合。

4. 心理护理　当胎头娩出后出现肩难产时，产妇常常紧张、恐惧，担心胎儿和自身安危，此时医护人员应及时告之需采取的措施，并鼓励、指导产妇积极配合，以最短时间顺利结束分娩。

（六）健康教育

若为阴道助产，会阴切口较大，应指导产妇产后勤换会阴垫，保持局部清洁卫生，避免发生产褥感染。

（七）护理评价

（1）新生儿是否发生窒息、产伤。

（2）产妇是否发生软产道损伤、产后出血、产褥感染。

【无脑儿及脑积水】

（一）概述

1. 无脑儿（anencephalus）　是胎儿畸形中最常见的一种，前神经孔闭合失败所致，为神经管缺陷中最严重的类型，女胎多于男胎。外观特殊，表现为无头盖骨，眼球突出呈"蛙样"面容，颈短。50%以上无脑儿伴脊柱裂，常常伴羊水过多。婴儿不能存活。

（1）原因

1）遗传因素　部分病例与染色体异常相关。如父母染色体异常、携带突变基因或基因突变。

2）饮食因素　食物中叶酸缺乏者神经管畸形危险增加。

3）孕期高血糖　孕妇孕早期血糖控制不满意，胎儿神经管畸形危险增加。

4）其他　如接触有毒有害物质、摄入致畸药物、孕早期病毒感染及高热等。

（2）临床表现　无特殊症状。腹部检查常触不清胎头或胎头较小。临产后肛查或阴道检查触及先露部为凹凸不平的颅底骨。应注意与面先露相鉴别。

（3）辅助检查　B型超声检查，不能显示胎儿完整颅骨和大脑回声时即可做出诊断。常规腹部超声可在孕13~14周做出诊断。羊水AFP测定，无脑儿脑膜直接暴露在羊水中，使AFP明显升高。

（4）对母儿的影响　对母体可致产道损伤、产后出血、产褥感染。新生儿无存活能力。

（5）治疗要点　无脑儿一旦确诊，即应引产。

2. 脑积水　胎儿脑脊液过多（500~3000ml）蓄积于脑室系统内致脑室系统扩张和压力升高，压迫正常脑组织，称脑积水（hydrocephalus）。约1/3脑积水胎儿伴脊柱裂、脊髓膜膨出、足内翻畸形和羊水过多。由于颅腔膨大、骨缝和囟门明显增宽、胎头径线明显增大导致梗阻性难产，甚至子宫破裂、生殖道瘘等。

（1）原因　与宫内病毒感染、染色体异常等有关。

（2）临床表现　无特殊症状。

1）腹部检查　头先露时，可于耻骨联合上方触及宽大、有弹性的胎头，胎头高浮，跨耻征阳性。常因胎头过大难以入盆，约1/3为臀先露。

2）阴道检查　先露部位置过高，盆腔空虚。若宫口已扩张，可触及颅骨骨缝增宽，囟门大且有紧张感，颅骨骨质薄而软，触之如乒乓球感。

（3）辅助检查　B型超声检查，胎头双顶径明显增大，头围明显大于腹围，骨质薄，脑室系统扩张呈无回声区等，常合并羊水过多。

（4）对母儿的影响　对母体可致产道损伤、产后出血、产褥感染。根据脑积水情况，新生儿存活能力可能极低下。

（5）治疗要点　综合评估，一般终止妊娠。

（二）护理评估

1. 健康史　详细了解孕产史，本次妊娠经过，饮食习惯，重点评估孕妇孕期有无接触有毒、有害物质，有无不良生活习惯，有无服药史及药物的名称。了解有无家族史等。

2. 身体评估

（1）无脑儿　腹部检查常触不到胎头。临产后肛查或阴道检查触及先露部为凹凸不平的颅底骨。应注意和面先露相鉴别。

（2）脑积水　头先露时可在耻骨联合上方触及明显大于孕周的胎头，骨质薄而软，且有弹性，触之如乒乓球感，胎头高浮，跨耻征阳性。常因胎头过大难以入盆。阴道检查时骨盆腔空虚，先露位置高。

3. 心理－社会评估　当产妇及其家属得知胎儿畸形时，常表现出沮丧、悲哀情绪。产妇常常自责，甚至抑郁。

（三）护理问题

1. 母体有受伤的危险　与胎儿畸形、分娩困难有关。

2. 悲哀　与胎儿畸形有关。

（四）护理目标

（1）母体无损伤发生。

（2）产妇及其家属能面对现实，接受事实。

（五）护理措施

1. 一般护理　单间病房，安静。观察生命体征及阴道分泌物的量、颜色、气味。

2. 病情观察　观察产妇及其家属对待病情的接受态度及反应。观察产妇腹痛，阴道流液、流血等情况。

3. 治疗护理　终止妊娠实施后，观察临产时间、宫缩强度、阴道流液、阴道流血等情况，应密切观察产程进展，防止软产道损伤。

（1）无脑儿一般不造成难产，偶因胎头小，产道扩张不充分而造成肩娩出困难；或因脑脊膜膨出过大、过软，不能充分扩张产道而使产程延长。可行毁胎术结束分娩。

（2）脑积水头先露时，当宫口开大 3 ~ 4cm 后，可用长针头经阴道刺入颅缝或囟门引流出积液，使头围缩小以利于胎头娩出。如穿刺后仍不能顺利娩出者，可行穿颅术。若胎头位置较高，经阴道处理困难者，可在 B 超引导下经腹穿刺放液。臀位后出头困难者可经枕骨大孔穿颅，待胎头周径缩小后再行牵引娩出。

4. 心理护理　建立良好的护患关系，鼓励孕妇表达内心感受。提供相关知识，减轻患者自责和抑郁情绪，告知引产过程中可能出现的问题及应对措施，配合医护人员的处理，顺利度过分娩期。

（六）健康教育

引产后应增加营养，注意休息，保持外阴局部清洁卫生。于产褥期结束，身体康复后，进行相关检查及遗传咨询。

（七）护理评价

（1）母体是否发生损伤。

（2）产妇及家属能否面对现实，接受事实。

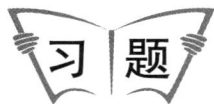

一、选择题

【A1／A2 型题】

1. 处理不协调性子宫收缩乏力的首选措施是

    A. 肌内注射哌替啶　　　　　B. 肥皂水灌肠　　　　　　　C. 人工破膜

    D. 静脉滴注缩宫素　　　　　E. 静脉补充能量

2. 完全臀先露是指

    A. 胎儿双足先露　　　　　　B. 胎儿一膝一足先露

    C. 胎儿双髋关节屈曲，双膝关节伸直

    D. 胎儿双髋关节及双膝关节屈曲，以臀和双足为先露

    E. 胎儿双膝先露

3. 某产妇，已经临产 7 小时，感腹痛不明显。检查宫缩时，子宫体部隆起不明显，持续时间短，间歇时间长，胎心 140 次/分钟。考虑为如下哪种情况

    A. 协调性宫缩乏力　　　　　B. 不协调性宫缩乏力

    C. 协调性宫缩过强　　　　　D. 不协调性宫缩过强　　　　E. 滞产

4. 缩宫素使用时，应加强观察，下列哪项叙述错误

    A. 不只适用于协调性宫缩乏力　　B. 维持宫内压 50～60mmHg

    C. 间隔 2～3 分钟　　　　　　D. 持续 40～60 秒　　　　E. 专人监护

5. 某经产妇，有急产史，目前出现规律宫缩 20 分钟，哪项护理措施不正确

    A. 做好接生准备　　　　　　B. 避免屏气用力　　　　　　C. 灌肠

    D. 做好抢救新生儿窒息准备　E. 避免胎头娩出过快

二、思考题

初产妇，29 岁，G_2P_0，39^{+1} 周孕，阵发性腹痛 15 小时，血压 116/70mmHg，估计胎儿体重 3200g，宫缩持续 30 秒，间隔 4～5 分钟，强度较弱，胎儿脊柱位于母体左后方，肛查：宫口开大 2cm，胎先露 −1，胎心率 138 次/分；骨盆外测量：24 − 26 − 18 − 9。

问题：

1. 此产妇的护理问题有哪些？

2. 如何对该产妇实施护理？

（蒋　莉）

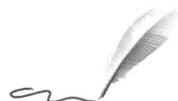

第十二章　分娩期并发症妇女的护理

学习目标

　　1. 掌握　产后出血的定义、病因、临床表现、预防、治疗原则；子宫破裂的定义、分类、先兆子宫破裂的典型表现；羊水栓塞的定义、典型表现；分娩期并发症的护理评估及护理措施。

　　2. 熟悉　胎膜早破的定义、临床表现、治疗原则；分娩期并发症的辅助检查方法、护理问题和健康教育。

　　3. 了解　胎膜早破、子宫破裂的病因；羊水栓塞的病理生理。

　　4. 能识别正常分娩和分娩期并发症，并能及时给予护理。

　　5. 具有"时间就是生命"的意识，能关心、体贴孕产妇。

第一节　胎膜早破

案例导入

　　孕妇，29 岁，G_2P_0，平素月经规律，现孕 37 周，今晨乘车发生交通意外，腹部受到撞击，自述阴道流出较清液体。孕妇及家人异常慌张，入院求治。

　　请问：

　　1. 判断此孕妇目前情况正常吗？

　　2. 哪些因素可导致胎膜早破？胎膜早破有哪些临床表现？

　　3. 目前患者的护理问题有哪些？怎样实施护理？

【疾病概述】

　　胎膜在临产前自然破裂，称胎膜早破。妊娠满 37 周后发生率为 10% 左右，不满 37 周发生率为 2.0%～3.5%。可引起早产、脐带脱垂、胎盘早剥、胎儿窘迫及宫腔感染等。脐带在胎膜破裂后脱出于阴道或外阴部，称脐带脱垂。胎膜未破时脐带位于胎先露部前方或一侧称为脐带先露，又称隐性脐带脱垂。是严重威胁母儿生命的并发症之一。

　　（一）病因

　　导致胎膜早破的原因很多，往往是多因素相互作用的结果，包括以下几方面。

　　1. 生殖道感染　生殖道感染和胎膜早破互为因果关系，而且生殖道感染是胎膜早破的最重要原因。

　　2. 胎膜发育不良　孕早期孕妇缺乏维生素 C、铜和孕妇吸烟等因素，使胎膜发育不良，抗张能力下降。

3. 子宫颈功能不全 主要表现为宫颈内口松弛，前羊膜囊易于嵌入宫颈内使得该处羊膜囊受压不均，且接近阴道易于感染，从而造成胎膜破裂。

4. 宫腔内压力异常 宫腔内压力不均常见于头盆不称和胎位异常；宫腔内压力过大常见于双胎妊娠、羊水过多、剧烈咳嗽和排便困难等。

5. 创伤和机械性刺激 主要分为非医源性和医源性两类。非医源性常见为妊娠晚期性生活；医源性包括羊膜腔穿刺、反复阴道检查等。

（二）临床表现

1. 症状 孕妇突感有较多液体自阴道流出，可混有胎脂及胎粪，继而少量间断性排出，当咳嗽、打喷嚏、负重等腹压增加时液体即流出。

2. 体征 肛查或阴道检查触不到羊膜囊，上推胎儿先露部可见到流液增多。羊膜腔感染时母儿心率增快、子宫压痛。

（三）辅助检查

1. 阴道液酸碱度检查 可用试纸法测定，如 pH 试纸变蓝（pH≥6.5）可诊断，因阴道 pH 值为 4.5~5.5，而羊水 pH 值为 7~7.5。

2. 阴道液体涂片检查 待干后镜检，查见羊齿状结晶，诊断正确率可达 95%。

3. 羊膜镜检查 可直视胎先露部，见不到前羊膜囊。

4. 阴道流出液的其他检测 包括胰岛素样生长因子结合蛋白 1（IFGBP-1）和胎盘 α 微球蛋白（PAMG-1）等，阳性者可诊断。

（四）治疗要点

1. 期待疗法 妊娠在 28~35 周，胎儿肺不成熟，无感染征象，无胎儿窘迫者，可采用期待疗法尽量延长妊娠时间。

2. 终止妊娠 适用于妊娠 35 周以上者。此外，在期待疗法过程中如出现感染征象，应及时终止妊娠。

【护理评估】

1. 健康史 详细询问病史，了解诱发胎膜早破的诱因，确定破膜时间及孕周，评估是否有腹痛及感染征象等。

2. 身体评估 根据患者的临床表现、辅助检查及治疗方案进行评估。

3. 心理-社会评估 患者及其家属往往对胎膜早破表现为惊慌、恐惧，担心因羊水流尽而影响孕妇及胎儿健康。

【护理问题】

（1）有感染的危险 与破膜后下生殖道内病原体上行感染有关。

（2）有胎儿受伤的危险 与脐带脱垂和早产儿肺部不成熟有关。

（3）恐惧 与担忧自身和胎儿安危有关。

【护理目标】

（1）孕妇未发生感染或感染被及时发现和处理。

（2）胎儿未发生并发症或并发症被及时发现和处理。

（3）孕妇焦虑程度减轻，能正确面对病情。

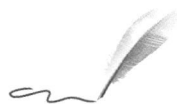

【护理措施】

（一）一般护理

（1）患者绝对卧床休息，抬高臀部，避免增加腹压的动作，禁止性生活，防止脐带脱垂。

（2）保持外阴清洁，勤换会阴垫，避免不必要的肛查和阴道检查。

> **考点提示**
>
> 胎膜早破患者采取的体位。

（二）病情观察

（1）观察孕妇生命体征及血象变化。

（2）监测胎心率的变化。

（3）记录破膜时间，观察羊水性状、颜色和气味等。羊水量流出过多、有异味者通知医生。

（4）注意临产时间及产程进展情况，观察宫缩及胎心音变化，明确胎先露入盆情况，尽量避免阴道检查，防止早产和感染，有异常报告医生，做好新生儿抢救的准备工作。

（三）治疗护理

（1）胎膜破裂时间超过 12 小时，严格执行医嘱应用抗生素预防感染。

（2）遵医嘱给予宫缩抑制剂（如沙丁胺醇、硫酸镁等）及促进胎儿肺成熟药物。如早产不可避免，用地塞米松促进胎儿肺成熟度，减少新生儿呼吸窘迫综合征的发生，降低围生儿的死亡率。

> **考点提示**
>
> 破膜超过多长时间需要用抗生素预防感染。

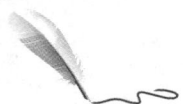

（3）孕龄已达 35 周或以上者，可适时终止妊娠。

（四）心理护理

用婉转的语言将分娩情况及可能发生的问题及时告知产妇及其家属，并将处理措施及注意事项交代清楚，取得他们的配合。给予其精神安慰，提供必要的帮助，缓解焦虑，促进舒适。

【健康教育】

（1）加强围生期卫生宣教与指导，妊娠晚期禁止性生活，不宜劳累，避免腹压突然增加，防止腹部受到撞击或外伤。

（2）积极预防和治疗下生殖道感染。

（3）宫颈内口松弛者于妊娠 14～18 周行宫颈内口环扎术。

（4）加强营养，注意补充维生素、锌、铜、钙等。

（5）骨盆狭窄、胎位异常、双胎等孕妇应提前入院待产。

（6）一旦发生胎膜早破应立即取平卧位并抬高臀部，及时抬送医院，勿直立行走。

【护理评价】

（1）孕妇生命体征是否平稳，胎心是否正常，有无感染征象发生。

（2）母儿是否生命安全，有无发生并发症。

（3）孕妇是否保持良好心态，能否积极参与护理过程。

第二节　产后出血

初产妇贾女士，27 岁，曾经有多次人工流产史，于今日下午 5 时分娩一男婴，胎盘娩出后阴道流血不断，感全身疲乏无力，查体：神志清楚，呼吸 30 次/分，脉搏 128 次/分，血压 68/46 mmHg，腹软。

请问：

1. 该产妇发生了什么情况？

2. 哪些因素可能导致产后出血？

3. 目前患者的护理问题有哪些？怎样实施护理？

【疾病概述】

胎儿娩出后 24 小时内失血量超过 500ml，剖宫产时超过 1000ml，称产后出血。80% 以上发生于产后 2 小时内。是分娩期的严重并发症之一，是我国目前孕产妇死亡的首位原因。

知 识 拓 展

希恩综合征

由于产后大出血，尤其伴有长时间失血性休克，使垂体组织缺血、缺氧、变性、坏死，继而纤维化，最终导致垂体功能减退的综合征。典型表现为：在产后大出血休克后长期衰弱乏力，最早无乳汁分泌，然后继发性闭经，即使月经恢复，也很稀少，继发不孕。性欲减退，阴道干燥。阴毛、腋毛脱落，头发、眉毛稀疏，乳房、生殖器萎缩，精神淡漠、嗜睡、反应迟钝。畏寒、无汗、皮肤粗糙等。多数有水肿、体重下降。

（一）病因

1. 子宫收缩乏力　是引起产后出血最常见的原因，占产后出血总数的 70%~80%。常见病因如下。

（1）全身因素　难产、产程延长、精神过度紧张、产妇体力过度消耗；临产后过多使用镇静药物和麻醉剂；合并急慢性全身性疾病，均可使产后子宫收缩不良。

（2）局部因素　子宫肌纤维过度伸展（如多胎、羊水过多、巨大儿等）；子宫本身的病理改变（如子宫发育不良、畸形或合并子宫肌瘤）；子宫平滑肌水肿、渗出等。

2. 胎盘因素

（1）胎盘滞留　胎盘多在胎儿娩出后 15 分钟内娩出，若超过 30 分钟尚未娩出，将导致出血。膀胱充盈、胎盘剥离不全、胎盘嵌顿等，均可使胎盘滞留在宫腔而导致出血。

（2）胎盘植入　胎盘绒毛侵入或穿透子宫肌层所致的一种异常胎盘种植。部分性胎盘粘连与植入时，表现为胎盘部分剥离，导致子宫收缩不良，往往发生致命性出血。

（3）软产道裂伤　常见原因有会阴坚韧及水肿、宫颈水肿、宫颈口未开全而使用腹压、子宫收缩力过强、胎儿过大、分娩过快、手术助产不当等。

考点提示

引起产后出血最常见的原因。

（4）凝血功能障碍　较少见。

（二）临床表现

主要表现为阴道流血过多。如出血速度快，产妇可迅速出现头晕、出冷汗、烦躁、脉搏细速、血压下降等休克表现。随病因不同表现也不一样。

1. 宫缩乏力

（1）症状　分娩过程中已经有宫缩乏力的表现。其特点是胎盘剥离延迟，或胎盘娩出后子宫出血不止，呈阵发性；流出的血液能凝固；产妇可出现失血性休克的表现。

（2）体征　子宫大而软，宫底升高，轮廓不清，压之有较多的血液和血块流出。

2. 胎盘因素

（1）症状　表现为胎盘娩出延迟或娩出不完整，伴有大量阴道流血。

（2）体征　胎盘剥离不全及胎盘滞留时，可见宫缩乏力；胎盘嵌顿时可见子宫下段出现病理性缩窄环；胎盘粘连或植入，徒手剥离胎盘时可发现胎盘较牢固地附着在子宫壁上或与宫壁连成一体；胎盘和（或）胎膜残留，可在检查胎盘、胎膜时发现有缺损。

3. 软产道裂伤

（1）症状　多表现为胎儿娩出后，立即出现持续不断的能自凝的新鲜血液流出。

（2）体征　出血时宫缩良好，检查可见宫颈、阴道、会阴有裂伤及血肿。

4. 凝血功能障碍

（1）症状　孕前或妊娠期有全身出血倾向，血液不凝。

（2）体征　胎盘剥离或产道有损伤时，出现凝血功能障碍，出血不凝，可合并全身多处出血。

（三）辅助检查

1. 失血量的测定及估计　失血量的评估可作为制定输液、输血等治疗方案的参考，测量方法有四种。

（1）称重法　分娩后敷料重（湿重）–分娩前敷料重（干重）=失血量（血液比重为1.05g=1ml）。

（2）容积法　用专用产后接血容器收集血液后用量杯测定失血量。

（3）面积法　血湿面积按10cm×10cm=10ml计算失血量。

（4）根据失血性休克程度估计失血量（为粗略估计）　休克指数=脉率÷收缩压，指数为1，丢失血量为500~1500ml；指数为1.5，失血量为1500~2500ml；指数为2.0，失血量为2500~3500ml。

2. 实验室检查　血常规、出凝血时间测定、凝血酶原时间及纤维蛋白原测定等，了解失血和凝血功能情况。

（四）治疗要点

寻找病因，迅速止血，抢救休克，预防感染。

【护理评估】

1. 健康史　了解一般健康史，重点评估有无诱发产后出血的高危因素。如出血性疾病、重症肝炎；多次人工流产史及产后出血史；妊娠并发症，如妊娠期高血压疾病、胎盘早剥、脐带脱垂、多胎妊娠、羊水过多；分娩期产妇过度紧张；过多使用镇静剂、麻醉剂；产程延长、急产、宫缩过强或软产道损伤等。

2. 身体评估　根据患者的临床表现、辅助检查及治疗方案进行评估。

3. 心理 – 社会评估　因出血较多，产妇及其家属往往表现为惊慌、恐惧、无助、有濒死感等心理反应。

【护理问题】

1. 潜在并发症　失血性休克，希恩综合征。

2. 有感染的危险性　与身体抵抗力低下、手术操作有关。

3. 活动无耐力　与产后出血导致贫血有关。

4. 恐惧　与大量出血危及生命有关。

【护理目标】

（1）产妇不出现休克或休克得到及时处理和护理。

（2）产妇无感染征象发生，体温正常。

（3）产妇阴道出血得到控制。

【护理措施】

（一）一般护理

（1）患者取平卧位，保暖、吸氧。

（2）迅速建立静脉通道，做好输液、输血及急救准备，记录液体出入量。

（3）立即抽取血样，进行血常规检查和凝血功能检查。

（二）病情观察

（1）严密监测体温、脉搏、呼吸、血压。

（2）观察产妇精神状态和一般情况。

（3）注意子宫收缩，准确估计阴道出血量。

（4）观察膀胱是否充盈，尿量、尿色。

（5）观察皮肤颜色、温度、末梢感觉，有无全身出血倾向。

（三）治疗护理

针对原因止血，纠正休克，防治感染。

1. 子宫因素引起的出血

产后子宫收缩乏力引起的出血，加强宫缩能迅速止血。排空膀胱后可采用以下方法。

（1）子宫按摩

①腹壁双手按摩子宫法：一手在产妇耻骨联合上缘按压下腹中部，将子宫向上托起，另一手握住宫体，使其高出盆腔，在子宫底部有节律地按摩子宫，同时间断用力挤压子宫，使宫腔内积血及时排出（图 12 – 1）。

②腹部 – 阴道按摩子宫法：一手在腹部按压子宫后壁，另一手握拳置于阴道前穹隆顶压子宫前壁，双手相对紧压按摩子宫，持续 15 分钟，非常有效（图 12 – 2）。

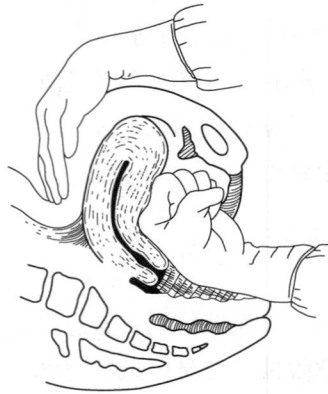

图 12-1　腹壁双手按摩子宫　　　图 12-2　腹部-阴道双手按摩子宫

（2）遵医嘱应用宫缩剂　缩宫素 10U 肌内注射或加入 25% 葡萄糖 20ml 缓慢静脉推注，然后用 10~30U 缩宫素溶于生理盐水中静脉点滴。必要时缩宫素 10U 直接宫体注射。如果宫缩无效时尽早使用米索前列醇 400μg 嚼碎口服。

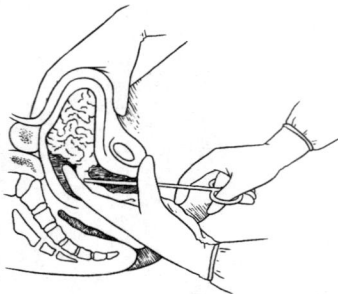

图 12-3　纱布条填塞宫腔

（3）纱布条填塞宫腔　适用于子宫全部松弛无力，经按摩及宫缩剂等治疗无效者，在无输血及手术条件的情况下，抢救时可采用纱条填塞宫腔压迫止血。需严格消毒，一术者在腹部固定宫底，另一术者手持卵圆钳将无菌脱脂纱条送入宫腔内，自宫底由内向外均匀填塞，不留空隙，严密观察生命体征，注意宫底高度及子宫大小变化。24h 后缓慢取出纱条，抽出前先注射宫缩剂，并给予抗生素以防感染（图 12-3）。

（4）结扎盆腔血管　用以上方法不能止血或要求保留生育能力者，可结扎子宫动脉或髂内动脉，以达到止血的目的。

（5）髂内动脉或子宫动脉栓塞　在放射科医师协助下，行股动脉穿刺插入导管至髂内动脉或子宫动脉，注入吸收性明胶海绵栓塞动脉。栓塞剂可于 2~3 周后吸收，血管复通。

> **考点提示**
> 产后出血可使用纱条填塞宫腔的情形。

（6）切除子宫　用以上几种止血法无效时，为挽救产妇生命，应立即行子宫次全切除或子宫全切除术。

2. 胎盘因素引起的出血

（1）胎盘剥离后滞留者　用手按摩子宫，使子宫收缩，让产妇屏气向下用力，另一手轻拉脐带协助胎盘、胎膜娩出。

（2）胎盘粘连、剥离不全　行徒手剥离胎盘术。

（3）胎盘嵌顿　肌内注射阿托品 0.5mg 或 1% 肾上腺素 1ml，待子宫狭窄环松解后，用手取出胎盘。无效时可在乙醚麻醉下取出胎盘。

（4）胎盘植入　行次全子宫切除术。

3. 软产道裂伤引起的出血　协助医生查找裂伤，及时缝合止血。

4. 凝血功能障碍引起的出血　应针对不同病因、不同疾病进行护理,遵医嘱使用药物改善凝血功能,输新鲜血液,积极做好抗休克及纠正酸中毒等抢救准备。如阴道流血不止,做好子宫切除术的准备。

(四)心理护理

抢救工作应紧张、有序,给产妇以信任、安全感。及时转告产妇及其家属抢救的效果,取得其配合和支持。

【健康教育】

(1)做好孕期保健工作,对可能发生产后出血的高危孕妇做好预防工作。

(2)告诉产妇注意子宫复旧及恶露变化,发现恶露持续不尽、阴道出血量明显增多时,应及时就诊并接受计划生育指导,同时指导产妇产褥期禁止盆浴和性生活。

(3)部分产妇分娩24小时后,于产褥期发生子宫大量出血,称为晚期产后出血,多于产后1~2周内发生,也可推迟至6~8周甚至更长时间,应予高度警惕。

【护理评价】

(1)产妇是否出现失血性休克的临床表现,生命体征是否平稳。

(2)产妇体温、白细胞数、恶露是否正常,伤口有无红肿和脓性分泌物。

(3)阴道流血是否得到及时控制。

第三节　子宫破裂

【疾病概述】

子宫体部或子宫下段于妊娠晚期或分娩期发生破裂,称为子宫破裂(rupture of uterus)。是产科极其严重的并发症,如处理不及时,因失血、休克,易威胁母儿生命。子宫破裂的发生率随剖宫产率增加有上升趋势。子宫破裂分类,按发生原因分为:自发性破裂和损伤性破裂;按破裂程度分为:完全性破裂和不完全性破裂;按发生部位分为:子宫体部破裂和子宫下段破裂;按发生时间分为:妊娠期破裂和分娩期破裂。

(一)病因

1. 子宫因素　瘢痕子宫是近年来导致子宫破裂的常见原因,如剖宫产术、子宫肌瘤剔除术;子宫发育不良;子宫畸形;子宫肌壁病理变化,如多次刮宫、感染等。

2. 梗阻性难产　主要见于高龄初孕妇、骨盆狭窄、头盆不称、胎位异常、胎儿畸形、软产道及盆腔肿瘤等,阻碍胎先露下降,引起梗阻性难产。

3. 子宫收缩剂使用不当　在胎儿未娩出前不正确使用宫缩剂,如宫缩剂剂量过大或子宫对宫缩剂过于敏感,引起宫缩过强,当胎儿下降受阻,可发生子宫破裂。

4. 手术损伤　多发生于不适当或粗暴的阴道助产手术,如忽略性横位时强行内倒转术、宫口未开全时行臀牵引术、中高位产钳术等。

(二)临床表现

子宫破裂多发生于分娩期,且大多数有先兆破裂征象,而瘢痕子宫破裂和损伤性破裂则无先兆破裂征象或征象不明显。

1. 症状

（1）先兆子宫破裂　胎先露下降受阻，子宫强烈收缩，产妇感下腹部剧痛难忍，拒按、烦躁不安、呼叫、呼吸急促、脉搏加快，胎动频繁，可有排尿困难及血尿。

（2）子宫破裂　不完全破裂时产妇诉下腹部疼痛难忍。完全破裂时产妇突然感觉下腹部撕裂样疼痛，随即宫缩停止，产妇顿觉舒适，腹痛缓解，但很快呈全腹持续性疼痛。因内出血进入休克状态，产妇出现面色苍白、出冷汗、呼吸急促、脉搏细数、血压下降等症状，伴有阴道少量出血。

2. 体征

（1）先兆子宫破裂　由于子宫强直性收缩，子宫体部肌壁变得越来越厚，子宫下段被拉长肌壁变薄，在子宫上、下段之间形成病理性缩复环（图12-4）。子宫呈葫芦形，压痛明显，胎心音改变或听不清。

> **考点提示**
> 先兆子宫破裂的临床表现。

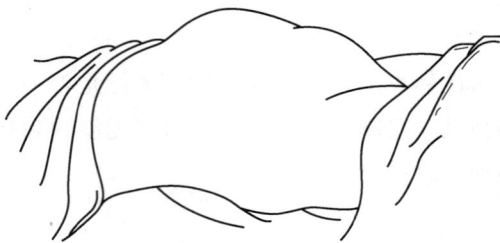

图 12-4　子宫先兆破裂时的病理性缩复环

（2）子宫破裂

1）不完全性子宫破裂　腹部检查子宫轮廓清楚，仅在破裂处有明显压痛，子宫体一侧触及边界不清、逐渐增大的囊性包块。胎心音多不规则或消失。

2）完全性子宫破裂　休克征象明显。全腹压痛、反跳痛、肌紧张，在腹壁可清楚地触及胎体，缩小的子宫位于胎儿侧方，胎心音消失。内出血较多时，移动性浊音阳性。若做阴道检查，因子宫颈口回缩，先露部触不到或升高。

（三）辅助检查

1. 实验室检查　血、尿常规检查，血红蛋白值下降，肉眼血尿或镜下血尿。

2. 其他　腹腔穿刺可证实腹腔内出血，B超检查可发现子宫破裂的部位及胎儿与子宫的关系。

（四）治疗要点

先兆子宫破裂者抑制子宫收缩，同时行剖宫产术；子宫破裂者积极纠正休克，剖腹取胎，同时行子宫修补或切除术。

【护理评估】

1. 健康史　重点评估产妇与子宫破裂相关的高危因素，如瘢痕子宫、剖宫产史、产道异常、胎位不正或头盆不称，以及是否滥用缩宫素及阴道手术助产史。

2. 身体评估　根据患者的临床表现、辅助检查及治疗方案进行评估。

3. 心理-社会评估　产妇因剧烈的腹痛而烦躁不安，随着休克的发生，产妇及其家属有不祥的预兆，担心母婴的生命，而产生悲伤、失望或恐惧等情绪。

【护理问题】

1. 疼痛　与强直性子宫收缩、病理性缩复环或子宫破裂血液刺激腹膜有关。

2. 组织灌注量不足　与子宫破裂后大出血有关

3. 预感性悲哀　与胎儿死亡或子宫切除有关。

【护理目标】

（1）强直性子宫收缩得到控制，产妇疼痛减轻。

（2）产妇失血性休克得到控制和纠正。

（3）产妇情绪得到调整，悲伤程度降低。

【护理措施】

（一）一般护理

（1）迅速建立静脉通道，按医嘱输液、输血、吸氧、给药，尽快做好手术前准备。

（2）注意保暖，取平卧位或中凹位。

（二）病情观察

（1）先兆子宫破裂阶段密切观察产程进展；注意宫缩强度，有无先兆子宫破裂的征象；注意胎心率的变化。

（2）子宫破裂阶段严密观察并记录产妇生命体征、液体出入量；注意胎心、胎动是否存在；急查血常规评估失血量。

（三）治疗护理

（1）先兆子宫破裂阶段给产妇吸氧，监测胎心变化；立即肌内注射哌替啶 100mg 抑制子宫收缩；尽快做好剖宫产的准备工作。

（2）子宫破裂阶段给予吸氧，输液、输血补充血容量；补充电解质、纠正酸中毒；做好剖腹探查术前准备，术后给抗生素预防感染。

（四）心理护理

对胎儿死亡的产妇，帮其度过悲伤阶段，树立生活的信心；对子宫全切的产妇，做好产妇及其家属的心理调整，并对其表示同情和理解。

【健康教育】

（1）加强产前检查，有瘢痕子宫、产道异常、胎位异常等子宫破裂的高危因素者，要提前入院待产。

（2）宣传计划生育的重要性，减少分娩及流产次数。

（3）子宫破裂行子宫修补术的产妇，应避孕 2 年再孕，避孕方法可选用药物或工具避孕。

【护理评价】

（1）住院期间患者的血容量是否得到及时补充，手术经过是否顺利。

（2）患者生命体征能否维持在正常水平。

（3）患者情绪是否稳定，饮食、睡眠是否恢复正常。

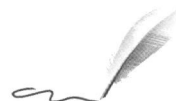

第四节　羊水栓塞

【疾病概述】

羊水栓塞（amniotic fluid embolism，AFE）是指羊水在分娩过程中进入母体血液循环，引起肺栓塞、休克、弥散性血管内凝血、急性肾功能衰竭或骤然死亡等一系列严重症状的综合征，是孕产妇死亡的重要原因之一。足月分娩发生者死亡率达 70%～80%，也可发生于妊娠中期引产或钳刮术时，但病情较缓和，死亡率较低。

（一）病因

羊水进入母体血液循环有三个途径：① 经子宫内膜静脉；② 经胎盘附着部位的血窦；③经病理情况下开放的子宫壁血窦。羊水进入母体血液循环必须具备三个条件：①强烈子宫收缩；②子宫壁血窦开放；③胎膜破裂。因此多产妇、前置胎盘、胎盘早剥、宫缩过强、子宫颈裂伤、子宫破裂、剖宫产术、引产、钳刮术等均可使羊水在较强的子宫收缩下，从裂伤的子宫内膜静脉或病理开放的子宫壁血窦进入母体血液循环而造成栓塞。

（二）病理生理

1. 肺动脉高压　羊水中有形物质，如毳毛、胎脂、胎粪、上皮细胞直接形成栓子，在肺小血管造成机械性栓塞；同时羊水的有形物质激活凝血过程，在血管内形成弥漫性血栓，进一步阻塞肺小血管。肺动脉高压导致急性右心衰，继而呼吸循环衰竭、血压下降、休克，甚至死亡。

2. 过敏性休克　羊水有形成分是很强的致敏原，进入母体血液循环可发生过敏性休克。

3. 弥散性血管内凝血（DIC）　羊水中含有大量促凝物质，进入母体后形成大量微血栓，消耗大量凝血因子和纤维蛋白原而发生 DIC，极易发生产后出血及失血性休克。

4. 急性肾功能衰竭　循环功能衰竭引起肾缺血及 DIC 形成的微血栓堵塞肾小血管，引起肾脏急性缺血，导致肾功能障碍，甚至衰竭。

（三）临床表现

1. 症状

病情轻重与妊娠月份、羊水进入量及速度有关。羊水栓塞的典型临床表现分为三个阶段。

（1）休克期　由肺动脉高压引起的心力衰竭、急性呼吸衰竭及变态反应引起的休克。分娩过程中或胎膜破裂时，产妇突然出现烦躁不安、寒战、呕吐等前驱症状，随即出现呛咳、呼吸困难、发绀、抽搐昏迷等征象。发病急骤者甚至惊叫一声即进入昏迷状态，呼吸、心搏骤停，于数分钟内死亡。

（2）出血期　休克后往往出现持续性大量阴道出血，且血液不凝，有时有全身出血倾向。

（3）急性肾功能衰竭期　羊水栓塞的后期出现少尿、无尿或尿毒症征象。

2. 体征　心率快、血压下降、肺部听诊有湿啰音。全身皮肤、黏膜有出血点及瘀斑，阴道、切口出血不止，且不凝固。

（四）辅助检查

1. X 线胸部摄片　可见双侧肺部弥漫性点片状阴影，沿肺门呈扇形分布，伴右心扩大及轻度肺不张。

2. 心电图 提示右心扩大，常有心肌劳损图像。

3. 实验室检查 取下腔静脉血，做涂片检查，见到羊水中的有形物质即可确诊。其他与凝血功能及 DIC 相关的检查。

（五）治疗要点

一旦确诊，立即给予紧急处理。治疗原则是迅速纠正呼吸衰竭，抗休克，抗过敏，纠正凝血功能障碍，防治急性肾衰竭，病情稳定后尽快结束分娩。

【护理评估】

1. 健康史 重点评估有无引起羊水栓塞的原因及相关因素。

2. 身体评估 根据患者的临床表现、辅助检查及治疗方案进行评估。

3. 心理 – 社会评估 因起病急、进展快，病情险恶，产妇和其家属毫无思想准备，因担忧产妇及胎儿的安危而感到恐惧。

【护理问题】

（1）气体交换受损 与肺血管阻力增加、肺动脉高压、肺水肿有关。

（2）组织灌注量改变 与 DIC 有关。

（3）有胎儿窘迫的危险 与羊水栓塞、母体呼吸循环受阻有关。

【护理目标】

（1）产妇胸闷、呼吸困难症状有所改善。

（2）产妇能维持体液平衡，并维持最基本的生理功能。

（3）胎儿或新生儿安全。

【护理措施】

（一）急救护理

（1）立即停用宫缩剂，停止手术操作，配合医生积极施行抢救。

（2）产妇取半卧位，加压吸氧，建立静脉通路，遵医嘱给药。

（3）立即抽取血样，进行必要的检验。

（二）病情观察

（1）监测产程进展、宫缩强度与胎儿情况。

（2）观察出血量、凝血情况，如子宫出血不止，应做好子宫切除术的术前准备。

（3）严密监测生命体征。

（三）治疗护理

1. 解除肺动脉高压 加压给氧，使用解痉药，如阿托品、罂粟碱、氨茶碱等，必要时做气管插管或气管切开。

2. 抗过敏、抗休克 按医嘱立即静脉推注地塞米松或氢化可的松；用低分子右旋糖酐、新鲜血液补充血容量，若血压不回升，可用多巴胺静脉滴注；可用毛花苷 C 纠正心衰、消除肺水肿；纠正酸中毒及电解质紊乱。

3. 防止 DIC 及肾衰竭 肝素用于羊水栓塞早期的高凝状态；及时输新鲜血或血浆、纤维蛋白原等凝血因子；纤溶亢进时可用抗纤溶药物。密切关注尿量，若血容量补足后仍少

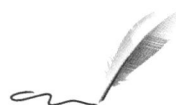

尿，按医嘱给予呋塞米、甘露醇等利尿剂。

4. 产科处理 原则上应先进行抢救，待病情好转后再处理产科情况。如在第一产程发病，应行剖宫产结束分娩；如在第二产程发病，应采取阴道助产。对产后发生无法控制的子宫出血时，应边抢救休克边行子宫切除术。分娩后应用足量抗生素预防感染。

（四）心理护理

产妇及其家属可能出现激动、愤怒、否认和悲哀等情绪变化，医护人员应给予理解和同情，耐心解释，鼓励其尽快度过悲伤时期。

【健康教育】

1. 向患者及其家属解释羊水栓塞的病因及治疗计划。

2. 为患者及其家属提供舒适的环境，给予生活上的护理，鼓励其进食，以更好地恢复体力。

3. 为患者提供产褥期的休养计划，帮助产妇尽快调整情绪。

【护理评价】

1. 实施抢救处理方案后，患者胸闷、呼吸困难症状是否改善。

2. 患者血压及尿量是否正常，阴道流血量是否减少，全身皮肤、黏膜出血是否停止。

3. 胎儿或新生儿有无生命危险，患者出院时有无并发症。

扫码"看小结"

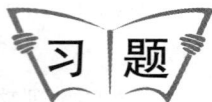

习 题

一、选择题

【A1/A2 型题】

1. 胎膜早破处理，下列哪项错误

    A. 立即听胎心并记录破膜时间

    B. 破膜超过 12 小时尚未临产，遵医嘱给予抗生素

    C. 卧床休息，抬高臀部   D. 头先露不需观察脐带脱垂情况

    E. 注意羊水的性状和颜色

2. 某产妇，G_1P_0，28 岁，妊娠 29 周，胎膜早破，在医院保胎治疗过程中，突发寒战、恶心、呕吐和气急等症状，继而出现呛咳、呼吸困难和发绀，进入昏迷状态，继而皮肤上出现瘀斑。可能的诊断是

    A. 胎盘早剥   B. 胎膜早破   C. 羊水栓塞

    D. 先兆子宫破裂   E. 早产

【A3/A4 型题】

（3～5 题共用题干）

某分娩产妇，胎儿娩出后即有大量阴道流血，查胎盘胎膜排出完整，子宫软。轮廓不清，阴道流血为暗红色，患者面色苍白，神志淡漠，血压下降。

3. 该产妇出血的原因可能是

    A. 子宫收缩乏力   B. 软产道损伤   C. 胎盘残留

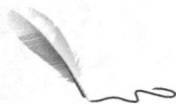

D. 凝血功能障碍　　　　　E. 胎盘剥离不全

4. 该产妇目前主要的护理诊断是

　　A. 组织灌流量不足　　　　B. 有感染的危险　　　　C. 焦虑

　　D. 活动无耐力　　　　　　E. 疲乏

5. 首要的处理措施是

　　A. 止血　　　　　　　　　B. 补充血容　　　　　　C. 抗感染

　　D. 心理护理　　　　　　　E. 抢救休克同时促宫缩

二、思考题

26 岁初产妇，胎儿娩出后无阴道流血，胎盘娩出后阴道流血不止，时多时少，1 小时内出血量超过 600ml，血压 70/30mmHg，脉搏 126 次/分，子宫软，轮廓不清。

问题：

1. 此时出血原因考虑什么？应采取的紧急措施是什么？

2. 写出主要护理诊断两个，并写出相应的护理目标及护理措施。

（韩　琼　陈君君）

扫码"练一练"

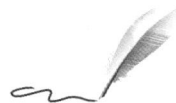

第十三章　产后并发症妇女的护理

📖 **学习目标**

1. 掌握　产褥感染、晚期产后出血及产后抑郁症的护理措施。

2. 熟悉　产褥感染、产褥病率、晚期产后出血及产后抑郁症的概念；产褥感染、晚期产后出血、产后抑郁症的临床表现和治疗要点。

3. 了解　产褥感染、晚期产后出血、产后抑郁症的病因、实验室检查及其他辅助检查；产后抑郁症的诊断标准。

4. 能够运用护理程序对产褥感染、晚期产后出血、产后抑郁症患者进行个性化护理，初步建立临床评判性思维。

5. 具有积极帮助患者消除思想顾虑的意识，能尊重并关心产后并发症患者，耐心倾听患者的倾诉。

案例导入

张女士，31岁，初产妇，以"产后5天，下腹疼痛伴畏寒、高热、恶心、呕吐1天"入院。该患者足月妊娠，破膜15小时后临产，因持续性枕横位行会阴切开娩一女婴。胎盘自然娩出，完整，产后出血150 ml。查体：T 39.8℃、P 110次/分、R 28次/分、BP 125/75 mmHg。乳房无异常；子宫底平脐，有明显压痛。妇科检查：恶露量多，色暗红，有臭味。

请问：

1. 该患者可能出现了什么问题？其病因有哪些？

2. 产褥感染有哪些临床表现，该患者的护理问题有哪些？怎样实施护理？

3. 如何对该患者进行健康教育？

第一节　产褥感染

【疾病概述】

产褥感染（puerperal infection）是指分娩时或产褥期生殖道受病原体侵袭而引起局部或全身的炎性变化。产褥病率（puerperal morbidity）是指分娩24小时以后的10日内，用口表每日测量体温4次，间隔时间4小时及以上，有2次达到或超过38℃。造成产褥病率的主要原因是产褥感染，但也包括生殖道以外部位的感染，如泌尿系统感染、乳腺炎、上呼吸道感染等。

（一）病因

1. 感染诱因　任何削弱女性生殖系统及全身防御功能的因素，均有利于病原体入侵、繁殖而发病。如产妇体质虚弱、营养不良、贫血、羊膜腔感染、产科手术、产程延长等。

2. 病原体　产褥感染可由单一的病原体引起，也可由多种病原体引起混合感染，以混合感染多见。常见病原体由大肠埃希菌、葡萄球菌、需氧性链球菌、厌氧性链球菌、支原体及衣原体等。

3. 感染途径

（1）内源性感染　寄生于女性生殖道的病原体多数不致病，当机体抵抗力下降、细菌数量增多、毒力增强等感染因素出现时可致病。

（2）外源性感染　由外界病原体进入生殖道引起。病原体可通过污染的衣物、用具、各种手术器械侵入生殖道引起感染。

（二）临床表现

发热、疼痛、异常恶露是产褥感染的三大主要症状。由于病原体的种类、侵入部位及机体的防御能力不同，临床表现各异。

1. 症状

（1）急性外阴、阴道、宫颈炎　多由于分娩时会阴部损伤或手术产引起感染，外阴炎表现为局部灼热、疼痛、下坠感，阴道与宫颈炎表现为黏膜充血、水肿、溃疡、脓性分泌物增多。

（2）急性子宫内膜炎、子宫肌炎　最常见。二者常伴发，表现为阴道有大量分泌物，子宫复旧不良，子宫尤其宫底部压痛明显。可伴高热、头痛、寒战、心率增快、白细胞增高等全身感染症状。

（3）急性盆腔结缔组织炎、急性输卵管炎　表现为寒战、高热、下腹疼痛，宫旁结缔组织片状增厚、压痛，输卵管增粗，积脓时可扪及边界不清的包块。

（4）急性盆腔腹膜炎、弥漫性腹膜炎　表现为寒战，高热，下腹或全腹疼痛及压痛、反跳痛，因产妇腹壁较松弛，故肌紧张多不明显。

（5）血栓性静脉炎　盆腔血栓性静脉炎常于产后1~2周后出现弛张热，下腹疼痛和压痛。下肢血栓性静脉炎，因静脉血液回流受阻，引起下肢疼痛、水肿、皮肤发白，称"股白肿"。

（6）脓毒血症及败血症　当感染血栓脱落进入血循环可引起脓毒血症，出现肺、脑、肾脓肿或肺栓塞。若细菌大量进入血循环并繁殖形成败血症，可出现严重全身感染性休克症状，可危及生命。

> **考点提示**
>
> 产褥感染最常见的病理类型。

2. 体征

评估会阴部切口的情况，有无红、肿、热、痛等改变，切口有无脓性分泌物；检查阴道、宫颈的情况，有无黏膜充血、水肿及分泌物。评估恶露的量、颜色、气味和性状，子宫复旧情况、有无压痛。双合诊检查可发现子宫体软，轮廓不清，压痛明显。

（三）辅助检查

1. 实验室检查　血常规白细胞计数增高，尤其是中性粒细胞升高。病原体培养、分泌物涂片检查、病原体抗原和特异抗体检测可发现病原体。

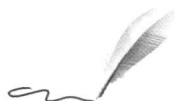

2. CT、B 型超声检查 可对炎性包块、脓肿及静脉血栓做出定位及定性诊断。

（四）治疗要点

1. 应用抗生素 根据细菌培养和药敏试验结果选用抗生素，感染严重者用广谱高效抗生素联合治疗，必要时短期加用肾上腺皮质激素。

2. 支持疗法 增加蛋白质及维生素的摄入，纠正贫血和水、电解质紊乱。

3. 局部病灶处理 清除宫腔残留物，外阴化脓伤口扩创引流，盆腔脓肿切开排脓或穿刺引流。

4. 血栓性静脉炎 加用肝素、尿激酶等。

【护理评估】

1. 健康史 了解有无产褥感染的诱因：妊娠期贫血、营养不良、慢性疾病、妊娠晚期盆浴及性交、胎膜早破、产程延长、产科手术、产道损伤、产后出血、胎盘残留等。

2. 身体评估 根据患者的临床表现、辅助检查及治疗方案进行评估。

3. 心理 – 社会评估 疾病对产妇的生理和心理都造成一定困扰，面对疾病的影响和照顾新生儿的双重压力，产妇可产生焦虑、烦躁、恐惧的心理。

【护理问题】

1. 体温过高 与生殖道感染引起全身炎性反应有关。

2. 疼痛 腹痛及下肢痛，与盆腔炎及下肢静脉炎有关。

3. 焦虑 与自身疾病及母婴分离有关。

【护理目标】

（1）产妇住院期间感染得到控制，体温恢复正常。

（2）产妇住院期间疼痛减轻或无疼痛。

（3）产妇焦虑情绪得以缓解，担心程度降低，能说出心理感受。

【护理措施】

（一）一般护理

（1）嘱高热产妇卧床休息，取半卧位，以利于恶露引流及炎症局限。

（2）给予高热量、高蛋白、高维生素、易消化的饮食，多饮水。

（3）必要时可给予物理降温，遵医嘱静脉补充液体。

（4）加强口腔、皮肤的清洁护理，感染者用物要固定，及时消毒，床边隔离，防止交叉感染。

> **考点提示**
> 产褥感染患者应采取的体位。

（二）病情观察

（1）严密观察体温、脉搏、呼吸、血压、意识及全身情况。

（2）注意恶露的量、颜色、气味，伤口愈合情况，若有异常，及时报告医生并协助处理。

（三）治疗护理

（1）做好细菌培养及药敏试验，遵医嘱给予敏感、足量、高效抗生素，并观察疗效及有无副作用。

（2）保持会阴清洁，用 0.1% 苯扎溴铵擦洗或冲洗会阴，每日 2 次；会阴水肿者，局部用 50% 硫酸镁湿热敷；会阴侧切者应健侧卧位，及时更换卫生垫；下肢血栓性静脉炎者，嘱其抬高患肢，局部保暖并给予热敷，以促进血液循环减轻肿胀。

（3）严重病例有感染性休克或肾功能衰竭者，应积极配合医生进行抢救。

（四）心理护理

向产妇及家属详细介绍病情及治疗情况，促进家庭支持，增加其治疗信心以配合治疗，促进康复。

【健康教育】

（1）加强孕期保健及卫生宣传，预防产褥感染。临产前 2 个月避免盆浴和性生活，积极治疗贫血等内科并发症。加强营养，提高机体抵抗力。及时发现外阴、阴道等慢性炎症并给予治疗。避免胎膜早破、产程延长、产后出血等产褥感染诱因的出现。

（2）防止医源性感染，任何操作严格遵守无菌要求，减少不必要的阴道检查。正确掌握手术指征。

（3）加强产褥期监测，及早发现产褥感染征象，如异常恶露、发热、腹痛等。

（4）指导产妇注意会阴部清洁卫生，勤换会阴垫。指导产妇正确进行母乳喂养。

【护理评价】

（1）产妇体温是否恢复正常，疼痛是否缓解，舒适感是否增强。

（2）产妇感染症状是否消失，有无其他并发症发生。

（3）产妇焦虑情绪是否得到控制，能否积极配合诊治和护理。

第二节 晚期产后出血

【疾病概述】

晚期产后出血是指分娩 24 小时以后，在产褥期发生的子宫大量出血。产后 1~2 周多见，也有延长至产后 6 周发病者。

（一）病因

1. 胎盘、胎膜残留 最常见，多发生于产后 10 天左右。

2. 蜕膜残留 蜕膜因剥离不全而长时间残留，可继发子宫内膜炎，引起晚期产后出血。

3. 子宫胎盘附着面感染或复旧不全 胎盘娩出后其附着面血管即有血栓形成，继而血栓机化，出现玻璃样变，血管上皮增厚，宫腔变窄、堵塞。胎盘附着面的修复需要 6~8 周，若胎盘附着面复旧不全可引起血栓脱落，血窦重新开放，导致子宫出血。多发生在产后 2 周左右。

4. 剖宫产术后子宫切口裂开 切口愈合不良引起裂开而致血窦重新开放，多发生于产后 2~3 周。

5. 感染 常见于子宫内膜炎，感染引起胎盘附着面复旧不良和子宫收缩欠佳，血窦关闭不全，导致产后出血。

考点提示

晚期产后出血的病因。

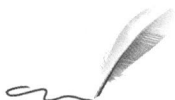

6. 其他 产后子宫滋养细胞肿瘤及子宫黏膜下肌瘤等。

（二）临床表现

1. 症状

（1）**阴道流血** 胎盘、胎膜残留引起的阴道流血多于产后 10 天发生。胎盘附着部位复旧不良常发生于产后 2 周左右，可反复多次阴道流血，也可突然大量阴道流血；剖宫产子宫切口裂开或愈合不良所致的阴道流血多于术后 2 ~ 3 周发生，常为子宫突然大量出血。流血多者可继发贫血，严重者可因失血性休克危及生命。

（2）**腹痛与发热** 见于合并感染者，常伴恶露量增多、有恶臭。

2. 体征 子宫复旧不良、宫颈口松弛，伴有感染者子宫可明显压痛。

（三）辅助检查

1. 实验室检查 血、尿常规检查，以了解感染与贫血情况；宫腔分泌物培养或涂片检查；宫腔刮出物或切除子宫标本送病理学检查，以明确诊断。

2. B 型超声检查 可了解宫腔内有无残留物、子宫切口愈合情况。

（四）治疗要点

1. 抗感染，使用宫缩素促进子宫收缩，针对病因行刮宫，必要时剖腹探查，有效控制出血是治疗的关键。

2. 疑有胎盘、胎膜或蜕膜残留时行刮宫术，刮出物常规送病理检查，以明确诊断。

【护理评估】

1. 健康史 了解产妇分娩过程，阴道流血情况；分娩时胎盘、胎膜娩出是否完整。了解剖宫产术式及术后恢复情况，子宫复旧情况，恶露有无异常。了解既往有无子宫肌瘤史等。

2. 身体评估 根据患者的临床表现、辅助检查及治疗方案进行评估。

3. 心理 - 社会评估 反复阴道流血、发热使患者及其家属产生焦虑情绪，发生阴道大流血可引起患者恐慌的心理反应。

【护理问题】

1. 组织灌注量改变 与阴道大量流血有关。

2. 有感染的危险 与失血过多、机体抵抗力下降、反复检查及操作有关。

3. 焦虑、恐惧 与阴道流血、担心自身安危及对婴儿照顾产生影响有关。

4. 潜在并发症 失血性休克。

【护理目标】

（1）患者阴道出血得到控制。

（2）患者不出现感染征象，体温正常。

（3）患者无失血性休克或休克得到及时处理。

（4）患者焦虑、恐惧情绪得到缓解，能积极配合治疗与护理。

【护理措施】

（一）一般护理

（1）指导产妇注意休息，进食高热量、高蛋白、高维生素、易消化饮食。

（2）室内开窗通风，保持空气流通。

（3）加强口腔、皮肤、会阴及乳房的清洁护理。

（二）病情观察

（1）严密观察患者神志、生命体征、尿量及全身情况。

（2）注意观察阴道流血的量、颜色、气味，评估出血量、速度及阴道有无块状排出物，伤口有无红、肿、热、痛及炎性渗出物等，若有异常，及时报告医生并协助处理。

（3）观察子宫收缩情况、是否有压痛。

（三）治疗护理

（1）出血多者应迅速建立静脉通道，遵医嘱输液、输血，及时补充血容量，纠正贫血，防止失血性休克的发生。

（2）胎盘、胎膜残留者应做好清宫术前准备，尽快清除宫腔内残留物，并送病理检查；若诊断为切口裂开，则应做好剖腹探查术前准备。

（3）保持会阴清洁卫生，勤换会阴垫，做好会阴及伤口的护理。

（4）各项检查及操作时应注意无菌原则，减少感染概率。

（5）遵医嘱给予缩宫素和广谱抗生素。

（四）心理护理

做好心理疏导，耐心听取患者诉说心理感受，主动给予产妇关心、支持和安慰，增加其安全感。向产妇及其家属做好解释工作，允许家属陪伴，提高产妇战胜疾病的信心。

【健康教育】

（1）教会产妇如何观察子宫复旧及恶露变化，正确施行会阴及伤口护理。

（2）产后定期进行复查，发现异常及时就诊。

（3）指导产妇产褥期禁止性生活与盆浴。

【护理评价】

（1）产妇阴道出血是否得到控制。

（2）产妇能否采取措施预防感染发生，是否有感染征象及其他并发症发生。

（3）产妇是否发生失血性休克。

（4）产妇心理舒适感是否增强，能否积极配合治疗和护理工作。

第三节 产后抑郁症

【疾病概述】

产后抑郁症（postpartum depression）是指产妇在分娩后出现抑郁症状，是产褥期精神综合征中最常见的一种类型。一般发生在分娩后2周，发生率占分娩妇女的5%～25%，近年来发病率有上升趋势。

（一）病因

产后抑郁的病因比较复杂，一般认为可能与以下因素有关。

1. 内分泌因素 临产前胎盘类激素的释放达最高值，分娩后突然减少。胎盘分泌的hCG、hPL、孕激素、雌激素含量急剧下降，以及体内雌、孕激素的不平衡，对产后心理障碍的发生均起着一定的作用。

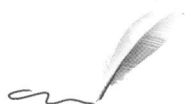

2. 分娩影响 产时并发症、产钳助产、对分娩疼痛的恐惧心理，均与产后心理障碍的发生有关。不良分娩结局，如死产、畸形儿及产妇家庭对婴儿性别的反感等。

3. 社会心理因素 产妇年龄、职业、文化程度、家庭收入等与产后心理障碍存在相关关系。年龄≥35岁的产妇，由于机体条件差，妊娠并发症多，产后心理障碍的发生率也偏高。

4. 个性特征 敏感、情绪不稳定、社交能力不良、内向性格等人群易发生。

5. 遗传因素 是产后心理障碍的潜在因素，有精神病家族史特别是有家族抑郁症病史的产妇，产后心理障碍的发病率高。

（二）临床表现

通常在产后2周出现症状，可持续数周甚至1年，少数患者可持续1年以上。

（1）情绪改变，表现为沮丧、焦虑、易哭、易怒、易激惹和对自身及婴儿健康过度担忧。

（2）自我评价降低，自罪感，自暴自弃，与家人、丈夫关系不协调。

（3）厌倦生活，出现厌食、睡眠障碍、易疲倦、性欲减退，有时处于错乱或昏睡状态，严重者可能出现绝望、自杀或杀婴倾向。

> **考点提示**
>
> 产后抑郁症状常见发生时间。

（三）辅助检查

采用行为监测、各种症状自评量表、产后抑郁量表等对产妇心理状态进行评估。

知识拓展

美国精神病学会（1994）制定的诊断标准如下。

1. 在产后2周内出现下列5条或5条以上的症状，必须具备①②两条。

①情绪抑郁；②对全部或多数活动明显缺乏兴趣或愉悦；③体重显著下降或增加；④失眠或睡眠过度；⑤精神运动性兴奋或阻滞；⑥疲劳或乏力；⑦遇事均感毫无意义或自责感；⑧思维能力减退或注意力不集中；⑨反复出现自杀企图。

2. 在产后4周内发病。

（四）治疗要点

1. 心理治疗 通过心理咨询，解除致病的心理因素，对产妇多关心、照顾，尽量调整好家庭关系，指导产妇养成良好的睡眠习惯。

2. 药物治疗 重症产后抑郁者需住院治疗，应用抗抑郁的药物，如帕罗西汀、氟西汀等。

【护理评估】

1. 健康史 全面评估有无诱发产后抑郁的因素及其他精神病史和精神病家族史。

2. 身体评估 根据患者的临床表现、辅助检查及治疗方案进行评估。

3. 心理－社会评估 患者家属往往对产后抑郁表现为惊慌、恐惧，担心产妇和婴儿健康安全。

【护理问题】

1. 个人应对无效 与产妇抑郁行为有关。

2. 家庭作用改变　与产妇抑郁行为有关。

3. 有暴力行为的危险　与产后严重的心理障碍有关。

【护理目标】

（1）产妇的生理、心理舒适感增加。

（2）产妇和婴儿健康、安全。

（3）产妇情绪稳定，能配合护理人员与家人采取有效应对措施。

【护理措施】

（一）预防措施

妊娠期间加强宣教，利用孕妇学校、图谱等使孕妇了解有关妊娠、分娩相关知识及育婴技术，在思想上、技能上做好准备，以减轻紧张、恐惧心理；条件允许时，行导乐分娩；允许丈夫或亲人全程陪产，给予更多、更好的关心和精神支持，以改善产妇的紧张状态。

（二）病情观察

观察产妇的日常活动和行为，母婴之间接触和交流的情况，了解产妇对婴儿的喜恶程度及对分娩的感受，了解产妇的夫妻关系及与家庭其他成员的关系。

（三）治疗护理

1. 心理治疗　重症患者需要请心理医师或精神科医师给予治疗。通过心理咨询，解除致病的心理因素，对产妇多加关系和照顾，尽量调整好家庭关系。

2. 药物治疗　遵医嘱应用抗抑郁症的药物，如帕罗西汀、氟西汀等，这类药物不进入乳汁，可用于产褥期抑郁症。

【健康教育】

（1）解除产妇不良的社会、心理因素，减轻心理负担和身体症状。

（2）宣教丈夫及其家庭成员，不仅要从物质上提供支持，还要从感情上更加爱护和关怀产妇。

（3）鼓励产妇能够表达自己的内心感受，学会倾诉与放松；倾听产妇诉说心理问题，并提供必要的帮助。

（4）帮助产妇适应母亲角色，指导产妇与婴儿进行交流，为婴儿提供照顾，培养产妇的自信心。发挥社会支持系统的作用，改善家庭生活环境及家庭关系。

（5）对于不良行为的产妇尽量避免精神刺激，减轻生活中的压力。重症患者要高度警惕伤害性行为，注意安全保护，避免危险因素。

【护理评价】

（1）产妇的生理、心理舒适感是否增加。

（2）产妇和婴儿是否健康、安全。

（3）产妇情绪是否稳定，是否配合护理人员与家人采取有效应对措施。

扫码"看小结"

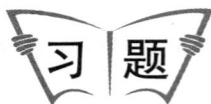

习 题

一、选择题

【A1/A2 型题】

1. 产褥感染最常见的病理类型是
    A. 急性子宫内膜炎 　　 B. 急性盆腔结缔组织炎 　　 C. 急性输卵管炎
    D. 腹膜炎 　　 E. 栓塞性静脉炎

2. 晚期产后出血的病因不包括
    A. 胎盘、胎膜残留 　　 B. 胎膜残留 　　 C. 胎盘早剥
    D. 剖宫产术后切口裂开 　　 E. 子宫胎盘附着面感染或复旧不全

3. 关于产后抑郁，下列说法不正确的是
    A. 指产妇在产褥期发生的精神病性抑郁综合征
    B. 分娩后体内雌激素突然下降可能为重要的促发因素
    C. 社会心理因素是造成产后抑郁的主要因素
    D. 通常在产后 2 周出现抑郁症状
    E. 产后抑郁只需要进行心理治疗

【A3/A4 型题】

(4～5 题共用题干)

孕妇，25 岁，G_1P_1，足月妊娠，胎膜早破，自然分娩后 3 日，体温 38.8℃，下腹痛，血性恶露混浊、有臭味，宫底平脐、有压痛，白细胞 15.8×10^9/L，中性粒细胞 80%。

4. 对该产妇的处理原则，下列哪一项是错误的
    A. 选用有效的抗生素 　　 B. 增加营养，改善全身状况
    C. 半卧位以利于引流 　　 D. 禁用缩宫素，避免感染扩散
    E. 胎盘残留者，应控制感染后刮宫

5. 对该产妇的护理措施中，不正确的是
    A. 保持会阴清洁，每日擦洗会阴 2 次
    B. 产妇住隔离病房，严格执行隔离消毒制度
    C. 高热者给予物理降温
    D. 产妇取半卧位
    E. 根据药敏试验选取有效抗生素

二、思考题

26 岁初产妇，胎儿娩出后无阴道流血，胎盘娩出后阴道流血不止，时多时少，1 小时内出血量超过 600ml，血压 70/30 mmHg，脉搏 126 次/分，子宫软，轮廓不清。

问题：

1. 此时出血原因考虑什么？应采取的紧急措施是什么？
2. 写出主要护理诊断两个，并写出相应的护理目标及护理措施。

(韩　琼　陈君君)

扫码"练一练"

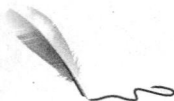

第十四章　妇科健康评估

患者健康史、身体状况评估、心理社会评估评估及辅助检查是护理评估的主要依据，妇科病史具有不同于其他各科的特点。在书写妇科护理病历时，护理人员应按照护理程序，仔细采集病史、认真体格检查及盆腔检查、根据患者情况做必要的特殊检查、分析和评估患者的心理社会状态、根据不同服务对象的需要制定相应的护理目标和护理措施。

第一节　妇科健康史

【妇科健康史采集方法】

病史采集是指收集患者的全面资料，并加以整理、分析和判断的过程，是护理评估的重要内容之一。妇科健康史采集可以通过观察、询问、交谈等方式进行。采集妇科健康史时可能会涉及患者的性生活、婚姻、妊娠等隐私问题，她们会感到害羞、难以启齿，甚至隐瞒病史，所以在采集妇科健康史过程中一定要做到真诚、耐心，并具有同情心，认真地听取患者的陈述，并给予鼓励和必要的启发，为患者保密，这样才能收集到患者真实的病史、生理和心理社会资料。要充分理解患者隐私权，切忌反复询问与性生活有关的情节，询问性生活史和婚育史时，尽量避开陪同人员和监护人。

【妇科健康史内容】

妇科护理病史的内容包括八个方面。

1. 一般内容　包括患者姓名、年龄、婚姻、籍贯、职业、民族、文化程度、宗教信仰、联系地址、联系方式、入院日期、入院方式、入院诊断、病史陈述者、可靠程度。

2. 主诉　是患者就诊的主要症状（或体征）及持续的时间。主诉力求简明扼要，重点突出，通过主诉可以初步估计疾病的大致范围。妇科常见的症状有白带增多、阴道流血、外阴瘙痒、月经改变、下腹疼痛、不孕、下腹包块等。也有无自觉症状，体检或妇科检查时发现问题的患者。主诉应按其发生的时间顺序书写，如：停经56天，阴道流血2天，腹

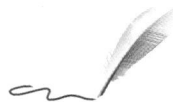

痛 1 小时。

3. 现病史 是病史的主要部分，是指本次疾病的发生、演变、诊疗等方面的详细情况，可按时间顺序询问，包括发病的时间、原因及可能的诱因，疾病的发展演变的过程，伴随症状及对疾病有鉴别意义的阴性症状，诊疗和护理经过，了解患者其他健康状态及心理反应，如精神、食欲、睡眠、情绪、体重变化及大、小便等。

4. 既往史 是指以往健康状况及疾病情况。包括既往一般健康状况、疾病史、传染病史、手术外伤史、输血史、药物食物过敏史及长期服药史等。特别要询问与妇科疾病相关的病史。

5. 个人史 包括生活和居住情况、出生地、曾居住地区、生活情况及个人自理程度等。了解其职业、工种、劳动条件及与他人、家人、同事的关系，对待职业、工作、退休的满意程度，有无烟、酒等特殊嗜好，有无冶游史等。

6. 月经史 包括初潮年龄、月经周期、经期、经量及经期伴有症状。经量多少应询问每天需要卫生巾数，有无血块；经期伴随症状包括有无痛经、有无下腹部不适、乳房胀痛、下肢水肿、焦虑、情绪不稳定等。无论因何种情况就诊均应询问末次月经（LMP），若有月经不规则，则应询问再前次月经（PMP）。绝经者应询问绝经年龄、绝经后有无不适、有无阴道出血、有无分泌物增多或其他不适。月经的描述如下：如 11 岁初潮，月经周期 28 ~ 30 天，经期 4 ~ 6 天，末次月经 2017 年 11 月 16 日，可简写为 $11 \frac{4-6}{28-30}$ 2017. 11. 16。

7. 婚育史 包括结婚年龄、婚次、配偶健康情况、双方性功能、是否近亲结婚等。生育情况包括足月产、早产及流产次数及现有子女数，可以四个阿拉伯数字表示。如足月产 1 次，无早产，流产 2 次，现有子女 1 人，可记为 1 - 0 - 2 - 1，或用孕$_3$产$_1$（G_3P_1）表示。询问分娩方式，有无难产史，新生儿出生情况，产后或流产后有无出血、感染史，末次分娩或流产时间，目前采用的避孕措施及效果。

> **考点提示**
> 生育史描述 1 - 1 - 2 - 1 的含义。

8. 家族史 直系亲属中有无遗传病、与遗传有关的疾病（如高血压、糖尿病、肿瘤等）以及传染病患者等。

第二节 妇科体格检查及护理配合

案例导入

刘某，40 岁，已婚，因近一周白带多，外阴痒来妇科门诊就诊，医生要求排小便后准备做妇科检查，刘某很紧张，问："妇科检查要做些什么？会不会很痛？"

请问：

1. 该怎样向患者做好解释工作，协助患者做好妇科检查的准备？

2. 该患者妇科检查有哪些注意事项？

【全身检查】

测量患者体温、呼吸、脉搏、血压、身高、体重；观察患者精神状态、全身发育、毛发分布、皮肤、淋巴结、头部器官、颈、乳房、心肺、脊柱、四肢等。

【腹部检查】

应在盆腔检查之前进行。视诊观察腹部的形状，有无隆起或呈蛙腹；腹壁有无瘢痕、妊娠纹、静脉曲张、水肿及皮疹等。触诊包括肝、脾、肾等有无压痛或增大；腹部软硬度，有无压痛、反跳痛或腹肌紧张；能否触及肿块，若有肿块应描述其部位、大小、质地、形状、活动度、边界、表面是否光滑及有无压痛等。叩诊注意有无移动性浊音；肝、肾区有无叩击痛。必要时听诊肠鸣音情况。

【盆腔检查】

盆腔检查又称妇科检查，为妇科所特有的检查，主要查女性内、外生殖器官，包括外阴、阴道、宫颈、宫体及子宫附件等。

扫码"看一看"

（一）检查前准备

检查应在独立的妇科检查室进行（至少应有屏风遮挡以保护患者隐私），光线明亮、整洁舒适、温度适宜（24~28℃）。

检查前向患者做好解释工作，解除其思想顾虑，取得患者的信任和配合。

检查器械包括无菌手套、阴道窥器、棉签、镊子、探针、消毒液、液状石蜡或肥皂水、生理盐水、玻片等。

（二）检查注意事项

（1）检查者要关心、体贴患者，态度严肃认真，语言亲切，动作轻柔，检查仔细，部位准确。

（2）检查前嘱患者排空膀胱，必要时先导尿，大便充盈者也应在排便或灌肠后进行。

（3）每人使用一套检查器械及用物，如阴道窥器、手套等，臀下垫单一人一换，避免交叉感染。

（4）一般取膀胱截石位，检查者面向患者，在患者两腿之间。危重患者不能上检查台时可在病床上进行。

（5）检查者为男性时，应有其他女医护人员在场，以减少患者紧张心理和避免不必要的纠纷。

（6）对无性生活史的患者，严禁行阴道窥器检查或双合诊检查，应行直肠-腹部诊。如确需检查，应征得患者及家属同意后方可检查。

（7）尽量避免月经期检查。若为异常阴道流血，检查前应外阴消毒，使用无菌器械和手套，避免感染。

（8）如患者腹壁肥厚、腹肌紧张不合作，可与其交流，并嘱其张口呼吸，放松腹肌。对疑有盆腔病变，盆腔检查不满意或无性生活史者，可行B超检查，必要时在麻醉下进行妇科检查。

（三）检查方法及步骤

1. 外阴检查　观察外阴发育、阴毛分布及疏密情况。注意有无畸形、损伤、充血、水肿、溃疡、炎症、赘生物及肿块。注意皮肤和黏膜色泽，有无萎缩、增厚或变薄。分开小

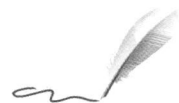

阴唇，暴露阴道前庭，注意处女膜是否完整，尿道口周围黏膜色泽及有无赘生物，有无会阴裂伤。必要时嘱患者向下屏气用力，观察有无阴道前后壁膨出、子宫脱垂或压力性尿失禁等。

2. 阴道窥器检查　根据患者阴道大小和阴道壁松弛情况，选用适当的阴道窥器。

（1）放置与取出　放置阴道窥器时，先将其前后叶合拢，表面涂润滑剂（肥皂水、络合碘、生理盐水、液状石蜡等），若拟做宫颈细胞学检查或阴道分泌物检查，应选用生理盐水润滑，以免影响涂片质量。放置阴道窥器时，检查者左手示指和拇指将小阴唇分开，暴露阴道口，右手持阴道窥器避开敏感的尿道周围，斜行沿阴道后壁缓慢插入阴道内（图14-1），边推进边将阴道窥器转正并逐渐张开两叶，暴露宫颈、阴道侧壁及穹隆部，然后旋转阴道窥器，充分暴露阴道各壁（图14-2）。取出阴道窥器时，应将其两叶合拢后缓慢退出。

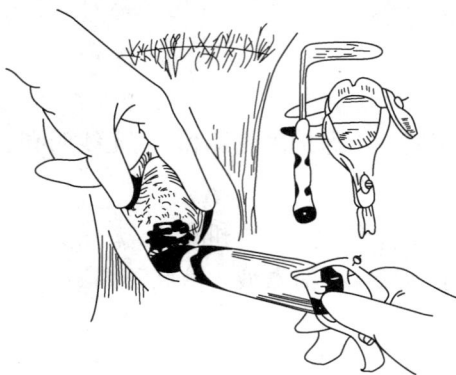

图14-1　准备放入阴道窥器　　　　图14-2　阴道窥器检查

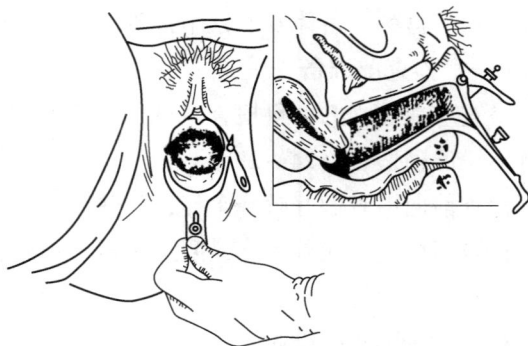

（2）视诊

1）检查阴道　观察阴道壁黏膜的颜色，皱襞多少，是否有阴道隔或双阴道等先天畸形，有无溃疡、赘生物或囊肿等。并注意阴道分泌物的量、性状、色泽、气味。阴道分泌物异常时，应做滴虫、假丝酵母菌、淋球菌及线索细胞等检查。阴道检查时，要旋转阴道窥器，仔细检查阴道四壁及穹隆，以免阴道窥器前后叶遮盖而造成遗漏。

2）检查宫颈　观察宫颈的大小、颜色、外口形状，有无出血、糜烂、撕裂、外翻、腺囊肿、息肉、赘生物等，宫颈内有无出血或分泌物。

3. 双合诊检查　双合诊检查是盆腔检查中最重要的项目。检查者戴无菌手套，一手示指和中指涂擦润滑剂后放入阴道内，另一手在腹部配合检查，称为双合诊。其目的是了解阴道、宫颈、子宫体、输卵管、卵巢及宫旁结缔组织，以及盆腔内壁情况。检查阴道是否通畅、深度和弹性，有无畸形、瘢痕、肿块及阴道穹隆情况；触诊宫颈大小、形状、质地，有无接触性出血及宫颈举痛；触诊子宫体位置、大小、质地、活动度、表面情况及有无压痛（图14-3）。多数妇女的子宫位置呈前倾前屈位，"倾"是指宫体纵轴与身体纵轴的关系，前倾是指宫体朝向耻骨，后倾是指宫体朝向骶骨；"屈"是指宫颈纵轴与宫体纵轴的关系，前屈指两纵轴形成的角度朝前方，后屈指两者形成的角度朝向后方。触摸子宫附件有无肿块、增厚或压痛。如有肿块，注意肿块的位置、大小、形状、质地、活动度及与子宫

考点提示

双合诊检查的内容。

的关系，有无压痛等。

4. 三合诊检查 经直肠、阴道、腹部联合检查，称为三合诊，是双合诊的补充检查。方法：将双合诊时放入阴道的中指退出放入直肠（即一指放阴道，一指放直肠），其余同双合诊（图 14 - 4）。可了解后倾后屈子宫大小；有无子宫后壁、直肠子宫陷凹或宫底韧带病变，估计病变范围，尤其是肿瘤浸润范围以及阴道直肠隔、骶骨前方或直肠内有无病变等。

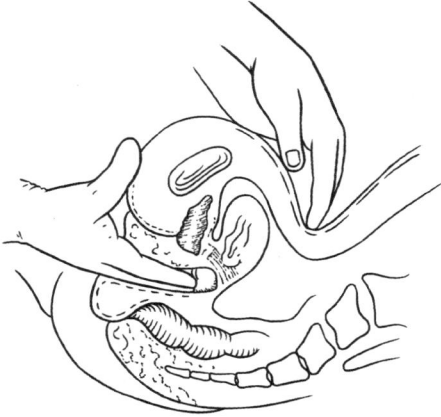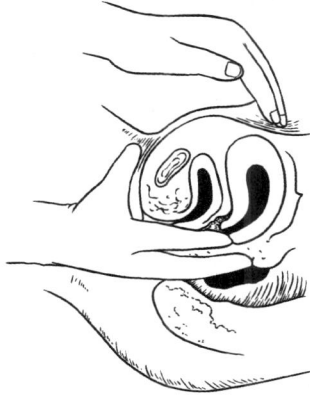

图 14 - 3　双合诊检查　　　图 14 - 4　三合诊检查

5. 直肠 - 腹部诊 一手示指伸入直肠，另一手置于腹部配合检查，称为直肠 - 腹部诊。适用于无性生活史、阴道闭锁或其他原因不宜行双合诊的患者。

（四）记录

盆腔检查结果按生殖解剖部位顺序记录。

外阴　外阴情况及婚产式（未婚、已婚未产或经产），异常情况详加描述。

阴道　是否通畅，黏膜情况，分泌物的量、色、性状以及有无臭味。

宫颈　大小，质地，有无柱状上皮异位、撕裂、息肉、囊肿、接触性出血、举痛及摇摆痛等。

宫体　位置、大小、活动度、表面情况、有无压痛等。

附件　有无肿物、增厚或压痛等。如触及肿物，应记录其位置、大小、形状、质地、表面光滑与否、活动度及与子宫的关系，有无压痛等。

第三节　妇科常用特殊检查及护理配合

妇科特殊检查是诊断妇科疾病的重要手段，随着科学技术的发展，新的检查方法不断出现。以下介绍几种常用的特殊检查。

【阴道分泌物悬滴法】

1. 概述 检查阴道内有无阴道毛滴虫、假丝酵母菌感染。

2. 护理要点 取分泌物前 24 ~ 48 小时避免性交、阴道灌洗或局部用药；取分泌物时阴道窥器不涂润滑剂（可用生理盐水），以免影响结果；分泌物取出后立即送检，并注意保暖。

【生殖道脱落细胞检查】

1. 概述 生殖道脱落细胞包括来自阴道、宫颈管、子宫及输卵管的上皮细胞，以阴道

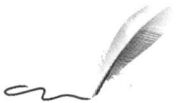

上段、宫颈阴道部的上皮细胞为主。由于阴道上皮细胞受卵巢激素的影响呈周期性变化，所以阴道脱落细胞检查既可以反映体内激素水平，又可以作为内生殖道恶性肿瘤的初筛，是一种经济、简便、实用的辅助检查方法。有阴道侧壁刮片、宫颈刮片、宫颈薄层液基细胞学检查、宫腔吸片等方法。

细胞学检查的报告系统采用巴氏 5 级分类法。

知识拓展

巴氏 5 级分类法

Ⅰ级 正常。为正常的阴道细胞涂片。

Ⅱ级 炎症。细胞核普遍增大，淡染，或有双核。炎症改变较重，染色质稍多者，需要复查。

Ⅲ级 可疑癌。细胞核增大，核形不规则或有双核，核深染，核与胞质比例改变不大，称为核异质。

Ⅳ级 高度可疑癌。细胞具有恶性改变，核大，深染，核形不规则，染色质颗粒粗，分布不均匀，胞质少，涂片中癌细胞数量较少。

Ⅴ级 癌。具有典型恶性细胞的特征且数量多。

2. 护理要点

（1）向患者讲解检查的意义及步骤，取得患者的配合。告知患者采集标本前 2 天内禁止性生活、阴道检查、阴道灌洗及用药。检查避开月经期和生殖器急性炎症期。

（2）将检查用物准备齐全，并协助患者摆好体位。

（3）刮板、阴道窥器必须消毒、干燥，未吸附任何化学药品或润滑剂，必要时可用生理盐水润湿阴道窥器。另外，所用的载玻片应行脱脂处理。

（4）取标本时，动作应轻、稳、准，以免损伤组织，引起出血。如阴道分泌物较多，可先用无菌干棉球轻轻拭去，再行标本刮取。

（5）涂片应均匀，不可来回涂抹，以免破坏细胞。

（6）载玻片应做好标记，避免混淆患者姓名和取材部位，标本用固定液固定并及时送检。

（7）嘱患者及时将病理报告反馈给医生，以免延误治疗。

【宫颈或宫颈管活体组织检查】

1. 概述 宫颈活组织检查简称宫颈活检，是取子宫颈病变处或可疑部位小部分组织进行病理学检查，以确定宫颈病变性质，临床上较为常用。

2. 护理要点

（1）术前准备

1）向患者介绍宫颈活组织检查的目的、基本操作过程，做组织病理学检查的临床意义及对疾病诊断的重要性，以取得患者的配合。

2）一般选择在月经干净后 3~7 天；患生殖器急性炎症者，需待治愈后进行活检，以免炎症扩散。

3）妊娠期原则上不做活检以避免流产、早产，但临床上高度可疑宫颈恶性病变者仍应检查。

（2）术中配合 为医生提供活检所需物品；标本瓶应注明患者姓名、取材部位，封好瓶口送检；护理人员应陪伴在患者身边，给患者提供心理支持。

（3）术后护理 嘱患者于24小时后自行取出阴道内带尾线棉球及纱布；如带尾线棉球未取出或出血较多者，必须立即就诊；保持外阴清洁；1个月内禁止盆浴及性生活。遵医嘱使用抗生素预防感染。

> **考点提示**
> 宫颈活检是确诊宫颈癌的方法。

【诊断性刮宫】

1. 概述 诊断性刮宫简称诊刮，是诊断宫腔疾病常用的方法之一。其目的是刮取子宫内膜和内膜病灶行病理检查以明确诊断并指导治疗。对同时疑有子宫颈管病变者，需对宫颈管及宫腔分别进行诊断性刮宫，简称分段诊刮。

2. 护理要点

（1）术前准备

1）热情接待患者，向患者讲解诊断性刮宫的目的、手术过程，解除患者的恐惧心理，使患者主动配合手术。准备好刮宫所需物品。

2）协助医生完成术前检查，如血常规、阴道分泌物检查、心电图等。生殖器官急性炎症期避免手术。

3）协助医生指导患者选择合适的检查时间，术前禁用激素类药物。

（2）术中配合

1）陪伴在患者身边，指导患者放松技巧，注意观察患者血压、脉搏、呼吸及腹痛情况。

2）提供给医生术中所需物品，将刮出的组织放入已做好标记并装有固定液的标本瓶内，立即送病理检查，并做好记录。

（3）术后护理

1）患者术后留观1小时，注意腹痛及阴道流血征象，确认无异常后方可离院。

2）保持外阴部清洁，禁性生活和盆浴2周，遵医嘱使用抗生素预防感染。1周后到门诊复查恢复情况及了解病理检查结果。

> **考点提示**
> 分段诊刮是确诊子宫内膜癌的首选方法。

【基础体温测定】

1. 概述 基础体温是指机体经过较长时间（6~8小时）睡眠，醒后未进行任何活动所测得的口腔体温。反映机体在静息状态下的基础能量代谢。临床可通过基础体温测定判断甲状腺及卵巢等器官的功能状态，在妇科临床中常用于测定有无排卵、确定排卵日期、黄体功能和诊断早孕。

2. 护理要点

（1）向受检者说明检查的目的、方法和要求，一般需连续测量3个月经周期以上。

（2）指导受检者将每日的测量结果及时标记在体温单上，如遇发热、用药、身体不适、性生活等情况亦应如实记载，以便分析时参考。

【经阴道后穹隆穿刺】

1. 概述 直肠子宫陷凹是人体站立时盆腔最低位，因此腹腔或盆腔内出血、渗液、流脓时易聚集于此。阴道后穹隆顶端与直肠子宫陷凹贴近，穿刺针由此处进入盆腔，抽取直肠子宫陷凹液体，称经阴道后穹隆穿刺术，对抽出物进行肉眼观察、生化及病理检查，是妇产科临床常用的辅助诊断方法。

2. 护理要点

（1）穿刺前向患者介绍经阴道后穹隆穿刺的目的、方法、对诊断疾病的意义，减轻患者的心理压力，取得其配合。

（2）穿刺过程中注意观察患者面色，了解患者的感受，陪伴其身边提供心理支持。为医生提供所需物品，协助医生做好记录。

（3）穿刺后安置患者回病房，观察患者有无脏器损伤或内出血等征象。及时将抽出物送涂片检查、病理检查、细菌培养及药物敏感试验等检查。

【输卵管通畅检查】

输卵管通畅检查的主要目的是检查输卵管是否通畅，了解子宫腔和输卵管的形态及输卵管的阻塞部位。

输卵管通畅检查的适应证：不孕症，男方精液正常，疑有输卵管阻塞者；检验和评价输卵管绝育术、输卵管再通术或输卵管成形术的效果；对输卵管黏膜轻度粘连有疏通作用。

子宫输卵管造影能了解输卵管是否通畅、阻塞部位及其形态；了解宫腔形态，确定有无子宫畸形及类型、宫腔粘连、子宫黏膜下肌瘤、子宫内膜息肉及异物等。

输卵管通畅检查的禁忌证：内、外生殖器急性炎症或慢性炎症急性或亚急性发作；月经期或异常阴道出血，妊娠或可疑妊娠者，产后、流产或刮宫术后 6 周内；严重的全身性疾病，如心、肺功能异常等，不能耐受手术者；碘过敏者不宜行子宫输卵管造影；体温高于 37.5℃ 者。

常用方法有输卵管通液术、子宫输卵管造影术。近年随着内镜的临床应用，已普遍采用腹腔镜直视下输卵管通液检查、宫腔镜下经输卵管口插管通液检查和腹腔镜联合检查等方法。

（一）输卵管通液术

1. 概述 输卵管通液术是一种检查输卵管是否通畅的方法，且具有一定的治疗功效。检查者通过导管向宫腔内注入液体，根据注液阻力大小、有无回流及注入液体量和患者感觉等判断输卵管是否通畅。由于操作简便，无须特殊设备，被广泛应用于临床。

2. 护理配合

（1）术前准备 耐心向患者讲解检查的目的、步骤，以取得其配合。指导患者选择在月经干净后 3~7 日进行检查。检查用物是否完备，各种管道是否通畅。

（2）术中配合

1）为手术医生提供手术所需物品。注入液体过程中随时了解患者的感受，观察患者下腹部疼痛的性质、程度，如有不适应立即配合医生进行处理。

2）所有无菌生理盐水温度应接近体温为宜，以免过冷刺激造成输卵管痉挛。

3）注入液体时必须使宫颈导管紧贴宫颈外口，防止液体外漏。

（3）术后护理　安置患者休息，观察患者1小时无异常可让其离开医院。属患者保持外阴、阴道清洁，术后2周禁盆浴及性生活，酌情给予抗生素预防感染。

（二）子宫输卵管造影

1. 概述　子宫输卵管造影（HSG）是通过导管向宫腔及输卵管注入造影剂，行X线透视及摄片，根据造影剂在输卵管及盆腔内的显影情况了解输卵管是否通畅、阻塞部位及宫腔形态。该检查损伤小，能对输卵管阻塞做出较正确诊断，准确率可达80%，且具有一定的治疗功效。

2. 护理要点

（1）术前准备　耐心向患者讲解检查的目的、步骤，以取得患者的配合。指导患者选择在月经干净后3～7日进行检查。术前询问患者有无过敏史，并行碘过敏试验。在造影过程中注意密切观察患者有无过敏症状。

（2）术中配合

1）碘化油充盈宫颈导管时必须排尽空气，以免空气进入宫腔造成充盈缺损，引起误诊。

2）宫颈导管与宫颈外口必须紧贴，以防碘化油外漏。推注碘化油时用力不宜过大，速度不宜过快，防止损伤输卵管。

3）透视下发现造影剂进入异常通道，同时患者出现咳嗽，应警惕发生油栓，立即停止操作，取头低足高位，严密观察。

（3）术后护理

1）术后安置患者卧床休息，观察1小时无异常方可让其离院。

2）交代患者24小时后再摄盆腔平片，以观察腹腔内有无游离碘化油。如用泛影葡胺造影，应在注射后立即摄片，10～20分钟后第二次摄片，观察泛影葡胺流入盆腔情况。

3）嘱患者保持外阴、阴道清洁，遵医嘱用抗生素预防感染，2周内禁性生活和盆浴。

【妇产科内镜检查】

（一）阴道镜检查

1. 概述　阴道镜检查是利用阴道镜在强光源照射下将宫颈阴道部上皮放大10～40倍，以观察肉眼看不到的阴道及宫颈异常上皮细胞、异型血管及早期癌变，以便准确地选择可疑部位做定位活检。阴道镜检查也用于外阴皮肤的相应病变观察。对早期宫颈癌、阴道癌及外阴癌的诊断有重要的临床意义。

2. 护理要点

（1）术前准备

1）月经期和阴道流血者不宜检查，检查前应行妇科检查，除外阴道毛滴虫、假丝酵母菌、淋病奈瑟菌等感染。检查前24小时避免阴道冲洗、阴道检查、性交等。

2）向患者讲解阴道镜检查的目的及方法，以消除其顾虑。

（2）术中配合　配合医生调整光源，及时传递所需用物；并给予患者心理支持。

（3）术后护理　若取活体组织，应填好申请单，标本瓶上注明标记后及时送检。

（二）宫腔镜检查

1. 概述　宫腔镜检查是应用膨宫介质扩张宫腔，通过纤维导光束和透镜将冷光源经宫腔镜导入子宫腔内，直视下观察宫颈管、宫颈内口、子宫内膜及输卵管的生理与病理变化，

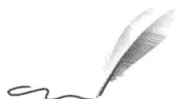

以便针对病变组织直观、准确取材并送病理检查。同时也可直接在宫腔镜下手术治疗。宫腔镜分全景宫腔镜、接触性宫腔镜和显微宫腔镜三种。

2. 护理要点

（1）术前准备

1）检查时间一般于月经干净后 1 周内为宜，此期子宫内膜处于增生早期，内膜薄，黏液少，不易出血，宫腔病变易暴露。

2）术前需进行全身检查、妇科检查及血常规、心电图、宫颈脱落细胞学、阴道分泌物等检查，排除禁忌证。检查前禁食 6~8 小时。

3）宫腔镜检查无须麻醉或行宫颈局部麻醉；宫腔镜手术多采用硬膜腔外麻醉或静脉麻醉。

（2）术中配合

术中陪伴在患者身旁，消除其紧张、恐惧心理。注意观察患者面色、生命体征、有无腹痛等。做好医生术中用物的传递。

（3）术后护理

1）术后嘱患者卧床 1 小时，严密观察其生命体征、有无腹痛等。

2）遵医嘱使用抗生素，告知患者检查后 1 周内阴道可能有少量血性分泌物，需保持会阴部清洁。2 周内禁性生活及盆浴。

（三）腹腔镜检查

1. 概述　腹腔镜检查是将接有冷光源照明的腹腔镜自腹壁插入腹腔内，连接摄像系统，将盆腔和腹腔内脏器显示于监视屏幕上。手术医生通过视频观察病变的部位、形态，必要时取有关组织行病理学检查，用以明确诊断的方法。近年来腹腔镜已普遍用于盆腔和腹腔疾病的治疗。国际妇产科联盟（FIGO）提出，在 21 世纪应有 60% 以上妇科手术在内镜下完成。

2. 护理要点

（1）术前准备

1）在全面评估患者身心状况的基础上，向患者讲解腹腔镜检查的目的、操作步骤、术中配合及注意事项等，使患者消除疑虑，配合手术。

2）监测生命体征，行全身体格检查、盆腔检查。完善各项术前辅助检查并收集核查结果，排除禁忌证。

3）肠道、泌尿道、阴道准备。术前 1 日肥皂水灌肠。术前留置导尿管，有阴道操作的手术术前行阴道冲洗 3 日。嘱术前排空膀胱。

4）腹部皮肤的准备 尤其注意脐孔的清洁。

（2）术中配合

1）遵医嘱协助患者变换体位。

2）陪伴在患者身旁，了解患者的感受，并指导其与医生配合的技巧。

3）术中注意观察患者生命体征的变化，如有异常及时处理。

（3）术后护理

1）按麻醉要求采取必要体位安置患者休息，询问患者的感受，并密切观察其生命体征及有无并发症的出现，如发现异常，及时汇报医生。

2）注意穿刺口情况。嘱术后 2 周内禁止性生活和盆浴，遵医嘱给予抗生素预防感染；

如有发热、出血、腹痛等，应及时到医院就诊。

3）鼓励患者每天下床活动，尽快排除腹腔气体，促进舒适。向患者讲解可能因腹腔残留气体而有肩痛及上肢不适的症状，并告知这些症状会逐渐缓解，一般无须处理。

【超声检查】

1. 概述　超声检查因无痛、无创伤、诊断较准确、迅速等特点，已经成为妇产科疾病首选的影像学诊断方法。妇科常用于生殖器肿瘤与其他盆腔包块的鉴别，葡萄胎的诊断，探查宫内有无节育器等。妇产科常用的超声检查途径有经腹及经阴道两种。

2. 护理配合

（1）向受检者说明检查的意义，消除其紧张心理。

（2）经腹 B 超检查通常需要在憋尿情况下进行。在检查前 30 分钟至 1 小时需要饮水 1000ml 左右，并且要憋尿到最大限度。

（3）经阴道超声检查不需要憋尿，但不适合未婚、阴道出血（如月经期、阴道不规则出血）及生殖道传染性疾病（如阴道炎、性病）患者。对其他一些宫颈、阴道、外阴疾病者也需谨慎选用，以防感染、出血。

（4）检查完毕膀胱充盈者，嘱其尽快排尽尿液。

扫码"看小结"

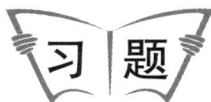

一、选择题

【A1／A2 型题】

1. 女，31 岁，已婚，月经周期不规则，周期、经期延长，量偏多，因婚后 4 年不孕就诊。双合诊检查：无异常发现。为了解该患者不育的原因，护士建议先做哪项检查

　　A. 基础体温测定　　　　　　B. 腹腔镜　　　　　　　　C. 宫颈黏液检查

　　D. 诊刮　　　　　　　　　　E. 子宫输卵管碘油造影

2. 女性，28 岁，停经 2 月，阴道流血 2 天，下腹痛 1 天。妇科检查：子宫增大如鹅蛋，宫口闭。为确诊下列哪项检查最有意义

　　A. 阴道镜检查　　　　　　　B. 阴道后穹隆穿刺　　　　C. 诊断性刮宫

　　D. B 型超声检查　　　　　　E. 基础体温测定

3. 患者连续 3 个月测得基础体温呈不规则水平线，无高温相，说明

　　A. 有排卵　　　　　　　　　B. 无排卵　　　　　　　　C. 有雌激素影响

　　D. 有雌、孕激素双重影响　　E. 有孕激素影响

4. 女，36 岁，阴道分泌物增多已半年，近来出现血性白带。妇科检查：宫颈重度糜烂，触之易出血，子宫正常大小，附件（－）。首先做下述何项检查

　　A. 阴道分泌物悬滴检查　　　B. 宫颈活检　　　　　　　C. 宫颈碘试验

　　D. 宫颈刮片细胞学检查　　　E. 宫腔镜检查

5. 女，29 岁，停经 45 天，少量阴道流血 3 天，色暗红，突然右下腹剧痛，急诊入院。查血压 90/60mmHg，下腹压痛、反跳痛，肌紧张。为尽快诊断，准备行阴道后穹隆穿刺，

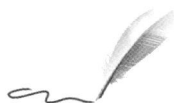

护士在护理配合时哪项不妥

    A. 术前向患者介绍检查的目的

    B. 术中注意观察患者生命体征

    C. 术中为医生提供所需物品，不用管患者

    D. 术后观察患者有无脏器损伤或内出血

    E. 及时将抽出物送检查

二、思考题

女，45 岁。阴道流血 20 余天，淋漓不尽，伴全身乏力于来院。月经史：11 岁初潮，经期 4~5 天，周期 28~32 天，量中，无痛经。生育史 1-0-2-1。

体格检查：T 36.3℃，P 82 次/分，R 20 次/分，BP 110/70mmHg。妇科检查：外阴已婚已产型，无畸形，阴道有暗红血液，宫颈轻度糜烂、质中、无举痛，子宫体稍增大、质软、活动、无压痛。双侧附件未见异常。

问题：

1. 医生拟予患者行分段诊刮，护士该如何护理配合？

2. 1-0-2-1 表示什么？

扫码"练一练"

（文金莲）

第十五章 女性生殖系统炎症患者的护理

第一节 概 述

【女性生殖系统自然防御机能】

女性生殖系统的解剖、生理、生化和免疫学特点，使健康女性具有比较完善的自然防御机能，一般不会罹患炎症。若防御机能改变或被打破，即可发生炎症。

（1）外阴皮肤为复层鳞状上皮；两侧大阴唇自然合拢，遮掩阴道口、尿道口。

（2）在盆底肌的作用下，阴道口闭合，阴道前、后壁紧贴，可以防止外界病原体侵入。阴道内有多种细菌寄居，但阴道与这些菌群之间形成动态平衡，寄居的细菌并不致病。在维持阴道动态平衡中，雌激素、乳酸杆菌起了重要作用。生理状态时，阴道上皮在卵巢分泌的雌激素作用下增生变厚，增强抵抗病原体侵入的能力，同时上皮细胞内糖元含量增加，在阴道乳酸杆菌的作用下，分解为乳酸，维持阴道正常的弱酸环境（pH 在 3.8 ~ 4.4 之间），使嗜碱性病原体的活动和繁殖受到抑制，称为阴道自净作用。

（3）宫颈阴道部表面覆以复层鳞状上皮，具有较强的抵抗力；子宫颈内口平时紧闭；宫颈管黏膜柱状上皮分泌大量黏液，形成胶冻状"黏液栓"，堵塞子宫颈管，成为防止上生殖道感染的机械屏障，抑制病原体侵入子宫腔；黏液栓呈碱性，抑制嗜酸性病原体活动和繁殖。

（4）育龄妇女子宫内膜周期性剥脱，可及时清除宫腔内的病原体。

（5）输卵管黏膜上皮细胞的纤毛向子宫腔方向摆动以及输卵管蠕动，均有利于阻止病原体侵入。

（6）在宫颈黏液、子宫内膜和输卵管分泌液中，含有乳铁蛋白、溶菌酶，可清除病原体。

（7）生殖道黏膜聚集有不同数量的淋巴组织及散在的淋巴细胞，包括 T 淋巴细胞、B 淋巴细胞。此外，中性粒细胞、巨噬细胞、补体以及一些细胞因子，是机体免疫机能的组成部分，局部发挥抗感染作用。

虽然女性生殖器官具有较强的自然防御机能，但是由于外阴前与尿道，后与肛门邻近，易受污染；同时外阴与阴道又是性交、分娩及各种宫腔操作的途径，容易受损伤及各种外

扫码"看一看"

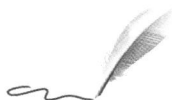

源病原体感染。此外，妇女在特殊生理时期如月经期、妊娠期、分娩期和产褥期，机体抵抗力下降，病原体侵入生殖道而致炎症。

【传染途径】

1. 沿生殖道黏膜上行蔓延 病原体由外阴侵入阴道后，沿黏膜经子宫颈、子宫内膜、输卵管黏膜至卵巢及腹腔。葡萄球菌、淋病奈瑟菌、衣原体多沿此途径扩散。

2. 经血液循环播散 病原体从人体的其他系统侵入，经血液循环感染生殖器官，此为结核杆菌的主要传播途径。

3. 经淋巴系统蔓延 病原体经生殖器创伤处的淋巴管侵入扩散至盆腔结缔组织及内生殖器其他部分，是产褥感染、流产后感染及放置宫内节育器后感染的主要途径。多见于链球菌、大肠杆菌、厌氧菌等感染。

4. 直接蔓延 腹腔脏器感染后，直接蔓延到内生殖器，如阑尾炎可引起右侧输卵管炎。

第二节 外阴炎

一、非特异性外阴炎

【疾病概述】

外阴炎主要是指外阴部皮肤和黏膜的炎症。

（一）病因

外阴暴露在外，并且与尿道、肛门毗邻，易受到阴道分泌物、月经血、尿液、粪便的刺激，若不注意外阴的清洁，常会引起外阴炎症。糖尿病、穿紧身化纤内裤、卫生巾及卫生护垫使用不当等，均可引起外阴炎症。

（二）临床表现

1. 症状 患者常表现为外阴部皮肤瘙痒、疼痛、灼热感，性交、排尿、排便时症状可加重。

2. 体征 检查多见局部充血、糜烂、肿胀，有抓痕，病情严重者可形成溃疡、湿疹等。慢性期外阴局部皮肤可见粗糙、增厚、皲裂，甚至有苔藓样改变。

（三）辅助检查

阴道分泌物常规检查，了解有无阴道炎；疑有糖尿病者留尿液标本查尿糖。

（四）治疗要点

应积极寻找病因，积极治疗阴道炎、糖尿病、生殖道瘘。注意个人卫生，保持外阴清洁与干燥。局部可坐浴，坐浴后可涂抗生素软膏或紫草油。急性期可用红外线照射局部等物理治疗。

【护理评估】

1. 健康史 仔细询问患者发病年龄、个人卫生习惯、病程长短及既往治疗过程等，注意询问患者有无糖尿病等病史。

2. 身体评估 根据患者的临床表现、辅助检查及治疗方案进行评估。评估患者有无外阴部的瘙痒、疼痛、灼热等症状，及排尿、排便、性交有无加重。

3. 心理－社会评估 患者羞于就诊，常常使病情转为慢性或者加重。炎症可影响活动、性生活，使患者感到焦虑不安。评估家庭及社会支持系统。

【护理问题】

1. 皮肤完整性受损　与分泌物的增多、炎症的刺激、搔抓或是用药不当有关。

2. 疼痛　与外阴部的瘙痒、灼热有关。

3. 焦虑　与知识缺乏及对外阴炎治疗认知不足有关。

【护理目标】

（1）患者皮肤完整性受到保护。

（2）患者疼痛消失或减轻。

（3）患者焦虑减轻，对外阴部炎症的认识提高，配合检查及治疗。

【护理措施】

（一）一般护理

嘱患者应注意个人卫生，穿纯棉内裤，勤换洗，保持外阴清洁与干燥。

（二）病情观察

1. 观察患者外阴部皮肤颜色、有无疼痛、肿胀程度以及分泌物的量及性状的变化。

2. 注意患者体温变化。

（三）治疗护理

（1）积极寻找病因，针对病因进行治疗。

（2）用药护理，用法：1∶5000 高锰酸钾坐浴，水温 40℃，每日 2 次，每次 15～30 分钟，5～10 次为一个疗程。采用中药熏洗者，嘱患者先熏后洗，每日 1 次，10 次为一个疗程。

（3）心理护理，耐心解释炎症发生的诱因，对患者进行外阴清洁、疾病预防及治疗措施知识的讲解，增加其对疾病的认识了解。严格保护患者隐私，减轻其心理负担。

【健康教育】

1. 加强卫生教育　指导患者注意个人卫生，保持外阴清洁与干燥；勤换内裤。注意月经期、孕期、分娩期以及产褥期的卫生。

2. 指导用药　教会患者坐浴方法，液体的配制浓度、温度及坐浴的时间、注意事项等。不用刺激性药物或肥皂，避免引起局部干燥增加瘙痒不适。

3. 饮食指导　纠正患者不正确的饮食及生活习惯，不饮酒、减少辛辣食物的摄入。

【护理评价】

（1）患者舒适感是否增加，皮肤完整性是否受到保护。

（2）患者疼痛是否减轻或消失。

（3）患者情绪是否稳定，是否积极配合检查及治疗。

二、前庭大腺炎

【疾病概述】

前庭大腺炎是病原体侵入前庭大腺引起的炎症，包括前庭大腺脓肿和前庭大腺囊肿。前庭大腺位于两侧大阴唇下 1/3 深部，直径 0.5～1.0cm，腺管开口处位于处女膜与小阴唇之间。在性交、分娩等情况时污染外阴，病原体易侵入，而引起前庭大腺炎。往往以育龄期妇女多见。

（一）病因与发病机制

其病原体包括：链球菌、葡萄球菌、大肠埃希菌、淋病奈瑟菌、沙眼衣原体等。炎症发作时，病原体一般首先入侵前庭大腺腺管，导致腺管肿胀、充血，炎性渗出物凝集会阻塞腺管口，使脓液积聚不能外流，形成前庭大腺脓肿，常多发于一侧。

（二）临床表现

1. 症状　初起时会阴出现局部肿胀、疼痛、灼热感，行走不便，有时可伴大、小便困难等。亦可出现发热等全身症状。

2. 体征　局部皮肤红肿、发热及压痛明显。患侧前庭大腺开口处，可见白色小点。若当脓肿形成时，疼痛会加剧，脓肿有时如鸡蛋大小，一般直径可达 3～6cm，偶可触及波动感。当脓肿内压力过大时，表面皮肤可变薄，以致脓肿自行破溃。若破口大，可自行引流，炎症消退而痊愈；若破口小，引流不畅，则炎症持续不可消退，并易反复急性发作。

（三）辅助检查

前庭大腺开口处分泌物做病原体培养、药敏试验，可确定病原体及敏感抗生素。

（四）治疗要点

炎症急性发作时，应卧床休息，保持清洁。取前庭大腺开口处分泌物，进行细菌培养，然后根据病原体培养结果，选用抗生素。亦可选用解毒、清热的中药进行局部热敷或坐浴。脓肿形成后可行切开引流或造口术，并放置引流条，避免切口闭合后反复感染或囊肿形成。

【护理评估】

1. 健康史　仔细询问患者经期卫生情况，了解有无不洁性生活史。

2. 身体评估　根据患者的临床表现、辅助检查及治疗方案进行评估。评估患者有无全身不适、外阴坠胀、性交不适、行走不便，局部皮肤有无红、肿、压痛等。

3. 心理－社会评估　患者因外阴部疼痛不适，影响正常生活质量。前庭大腺脓肿患者易复发，久治不愈，导致焦虑情绪。

【护理问题】

1. 组织完整性受损　与脓肿溃破或手术有关。

2. 疼痛　与炎症刺激有关。

3. 焦虑　与知识缺乏及对前庭大腺炎的防治认知不足有关。

【护理目标】

（1）患者皮肤完整性受到保护。

（2）疼痛消失或减轻。

（3）患者焦虑减轻，对前庭大腺炎的防治认知，配合检查及治疗。

【护理措施】

（一）一般护理

急性期应以卧床休息为主，行局部热敷或坐浴，同时使用抗生素治疗；脓肿形成后，可行切开引流及造口术。前庭大腺囊肿患者可采用 CO_2 激光或微波行囊肿造口术。保持外阴局部清洁、干燥。

（二）病情观察

注意观察患者疼痛、体温及局部肿块的变化。

（三）治疗护理

（1）协助医生积极寻找病因，针对病因进行治疗。

（2）患者疼痛严重时可予以止痛药。脓肿切开后，局部放置引流条引流，引流条应每日更换。外阴可用消毒液进行擦洗，每日 2 次；也可使用清热、解毒中药，如金银花、蒲公英、紫花地丁、连翘等，进行局部热敷或坐浴，每日 2 次。

（3）根据病原体培养、药敏试验结果，遵医嘱给予抗生素治疗。

（四）心理护理

护士应尊重患者，多鼓励、关心患者，经常进行沟通，并介绍疾病相关知识，帮助患者建立治愈疾病的信心。

【健康教育】

（1）向患者及其家属讲解前庭大腺炎症的病因、治疗要点及预防措施。

（2）指导经期妇女使用消毒卫生巾，经期、产褥期禁止性生活，保持外阴卫生。

【护理评价】

（1）患者皮肤完整性是否受到保护。

（2）患者疼痛是否减轻或消失。

（3）患者情绪是否稳定，是否积极配合检查及治疗。

第三节　阴　道　炎

一、滴虫阴道炎

【疾病概述】

（一）病因与发病机制

滴虫阴道炎是常见阴道炎，病原体为阴道毛滴虫，温度 25~40℃、pH 5.2~6.6 的潮湿环境最适宜滴虫生长繁殖。滴虫有嗜血性和耐碱性，月经前后，阴道 pH 接近中性，隐藏在腺体及阴道皱襞中的滴虫开始繁殖，引起炎症发作。滴虫能够吞噬或消耗阴道乳酸杆菌及阴道上皮细胞内糖原，从而阻碍乳酸生成，降低阴道酸度而有利于滴虫繁殖。滴虫还可以寄生于尿道、尿道旁腺、膀胱、肾盂及男性包皮褶、前列腺等处。

扫码"看一看"

（二）传播途径

1. 直接传播　经性生活传播。由于男性感染滴虫后常无症状，易成为传染源。

2. 间接传播　经公共浴池、浴盆、浴巾、坐式便器、衣物、游泳池等传播。还可通过污染的器械及敷料传播。

（三）临床表现

1. 症状　25%~50% 的患者在感染初期可无症状，典型的症状为稀薄的泡沫状阴道分

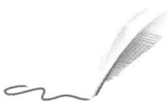

泌物增多，分泌物呈脓性、黄绿色、伴臭味。伴有外阴、阴道口瘙痒，或伴有疼痛、灼热、性交痛。若合并尿道口感染，可有尿频、尿痛，有时可见血尿。阴道毛滴虫可吞噬精子，并阻碍乳酸生成，影响精子在阴道内的活性，故可致不孕。

2. 体征　妇科检查，可见阴道黏膜充血，炎症严重时有散在的出血点，甚至宫颈可见出血斑点，形成"草莓样"宫颈。阴道后穹隆处有多量白带，呈黄白色、灰黄色稀薄泡沫液体或黄绿色脓性泡沫状分泌物。

> **考点提示**
> 滴虫阴道炎典型的症状。

（四）辅助检查

最简洁的方法是悬滴法。可疑滴虫阴道炎患者，但在多次悬滴法未找到滴虫时，可送培养，准确率达98%。取分泌物检查时，阴道窥器不涂润滑剂。聚合酶链反应也用于滴虫诊断。告知患者取分泌物检查或复查前24～48小时，应避免性交、阴道冲洗、局部用药。分泌物取出后要及时送检并注意保暖，以免滴虫活动力减弱降低检出率。

（五）治疗要点

治疗原则是杀灭阴道毛滴虫，切断传播途径，恢复阴道正常pH酸碱度，维持阴道自净作用。

1. 全身治疗　甲硝唑400 mg（或替硝唑500 mg），每日2次，口服，7日为一疗程；初次患者，可单次口服甲硝唑或替硝唑2g，有同样效果。口服吸收好、疗效高、毒性小、应用方便。因此药能通过胎盘进入胎儿体内，也可由乳汁排泄，故妊娠期、哺乳期妇女慎用，。

2. 局部治疗　不能耐受口服药物或不适宜全身用药者，可以局部单独给药；也可全身和局部联合用药，联合用药效果好。甲硝唑阴道泡腾片200 mg，每晚睡前塞入阴道，每日1次，7日为一疗程。用药前可指导患者用0.1%～0.5%醋酸或1%乳酸溶液冲洗阴道。

【护理评估】

1. 健康史　详细询问有无不洁性生活史，了解经后有无症状加重。了解是否为反复发作患者及既往治疗情况。

2. 身体评估　根据患者的临床表现、辅助检查及治疗方案进行评估。评估患者有无白带增多、外阴瘙痒，有无泌尿系统感染。

3. 心理-社会评估　患者常羞于就医而耽误治疗，因影响活动、性生活而导致焦虑，部分患者因未能坚持治疗导致病情反复发作而忧虑不安。

【护理问题】

1. 舒适度改变　与瘙痒、疼痛、分泌物异味有关。

2. 皮肤完整性受损　与分泌物的增多、炎症的刺激、搔抓或用药不当有关。

3. 知识缺乏　患者缺乏对疾病传染途径及阴道炎治疗知识的了解。

【护理目标】

（1）患者白带明显减少、无异味，瘙痒减轻，舒适感增加。

（2）患者能说出感染的危险因素、预防措施，不发生感染，皮肤完整性受到保护。

（3）患者能描述与该疾病相关的知识，积极配合治疗，性伴侣能同时治疗。

【护理措施】

（一）一般护理

嘱患者注意个人卫生，勤换内裤，保持外阴清洁与干燥，避免搔抓外阴部皮肤，以免破损皮肤。内裤、洗涤用物煮沸 5～10 分钟，以消灭病原体，避免交叉、重复感染。

（二）病情监护和治疗护理

遵医嘱给予药物治疗，维持阴道自净作用，杀灭病原体。

1. 指导患者正确阴道用药　告知患者药物治疗的作用及方法。指导患者阴道用药时，一般先洗手戴手套后，将药物放至阴道深部，为确保药物的作用时间，应在晚上睡前放置。在经期暂停坐浴、阴道冲洗及阴道上药。

2. 全身用药注意事项　甲硝唑口服后，偶尔可见胃肠道反应，如食欲不振、恶心、呕吐。此外，偶见患者出现头痛、皮疹、白细胞减少等，一旦发现应及时报告医师并停药。甲硝唑用药期间、停药 24 小时内，替硝唑用药期间、停药 72 小时内，均禁止饮酒。哺乳期妇女在用甲硝唑期间及用药后 24 小时内不宜哺乳，服用替硝唑 3 日内不宜哺乳。

3. 巩固治疗　向患者解释坚持治疗的重要性，治疗后检查滴虫为阴性，仍应于下次月经干净后继续治疗一个疗程，以巩固疗效。

4. 妊娠期、哺乳期用药注意事项　甲硝唑能通过胎盘进入胎儿体内，同时可由乳汁排泄。妊娠期是否使用甲硝唑治疗目前仍有争议。哺乳期患者在用药期间及用药后 24 小时内不宜哺乳。

5. 性伴侣同时治疗　主要传播途径为性交传播，故性伴侣应同时治疗。

（三）心理护理

加强与患者沟通，告知患者滴虫性阴道炎的发病原因、传播途径、临床表现、治疗方法，提高患者的自我保护意识，减轻焦虑心理，同时鼓励患者及其伴侣积极配合治疗。

【健康教育】

（1）滴虫阴道炎主要传播途径为性行为传播，指导患者在治疗期间，禁止性生活，性伴侣同时治疗，以助于提高疗效。

（2）滴虫性阴道炎容易复发，即使治疗后滴虫为阴性，也要嘱咐患者，在每次月经后复查阴道分泌物，经 3 次检查均为阴性，方可称为治愈。

（3）患者衣物与家人分开洗涤，以免造成交叉感染。

【护理评价】

（1）患者舒适感是否增加，白带是否恢复正常。

（2）患者是否发生感染或感染得到控制，皮肤完整性是否受到保护。

（3）患者是否了解相关知识，能够坚持治疗，并且做到性伴侣同时治疗。

二、外阴阴道假丝酵母菌病

【疾病概述】

（一）病因与发病机制

外阴阴道假丝酵母菌病，是一种常见的外阴阴道炎，由假丝酵母菌感染引起，也称外阴阴道念珠菌病。

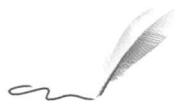

白假丝酵母菌为条件致病菌，可存在口腔、肠道和阴道而不引起症状。10% ~ 20% 非孕妇女、30% 孕妇阴道有此菌寄生。当全身及阴道局部免疫功能下降时，假丝酵母菌大量繁殖，出现阴道炎症状。酸性环境适宜假丝酵母菌生长，假丝酵母菌感染者阴道 pH 通常小于 4.5。

考点提示
外阴阴道假丝酵母菌病的常见致病菌。

（二）传播途径

1. 内源性传染 为主要传染途径。假丝酵母菌除寄生于阴道外，亦可寄生于人的肠道、口腔，这三个部位的假丝酵母菌可以互相传染，当条件适宜时亦可发病。

2. 直接传染 少部分患者通过性交直接传染。

3. 间接传染 通过接触感染的衣物、毛巾、浴巾等间接传染。

（三）分类

目前根据外阴阴道假丝酵母菌病流行病学情况、临床表现、宿主情况、假丝酵母菌菌株以及对治疗的反应，可将其分为单纯性外阴阴道假丝酵母菌病和复杂性外阴阴道假丝酵母菌病。

单纯性外阴阴道假丝酵母菌病的特点是，散发或非经常发作为主，临床表现为轻度或中度；由白假丝酵母菌引起，患者的免疫功能正常，治疗效果好。复杂性外阴阴道假丝酵母菌病的特点是，复发或经常发作，临床表现为重度；多由非白假丝酵母菌引起，患者多为免疫力下降、应用免疫抑制剂、糖尿病患者或妊娠期妇女，治疗效果一般欠佳。

（四）临床表现

1. 症状 患者常见症状为外阴及阴道瘙痒、坐卧不安、异常痛苦，可伴有外阴灼痛、尿频、尿痛、性交痛等。部分患者阴道分泌物增多，典型特征为白色稠厚凝乳状或豆渣样分泌物。

2. 体征 外阴部炎症，妇科检查可见外阴水肿，常伴有皮肤的抓痕；阴道炎，见小阴唇内侧、阴道黏膜充血、水肿，有白色块状薄膜附着，擦除后露出红、肿黏膜面，少数患者还可见糜烂及溃疡。

考点提示
外阴阴道假丝酵母菌病分泌物典型特征。

（五）辅助检查

1. 悬滴法 在阴道后穹隆处取少许分泌物悬滴镜检，若找到芽孢和白假丝酵母菌即可确诊。

2. 培养法 适于症状典型、而悬滴法多次为阴性者，为进一步确诊可用培养法。

（六）治疗要点

治疗原则为消除诱因，根据患者病情选择局部或全身应用抗真菌药物。

1. 消除诱因 积极治疗糖尿病，及时停用雌激素、广谱抗生素、皮质类固醇激素。

2. 局部用药 单纯性外阴阴道假丝酵母菌病以局部短程抗真菌药物为主。常用药物有克霉唑栓剂、咪康唑栓剂、制霉菌素栓剂等。

3. 全身用药 局部用药不能够耐受者、不愿采取局部用药者及未婚妇女等，可选择口服药物治疗。常用药物有：氟康唑、伊曲康唑、酮康唑等。

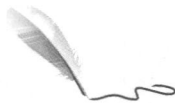

【护理评估】

1. 健康史　详细询问患者月经史，了解既往阴道炎病史、有无糖尿病史、有无使用抗生素及激素类药物等。

2. 身体评估　根据患者的临床表现、辅助检查及治疗要点进行评估。评估患者有无外阴瘙痒，外阴有无抓痕，急性期有无阴道分泌物增多等。

3. 心理－社会评估　了解患者对疾病的认知情况及对生活质量的影响程度。外阴瘙痒严重使患者坐立不安，影响正常作息而导致精神压力大，反复发作心理负担重。

【护理问题】

1. 皮肤完整性受损　与阴道分泌物增多、炎症的刺激或搔抓有关。

2. 舒适度改变　与分泌物增多、灼热、瘙痒或焦虑有关。

3. 焦虑　与知识缺乏及对外阴阴道假丝酵母菌的治疗认知不足有关。

【护理目标】

（1）患者局部炎症减轻或消退，受损组织痊愈，皮肤黏膜完整。

（2）患者阴道分泌物正常，瘙痒减轻，舒适感增加。

（3）患者能描述该疾病相关的知识，积极配合治疗，焦虑减轻或消失。

【护理措施】

（一）一般护理

注意个人卫生，勤换内裤，穿棉质内裤，保持外阴部清洁与干燥，避免搔抓外阴，以免皮肤破损。

（二）治疗护理

（1）向患者说明药物的作用与用法，特别是要告知患者阴道冲洗的方法，经期应暂停阴道冲洗及上药。

（2）嘱患者取分泌物或复查前24～48小时，应避免性交、阴道冲洗、局部用药。

（3）嘱患者阴道灌洗或坐浴时，药物浓度要按照医嘱配置。采用碳酸氢钠溶液阴道灌洗时，适合的洗液浓度为2%～4%。药物要充分溶化，温度一般40℃，切忌过烫，以免烫伤皮肤。

（4）无需对性伴侣进行常规治疗，约15%男性与女性患者接触后患有龟头炎，对有症状男性进行假丝酵母菌检查与治疗，治愈前避免性生活。

（5）按医嘱正规疗程治疗，勿随意中断疗程。指导患者积极治疗糖尿病，正确使用雌激素、抗生素，以免诱发外阴、阴道假丝酵母菌病。

（三）心理护理

向患者讲解外阴阴道假丝酵母菌病的病因、治疗方法和注意事项等，消除患者的焦虑和顾虑，使其积极配合医护人员进行治疗。

【健康教育】

（1）做好卫生宣教，告知患者发病的因素及治疗原则，鼓励患者积极配合治疗；

（2）培养良好的卫生习惯，保持外阴清洁与干燥，勤换洗内裤，穿纯棉、透气内裤，避免紧身化纤内裤，少用卫生护垫。使用过的清洗盆、毛巾、内裤应用开水烫洗或煮沸。

【护理评价】

（1）患者局部炎症是否减轻或消退，受损组织是否痊愈，皮肤完整性是否受到保护。

（2）患者舒适感是否增加，白带是否恢复正常。

（3）患者是否了解预防及治疗外阴阴道假丝酵母菌病的相关知识，焦虑是否减轻或消失。

三、萎缩性阴道炎

【疾病概述】

（一）病因与发病机制

萎缩性阴道炎常见于自然绝经、手术切除卵巢或盆腔放射治疗使卵巢去势后，也可见于药物假绝经治疗或产后闭经的妇女。由于卵巢功能衰退，雌激素水平降低，阴道上皮萎缩，黏膜变薄，上皮细胞糖原减少，阴道内 pH 酸碱度增高，导致阴道自净作用减弱，局部抵抗力下降，致病菌易入侵或繁殖，引起炎症。

（二）临床表现

1. 症状　主要症状为阴道分泌物增多、外阴瘙痒、灼热不适。阴道分泌物多为稀薄黄水状，伴感染严重时可呈脓性白带，有臭味。黏膜有表浅溃疡时，阴道分泌物可为血性，有的患者有点滴出血。由于阴道黏膜萎缩，可伴有性交痛、尿痛、尿频等症状。

2. 体征　妇科检查时可见阴道呈萎缩性改变，上皮皱襞消失、菲薄、萎缩，阴道黏膜充血，表面可伴散在小出血点或片状出血点。严重时可形成表浅溃疡，慢性炎症和溃疡可引起阴道粘连、狭窄、甚至闭锁，造成分泌物引流不畅，而致宫腔或阴道积脓。

（三）辅助检查

阴道分泌物常规检查，见大量白细胞及基底层细胞而无滴虫及假丝酵母菌；血性白带患者，需常规做宫颈刮片、分段诊刮，以排除宫颈癌和子宫内膜癌。

（四）治疗要点

1. 增加阴道抵抗力　主要治疗方法是针对病因，补充雌激素（乳腺癌或子宫内膜癌患者慎用）。可局部用药，也可全身用药。雌三醇软膏局部涂抹，每日 1~2 次，14 日为一个疗程。全身用药可予口服替勃龙 2.5mg，每日 1 次。

2. 抑制细菌生长　阴道局部冲洗或坐浴后，予甲硝唑 200mg 或诺氟沙星 100mg，放置入阴道深部，每日 1 次，7~10 日为一个疗程。对于阴道局部干涩明显患者，可用润滑剂。

【护理评估】

1. 健康史　仔细询问患者发病年龄、月经史、绝经史，了解患者有无卵巢手术史或盆腔疾病治疗史。

2. 身体评估　根据患者的临床表现、辅助检查及治疗方案进行评估。评估患者有无外阴灼热、瘙痒，阴道分泌物增多；有无尿频、尿痛；有无阴道上皮皱襞萎缩、变薄；有无阴道黏膜充血或溃疡等。

3. 心理－社会评估　患者因外阴不适影响生活和工作而情绪消极、焦虑。部分患者不愿就诊时，注意评估家庭及社会支持系统。

【护理问题】

1. 皮肤完整性受损 与炎症的刺激有关。

2. 舒适度改变 与分泌物增多、外阴瘙痒或疼痛有关。

3. 焦虑 与知识缺乏及对萎缩性阴道炎的治疗认知不足有关。

【护理目标】

（1）患者能说出感染的病因，皮肤完整性受到保护。

（2）患者阴道分泌物减少，瘙痒减轻，舒适感增加。

（3）患者了解该疾病相关的治疗知识，焦虑减轻或消失，积极配合治疗。

【护理措施】

（一）一般护理

指导患者勤换内裤，穿棉织内裤。嘱患者保持外阴清洁，减少刺激等。

（二）病情观察

注意观察患者阴道分泌物是否增多，外阴有无瘙痒、灼热不适。

（三）治疗护理

告知患者可采用1%乳酸溶液或0.5%醋酸进行阴道灌洗或坐浴，并告知其用药的目的、方法和注意事项，每日1～2次，增加阴道酸度，抑制细菌生长繁殖。患者本人用药有困难时，需指导其家属协助用药。告知使用雌激素治疗者可能出现的症状，嘱乳腺癌或子宫内膜癌患者慎用雌激素制剂。

（四）心理护理

做好知识宣教工作，为患者解释萎缩性阴道炎的病因和治疗方法，帮助患者减轻焦虑，有异常情况及时就医，并嘱家属多关心患者。鼓励患者坚持治疗，达到早日治愈。

【健康教育】

（1）加强围绝经期、老年妇女的健康教育，对可能发生萎缩性阴道炎的妇女，告知其预防方法，有外阴部不适及时就诊。

（2）指导患者局部用药方法，用药前洗净双手及会阴，减少感染机会。自己用药有困难者，指导其家属协助用药或由医务人员帮助使用。

【护理评价】

（1）患者皮肤完整性是否受到保护。

（2）患者阴道分泌物是否减少，瘙痒是否减轻或消失，舒适感是否增加。

（3）患者情绪是否稳定，是否积极配合治疗。

四、细菌性阴道病

【疾病概述】

细菌性阴道病为阴道内正常菌群失调所致的一种混合感染，常见于性活跃期妇女。把它称为细菌性是因阴道内有大量不同的细菌，但临床及病理特征无炎症改变。

（一）病因与发病机制

正常阴道内以乳酸杆菌为主，细菌性阴道病时，阴道微生物群发生改变，乳酸杆菌减

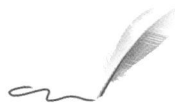

少，而导致其他微生物大量繁殖，主要包括：加德纳菌、厌氧菌（动弯杆菌、普雷沃菌、消化链球菌等）以及人型支原体。微生物的繁殖及其代谢产物，导致阴道分泌物的性质、成分改变，pH 值升高，酶类、胺类物质和有机酸增加，出现阴道分泌物增多、有异味等一系列症状。使阴道微生物群发生变化的原因仍不明确，推测可能与多个性伴侣、频繁性交或阴道灌洗使阴道碱化有关。

（二）临床表现

1. 症状 部分患者无临床症状，有症状者主要表现为阴道分泌物增多，灰白色，有鱼腥臭味，性交后加重，可伴有外阴轻度瘙痒或烧灼感。

2. 体征 妇科检查可见阴道黏膜无充血，阴道分泌物为灰白色，均匀、稀薄，常黏附于阴道壁，但黏度较低，易被从阴道壁拭去。

（三）辅助检查

1. 线索细胞检查 取少许阴道分泌物放于玻片，加 0.9% 氢氧化钠溶液混合，细菌性阴道病患者可在高倍显微镜下见到线索细胞，线索细胞可达 20% 以上，但几乎无白细胞。

2. 胺臭味试验 取少许阴道分泌物放于玻片，加入 10% 氢氧化钾溶液 1 ~ 2 滴，可产生烂鱼肉样腥臭味。

（四）治疗要点

治疗原则是选用抗厌氧菌药物，如甲硝唑、克林霉素、替硝唑等。甲硝唑可抑制厌氧菌生长，而不影响乳杆菌生长，故为较理想的治疗药物。

1. 口服药物 首选甲硝唑 400mg，口服，每日 2 次，共 7 日；或克林霉素 300mg，每日 2 次，连服 7 日；或替硝唑 1g，口服，每日 2 次，连服 7 日。

2. 局部药物 甲硝唑栓剂 200mg，每晚 1 次，连用 7 日；或 2% 克林霉素软膏阴道涂抹，每次 5g，每晚 1 次，连用 7 日。

【护理评估】

1. 健康史 仔细询问患者个人卫生习惯、性生活情况，使用女性护理洗液的成分及使用情况。

2. 身体评估 根据患者的临床表现、辅助检查及治疗方案进行评估。评估患者阴道分泌物有无增多、异味，有无阴道黏膜红肿、充血的炎症表现。

3. 心理 – 社会评估 患者因阴道分泌物增多引起局部不适，影响生活作息。性生活受影响者可导致夫妻关系紧张，患者出现焦虑不安。

【护理问题】

1. 舒适度改变 与外阴、阴道瘙痒，分泌物增多或疼痛有关。

2. 焦虑 与知识缺乏及对萎缩性阴道炎的治疗认知不足有关。

【护理目标】

（1）患者阴道分泌物明显减少、无异味，外阴、阴道瘙痒减轻，舒适感增加。

（2）患者能说出该疾病相关的治疗知识，积极配合治疗。

【护理措施】

（一）一般护理

注意个人卫生，保持外阴清洁、干燥，勤换内裤。

（二）治疗护理

告知患者阴道冲洗的方法，经期暂停阴道冲洗及阴道上药。耐心向患者讲解药物治疗的目的与方法，指导患者正确阴道用药。告知患者甲硝唑使用的注意事项（见滴虫性阴道炎）。不能耐受甲硝唑治疗者可改用如克林霉素等。

（三）心理护理

向患者讲解细菌性阴道病的病因、治疗方法及注意事项等，帮助患者减轻焦虑，告知患者及时诊治的重要性。

【健康教育】

（1）指导妇女养成良好的性卫生习惯，避免多个性伴侣或性生活频繁。

（2）本病与不良妊娠结局有关，并且容易上行感染，故妊娠期妇女，如有胎膜早破、早产史或早产高危因素等，有症状者均需进行细菌性阴道病的筛查与治疗。

（3）妊娠合并细菌性阴道病患者治疗后，还需随访。

【护理评价】

（1）患者阴道分泌物是否减少，有无异味，舒适感是否增加。

（2）患者能否说出该疾病相关的治疗知识，是否积极配合检查及治疗。

五、婴幼儿外阴阴道炎

【疾病概述】

婴幼儿阴道炎多见于 5 岁以下幼女，常与外阴炎并存。

（一）病因与发病机制

由于婴幼儿的解剖、生理特点，故炎症容易发生。常见的病原体有葡萄球菌、链球菌及大肠埃希菌等，滴虫或白假丝酵母菌也可引起感染。病原体往往可通过患病的母亲、保育员的手或幼儿园儿童的衣物、毛巾、浴盆等间接传播。也可由于卫生习惯不良，外阴不洁，经常为大便所污染或直接接触污物所引起。此外，外阴损伤或搔抓，尤其是蛲虫感染时，可引起炎症。另可因阴道内误放异物，而造成继发感染。

（二）临床表现

临床上常由家长发现尿布或内裤上有脓性分泌物，或患儿排尿时因疼痛哭吵而就诊。

1. 症状　主要为外阴部疼痛、瘙痒，阴道分泌物增多；外阴、阴蒂、尿道口及阴道口黏膜处充血、水肿，并有脓性分泌物。

2. 体征　尿布或内裤上，有脓性干痂形成，或有稀水样的痕迹，外阴部发红、水肿，甚至皮肤溃破。局部有抓痕、出血等现象。严重者小阴唇粘连，尿流变细。检查可发现小阴唇粘连处黏膜较薄，比较透亮。

（三）辅助检查

阴道分泌物检查，找滴虫、白假丝酵母菌，同时注意阴道有无异物。大便查蛲虫卵。

（四）治疗要点

应首先排除特殊感染，取阴道分泌物送检有无滴虫、白假丝酵母菌。必要时可做病原体培养，明确致病菌，给予恰当的抗生素。局部用浓度适宜的高锰酸钾坐浴，外用抗生素软膏涂抹，保持外阴清洁、干燥。

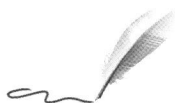

【护理评估】

1. 健康史 详细询问患儿既往治疗情况。

2. 身体评估 根据患儿的临床表现、辅助检查及治疗方案进行评估。评估有无外阴部疼痛、瘙痒，阴道分泌物增多；有无外阴、阴蒂、尿道口及阴道口黏膜处充血、水肿，有无脓性分泌物；有无泌尿系统感染。

3. 心理－社会评估 患儿因表达能力有限耽误治疗，影响活动而导致烦躁不安。

【护理问题】

1. 舒适度改变 与外阴部疼痛、瘙痒，阴道分泌物增多，外阴、阴蒂、尿道口及阴道口黏膜处充血、水肿，并有脓性分泌物有关。

2. 皮肤完整性受损 与分泌物的增多、搔抓或是用药不当有关。

【护理目标】

（1）患儿阴道分泌物明显减少，瘙痒减轻，舒适感增加。

（2）患儿能积极配合治疗，不发生感染，皮肤完整性受到保护。

【护理措施】

（一）一般护理

注意婴幼儿卫生，保持外阴清洁、干燥，勤换内裤。

（二）治疗护理

1. 婴儿期 使用纯棉尿布，尽量减少尿不湿的使用。大、小便后及时更换尿布，每天坚持清洗外阴1~2次，轻拭干阴唇及皮肤皱褶处。擦洗时自上而下拭净尿道口、阴道口及肛门周围。皮肤有皲裂者，应涂擦无刺激性的油膏。

2. 幼儿期 尽早穿密裤，不穿紧身裤、化纤的高筒袜。穿宽松的棉质内裤，要柔软、宽松、舒适，减少摩擦。注意小便姿势，小便后用柔软卫生纸拭擦尿道口及周围。大便后用清洁的卫生纸，由前方向后方擦拭。浴盆、毛巾等要专人专用，衣物分开洗，减少共浴、盆浴。

（三）心理护理

婴幼儿语言表达能力差，详细向女孩母亲询问病史，告知家属婴幼儿外阴阴道炎症的病因、治疗方法，帮助患儿减轻不适。

【健康教育】

（1）向家属讲解婴幼儿外阴阴道炎症的病因、治疗要点及预防措施。

（2）指导患儿注意保持外阴卫生。

【护理评价】

（1）患儿阴道分泌物是否减少、瘙痒是否减轻，情绪是否稳定，舒适感是否增加。

（2）患儿是否积极配合治疗，皮肤完整性是否受到保护。

第四节 宫 颈 炎

【疾病概述】

子宫颈炎症是妇科最常见疾病之一。包括宫颈阴道部炎症及宫颈管黏膜炎症，临床以宫颈管黏膜炎多见，若急性子宫颈炎未得到及时彻底治疗，还可导致慢性子宫颈炎。

（一）病因与发病机制

正常宫颈具有多种防御功能，但也易受到阴道分娩、流产或手术等损伤，当病原菌侵入宫颈可引起感染。病原体主要为性传播疾病病原体和内源性病原体。性传播疾病病原体包括沙眼衣原体、淋病奈瑟菌、单纯疱疹病毒等，主要见于性传播疾病高危人群。内源性病原体与引起细菌性阴道病的病原体相似。

（二）病理

（1）宫颈炎症常见病理改变，表现为宫颈糜烂样改变、宫颈息肉、宫颈腺囊肿、宫颈肥大。子宫颈阴道部外观呈细颗粒状的红色区，称为宫颈糜烂样改变；可能是生理性的子宫颈柱状上皮异位，也可为炎症、宫颈上皮内瘤变或宫颈癌的早期表现。

（2）子宫颈管局部黏膜增生，形成单个或多个局部突起的病灶，称为宫颈息肉。增生的黏膜突出于宫颈口外，带蒂、色红、质软而脆、易出血；可能是由于慢性炎症长期刺激，导致宫颈管黏膜增生而形成。

（3）宫颈腺体囊肿，由于新生的鳞状上皮在宫颈转化区取代柱状上皮过程中，覆盖宫颈管口或深入腺管，从而阻塞腺管口导致分泌物不能排出，潴留形成。囊肿绿豆或米粒大小，内含清凉或混浊黏液，呈白色或淡黄色。

（4）宫颈长期炎症刺激，较正常大，称为宫颈肥大。

（三）临床表现

1. 症状　大部分患者无明显症状，有症状患者主要表现为阴道分泌物增多。阴道分泌物的性状，根据病原体种类、炎症程度不同，或呈乳白色、黏液状，或呈淡黄色、脓性，或为血性白带。阴道分泌物刺激，可致外阴瘙痒及灼热感，有的患者也可出现经间期出血、性交后出血等症状。如若合并尿路感染，可有尿频、尿急、尿痛等症状。

2. 体征　妇科检查可见子宫颈充血、水肿，宫颈管黏膜外翻，宫颈有黏液脓性分泌物附着，分泌物增多可从子宫颈管流出，子宫颈管黏膜质脆，容易出血。若为淋病奈瑟菌感染，因前庭大腺、尿道旁腺受累，可见阴道口和尿道口黏膜充血、水肿以及大量脓性分泌物。

（四）辅助检查

1. 白细胞检测　宫颈分泌物或阴道分泌物中白细胞增多，阴道分泌物中白细胞增多需排除引起白细胞增多的阴道炎。

2. 病原体检测　应做淋病奈瑟菌及沙眼衣原体的检测，以及排除有无细菌性阴道病和滴虫性阴道炎。进行宫颈细胞学检查，排除宫颈瘤样病变或癌变。

（五）治疗要点

1. 急性子宫颈炎　主要为抗生素药物进行治疗。单纯淋病奈瑟菌性急性宫颈炎，可选用头孢菌素，一般选择单次、大剂量给药；沙眼衣原体感染性宫颈炎，可选用四环素类、红霉素类、喹诺酮类药物治疗；合并细菌性阴道病患者，应同时治疗细菌性阴道病，否则将导致子宫颈炎持续不愈。

2. 宫颈炎症相关疾病　依据不同类型采取不同的治疗方法。宫颈糜烂样改变，若为生理性柱状上皮异位，一般不需要治疗，但必须排除宫颈上皮内瘤样病变及宫颈癌；出现阴道分泌物增多及性交后出血患者，可给予物理治疗，如激光、微波、冷冻等；宫颈息肉患

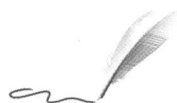

者，行宫颈息肉摘除并送病理学检查；宫颈腺囊肿及宫颈肥大一般不需特殊治疗。

【护理评估】

1. 健康史　了解患者婚育史、分娩史，询问患者有无产褥感染、宫颈损伤等病史，了解其性伴侣有无性传播疾病史，评估患者个人卫生习惯。

2. 身体评估　根据患者的临床表现、辅助检查及治疗方案进行评估。评估患者有无腰骶部酸痛，及排尿、排便、性交后有无加重，有无阴道分泌物增多，有无宫颈肥大、息肉、裂伤、充血、水肿等。

3. 心理 - 社会评估　患者因炎症影响活动、性生活，影响夫妻感情；有不洁性生活史者担心失去家庭和社会支持，出现焦虑、烦躁等心理反应；病程长，患者担心癌变，出现焦虑、恐惧心理。

【护理问题】

1. 皮肤完整性受损　与炎症的刺激有关。

2. 舒适度改变　与阴道分泌物增多、外阴瘙痒或灼热有关。

3. 焦虑　与患者担心病情反复或发生癌变有关。

【护理目标】

（1）患者子宫颈表面组织黏膜完整性受到保护。

（2）患者疼痛、不适感减轻或消失。

（3）患者焦虑减轻，对子宫颈炎症的认识提高，配合检查及治疗。

【护理措施】

（一）一般护理

加强会阴的护理，保持会阴清洁、干燥，每日勤换内裤。

（二）治疗护理

治疗前患者常规行宫颈细胞学检查，排除宫颈癌变可能。说明物理治疗的注意事项：一般应在月经干净后 3~7 天；有急性生殖器炎症者为治疗禁忌；术后有阴道排出物较多；术后 1~2 周脱痂时可有少量出血，如出血多需急诊处理。

治疗后应注意保持会阴清洁，每日清洗会阴 2 次，勤换内裤。创面愈合需 3~4 周，病变较重者需 6~8 周，2 个月内禁性生活、盆浴及阴道灌洗。两次月经干净后 3~7 天复查，观察创面愈合情况，注意有无宫颈管狭窄发生，未痊愈者可行第二次治疗。根据病原体类型遵医嘱及时、足量、规范的给予抗生素。宫颈息肉行息肉摘除术并送病检。宫颈腺体囊肿以微波或电灼破坏囊壁。

（三）心理护理

向患者耐心解释宫颈炎的病因、临床表现、治疗方法及注意事项，消除其焦虑和担心，鼓励患者积极配合治疗。

【健康教育】

（1）指导患者养成良好卫生习惯，避免不洁性生活及无保护性交，预防性传播疾病病原体感染。

（2）应当避免分娩时器械损伤宫颈；产后发现宫颈裂伤及时进行缝合。

（3）定期接受妇科检查，及时发现宫颈炎症并积极治疗。

【护理评价】

（1）患者子宫颈组织黏膜完整性是否受到保护。

（2）患者疼痛是否减轻或消失，舒适感是否增加。

（3）患者情绪是否稳定，是否积极配合检查及治疗。

第五节　盆腔炎性疾病

案例导入

　　患者，李女士，29 岁，因下腹疼痛伴发热 2 天就诊。2 天前患者无诱因出现发热，伴寒战、头痛，下腹及腰骶部坠痛，阴道分泌物增多、有臭味。查体：下腹部压痛。妇科检查：宫颈口充血，有脓性分泌物流出，宫颈举痛阳性；子宫及双附件区压痛。宫颈分泌物涂片见淋病奈瑟菌。患者自诉一周前有不洁性生活史。

请问：

1. 哪些因素是导致盆腔炎症病因？

2. 盆腔炎症该采取怎样的护理措施？

【疾病概述】

　　盆腔炎性疾病是指女性上生殖道的一组感染性疾病，主要包括子宫内膜炎、输卵管炎、输卵管卵巢脓肿和盆腔腹膜炎，其中以输卵管炎及输卵管卵巢脓肿最常见。炎症可局限于一个部位，也可同时累及几个部位。盆腔炎性疾病多发生于性活跃期、有月经的女性，初潮前、绝经后或无性生活妇女很少发生盆腔炎性疾病，若发生疾病也往往是邻近器官炎症的扩散。

（一）病因与发病机制

1. 病原体　盆腔炎性疾病的病原体有外源性和内源性两类，两种病原体可同时存在，也可单独存在，常为混合感染。外源性病原体主要是性传播疾病的病原体，以淋病奈瑟菌、沙眼衣原体等常见。内源性病原体主要来自寄居阴道内的菌群，包括需氧菌和厌氧菌，多混合感染。需氧菌常见有溶血性链球菌、金黄色葡萄球菌等；厌氧菌常见有脆弱类杆菌、消化链球菌、消化球菌等，易形成盆腔脓肿，脓液有粪臭并有气泡。

2. 感染途径　外源性病原体感染生殖道、泌尿系统的黏膜柱状上皮和移行上皮，感染沿着生殖道黏膜上行蔓延，沿宫颈管经过宫腔达输卵管。需氧菌常通过生殖道黏膜上行感染，也可通过损伤的宫颈，到达宫旁结缔组织引起炎症。

（二）高危因素

1. 年龄　年轻妇女易发。

2. 下生殖道感染　沙眼衣原体性宫颈炎、细菌性阴道病、淋病奈瑟菌性宫颈炎，与盆腔炎性疾病的发生有关。

3. 子宫腔内手术操作 如刮宫术、宫腔镜检查、宫内节育器、输卵管通液术、子宫输卵管造影术等。

4. 性行为不良 性生活年龄过早、性生活紊乱、性伴侣有性传播疾病等。

5. 经期卫生不良 使用不洁的卫生垫、经期性交，均可引起病原体侵入，而导致炎症。

6. 邻近器官炎症直接症蔓延 如腹膜炎、阑尾炎等，蔓延至盆腔，致炎症发生。

7. 盆腔炎再次急性发作 盆腔炎性疾病遗留的病理改变，使机体局部防御能力下降，易造成再次感染，引起炎症急性发作。

（三）病理

盆腔炎性疾病患者病理改变主要包括：急性子宫内膜炎及子宫肌炎，急性盆腔结缔组织炎，急性盆腔腹膜炎，输卵管炎、输卵管积脓、输卵管卵巢脓肿，病情严重者可出现败血症和脓毒血症，5%～10%输卵管炎的患者，还可能出现肝周围炎等。若盆腔炎性疾病没得到及时治疗，可能会产生盆腔炎性疾病后遗症。其主要病理改变为粘连、增生、组织破坏及瘢痕形成。

（四）临床表现

因盆腔炎性疾病炎症范围、轻重不同而出现不同临床表现。

1. 急性盆腔炎性疾病

（1）症状 轻者无症状或有轻微症状。常见症状为发热、下腹痛、阴道分泌物增多。当病情严重时，可有寒战、高热、头痛、食欲减退等。腹痛多为持续性，活动或性生活后加重。有的患者可出现月经改变。发生腹膜炎时，可出现恶心、呕吐、腹泻、腹胀。有脓肿形成者，可有局部压迫刺激症状。输卵管炎患者继发或同时存在右上腹痛者，应该考虑肝周围炎的可能。

（2）体征 轻者可无明显异常，妇科检查有的患者宫体或附件区压痛，或宫颈举摆痛。病情严重者，呈急性病容，心率加快，体温升高，下腹压痛、反跳痛、肌紧张，腹胀，肠鸣音减弱或消失。妇科检查：阴道充血，宫颈充血、水肿，可伴有大量脓性分泌物从宫颈口流出；阴道后穹隆触痛和宫颈举摆痛明显；宫体稍增大、有压痛、活动受限；子宫旁一侧或两侧压痛明显。若为输卵管积脓或输卵管卵巢脓肿，可触及包块并且压痛明显；若为单纯输卵管炎，则可触及输卵管增粗、压痛明显；若为宫旁结缔组织炎，一般可触及宫旁片状增厚或两侧宫骶韧带增厚、压痛明显；若形成盆腔脓肿且位置较低时，则可触及阴道后穹隆或侧穹隆有肿块且有波动感。

2. 盆腔炎性疾病后遗症

患者可出现低热、乏力，临床表现有不孕、异位妊娠、慢性盆腔痛、盆腔炎性疾病反复发作等。妇科检查子宫正常大小或稍大，呈后倾后屈位、活动受限，子宫侧方片状增厚、压痛，宫骶韧带增粗、变硬，有触痛。若为输卵管积水或输卵管卵巢囊肿，则在盆腔一侧或两侧可触及囊性肿物，活动多受限；若为输卵管病变则可在一侧或两侧触及条索状增粗的输卵管，有轻压痛。

（五）辅助检查

1. 血常规 检测白细胞计数增高，尤其是中性白细胞计数升高明显。

2. 分泌物检测 宫颈分泌物或阴道分泌物涂片查找白细胞，为疾病诊断提供依据。宫颈分泌物及阴道后穹隆穿刺液涂片、培养检测病原体，有利于明确病原体种类。

（六）治疗要点

盆腔炎性疾病主要为抗生素治疗，必要时行手术治疗。抗生素治疗的原则是：经验性、广谱、及时、个性化。手术治疗主要适用于抗生素控制不佳的输卵管卵巢脓肿或盆腔脓肿。

【护理评估】

1. 健康史 详细询问患者月经史、生育史、经期卫生习惯、性伴侣健康状况，了解是否为反复发作患者及既往治疗情况。

2. 身体评估 根据患者的临床表现、辅助检查及治疗方案进行评估。评估患者有无发热、下腹痛、阴道分泌物增多，有无不孕、异位妊娠、慢性盆腔痛、盆腔炎性疾病反复发作等。

3. 心理 – 社会评估 患者因发热、下腹痛、阴道分泌物增多忧虑不安，因担心治疗效果不佳、病情反复或病程长而焦虑。

【护理问题】

1. 发热 与盆腔急性炎症有关。

2. 疼痛 与炎症的刺激有关。

3. 焦虑 与患者担心病情严重，治疗不佳及反复发生有关。

【护理目标】

（1）患者体温恢复正常。

（2）患者疼痛减轻或消失。

（3）患者能描述与该疾病相关的知识，积极配合治疗，接受慢性疾病的过程，焦虑减轻或消失。

【护理措施】

（一）一般护理

嘱患者多卧床休息，取半卧位，有利于脓液积聚于子宫直肠陷凹，从而使炎症局限，避免过度劳累。给予患者高热量、高蛋白、高维生素饮食，流质或半流质饮食。病情严重者应及时住院治疗。

（二）病情观察

治疗期间，观察患者精神状态及营养，检查生命体征，观察有无寒战、发热、乏力、恶心、呕吐、食欲减退等症状。观察腹部有无压痛、反跳痛，子宫及双侧附件区压痛、宫颈举痛有无缓解等。

（三）治疗护理

（1）遵医嘱及时、足量、有效地给予抗生素治疗，向患者及其家属解释抗生素治疗的重要性。注意用药的量、方法，观察患者的用药后反应。

（2）高热者采用物理降温，腹胀患者应遵医嘱行胃肠减压。有腹痛、腰痛者需注意休息，必要时遵医嘱给镇静、止痛药物以缓解症状。避免不必要的盆腔检查，以免炎症扩散。按医嘱纠正电解质紊乱和酸碱失衡。

（3）对接受抗生素治疗的患者，应在 72 小时内随诊以确定疗效，评估临床症状有无

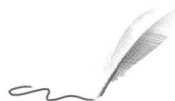

改善。

（4）盆腔炎性疾病后遗症患者，可采取中西医结合方法松解盆腔粘连、改善局部血液循环、促进炎症吸收与消退。可采取激光、短波、超短波、微波等物理治疗方法，也可选择具有活血化瘀、清热利湿、温经散寒、行气活血作用的中药。

（四）心理护理

要耐心向患者和其家属解释病情，多给予关心和帮助，尽可能满足其需求，减轻其恐惧、焦虑心理；鼓励患者积极配合治疗，减轻患者和其家属的心理压力。

【健康教育】

（1）指导患者做好经期、妊娠期及产褥期的健康知识宣教。

（2）指导性生活卫生，避免过早、过频性生活及多个性伴侣等，减少性传播疾病的发生；经期禁止性交。

（3）有下生殖道感染患者，应及时治疗，防止炎症扩散。

（4）盆腔炎性疾病患者遵医嘱及时彻底治疗，以免发生后遗症。沙眼衣原体及淋病奈瑟菌感染的盆腔炎性疾病患者，可在治疗后 4~6 周复查病原体。

【护理评价】

（1）患者体温是否恢复正常。

（2）患者疼痛是否减轻或消失。

（3）患者情绪是否稳定，是否接受慢性疾病的过程，焦虑是否减轻。

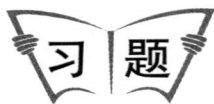

选择题

【A1/A2 型题】

1. 女性生殖系统的防御机制，哪项是不正确

    A. 双大阴唇自然合拢   B. 阴道自净作用   C. 子宫颈黏液栓

    D. 阴道 pH 维持在 5~6   E. 子宫内膜周期性剥脱

2. 外阴炎的临床表现不包括

    A. 外阴部瘙痒   B. 外阴部疼痛   C. 外阴部烧灼感

    D. 外因局部充血   E. 外阴菜花样肿块

3. 关于萎缩性阴道炎，下列哪项正确

    A. 常见于更年期妇女   B. 阴道壁常有较深溃疡

    C. 窥器见阴道黏膜大片出血斑

    D. 口服尼尔雌醇有效   E. 局部用药前应先用碱性液体洗涤

4. 阴道稀薄泡沫样分泌物见于

    A. 萎缩性阴道炎   B. 外阴阴道假丝酵母菌病

    C. 滴虫阴道炎   D. 慢性宫颈炎   E. 淋菌性阴道炎

扫码"看小结"

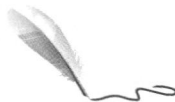

5. 女，30 岁，G_2P_1，劳累后感腰骶部坠痛，诊断为盆腔炎性疾病后遗症，下列护理措施不妥的是

　　A. 嘱患者休息时取半坐卧位　　　B. 指导患者坚持服用抗生素治疗

　　C. 增加营养，适度锻炼身体　　　D. 关心患者，解除思想顾虑

　　E. 观察病情变化，无须特殊处理

（刘明玉）

扫码"练一练"

第十六章　女性生殖系统肿瘤患者的护理

学习目标

1. **掌握**　女性生殖系统四大肿瘤的护理评估及护理措施。
2. **熟悉**　女性生殖系统肿瘤的治疗原则。
3. **了解**　女性生殖系统肿瘤的发病机制及病理变化。
4. 能够运用护理程序对妇科肿瘤患者进行个性化护理，初步建立临床评判性思维。
5. 具有爱伤观念，能与患者及家属有效沟通。

第一节　子宫颈癌

故事点睛

旁白：小云是妇科病房的护士，在她作为责任护士的患者中，有一位愁眉不展的中老年女性，因在性生活后出现少量阴道流血，检查发现为宫颈癌而入院，准备行手术治疗，患者向小云询问"我为什么会有宫颈癌呢？现在我怎么做才好呢？"小云耐心向患者解释，并告知她目前应与医生、护士配合治疗及护理的事项。

人物：由两名学生分别担任案例中人物，进行即兴表演。

请问：

1. 哪些因素可导致宫颈癌？

2. 宫颈癌有哪些临床表现？怎样早期发现宫颈癌？

3. 目前患者的护理问题有哪些？怎样实施护理？

【疾病概述】

子宫颈癌是最常见的女性生殖器官恶性肿瘤，好发年龄为 35~39 岁和 60~64 岁，威胁到妇女生命。近 40 年来，由于子宫颈癌筛查、预防及健康教育工作的蓬勃开展，子宫颈癌发病率和死亡率明显下降，但早期子宫颈癌及癌前病变的比例攀升。子宫颈癌的确切病因尚不清楚，普遍认为是多因素综合导致，可能和下列因素有关：①性生活及分娩次数，如过早性生活（<16 岁）、早婚（<20 岁）、慢性宫颈炎、性生活紊乱和多产；②病毒感染，如单纯疱疹病毒Ⅱ型、人乳头瘤病毒（HPV，尤其是高危型，如 16、18 型）、人巨细胞病毒等；③密切接触高危男子（阴茎癌、前列腺癌以及性伴侣患子宫颈癌的男性）。另外，还与经济状况、种族、地域和免疫抑制有关。

（一）子宫颈癌组织发生和发展

致癌因素刺激宫颈，发生不典型增生，进一步发展为原

考点提示

子宫颈癌的主要病因。

位癌、早期浸润癌、浸润癌。宫颈癌组织类型有：鳞癌，占 80% ~ 85%；腺癌，占 16% ~ 20%；腺鳞癌，占 3% ~ 5%，但恶性程度高。

（二）病理

1. 巨体检查 宫颈不典型增生、原位癌、早期浸润癌，外观可正常，或类似慢性宫颈炎。浸润癌可表现为外生型、内生型、溃疡型和颈管型 4 种类型。

2. 显微镜检 宫颈癌显微镜下可分为宫颈原位癌、早期浸润癌和浸润癌。

（三）转移途径

转移途径直接蔓延和淋巴转移为主，血行转移一般在宫颈癌晚期才发生。

1. 直接蔓延 癌组织直接侵犯周围组织：向下侵犯阴道；向上侵犯子宫下段以至宫腔；向两侧可波及宫旁及阴道旁组织，可达骨盆壁；向前侵犯膀胱；向后侵犯直肠，偶见导致生殖道瘘。是最常见的转移途径。

2. 淋巴转移 癌组织侵入淋巴管后，随淋巴液引流至一级组淋巴结（宫旁淋巴结、宫颈旁淋巴结、闭孔淋巴结、髂内淋巴结、髂外淋巴结、髂总淋巴结、骶前淋巴结），二级组淋巴结（腹股沟深淋巴结、腹股沟浅淋巴结、腹主动脉旁淋巴结）。

3. 血行转移 早期血行转移极少见，晚期宫颈癌可转移至肺、肝、肾、骨骼等。

（四）临床分期

采用 FIGO 2009 年的手术 – 病理分期标准，将子宫颈癌分为 4 期。

Ⅰ期 癌灶局限于宫颈。

Ⅱ期 病灶超出宫颈，未达盆壁或未浸润阴道下 1/3。

Ⅲ期 肿瘤浸润至盆壁，阴道下 1/3 受累。

Ⅳ期 癌灶超出真骨盆，或膀胱、直肠黏膜受累。

（五）临床表现

子宫颈癌临床表现有：异常阴道流血、流液，晚期可出现因肿瘤浸润或转移到相应部位而引起的症状，如疼痛等。

1. 症状

（1）阴道流血 早期症状不明显，较早期的临床症状主要为性生活或妇科双合诊检查后阴道少量流血，称为接触性出血。外生型出血较早，量多；而内生型出血较晚。也可为月经异常，如经期延长、周期缩短、经量增多等。若为老年患者，可表现为绝经后少量不规则阴道流血。出血主要为癌灶浸润间质血管所致，出血量则因癌灶大小、血管受累情况而异，量大者，可发生失血性休克。偶可伴坏死的肿瘤组织脱落。

（2）阴道流液 阴道分泌物异常，白色、咖啡色或血性，呈水样或米泔样，常有腥臭味，若合并感染，可为脓性或恶臭分泌物。

（3）继发浸润症状 宫颈癌晚期，癌灶累及不同部位，出现相应的症状。腰骶部神经受累，患者出现腰骶部或坐骨神经痛；盆腔静脉或淋巴回流受阻，出现盆腔痛、下肢肿痛；泌尿道受累，表现为尿频、尿急、血尿、肾盂积水、输尿管梗阻、尿毒症等。晚期表现为贫血、消瘦、多器官功能衰竭等恶病质状态。

考点提示

子宫颈癌相对早期的临床表现。

2. 体征

（1）全身检查　早期无明显异常体征，晚期可有贫血貌等表现。

（2）妇科检查　子宫颈癌早期无明显异常体征，宫颈外观光滑或慢性宫颈炎表现。到稍晚期，不同病理类型，体征不同：外生型，宫颈表面可见息肉或乳头状、菜花状突起的新生物，如同时有感染，表面呈灰白色，触之易出血；内生型，可见宫颈肥大、颈管膨大如桶状，表面光滑或糜烂，质硬；溃疡型，宫颈表面可为凹陷性溃疡，甚或空洞，可有坏死组织覆盖其上，伴恶臭味。阴道壁受累，其上可见新生物或阴道壁变硬。宫旁组织受累，可触及宫旁组织增厚、结节状、质硬或冰冻骨盆感。

（六）辅助检查

1. 宫颈刮片细胞学检查　用于宫颈癌筛查。取材于移行带区，巴氏染色，结果判断：Ⅰ级提示正常，Ⅱ级提示炎症，Ⅲ级提示可疑癌，Ⅳ级提示高度可疑癌，Ⅴ级提示确定癌。对上述结果，Ⅱ级涂片按炎症处理后，重复涂片检查；Ⅲ级及以上需重复刮片，并进一步行阴道镜下宫颈活组织检查以确诊。

2. 液基薄层细胞学检查　减少了宫颈刮片巴氏染色的干扰因素，更准确，宫颈癌及癌前病变检出率提高。

3. 阴道镜检查　阴道镜可放大 10 ~ 40 倍，观察宫颈阴道部病变更细微，提高诊断正确率。

4. 碘试验　是将碘溶液涂在宫颈阴道部，观察碘着色情况，在碘不着色区域取材，提高检出率。

5. 宫颈和宫颈管活组织检查　是宫颈癌前病变和宫颈癌确诊的方法。在宫颈鳞－柱上皮交界部 3、6、9、12 点或更多点取材，也可在碘试验、阴道镜引导下取材，分瓶、标记、送病理检查。若宫颈刮片细胞学检查为Ⅲ级及以上，而宫颈活检阴性，应行宫颈管诊刮，刮出物送病理检查。

6. HPV DNA 检查　检测有无 HPV 感染，并进行分型，高危型与宫颈癌密切相关。

> **考点提示**
> 子宫颈癌的普查方法及确诊方法。

早期宫颈癌检查的"三阶梯"检查：包括宫颈细胞学检查和（或）HPV DNA 检测、阴道镜检查、宫颈活组织检查。

（七）治疗要点

子宫颈癌的治疗为手术和放疗为主，化疗为辅。

1. 手术治疗　子宫颈癌Ⅱa 期以前宜早期手术治疗，根据分期不同，手术方式可为宫颈锥形切除术、全子宫切除术、根治性子宫切除和盆腔淋巴结切除术。

2. 放射治疗　简称放疗，适于晚期或复发转移的患者，也可为大块病灶的术前放疗。照射方式：早期病例以局部腔内照射为主，体外照射为辅；晚期以体外照射为主，腔内照射为辅。

3. 化疗　适于晚期或复发转移的患者，也可对分期较晚者先行化疗后，再手术治疗。

【护理评估】

1. 健康史　仔细询问阴道流血的时间、量、性状、伴随症状及其与性生活、月经周期的关系，了解避孕方式、夫妻关系等。

2. 身体评估　根据患者的临床表现、异常阴道流血情况、辅助检查及治疗方案进行评估。

3. 心理－社会评估　患者及其家属往往对出血表现为恐惧，对检查结果感到震惊、无助、忧郁等，担心生命安全，产生绝望感。评估家庭及社会支持系统。

【护理问题】

1. 知识缺乏　与对宫颈癌治疗认知不足有关。

2. 疼痛　与手术创伤或癌组织浸润有关。

3. 恐惧　与担忧生命受到威胁有关。

【护理目标】

（1）患者情绪稳定，了解宫颈癌相关知识，配合检查及治疗。

（2）疼痛减轻或消失。

（3）膀胱功能恢复正常，无感染或大出血发生。

【护理措施】

（一）一般护理

1. 环境　为患者提供安全、隐蔽的空间。

2. 营养　评估患者身体状况、对营养的认知、食物摄入习惯等，指导改善身体状况。

3. 活动　指导卧床患者进行床上肢体活动，根据病情延迟下床活动时间，协助其翻身，防止压疮发生。

4. 会阴清洁　会阴擦洗，每天 2 次；指导患者使用会阴垫，及时更换。

5. 协助辅助检查　遵医嘱有序进行相关检查，并指导患者配合。

（二）病情观察

（1）对子宫颈癌术后患者，观察其有无阴道流血和各种引流管是否通畅，观察阴道流液的量、色、性质、气味、与体位关系等，观察有无淋巴囊肿。

（2）观察患者有无下腹和腰骶部疼痛及疼痛程度。

（3）观察患者术后有无并发症发生以及放、化疗患者的副反应。

（4）将观察情况及时报告医生并遵医嘱进行处理。

（三）治疗护理

1. 手术治疗的护理　具体护理措施见第二十章第一节。但有其特殊性。

（1）术前阴道准备　术前阴道准备应更充分，每天阴道冲洗 2 次，外生型子宫颈癌患者应行阴道低压冲洗，动作轻柔，避免损伤子宫颈质脆的肿瘤组织导致大出血。术前指导患者行肛门、阴道肌肉的缩紧与舒张练习，以锻炼盆底肌肉，促进术后盆底功能恢复。

（2）术后保留导尿及拔管护理　子宫颈癌根治术切除范围广，支配膀胱的神经组织有可能受损伤，膀胱功能恢复延迟，术后保留尿管时间长，一般 7 ~ 14 天，甚至达 21 天。为保证拔尿管成功，术后第二天应行盆底功能锻炼，还应行膀胱功能锻炼：在拔尿管前 3 天开始夹闭尿管，根据膀胱充盈情况开放，可 2 ~ 4 小时开放一次，以锻炼膀胱，恢复排尿功能。拔尿管后，观察患者是否能自解小便，通常 6 小时内能自解小便。还应排尿后导残余尿，若连续 3 次残余尿

> 📚 **考点提示**
> 　子宫颈癌的术后拔除尿管时间、方法。

少于 100ml，提示膀胱功能恢复；如残余尿超过 100ml，提示膀胱功能未恢复，应继续保留导尿 3~5 天后，观察残余尿，直至残余尿量小于 100ml，才为拔尿管成功。也可 B 超监测残余尿，以判断膀胱功能恢复情况。

2. 放疗患者的护理 放疗包括镭腔内照射和体外照射。

（1）镭腔内照射的护理 镭腔内照射前，了解患者病情，查阅相关辅助检查资料，制定治疗计划，有生殖系统炎症者，需控制感染后再镭腔内照射，照射前 1 天剃阴毛，冲洗阴道，清洁灌肠，照射当天即停止一切口服药。镭腔内照射时，核对患者，测生命体征，配合医生操作记载治疗时间，保留导尿。镭腔内照射开始后，患者不宜多翻身，防止镭移位，给少渣饮食，多饮水，观察有无腹痛、腹泻、呕吐，发现及时报告。

（2）体外照射的护理 皮肤应清洁干燥，不用刺激性药物，不宜理疗。

（3）放疗副反应的护理 放射性阴道炎，放疗结束后即每天冲洗阴道，防止炎症和粘连，冲洗液可用 1‰ 苯扎溴铵溶液，注意低压力，温度适宜；放射性膀胱炎，多饮水，用抗生素预防，可用维生素 K 等止血，必要时遵医嘱行药物膀胱灌注，注意多翻身，使药物作用全面；放射性直肠炎，观察大便性状，留大便检查，遵医嘱予以保护直肠黏膜的药物，如 10% 复方樟脑酊或次碳酸铋等，用激素防止纤维组织增生，便血时可用止血药；放射性皮肤反应，穿棉质内衣，出现瘙痒不可搔抓，可涂鱼肝油软膏，脱屑避免撕掉，如有水泡，可刺破，尽量保持皮肤完整，涂 1% 甲紫溶液，敷料覆盖。

3. 化疗患者的护理 子宫颈癌的化疗主要适于晚期或复发转移的患者。

4. 其他 阴道大量流血时，立即取平卧位，给氧，保暖，纱布或大棉球填塞、压迫宫颈，报告并配合医生抢救。

（四）心理护理

关心患者，经常沟通，介绍相关知识，消除其恐惧心理，增强信心，帮助其度过悲哀时期。建立家庭支持关系，稳定家属情绪，提供心理安慰，使其配合治疗和护理。

【健康教育】

1. 防癌宣教 提倡晚婚、少育，加强性卫生教育。注射宫颈癌疫苗，阻断 HPV 持续感染，预防宫颈癌。

2. 定期普查 对有性生活的女性，建议定期做宫颈刮片或 TCT 检查、阴道镜检查等，一般每年一次。有异常生殖道流血者应及时就诊。

3. 阻断肿瘤发展 去除导致肿瘤的高危因素，积极治疗宫颈上皮内瘤样病变。

4. 准确评估患者的需要 制定满足患者需要的康复计划，规律生活，乐观向上。

5. 出院指导 应将患者的手术情况、术后情况及注意事项如实相告。术后应注意休息，术后 6 个月内避免体力劳动和性生活；改善营养，纠正贫血，提高机体抵抗力。

6. 药物治疗 根据医嘱用药继续治疗，出现异常及时救治。

7. 定期复查 复查时间：出院后第一年前 3 个月，每月随访一次，以后为每 3 个月一次；第二年每 3~6 个月一次；出院后第三至五年，每 6 个月一次；第五年后每年一次。复查内容：妇科检查，胸片，血常规检查等。

宫颈癌疫苗

宫颈癌疫苗分为预防性疫苗和治疗性疫苗，目前以预防性疫苗的临床应用为主。HPV 有 120 多种，其中，10 多种与宫颈上皮内瘤变及宫颈癌发病有关。根据预防 HPV 的种类，有二价、四价、九价疫苗。二价疫苗，可预防 16、18 型 HPV；四价疫苗，可预防 6、11、16、18 型 HPV；九价疫苗，针对 6、11、16、18、31、33、45、52、58 型 HPV。宫颈癌疫苗男女性均可使用，但孕妇及哺乳期妇女不建议使用。使用年龄目前推荐为 9～45 岁，肌内注射 3 剂，采用 0、1 或 2、6 个月免疫接种程序。副反应有注射部位出现红疹、肿胀及疼痛，还可出现发热、恶心、晕眩，肌肉无力及麻痹等。接种疫苗后也需定期筛查宫颈癌。

【护理评价】

（1）患者情绪是否稳定，是否积极配合检查及治疗。

（2）疼痛是否减轻或消失。

（3）膀胱功能是否恢复正常，有无感染或大出血发生。

第二节　子宫肌瘤

案例导入

张女士，45 岁，因体检发现子宫肌瘤 1 个月就诊，月经正常，现放环避孕。妇科检查：子宫前位，增大如 4^+ 月孕，宫底部一块向外凸起，大约 $85mm \times 60mm \times 60mm$ 大小，质较硬，与子宫关系密切，无压痛。B 超：盆腔包块，提示子宫肌瘤可能。入院诊断：子宫肌瘤。患者急切询问手术对以后工作和家庭有无较大影响。

请问：

1. 子宫肌瘤的病因有哪些？

2. 子宫肌瘤有哪些临床表现？

3. 目前患者的首要护理问题是什么？如何实施护理措施？

【疾病概述】

子宫肌瘤是女性生殖器官最常见的良性肿瘤，多见于 25～50 岁育龄期妇女，由子宫平滑肌组织增生而成。确切致病因素不清楚，根据肌瘤常见于育龄女性，且绝经后肌瘤未继续增长或萎缩，提示其发生、发展与雌激素、孕激素及其受体、生长因子有关；另有研究显示与遗传和神经中枢活动有关。

考点提示

子宫肌瘤的主要病因。

（一）病理

1. 巨体检查　肌瘤为实性球形结节，大小不一，单发或多发，与周围组织有明确界限，肌瘤周围有一层假包膜，手术剥离较容易。肌瘤常呈白色，质硬，切面呈漩涡状或编织状。

2. 显微镜检 平滑肌纤维呈皱纹状排列，相互交叉，其间可有纤维结缔组织。细胞为椭圆形或短棒状，大小均匀，核深染。

（二）肌瘤分类

子宫肌瘤按部位可分为宫体肌瘤和宫颈肌瘤，以前者多见，占92%~98%；按数量分为单发和多发肌瘤；按肌瘤与子宫肌层关系分为以下3类（图16-1）。

1. 肌壁间肌瘤 肌瘤在子宫肌壁内，周围被覆肌层，此类最常见，占60%~70%。

2. 浆膜下肌瘤 肌瘤向子宫外生长，突出于子宫表面，表面覆盖有浆膜层。约占20%。

3. 黏膜下肌瘤 肌瘤向子宫腔内生长，突出于子宫黏膜层，表面覆盖有子宫黏膜，也可形成蒂。占10%~16%。

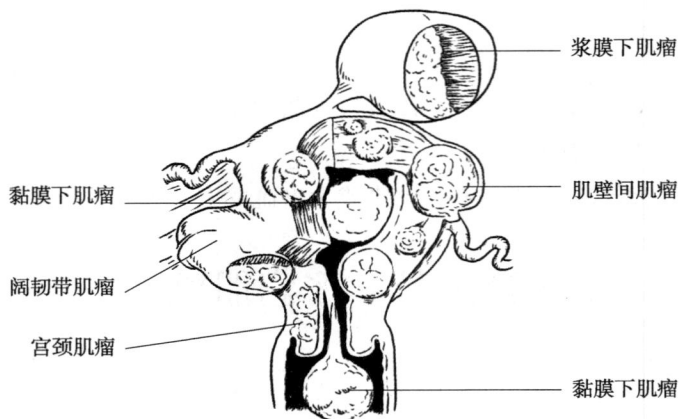

图16-1 各型子宫肌瘤示意图

（三）肌瘤变性

肌瘤可因生长过快、血循环障碍发生各种退行性变，失去原有特征结构，称为肌瘤变性。常见变性类型如下。

1. 玻璃样变 最常见。肌瘤切面编织状结构消失，取代的是均匀透明物质，镜检呈均匀粉红色、无结构。

2. 囊性变 为玻璃样变的进一步缺血、缺氧，组织坏死、液化，囊腔形成，内含黏液。

3. 红色样变 多发生于妊娠期或产褥期，病因不清。肌瘤体积迅速增大，血管破裂，切面呈生牛肉样，暗红，质软，腥臭味。可出现腹部剧痛，发热，白细胞计数增高。

4. 肉瘤样变 发生率低，肌瘤恶变为肉瘤的概率小于1%，多见于年龄较大的女性。瘤体切面呈生鱼肉样，灰黄，质软、脆，与周围组织界限不清。

> **考点提示**
> 子宫肌瘤的变性。

5. 钙化 B型超声或X线摄片可发现子宫钙化灶。

（四）临床表现

可有月经改变，分泌物异常，腰酸，腹痛、下腹坠胀，腹部包块及相应压迫症状，继发贫血，影响妊娠等。

1. 症状 临床症状与肌瘤生长部位、速度和有无变性明显相关，而与其大小、数目关系较小。

（1）月经改变　可表现为经量增多、经期延长、周期缩短、不规则阴道流血等。

（2）分泌物增多　肌瘤使子宫内膜表面积增大，腺体分泌增加；黏膜下肌瘤脱出于宫颈和阴道，打破了女性生殖系统自然防御机能，易发生感染，产生脓性或脓血性分泌物。

（3）腹部包块　肌瘤体积增大，可于下腹部发现质硬块物，尤其在膀胱充盈时更明显。

（4）腹痛　带蒂肌瘤蒂扭转时，可出现急性腹痛；肌瘤红色样变时腹部剧痛；肌瘤脱出在宫颈管和阴道感染时，可出现下腹痛；肌瘤压迫血管神经时，可出现腰酸、腹痛等。

（5）贫血　经量过多可导致不同程度的贫血，可出现头晕、乏力等。

（6）压迫症状　肿瘤压迫直肠可致排便困难；压迫泌尿系统可致尿频、尿急、排尿困难和肾盂积水等。

（7）对妊娠的影响　输卵管受肌瘤压迫而扭曲，影响受精；肌瘤使宫腔内环境变化，影响着床和胚胎发育，引起不孕、流产或早产；可形成软产道异常，导致梗阻性难产；可影响子宫收缩，导致产力异常或产后出血。

2. 体征　与肌瘤类型和变性有关。可有贫血貌，下腹部可触及实质性包块。妇科检查：子宫增大，表面结节状突起，红色变性时，可触及疼痛的包块；如黏膜下肌瘤脱出于宫颈管或阴道，窥器检查可见宫颈口或阴道有块物，粉红，表面光滑，边缘清楚，合并感染时可见组织坏死和脓性分泌物。

> **考点提示**
> 子宫肌瘤的症状临床表现。

（五）辅助检查

B 型超声检查可发现子宫团块异常回声，子宫探针探测宫腔发现形态改变，宫腔镜与腹腔镜检查，子宫输卵管造影等。

（六）治疗要点

根据患者年龄、有无生育要求、症状和肌瘤部位、大小、数目、变性情况综合判断，制定治疗方案。

1. 随访观察　适用于无症状、瘤体小、尤其是近绝经期妇女。每 3 ~ 6 个月随访一次。

> **考点提示**
> 子宫肌瘤随访观察患者的特点及随访时间间隔。

扫码"看一看"

2. 药物治疗　适用于症状较轻、瘤体小于妊娠 2 个月子宫大小、临近绝经或全身情况较差不宜手术的妇女。需观察药物副反应。

（1）雄激素　每月总量不超过 300mg，以免男性化。

（2）促性腺激素释放激素类似物　常用亮丙瑞林或戈舍瑞林，连续使用 3 ~ 6 个月。停药后易反弹，用药超过 6 个月可出现绝经综合征及骨质疏松等。

（3）其他　米非司酮，每天 12.5mg，口服，可作为术前用药或提前绝经而用，因其有拮抗糖皮质激素的副反应，故不适于长期使用。

3. 手术治疗　适用于患者子宫大于妊娠 2.5 个月子宫或症状明显致继发贫血、肌瘤疑似恶变、影响妊娠等。手术途径包括经腹、经阴道、宫腔镜和腹腔镜下手术。手术方式有下列几类。

（1）肌瘤切除术　适用于希望保留生育功能的患者，术后约 50% 复发。

（2）子宫切除术　适用于不需保留生育功能的患者或怀疑恶变者。

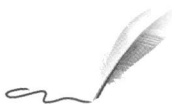

（3）子宫动脉栓塞术　适用于无生育需求者。

（4）子宫内膜切除术　适用于无生育需求者。在宫腔镜下施行。

【护理评估】

1. 健康史　了解患者年龄，月经史、孕产史、避孕方式，饮食嗜好，有无雌激素类药物使用史；了解疾病诊断、治疗情况等。

2. 身体评估　根据患者的月经异常、腹部包块等临床表现，辅助检查及治疗方案进行评估。

3. 心理－社会评估　子宫肌瘤无临床症状时，常不易引起患者重视；而检查发现肌瘤或有症状后，患者常感到吃惊、焦虑，担心肌瘤恶变，害怕手术等。

【护理问题】

1. 知识缺乏　与对子宫肌瘤治疗认知不足有关。

2. 有感染的危险　与生殖道流血、机体抵抗力降低有关。

3. 恐惧　与担忧生命受到威胁有关。

【护理目标】

（1）患者情绪稳定，了解子宫肌瘤相关知识，配合检查及治疗。

（2）未发生感染，或已有感染症状好转。

【护理措施】

（一）一般护理

提供良好的休息处所，保证睡眠；根据患者身体状况，可予以含铁丰富的饮食，纠正贫血；指导患者术后早下床，注意循序渐进；会阴用 0.1% 苯扎溴铵擦洗，每天 2 次，指导其使用会阴垫；遵医嘱有序进行相关检查，并指导患者配合。

（二）病情观察

（1）对子宫肌瘤手术治疗者，按腹部手术护理、观察。

（2）对子宫肌瘤药物治疗者，监护药物用量、疗效及副反应（男性化症状及绝经综合征症状）。

（3）观察阴道流血情况。

（4）将观察情况及时报告医生并遵医嘱处理。

（三）治疗护理

1. 随访观察护理　对无症状小肌瘤、临近绝经者，可随访即可，因随着绝经，雌激素水平下降，肌瘤可萎缩或消失。告知患者每 3 ~ 6 个月随访一次，随访内容为盆腔检查、B型超声检查等。并告知患者若出现异常阴道流血、腹部短期增大，应及时就诊。

2. 药物治疗护理　肌瘤不超过妊娠 2 个月子宫大小、无症状或症状较轻、临近绝经或全身情况差不宜手术者，遵医嘱给药，注意观察副反应。如肌内注射亮丙瑞林，可引起局部红、肿、硬结，长时间应用可出现骨质疏松及绝经综合征等。

3. 手术治疗护理　参见第二十章。

（四）心理护理

关心患者，及时了解其心理状态，介绍子宫肌瘤相关知识，指出其为良性病变，恶变可能性小，消除其顾虑，增强其治疗信心。

【健康教育】

（1）宣传子宫肌瘤相关知识，患者应在医务人员指导下正确使用雌激素。加强女性保健意识，定期妇科检查，预防为主，有病早治疗，不讳疾忌医。

（2）对采用随访观察治疗者，指导患者观察可能出现的症状，如异常出血、压迫症状等，每3～6个月检查一次；对药物治疗者，注意按医嘱用药，不随意增减。出现异常阴道流血、下腹胀等症状时应及时就诊，防止恶变。

（3）术后患者，1个月后复查，了解其恢复情况，术后3个月内禁止性生活，可做轻体力劳动。保持外阴清洁，有异常分泌物应及时就诊。加强营养，注意休息。如为肌瘤剔除术患者，术后2年应避孕。

> **考点提示**
> 子宫肌瘤剔除术后患者避孕时限。

【护理评价】

（1）患者是否具有相关知识，对子宫肌瘤治疗方案是否理解。

（2）患者是否出现体温升高、异常分泌物等感染征象。

第三节　子宫内膜癌

案例导入

李女士，65岁，已绝经18年，因少量阴道流血4天就诊。妇科检查发现：子宫体前位，稍饱满，活动，无压痛。门诊诊刮后，病理检查示：[子宫内膜] 腺癌。入院诊断：子宫内膜癌。家属知道病情，暂未告知患者，患者充满疑虑。

请问：

1. 子宫内膜癌的高危因素有哪些？

2. 子宫内膜癌有哪些临床表现？

3. 目前患者存在哪些护理问题？怎样实施护理措施？

【疾病概述】

子宫内膜癌（endometrial carcinoma）是发生于子宫体黏膜的恶性肿瘤，主要为腺癌，发患者群以老年（58～61岁）女性为主。确切病因不清，子宫内膜癌发病可能与雌激素持续作用于子宫内膜、缺乏孕激素对抗有关。另外，子宫内膜癌的高危因素有肥胖、高血压、绝经延迟、糖尿病，以上合称为宫体癌综合征；约20%的内膜癌患者有家族史。子宫内膜癌为女性生殖系统三大恶性肿瘤之一，近年发病率有上升趋势。

> **考点提示**
> 子宫内膜癌的高危因素。

（一）病理

子宫内膜癌多发生在子宫底部，尤其以子宫角附近多见，其次为子宫底部的后壁。

1. 巨体检查　分为弥漫型和局限型。

2. 显微镜检 分为内膜样腺癌（占 80% 以上）、腺癌伴鳞状上皮分化、透明细胞癌和浆液性腺癌。

（二）转移途径

子宫内膜癌早期病变局限于内膜，生长慢，转移晚，肿瘤组织局限在宫腔内的时间较长，因此转移途径主要为直接蔓延和淋巴转移；晚期可血行转移至肺、肝等组织器官。

（三）临床分期

采用 FIGO 2009 年的手术 – 病理分期标准，大致将子宫内膜癌分为 4 期。

Ⅰ期　癌灶局限于子宫体。

Ⅱ期　癌灶侵犯至宫颈间质，未超越子宫。

Ⅲ期　肿瘤扩散至子宫以外，局部或区域扩散。

Ⅳ期　癌灶超出盆腔，膀胱、直肠受累，或有远处转移。

（四）临床表现

1. 症状 在极早期常无明显症状，随病情发展，可出现下列表现。

（1）阴道流血　主要表现为绝经后少量阴道流血，出血量多者少见。未绝经患者可出现不规则阴道流血。

（2）阴道分泌物增加　可出现阴道稀薄液体排出，合并感染，则为恶臭脓性或脓血性液体排出，可伴腰胀感。

（3）疼痛　肿瘤晚期，周围组织或神经被癌灶浸润压迫，可出现下腹及腰骶部疼痛，可放射到下肢；当宫颈被肿瘤组织侵犯，导致宫腔积脓时，可出现下腹胀痛及痉挛性疼痛。

2. 体征 早期无明显异常。晚期，妇科检查：可见癌组织从宫口脱出，灰白或黄，质脆；子宫稍大，变软，若伴宫腔积脓，子宫可压痛，体积增大明显。肿瘤向周围浸润时，宫旁或盆腔可触及结节状块物。

> **考点提示**
> 子宫内膜癌的典型临床表现。

（五）辅助检查

1. 分段诊断性刮宫 是确诊子宫内膜癌最可靠的方法。应先刮颈管，再探宫腔，最后刮宫腔。标本分瓶装并标记，送病理组织学检查。

2. B 型超声检查 了解子宫大小，宫内有无积液、肌层浸润等。

3. 宫腔镜检查 可直接观察宫腔，直视下取可疑活组织行病理组织学检查。

4. 细胞学检查 仅为筛选法。从阴道后穹隆或宫颈管取分泌物涂片查癌细胞，阳性率不高。或者用特制的宫腔吸管或宫腔刷从宫腔取分泌物，阳性率可达 90%。

5. 其他 肿瘤标记物检查，CT、MRI、淋巴造影检查等，有助于提高诊断率。

（六）治疗要点

根据患者病情和意愿等具体情况决定治疗方式，首选手术治疗，辅以放疗、化疗或内分泌治疗，一种或多种方案联合实施。

1. 手术治疗 根据病情选择手术方式，可有子宫切除术和子宫广泛切除术等。

2. 放射治疗 可与手术治疗联合实施，在术前或术后加用放射治疗，以提高疗效。也适用于不能耐受手术、有严重合并症，或晚期不宜手术的患者。

3. 药物治疗

（1）孕激素　适用于晚期或复发患者，手术患者的辅助治疗，以及要求保留生育功能

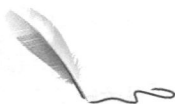
扫码"看一看"

的年轻患者，选用高效孕激素，大剂量、长疗程，对孕激素受体阳性者疗效好。

（2）抗肿瘤制剂　适用证与孕激素相同。化疗途径有静脉给药、腹腔灌注和介入化疗等，可单药使用，也可多药联合应用。

（3）抗雌激素制剂　适用证与孕激素相同。

考点提示

子宫内膜癌首选治疗方法。

【护理评估】

1. 健康史　仔细询问患者年龄，月经史，婚育史，阴道流血的时间、量、性状及伴随症状。了解服药史，有无高危因素存在等。

2. 身体评估　根据患者的异常阴道流血、流液等临床表现，辅助检查及治疗方案进行评估。

3. 心理－社会评估　如患者未婚、未育或少育，常有孤独感，面对肿瘤的发生，恐惧感尤甚，心理更脆弱。

【护理问题】

1. 疼痛　与手术创伤或癌组织排出宫腔有关。

2. 营养失调　与晚期内膜癌恶病质有关。

3. 知识缺乏　与对子宫内膜癌治疗护理认知不足有关。

【护理目标】

（1）患者情绪稳定，了解子宫内膜癌相关知识，配合检查及治疗。

（2）患者疼痛减轻或消失。

【护理措施】

（一）一般护理

（1）保证休息，加强营养。

（2）阴道流液较多时，应取半卧位。如有疼痛等不适时，可取舒适体位，深呼吸，必要时遵医嘱给药。

（3）会阴清洁。患者会阴擦洗，每天2次，指导其使用消毒会阴垫。

（4）协助辅助检查。遵医嘱有序进行相关检查，并指导配合。

（二）病情观察

（1）观察患者生命体征，药物副反应。

（2）观察患者阴道流血量、色、性状、气味，有无组织物掉出，及其与疼痛的关系，观察疼痛程度。

（3）观察患者阴道流液量、色、性状、气味。

（三）治疗护理

子宫内膜癌以手术治疗为主，放疗、化疗及高效孕激素、抗雌激素治疗为辅。

1. 手术治疗的护理　详见第二十章。

2. 放疗的护理　给放疗患者讲解目的、方法、注意事项，放疗副反应的预防及护理。

3. 化疗的护理　详见第十七章第三节。

4. 高效孕激素治疗的护理　告知患者药物副反应有水钠潴留、药物性肝炎等，应定期到医院检查，停药后可恢复。可用甲羟孕酮口服，每天20～40mg；己酸黄体酮50mg，肌内

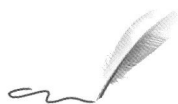

注射，每周2次，至少用10周才能评估疗效。

5. 抗雌激素治疗的护理 观察患者是否出现潮热、畏寒、急躁等如围绝经期综合征的表现，有无白细胞、血小板计数下降，有无不规则阴道流血、恶心、呕吐等，发现异常及时报告医生。

（四）心理护理

向患者和家属介绍有关知识，使其认识到子宫内膜癌如及时治疗，预后较好，解除其顾虑，增强其治疗信心，耐心配合医务人员治疗。关心患者，多沟通，鼓励家人多陪伴和积极支持。

【健康教育】

（1）防癌宣教。提倡适龄婚育，有高危因素的人群应加强检查。妇女应定期体检。

（2）与患者一起讨论、制定个性化的康复计划。根据医嘱用药继续治疗，出现异常及时救治。

（3）定期复查。复查时间：出院后第一年，前3个月，每月随访一次，以后为每3个月一次；第二年，每3~6个月一次；出院后第三至五年，每6个月一次；第五年后每年一次。复查内容：妇科检查，胸片（6~12个月查一次），阴道脱落细胞学检查、肿瘤标记物检查等。

【护理评价】

（1）患者疼痛是否缓解或消失。

（2）患者是否有贫血、消瘦发生。

（3）患者是否了解子宫内膜癌的相关知识。

第四节　卵巢肿瘤

案例导入

李女士，24岁，已婚未育。因"突然右下腹剧痛8小时，伴恶心、呕吐"于2017年7月8日15时入院。患者平素月经规律5/32~50天，LMP：2017年6月21日。2017年7月8日7时左右起床时出现右下腹部痉挛疼痛，伴恶心，呕吐一次，呕吐物为胃内容物。B超提示右附件囊实性包块。临床诊断：腹痛待查、盆腔包块性质待查、卵巢囊肿蒂扭转？患者担心手术影响生育。

请问：

1. 卵巢肿瘤都会剧痛吗？还可有哪些临床表现？

2. 卵巢肿瘤有哪些类型？

3. 目前患者存在哪些护理问题？怎样实施护理措施？

【疾病概述】

卵巢肿瘤（ovarian tumor）为生殖系统常见肿瘤，发病年龄跨度大，女性一生各阶段均可见到。确切病因尚不清楚，可能与家族史、高胆固醇饮食、内分泌紊乱、不孕或少育有关。近40年来，卵巢恶性肿瘤发病呈上升趋势，发病率增加2~3倍，为女性生殖器官三大恶性肿瘤之一。卵巢体积小，位于盆腔深部，卵巢肿瘤早期缺乏典型症状，恶性卵巢肿瘤死亡率居高不下。

（一）病理

卵巢肿瘤组织类型是最复杂的，分类方法众多，目前广泛采用WHO制定的组织学分类法。主要分为四大类：上皮性肿瘤、性索间质肿瘤、生殖细胞肿瘤、转移性肿瘤。卵巢恶性肿瘤根据细胞分化程度分为3级：Ⅰ级为低度分化，Ⅱ级为中度分化，Ⅲ级为高度分化。下面介绍常见卵巢肿瘤的病理特点。

1. 卵巢上皮性肿瘤　最常见，约占原发性卵巢肿瘤的2/3，占卵巢恶性肿瘤的90%。分为良性、交界性、恶性，交界性肿瘤是一种潜在低度恶性肿瘤，上皮细胞增生活跃、层次增多、核异型和核分裂象增加，无间质浸润，缓慢生长、较少转移、复发迟。

（1）浆液性肿瘤

1）浆液性囊腺瘤　单侧多见，大小不一，球形，表面光滑，囊性，内为淡黄、澄清液体。分单纯型和乳头型两类。镜下见囊壁为纤维结缔组织，内为立方形或柱状上皮，单纯型为单层，乳头型不超过3层。占卵巢良性肿瘤25%左右。

2）交界性浆液性囊腺瘤　双侧多见，中等大小，向囊腔内乳头状生长者较少，多向囊腔外生长。镜下见上皮为复层，3~5层，核轻度异型，无间质浸润。预后较好。

3）浆液性囊腺癌　双侧多见，体积较大，呈结节状或分叶状，表面可有乳头状增生，囊实性，多房，腔内有大量乳头样突起，质脆，有出血、坏死。镜下见囊腔壁为复层上皮，5层以上，细胞明显增生、异型，有间质浸润。约占卵巢上皮癌的75%。

（2）黏液性肿瘤

1）黏液性囊腺瘤　单侧多见，体积较大，球形，表面光滑，囊性，多房，内为胶冻样黏液，乳头样生长少见。镜下见囊壁为纤维结缔组织，内为单层柱状上皮。占卵巢良性肿瘤20%左右。

2）交界性黏液性囊腺瘤　单侧多见，体积较大，表面光滑，多房，囊壁增厚，细胞核大，轻度异型，无间质浸润。预后较好。

> **考点提示**
> 黏液性囊腺瘤可致腹膜黏液瘤。

3）黏液性囊腺癌　单侧多见，体积较大，呈囊实性，囊液浑浊或血性，细胞核异型明显，有间质浸润，预后较差。约占卵巢上皮癌的20%。

2. 卵巢生殖细胞肿瘤　源于原始生殖细胞的一类卵巢肿瘤，占卵巢肿瘤20%~40%，好发于儿童及年轻女性。

（1）畸胎瘤　常由多胚层组成，恶性程度与组织分化程度有关。

1）成熟畸胎瘤（皮样囊肿）　良性，占畸胎瘤的95%左右。单侧多见，中等大小，圆球形，表面光滑，单房，腔内充填油脂和毛发，也可见牙齿或骨骼。绝经女性成熟畸胎瘤可恶变，发生率为2%~4%。

> **考点提示**
> 成熟畸胎瘤组织特点。

2）未成熟畸胎瘤　恶性，占畸胎瘤的3%左右，单侧多见，多发于年轻女性，复发及转移率高。肿瘤多为实性，由分化程度不同的未成熟胚胎组织组成，以原始神经组织为主。

（2）无性细胞瘤　中度恶性，约占恶性卵巢肿瘤的5%，好发于青春期和育龄女性，单侧多见，球形，实性，表面光滑或有分叶，橡皮样触感，切面呈淡棕色。预后较好。

（3）内胚窦瘤　高度恶性，较罕见，约占恶性卵巢肿瘤的1%，又名卵黄囊瘤。单侧多见，瘤体较大，球形，切面灰红或灰黄，部分囊性，质脆，有出血坏死区。

3. 卵巢性索间质肿瘤　来源于原始性腺中的性索及间质组织，占卵巢肿瘤的6%左右。本类肿瘤常有内分泌功能，能分泌性激素，又称为卵巢功能性肿瘤。

（1）颗粒细胞－间质细胞瘤　常由多胚层组成，恶性程度与组织分化程度有关。

1）颗粒细胞瘤　多为低度恶性肿瘤。单侧多见，圆球形，可有分叶，实性或部分囊性，质脆、软，有出血、坏死。显微镜下见颗粒细胞环绕成小囊腔，中心为嗜伊红物质或核碎片，瘤细胞呈小多边形，胞膜界限不清。

2）卵泡膜细胞瘤　多为良性，常与颗粒细胞瘤共存，圆形，表面为纤维包膜，实性，灰白。显微镜下见肿瘤细胞排列成漩涡状。也可合并子宫内膜增生或癌变。

3）纤维瘤　良性，单侧多见，中等大小，实性，质硬，表面光滑，切面灰白。显微镜下见梭形瘤细胞排列成编织状。纤维瘤可伴胸水与腹水，称梅格斯综合征（Meigs syndrome）。

（2）支持细胞－间质细胞瘤　又名睾丸母细胞瘤，罕见。单侧多见，体积较小，表面光滑可呈分叶状，切面灰白伴囊性变，内含血性浆液或黏液5年生存率70%～90%。

> **考点提示**
> 梅格斯综合征。

4. 卵巢转移性肿瘤　占卵巢肿瘤的5%～10%。

（二）恶性卵巢肿瘤转移途径

1. 直接蔓延和腹腔种植　为主，可在盆腹膜、大网膜、横膈、肝表面广泛生长，即使外观局限的肿瘤，也可有亚临床转移。

2. 淋巴转移　重要途径，可转移到髂内淋巴结、髂外淋巴结、髂总淋巴结，腹主动脉旁淋巴结，腹股沟淋巴结。常转移到横膈，右膈下淋巴丛丰富最易被侵犯。

> **考点提示**
> 恶性卵巢肿瘤的主要转移方式。

3. 血行转移　晚期发生，早期血行转移少见。

（三）恶性卵巢肿瘤的临床分期

采用FIGO 2006年的手术－病理分期标准，将恶性卵巢肿瘤大致分为4期。

Ⅰ期　癌灶局限于卵巢。

Ⅱ期　癌灶除累及卵巢外，尚伴盆腔内扩散。

Ⅲ期　癌灶除累及卵巢外，至少有显微镜证实盆腔外腹膜转移和（或）局部淋巴结转移。

Ⅳ期　癌灶转移超出腹腔。

（四）卵巢肿瘤的并发症

1. 蒂扭转　约10%卵巢肿瘤可发生，为妇科急腹症。典型表现为突然一侧下腹持续性剧痛，伴恶心、呕吐、大汗淋漓，严重者可休克。妇科检查可触及包块，压痛，以蒂根部最明显，可伴局部腹肌紧张。治疗原则是尽快手术，剖腹探查。

2. 破裂　约3%卵巢肿瘤可发生，也为妇科急腹症。分自发性破裂和外伤性破裂两种。症状轻重与破口大小、流入腹腔液体的量和质有关，可有腹部隐痛，也可剧痛，伴恶心、呕吐、腹腔内出血、腹膜炎等。治疗原则是尽快手术，剖腹探查。

3. 感染　较少发生。继发于肿瘤扭转或破裂、邻近器官病灶扩散（如阑尾脓肿）。表现为发热、腹痛、压痛反跳痛、肌紧张、腹部包块等。治疗原则是手术、抗感染。

考点提示
卵巢肿瘤的并发症。

4. 恶变　肿瘤生长迅速，双侧都有，应考虑肿瘤恶变。治疗原则是尽早手术。

（五）临床表现

1. 卵巢良性肿瘤　生长缓慢，一般病程较长，早期常无症状，可在妇科检查时被发现。随肿瘤增大，出现压迫症状，如腹胀、尿频、便秘、气急等；或自己偶然发现下腹部包块。

体检：腹部膨隆，叩诊呈实音，移动性浊音阴性，子宫一侧可触及包块，多为囊性、圆形、活动，与子宫关系不紧密，无并发症时，可无压痛。

2. 卵巢恶性肿瘤　一般生长较快，病程较短，早期无症状。晚期可出现腹胀、腹部包块、胃肠道症状、压迫症状或肿瘤浸润症状，如腹痛、腰痛、下肢痛或浮肿。功能性卵巢肿瘤可出现异常阴道流血，还可有恶病质表现。

体检：移动性浊音可阳性，直肠子宫陷凹可触及质硬结节或包块，常为双侧，实性或囊实性，表面凹凸不平，活动差，与子宫关系密切，在腹股沟、腋下或锁骨上可触及肿大淋巴结。

3. 卵巢良性肿瘤与恶性肿瘤的初步鉴别　卵巢良、恶性肿瘤在临床表现上不同，可根据好发年龄、病程长短、一般情况、体征、B超初步鉴别（表16-1）。

表16-1　卵巢良性肿瘤与恶性肿瘤的初步鉴别

	良性肿瘤	恶性肿瘤
好发年龄	育龄期	幼女、青春期、绝经后
病程长短	较长	较短
一般情况	良好	常有腹胀，晚期恶病质
体征	单侧多见，囊性或囊实性，表面光滑，活动，常无腹水	双侧多见，实性多见，表面凹凸不平，固定，常有腹水且呈血性
B超	包块边缘清晰，内常为液性暗区，可有分隔	包块与周围组织界限不清，内部回声杂乱

（六）辅助检查

必要的辅助检查有助于判断盆腔包块来源、卵巢包块性质、可能的病理类型及恶性卵巢肿瘤的分期。

考点提示
卵巢良、恶性肿瘤的初步鉴别。

1. 影像学检查

（1）B型超声检查　诊断准确性高。可了解包块部位、大小、形态、质地，初步判断其病理类型。彩色多普勒超声检查可测定血流变化，初步判断肿瘤良、恶性。

（2）腹部X线摄片　成熟畸胎瘤可见牙齿、骨质、钙化灶。

（3）CT、MRI、PET检查　可初步判断肿瘤良、恶性以及浸润、转移情况。

2. 肿瘤标志物检查

（1）癌抗原125（CA125）　卵巢上皮性癌可升高，血清CA125水平与病情变化相关性强，因此常用于病情监测。

（2）AFP　对判断卵黄囊瘤有特异性。

（3）hCG　对判断原发性卵巢绒毛膜癌有特异性。

（4）**性激素** 功能性卵巢肿瘤可分泌雌激素或雄激素。

3. 细胞学检查 可取胸、腹水或腹腔冲洗液检查，离心沉淀后找癌细胞。考虑良性可能大时，也可做卵巢包块穿刺后检查。

4. 腹腔镜检查 可直视下多点活检或取腹水检查，观察包块和盆、腹腔器官。

（七）治疗要点

根据患者病情、生育要求决定治疗方式。可采取随访观察、手术治疗、放射治疗和化疗等，首选手术治疗。

1. 随访观察 对卵巢包块直径小于 5cm，壁薄，单侧，考虑卵巢瘤样病变者，如滤泡囊肿和黄体囊肿，可短暂观察 2~3 个月，包块常可自行消失，若持续存在或增大，则卵巢肿瘤可能大。

2. 手术治疗 年轻患者、良性肿瘤可行卵巢肿瘤剥除术，尽量保留正常卵巢组织；卵巢良性肿瘤发生并发症可行患侧卵巢切除术；绝经后期女性应行子宫及双侧附件切除术。术中注意判断良、恶性，必要时冰冻切片，以决定手术范围。

3. 化疗 常多药联合应用。常用药物有环磷酰胺、铂类、阿奇霉素、拓扑替康等。可静脉给药，也可腹腔灌注。

4. 放疗 对放疗敏感者可考虑此种治疗方式。

> **考点提示**
>
> 卵巢肿瘤首选治疗方式。

【护理评估】

1. 健康史 应了解患者家族史，详细询问其饮食嗜好，有无内分泌异常症状或疾病，了解生育史。妊娠分娩年龄早、绝经早及使用口服避孕药可降低卵巢恶性肿瘤发病风险。

2. 身体评估 根据患者的腹部包块、腹水、压迫症状等临床表现，辅助检查及治疗方案进行评估。

3. 心理 - 社会评估 患者及其家属往往对检查结果感到震惊、无助、忧郁等，治疗副反应使患者产生绝望感。可能会出现家属期望过大，而与医疗现状不符的情况。

【护理问题】

1. 疼痛 与手术创伤或癌组织浸润有关。

2. 预感性悲哀 与恶性卵巢肿瘤预后差有关。

【护理目标】

（1）患者情绪稳定，了解卵巢肿瘤相关知识，配合检查及治疗。

（2）疼痛减轻或消失。

【护理措施】

（一）一般护理

（1）提供舒适的空间，进食营养丰富的食物，改善身体状况，必要时可从静脉给营养。

（2）卧床者勤清洁、多翻身、防压疮，帮助肢体活动。

（3）会阴清洁。患者会阴擦洗，每天 2 次，指导其使用会阴垫。

（4）协助辅助检查。遵医嘱有序进行相关检查，并指导配合。

（二）病情观察

（1）对卵巢包块直径小于 5cm，考虑瘤样病变，在 2~3 个月的定期随访中，应观察有无腹痛等并发症状，有无压迫症状以及体重变化情况，以了解肿瘤是否恶变。

（2）对手术治疗和化疗者，按相应治疗方法观察。功能性卵巢肿瘤或卵巢切除后，可有阴道流血，为子宫内膜撤退性出血所致，应观察流血的色、量、性质以及持续时间。

（3）对放疗者，观察皮肤局部有无感染，观察阴道分泌物及大、小便等情况。

（4）将观察情况及时报告医生并遵医嘱处理。

（三）治疗护理

1. 手术患者的护理 巨大卵巢肿瘤切除后，需防止腹压突然降低导致血循环衰竭，应于腹部置沙袋压迫。卵巢肿瘤并发症发生时，配合医生急诊手术。

2. 放疗患者的护理 放疗分为腔外和腔内两种方式。放疗当天停止一切口服药，皮肤只用清水清洁，记录放疗时间，放疗后应阴道冲洗，防止粘连。出现副反应做相应护理。

3. 化疗患者的护理 恶性卵巢肿瘤化疗分为腹腔化疗和全身化疗。可在手术前、后进行全身化疗。腹腔化疗一般在术后 3 天进行，化疗前 1～2 天，应根据医嘱先进行充分水化。备好药品、腹腔穿刺用物，协助医生完成腹腔化疗，一般先穿刺放腹水（一次放液量不超过 3000ml），再注入药物。操作中，应观察患者反应。抗肿瘤药物注入腹腔后，应协助患者多变化体位，尽可能使药物能接触整个腹腔。

（四）心理护理

关心患者，介绍相关知识，将有效的治疗、护理前景展示给患者和家属，增强其对治疗、护理的信心。告知患者化疗、放疗的副反应和相应处理方法，使患者面对副反应发生时不恐惧，心态积极，配合治疗、护理。

【健康教育】

1. 防癌宣教 提倡富含维生素 A 饮食，避免含胆固醇过高。必要时可口服避孕药进行预防。

2. 定期普查 30 岁以上女性，每年体检一次，高危者每半年体检一次，可检测血清肿瘤标志物。

3. 积极处理 对卵巢实性包块、囊肿直径超过 5cm 或囊肿持续存在超过 2 个月、年龄在青春期前或绝经后者，应及早进一步检查和处理。对疑卵巢瘤样病变者，2～3 个月随访复查，若持续存在 6 个月，可行腹腔镜检查或治疗。

4. 密切跟踪高危人群 改善身体状况，注意休息，加强营养，保持体重。

5. 恶性卵巢肿瘤定期随访 随访时间：出院后第一年每月门诊复查一次；第二年每 2～3 个月门诊复查一次；出院后第三至五年，每 3～6 个月门诊复查一次；第五年后每年一次。复查内容：症状、体格检查（含全身及盆腔）、肿瘤标志物检查，必要时影像学检查。

【护理评价】

（1）患者疼痛程度是否缓解。

（2）患者是否积极应对各项检查及治疗，情绪是否稳定。

扫码"看小结"

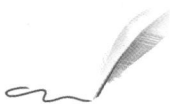

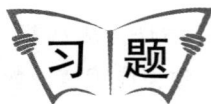

习 题

一、选择题

【A1/A2 型题】

1. 下列哪项不是子宫颈癌的可能发病诱因

    A. 性生活紊乱   B. 感染Ⅱ型单纯疱疹病毒

    C. 早婚多育   D. 感染人乳头瘤病毒

    E. 卵巢功能降低

2. 子宫颈癌的好发部位是

    A. 子宫颈阴道部   B. 子宫颈阴道上部   C. 宫颈转化区

    D. 子宫颈间质内   E. 子宫峡部

3. 60 岁妇女，绝经 10 年，少量阴道流血 3 个月。妇科检查：子宫稍大，较软，双侧附件无明显异常发现。首要考虑的疾病是

    A. 萎缩性阴道炎   B. 子宫肌瘤   C. 宫颈糜烂

    D. 子宫内膜癌   E. 卵巢浆液性囊腺瘤

4. 下列哪项不是卵巢肿瘤的并发症

    A. 蒂扭转   B. 红色变   C. 恶变

    D. 破裂   E. 感染

5. 关于子宫颈癌的早期发现，下列哪项措施最恰当

    A. 普及防癌知识每 3~5 年普查一次

    B. 宫颈刮片细胞学检查

    C. 积极治疗宫颈疾病

    D. 薄层液基细胞学检查

    E. 子宫颈癌的三阶梯检查

二、思考题

49 岁已婚女性，接触性出血 7 天，月经规律，妇科检查：宫颈重度糜烂，宫体后倾，大小正常，活动好，双附件（-）。宫颈细胞学巴氏染色涂片示高度可疑，阴道镜下活检报告为肿瘤突破基底膜 5mm 以内，有淋巴管侵犯及病灶融合。

问题：

1. 该患者应行何种治疗？

2. 该患者主要的护理措施是什么？

扫码"练一练"

（蒋　莉）

第十七章 妊娠滋养细胞疾病患者的护理

妊娠滋养细胞疾病（gestational trophoblastic disease，GTD）是一组来源于胎盘绒毛滋养细胞的疾病。根据组织学特征主要分为葡萄胎、侵蚀性葡萄胎、绒毛膜癌（简称绒癌）和胎盘部位滋养细胞肿瘤。其中葡萄胎属于良性滋养细胞疾病，其余统称为妊娠滋养细胞肿瘤（gestational trophoblastic neoplasia，GTN）。

第一节 葡萄胎

案例导入

患者，35岁，因停经46天到妇产科门诊检查，查尿hCG（＋），B超检查显示宫腔内充满不均质密集状回声，未见胚囊，门诊医生以葡萄胎收住入院。目前患者情绪很低落，精神不佳，很担心该病的治疗和预后。

请问：

1. 什么是葡萄胎？

2. 葡萄胎的治疗原则是什么？疾病预后如何？

3. 目前该患者护理评估内容应该有哪些？可能存在的护理问题及相应护理措施是什么？

【疾病概述】

妊娠后胎盘绒毛滋养细胞增生、间质水肿变性，形成大小不一的水泡，水泡间借细蒂相连成串，状如葡萄，故称葡萄胎，也称水泡状胎块（hydatidiform mole，HM）。葡萄胎可分为完全性葡萄胎和部分性葡萄胎两类。

（一）病因

目前，葡萄胎确切病因尚不清楚。流行病学调查资料显示，完全性葡萄胎和部分性葡萄胎发病可能与地域、营养状况、年龄、既往史、遗传等因素有关。

（二）病理

1. 完全性葡萄胎 巨检：水泡状物占满整个宫腔，形如成串葡萄，水泡直径数毫米至数厘米不等，其间有纤细的细蒂相连，常混有血块和蜕膜碎片；胎儿及其附属物缺如。镜检：可确认的胚胎或胎儿组织缺失，绒毛水肿，绒毛间质内胎源性血管稀少或消失，滋养细胞不同程度增生。由于滋养细胞过度增生，产生大量 hCG，刺激卵巢形成黄素化囊肿。

2. 部分性葡萄胎 巨检：部分绒毛呈水泡状，合并胚胎或胎儿组织，胎儿多死亡，且常伴发育迟缓或多发性畸形。镜检：有胚胎或胎儿组织存在，绒毛大小及水肿程度不一，局限性滋养细胞增生。

（三）临床表现

1. 完全性葡萄胎

（1）症状

1）阴道流血 停经后阴道流血是完全性葡萄胎患者就诊的最常见症状。一般在停经 8～12 周出现不规则阴道流血，量多少不定。大血管破裂可造成大出血和休克，甚至死亡。可有水泡状组织随着阴道流血排出。反复阴道流血可继发贫血和感染。

2）腹痛 为阵发性下腹隐痛，由于葡萄胎增长迅速和子宫过度快速扩张所致，常发生于阴道流血之前，一般不剧烈，可忍受。发生卵巢黄素化囊肿扭转或破裂时，可出现急性腹痛。

3）妊娠剧吐 多发生于子宫异常增大和 hCG 水平异常升高者，症状出现时间较正常妊娠早、严重且持续时间长。未及时纠正时可导致水、电解质平衡紊乱。

（2）体征

1）子宫异常增大、变软 半数以上患者子宫大于停经月份，质地变软，是完全性葡萄胎的典型体征之一。约 1/3 患者的子宫与停经月份相符，少数患者子宫小于停经月份。

2）子痫前期征象 多发生于子宫异常增大者，可在妊娠 24 周前出现高血压、蛋白尿和水肿，但子痫罕见。早期妊娠发生子痫前期者，要考虑葡萄胎可能。

3）卵巢黄素化囊肿 常为双侧，也可单侧，大小不等，最大直径可达 20cm。囊肿表面光滑，活动度好，切面为多房，囊壁薄，囊液清亮或琥珀色。患者一般无症状，发生急性扭转或破裂时，可致急性腹痛。常在葡萄胎清宫术后 2～4 个月自行消退。

4）甲状腺功能亢进 约 7% 的患者可出现轻度甲状腺功能亢进表现，如心动过速、皮肤潮湿和眼球震颤等，较少出现突眼。葡萄胎清除后症状消失。

2. 部分性葡萄胎 症状多不典型，程度也常较轻。常见阴道流血，妊娠剧吐较轻，多数子宫大小与停经月份相符甚至更小，一般无子痫前期及卵巢黄素化囊肿等。

（四）辅助检查

1. 超声检查 B 超是诊断葡萄胎可靠和敏感的辅助检查。完全性葡萄胎的典型声像图为子宫大于孕周，无妊娠囊或胎儿结构，宫腔内充满不均质密集状或短条状回声，呈"落雪状"，水泡大时呈"蜂窝状"；另可测到双侧或一侧卵巢囊肿；彩色多普勒超声检查可见子宫动脉血流丰富。部分性葡萄胎可在胎盘部位出现局灶性水泡状胎块引起的超声图像改变，有时可见胎儿畸形。

> **考点提示**
>
> 诊断葡萄胎可靠和敏感的辅助检查。

2. hCG 测定 血清 hCG 测定是诊断葡萄胎的另一项重要辅助检查。葡萄胎患者滋养细胞高度增生，导致血清 hCG 常明显高于同孕周正常值，且在停经 8~10 周后持续上升不下降。有少数葡萄胎 hCG 升高不明显。

3. 其他检查 包括 X 线胸片、血常规、出凝血时间、血型、肝功能、肾功能、DNA 倍体分析等。

（五）治疗要点

1. 清宫葡萄胎 一经确诊，应及时清宫。一般选择吸刮术，在输液、备血情况下，充分扩张宫颈管，选用大号吸管吸引，待大部分葡萄胎组织吸出后，改用刮匙轻柔刮宫。

2. 卵巢黄素化囊肿的处理 囊肿在葡萄胎清宫后 2~4 个月会自行消退，一般不需处理。发生急性蒂扭转时，可在 B 超监测下或腹腔镜下穿刺吸液，多可自然恢复。扭转时间长或已坏死，需手术切除。

3. 预防性化疗 不常规推荐。仅适用于有高危因素和随访困难的完全性葡萄胎患者。

> **考点提示**
>
> 葡萄胎和卵巢黄素化囊肿的处理原则。

4. 子宫切除术 对于年龄接近绝经、无生育要求者可行全子宫切除，保留两侧卵巢。

【护理评估】

1. 健康史 询问患者的年龄，月经史，生育史，既往有无妊娠滋养细胞疾病史。了解患者本次妊娠经过，早孕反应发生时间及程度，有无停经后阴道流血及阴道流血的量、时间、性状、是否伴有水泡状物排出，有无腹痛及腹痛程度和性质。

2. 身体评估 由于诊断技术的进步，完全性葡萄胎患者常在妊娠早期或仅有少量阴道流血时，就已得到诊治，有典型症状和体征者已经少见。

根据患者的临床表现，结合辅助检查及治疗方案进行评估。

3. 心理-社会评估 患者及其家属因不了解病情，而产生紧张、焦虑情绪。确诊后，因疾病预后的不确定性、对今后生育的担心和对清宫手术的恐惧，进一步加重焦虑情绪。评估患者的心理状态和情绪反应，对疾病治疗有无信心，家庭及社会支持系统状况。

【护理问题】

1. 焦虑 与担心疾病预后及清宫术有关。

2. 自尊紊乱 与本次妊娠期望得不到满足及对将来妊娠担心有关。

3. 有感染的危险 与持续阴道流血、贫血，造成免疫力下降有关。

【护理目标】

（1）患者了解疾病相关知识，焦虑程度减轻。

（2）患者接受葡萄胎及流产的结局，能陈述随访的重要性和具体方法。

（3）患者未发生感染或感染病情被及时发现和处理。

【护理措施】

（一）一般护理

1. 环境 为患者提供安静、舒适的休养环境。

2. 营养 向患者推荐高蛋白、高维生素、含铁丰富、易消化的清淡饮食，贫血者遵医嘱口服铁剂。

3. 活动指导 阴道流血量多、贫血及清宫术后患者卧床休息为主，适当下床活动，根据身体恢复情况，逐渐增加活动量，改善机体免疫功能。

4. 清洁卫生 保持患者外阴清洁干燥，预防生殖道感染。

5. 协助辅助检查 根据医嘱，指导患者计划、安排相关辅助检查。

（二）病情观察

（1）严密观察患者生命体征，尤其阴道流血量多、持续时间长时，警惕发生失血性休克或感染。

（2）观察患者阴道流血情况，包括阴道流血的量、持续时间、性状、是否伴有组织物排出。阴道排出组织时，注意观察组织性状、有无水泡状物及其大小和量等。

（3）观察患者有无腹痛及其性质和程度。

（三）治疗护理

1. 清宫术护理 术前配血备用，准备好缩宫素和抢救用物、药品，为患者建立静脉通道。术中配合医生选用大号吸管吸引。待充分扩张宫口、开始吸宫后，遵医嘱给患者静脉滴注缩宫素，减少术中及术后出血。术中严密监测患者生命体征、阴道流血及子宫收缩情况。一次未吸刮干净者，可于一周后行第二次刮宫。每次清宫术后，取近宫壁种植部位、新鲜无坏死的组织送病理学检查。

2. 预防性化疗护理 适用于有高危因素的患者，如年龄 > 40 岁、血 hCG > 100 000 U/L、刮宫后 hCG 值不进行性下降、子宫明显大于相应妊娠停经月份、卵巢黄素化囊肿直径 >6cm，及无条件随访的完全性葡萄胎患者。遵医嘱用药，护理措施详见本章第三节。

> **考点提示**
> 葡萄胎预防性化疗的适用对象。

3. 其他治疗护理 做好子痫前期或子宫切除术患者的相应护理。

（四）心理护理

关注患者的心理状态及情绪反应，鼓励患者表达不能得到良好妊娠结局的悲伤及对疾病、治疗手段的认识，确定其主要心理问题。向患者介绍有关葡萄胎的疾病知识，说明清宫术的必要性，治愈后 1 年即可妊娠，减轻其紧张、焦虑情绪。

【健康教育】

1. 随访指导 告知患者随访的重要性及方法。葡萄胎患者清宫后必须定期随访，以尽早发现滋养细胞肿瘤并及时处理。随访内容包括：①定期 hCG 测定，葡萄胎清宫后每周一次，直至连续 3 次阴性，以后每月 1 次共 6 个月，再每 2 月一次共 6 个月，自第一次阴性后共随访 1 年。②询问病史，包括月经情况，有无异常阴道流血、咳嗽、咯血等症状。③妇科检查，必要时选择 B 超、X 线胸片或 CT 检查等。

> **考点提示**
> 葡萄胎随访指导。

2. 计划生育指导 葡萄胎患者随访期间应可靠避孕 1 年。hCG 成对数下降者阴性后 6 个月可以妊娠；hCG 下降缓慢者，应延长避孕时间。避孕方法可选用避孕套或口服避孕药，不选用宫内节育器，以免混淆子宫出血的原因或造成子宫穿孔。

> **考点提示**
> 葡萄胎患者避孕时间及避孕方法。

扫码"看一看"

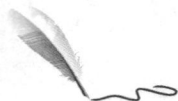

【护理评价】

（1）患者是否已了解疾病相关知识，焦虑程度是否减轻。

（2）患者能否接受葡萄胎及流产的结局，能否陈述随访的重要性和具体方法。

（3）患者是否发生感染或感染病情是否被及时发现和处理。

第二节　妊娠滋养细胞肿瘤

案例导入

　　患者，42 岁，半年前行葡萄胎清宫术，现出现不规则阴道流血半个月，近 1 周有咳嗽，自感胸部憋气，到门诊就诊，医生以"阴道流血原因待查，妊娠滋养细胞肿瘤？"收入院。目前，患者因为反复患病治疗和担心疾病预后，有明显焦虑和沮丧情绪。

　　请问：

　　1. 妊娠滋养细胞肿瘤与葡萄胎有什么关系？

　　2. 妊娠滋养细胞肿瘤的治疗原则是什么？预后如何？

　　3. 目前该患者护理评估内容应该有哪些？可能存在的护理问题及相应护理措施是什么？

【疾病概述】

　　妊娠滋养细胞肿瘤是侵蚀性葡萄胎（invasive mole）、绒癌（choriocarcinoma）及胎盘部分滋养细胞肿瘤的统称，属恶性病变。侵蚀性葡萄胎指葡萄胎组织侵蚀子宫肌层或转移至子宫以外的其他组织器官，引起局部组织破坏。绒癌指恶变的滋养细胞失去绒毛或葡萄胎样结构，散在地侵蚀子宫肌层，或转移到其他器官造成破坏。妊娠滋养细胞肿瘤 60% 继发于葡萄胎妊娠，30% 继发于流产，10% 继发于足月妊娠或异位妊娠。其中侵蚀性葡萄胎全部继发于葡萄胎妊娠；绒癌可继发于葡萄胎妊娠，也可继发于非葡萄胎妊娠。胎盘部位滋养细胞肿瘤极为罕见，本节不再介绍。

　　（一）病理

　　1. 侵蚀性葡萄胎　巨检：子宫肌层内有大小不一的水泡状组织，宫腔内可有或无原发病灶；病灶接近子宫浆膜层时，子宫表面可见紫蓝色结节，严重时可穿透子宫浆膜层或侵入阔韧带。镜检：水泡状组织侵入子宫肌层，有绒毛结构及滋养细胞增生和异型性，但绒毛结构也可退化，仅见绒毛阴影。

> **考点提示**
> 侵蚀性葡萄胎和绒癌病理组织学特点。

　　2. 绒癌　巨检：肿瘤侵入子宫肌层内，可突向宫腔或穿透浆膜，肿瘤单个或多个、大小不等、无固定形态、与周围组织分界清、质软而脆、海绵样、暗红色、常伴出血坏死。镜检：滋养细胞高度增生，明显异型，无绒毛或水泡状结构，广泛侵入子宫肌层造成出血坏死。肿瘤不含间质和自身血管，瘤细胞靠侵蚀母体血管而获取营养物质。

（二）临床表现

1. 无转移滋养细胞肿瘤　大多继发于葡萄胎妊娠。

（1）阴道流血　在葡萄胎排空后、流产或足月产后，有持续的不规则阴道流血，量多少不定；也有表现为恢复一段时间的正常月经后再停经，然后出现不规则阴道流血。长时间阴道流血可继发贫血。

（2）子宫复旧不全或不均匀增大　常在葡萄胎排空后4～6周，子宫尚未恢复正常大小，质地偏软。也可受子宫肌层病灶部位和大小的影响，出现子宫不均匀增大。

（3）卵巢黄素化囊肿　因hCG持续作用，葡萄胎排空后、流产或足月产后，双侧或一侧卵巢黄素化囊肿持续存在。

（4）腹痛　一般无腹痛。当子宫病灶穿破浆膜层时会出现急性腹痛及腹腔内出血症状。子宫病灶坏死继发感染时可出现腹痛及脓性白带。黄素化囊肿扭转或破裂时可引起急性腹痛。

（5）假孕症状　表现为乳房增大、乳头及乳晕着色，外阴、阴道、宫颈着色等。

2. 转移性滋养细胞肿瘤　多见于绒癌或非葡萄胎妊娠后。肿瘤主要经血行转移，发生早且范围广。最常见的转移部位是肺（80%），其余依次是阴道（30%）、盆腔（20%）、肝（10%）和脑（10%）等。各转移灶症状的共同特点是局部出血。转移性滋养细胞肿瘤可出现原发灶和（或）转移灶表现。转移灶表现因转移部位而异，常见转移灶表现如下。

> **考点提示**
> 滋养细胞肿瘤主要经转移途径及部位。

（1）肺转移　典型表现为胸痛、咳嗽、咯血及呼吸困难。症状可急性发作或表现为慢性持续状态达数月。少数形成肺动脉滋养细胞瘤栓，造成急性肺梗死，出现肺动脉高压、急性肺功能衰竭及右心衰竭。

（2）阴道转移　形成阴道壁紫蓝色结节，破溃时引起不规则阴道流血，甚至大出血。

（3）肝转移　为不良预后因素之一，多数同时伴有肺转移。病灶较小时可无症状，或表现为右上腹部或肝区疼痛、黄疸等，病灶穿破肝包膜可致腹腔内出血，甚至死亡。

（4）脑转移　预后凶险，为主要的致死原因。转移初期无症状，按病情进展可分为三期。①瘤栓期：表现为一过性脑缺血症状，如猝然跌倒、暂时性失语和失明等。②脑瘤期：瘤组织侵入脑组织形成脑瘤，出现头痛、喷射样呕吐、偏瘫、抽搐甚至昏迷。③脑疝期：因脑瘤增大及周围组织出血、水肿，引起颅内压增高，脑疝形成压迫生命中枢，最终死亡。

> **考点提示**
> 转移性滋养细胞肿瘤主要的致死原因和直接死因。

（三）辅助检查

1. hCG测定　血清hCG水平是诊断妊娠滋养细胞肿瘤的主要依据。

对于葡萄胎后滋养细胞肿瘤，凡符合下列标准中的任何一项且排除妊娠物残留或再次妊娠，即可诊断为妊娠滋养细胞肿瘤：①hCG测定4次高水平呈平台状态（±10%），持续3周或更长时间，即1，7，14，21日。②hCG测定3次上升（>10%），并至少持续2周或更长时间，即1，7，14日。

非葡萄胎后滋养细胞肿瘤的诊断标准：足月产、流产和异位妊娠后hCG多在4周左右转为阴性；超过4周血清hCG仍持

> **考点提示**
> 诊断妊娠滋养细胞肿瘤的主要依据。

续高水平或一度下降后又上升，排除妊娠物残留或再次妊娠后，可诊断妊娠滋养细胞肿瘤。

2. 超声检查　是诊断子宫原发病灶最常用的方法。声像图上子宫正常大小或不同程度增大，肌层内可见高回声团或不均匀回声团块。彩色多普勒超声可见丰富的血流信号和低阻力型血流频谱。

3. X 线胸片　为常规检查，是判断肺转移的重要检查方法。肺转移的典型 X 线征象为棉球状或团块状阴影。转移灶较多见于右侧肺及中下部。

考点提示
妊娠滋养细胞肿瘤的 X 线胸片征象。

4. CT 和 MRI 检查　CT 可用于发现肺部较小病变，脑、肝等部位的转移灶；磁共振主要用于脑、腹腔和盆腔病灶的诊断。

5. 组织学检查　用于鉴别侵蚀性葡萄胎和绒癌。子宫肌层内或子宫外转移灶组织中见到绒毛或退化绒毛阴影，则为侵蚀性葡萄胎；只见滋养细胞高度增生及坏死、出血，未见绒毛结构者，为绒癌。

6. 其他检查　包括血常规，肝、肾功能检查等。

（四）治疗要点

治疗原则为采用以化疗为主、手术和放疗为辅的综合治疗。

1. 化疗　目前国内常用的一线化疗药物有甲氨蝶呤（MTX）、放线菌素 D（Act－D）或国产放线菌素 D（更生霉素，KSM）、氟尿嘧啶（5－FU）、环磷酰胺（CTX）、长春新碱（VCR）、依托泊苷（VP－16）等。低危患者采用单一药物化疗，高危患者采用联合化疗。

考点提示
妊娠滋养细胞肿瘤的治疗原则。

2. 手术　主要用于辅助治疗。对控制各种并发症，如大出血、切除耐药病灶、减少肿瘤负荷和缩短化疗疗程等有作用。

（1）子宫切除术　无生育要求、无转移灶患者可选择全子宫切除术。大病灶、耐药病灶或病灶穿孔出血者，可在化疗的基础上行全子宫切除术。生育期妇女应保留卵巢。

（2）肺叶切除术　多次化疗未能吸收的肺部孤立、耐药病灶，可行肺叶切除术。

3. 放疗　应用较少，主要用于肝、脑转移和肺部耐药病灶的治疗。

【护理评估】

1. 健康史　详细询问患者月经史、生育史，尤其既往有无妊娠滋养细胞疾病史及治疗情况。

2. 身体评估　根据患者的临床表现，结合辅助检查及治疗方案进行评估。阴道流血多时，患者可出现休克。肺部转移灶，可引起患者呼吸困难，病灶破溃出血可致大咯血，出现休克或窒息。脑部转移灶者，警惕颅内压增高、脑疝等严重并发症。

3. 心理－社会评估　由于不规则阴道流血，患者会出现紧张、焦虑情绪。明确诊断后或出现肺部、脑部等转移灶症状时，患者及其家属会因担心疾病预后、化疗副作用等，对治疗及生活失去信心。有生育需求的患者可因生育无望而产生绝望。评估患者的心理状态和情绪反应，对疾病治疗的态度，有无生育需求，家庭及社会支持系统状况。

【护理问题】

1. 焦虑　与担心疾病预后有关。

2. 角色紊乱 与接受化疗和反复住院有关。

3. 潜在并发症 肺转移、阴道转移、脑转移等。

【护理目标】

（1）患者了解疾病相关知识，情绪稳定。

（2）患者能适应角色改变，主动配合医疗护理。

（3）患者未发生肺转移、阴道转移、脑转移等并发症或转移灶病情被及时发现和处理。

【护理措施】

（一）一般护理

1. 环境 为患者提供安静、舒适的休养环境。

2. 营养 向患者推荐高蛋白、高维生素、含铁丰富、易消化的清淡饮食。

3. 活动 指导患者充分休息，有转移灶症状出现时应卧床休息，待病情缓解后再适当活动。

4. 清洁卫生 阴道流血者，注意保持外阴清洁干燥，预防生殖道感染。

5. 协助辅助检查 根据医嘱，指导患者计划安排相关辅助检查。

（二）病情观察

（1）严密观察患者阴道流血和腹痛情况，出现阴道流血量多时应严密监测患者生命体征，发现阴道大量出血或血压下降、急性腹痛等警惕癌组织穿破阴道壁、子宫时，立即通知医生，并做好抢救工作。

（2）认真观察患者肺部、脑部等转移灶症状，发现异常，及时通知医生并做好治疗护理。

（三）治疗护理

1. 化疗护理 详见本章第三节。

2. 手术护理 子宫切除术者按妇科手术前、后护理常规实施护理；肺叶切除术者按外科手术前、后护理常规实施护理。

3. 转移灶患者的对症护理

（1）阴道转移患者的对症护理 ①卧床休息，禁止性生活及不必要的阴道检查和阴道窥器检查。②备好各种抢救器械和药品，配血备用。③严密观察阴道转移灶有无破溃出血，发生阴道大出血时，立即通知医生并配合抢救，使用长纱条填塞阴道压迫止血。填塞纱条必须在 24~48 小时内取出，取纱条时做好输液、输血及抢救准备。遵医嘱使用抗生素，做好会阴清洁护理，监测患者生命体征，及时发现感染。

> **考点提示**
>
> 转移性滋养细胞肿瘤阴道转移患者的对症护理要点。

（2）肺转移患者的护理 ①卧床休息，呼吸困难者给予半卧位并吸氧。②遵医嘱给予镇静剂及化疗药物。③密切观察呼吸、咳嗽、咯血情况，发现大量咯血时立即通知医生，同时给予患者头低患侧卧位，轻击背部，排出积血，保持呼吸道通畅，并配合医生进行抢救。

（3）脑转移患者的护理 ①患者卧床休息，起床活动时要有人陪伴，预防一过性脑缺血症状造成意外损害。②严密观察患者有无颅内压增高症状，做好观察记录。按医嘱给予静脉补液、止血剂、脱水剂、化疗、吸氧等，严格控制补液总量和补液速度，防止颅内压升高。一旦发生异常情况，立即通知医生并配合治疗及抢救。③采取必要的护理措施预防患者跌倒、咬伤、吸入性肺炎、压疮等。④做好 hCG 测定、腰椎穿刺术、CT 等项目的检查配合。⑤昏迷、偏瘫者按相应的护理常规实施护理，预防并发症发生。

（四）心理护理

关注患者的心理状态及情绪反应，让患者宣泄痛苦和失落感。向患者及其家属介绍侵蚀性葡萄胎恶性程度一般不高，预后较好，以及随着诊断技术及化疗的发展，绒癌患者预后已得到极大的改善等疾病及治疗相关信息，鼓励患者树立战胜疾病的信心，减少其紧张、焦虑情绪。

> **考点提示**
>
> 转移性滋养细胞肿瘤肺、脑转移患者的对症护理要点。

【健康教育】

1. 随访指导 告知患者治疗结束后须严密随访，第 1 次在出院后 3 个月，此后每 6 个月 1 次至 3 年，再每年 1 次至 5 年，以后可每 2 年 1 次。随访内容同葡萄胎。

> **考点提示**
>
> 妊娠滋养细胞肿瘤患者的随访要点。

2. 计划生育指导 随访期间应严格避孕，一般于化疗停止 12 个月后方可妊娠。避孕方式同葡萄胎。

【护理评价】

（1）患者是否了解疾病相关知识，情绪是否稳定。

（2）患者能否适应角色改变，是否主动配合医疗护理。

（3）患者是否发生肺转移、阴道转移、脑转移等并发症或并发症病情是否被及时发现和处理。

第三节　化疗患者的护理

案例导入

患者，女，42 岁，诊断为绒癌，计划行联合化疗方案。现患者精神萎靡，担心自己的疾病不能治愈，化疗会导致脱发、感染，觉得对目前的状况完全无能为力。

请问：

1. 化疗常见毒副反应有哪些？

2. 目前该患者的护理评估内容应该有哪些？可能存在的护理问题及相应护理措施是什么？

化学药物治疗（简称化疗）是目前治疗恶性肿瘤的主要手段之一。滋养细胞疾病是对化疗最为敏感的疾病之一，在化疗药物问世之前，绒癌死亡率高达 90%，随着化疗药物及化疗方法的进步，绒癌患者的死亡率已大为下降。

【化疗药物概述】

（一）化疗药物作用机制

化疗药物的主要作用机制有：①影响去氧核糖核酸（DNA）的合成。②直接干扰核糖核酸（RNA）的复制。③干扰转录、抑制信使核糖核酸（mRNA）的合成。④阻止纺锤丝形成。⑤阻止蛋白质合成。

（二）常用化疗药物种类

1. 烷化剂 常用的有环磷酰胺和氮芥。

2. 抗代谢药 常用药物有甲氨蝶呤及氟尿嘧啶。

3. 抗肿瘤抗生素 常用药物有放线菌素 D 或更生霉素。

4. 抗肿瘤植物药 常用药物有长春碱及长春新碱。

（三）化疗药物的常见毒副反应

1. 骨髓抑制 主要表现为外周血白细胞和血小板减少，停药后多可自然恢复。

2. 消化系统损害 最常见的表现为恶心、呕吐，多在用药后 2~3 天开始，5~6 天后达高峰，停药后逐步缓解，一般不影响继续治疗。呕吐剧烈者可造成水、电解质紊乱，出现脱水、腹胀、乏力、精神淡漠、痉挛等症状。出现药物中毒性肝炎者，则表现为用药后血清转氨酶升高，偶见黄疸，一般在停药一定时间后恢复正常，未恢复前不能继续化疗。

3. 神经系统损害 长春新碱有神经毒性作用，表现为指（趾）端麻木、复视等。

4. 肾功能损害 环磷酰胺对膀胱有损害；顺铂、甲氨蝶呤对肾脏有一定毒性作用。

5. 皮疹和脱发 皮疹最常见于使用甲氨蝶呤后，严重时可引起剥脱性皮炎。脱发最常见于应用放线菌素 D 者，1 个疗程即可全脱，停药后可生长。

【护理评估】

1. 健康史 了解患者既往史、用药史，注意有无造血系统、消化系统及肾脏疾病史，有无化疗史及药物过敏史。有化疗史者，应详细询问既往化疗药物名称、剂量、使用疗程、副反应及处理，了解原发疾病的治疗经过及预后。采集患者目前病情、身体状况和本次化疗方案。

2. 身体评估

（1）评估患者的一般情况，包括意识状态、发育、营养、睡眠状态等，测量体温、脉搏、血压等生命体征，观察皮肤、黏膜、淋巴结有无异常，了解大、小便有无异常。

（2）准确测量并记录患者体重，便于正确计算和调整药量，避免体重测量不准，导致用药剂量过大发生中毒反应，或剂量过小影响疗效。

> **考点提示**
> 化疗药物剂量的计算依据。

（3）评估患者目前疾病的症状和体征，本次化疗的副反应等，为护理活动提供依据。

（4）进行血常规、尿常规、肝功能、肾功能、血小板计数等辅助检查，为用药提供依据。

3. 心理 – 社会评估 多数化疗患者对化疗的毒副反应有焦虑、恐惧，对疾病的预后会产生悲观情绪，因长期的治疗、经济困难、自我形象受损等原因，丧失战胜疾病的信心，出现抑郁或烦躁。评估患者的心理状况、情绪反应及社会家庭支持系统等。

【护理问题】

1. 营养失调（低于机体需要量） 与化疗所致的消化系统损害有关。

2. 有感染的危险 与化疗引起骨髓抑制、白细胞减少有关。

3. 自我形象紊乱　与化疗导致脱发有关。

【护理目标】

（1）患者能坚持进食，维持机体水、电解质平衡和营养需要。

（2）患者未发生感染或感染被及时发现和处理。

（3）患者能接受自我形象的改变。

【护理措施】

（一）一般护理

1. 环境　为患者提供安静、舒适的休养环境。白细胞低于正常时，应注意防寒保暖，尽量避免去公共场所，外出戴口罩，白细胞计数低于 $1.0 \times 10^9/L$ 时，应提供保护性隔离环境。

2. 营养　向患者推荐高蛋白、高维生素、易消化的清淡饮食。少食多餐，注意保证所需营养及液体的摄入。

3. 活动　指导患者化疗副反应明显时，应卧床休息，保证充足睡眠，减少消耗。

4. 清洁卫生　协助患者饮食前后用生理盐水漱口，用软毛牙刷刷牙，牙龈出血者用手指缠绕纱布清洁牙齿。经常擦身更衣，保持皮肤干燥清洁。

5. 协助辅助检查　根据医嘱，指导患者计划安排相关辅助检查。

（二）病情观察

（1）监测体温，注意有无感染征象。

（2）观察有无牙龈出血、鼻出血、皮下瘀血或阴道活动性出血等。

（3）观察有无上腹疼痛、恶心、腹泻等消化系统损害症状和体征。腹痛、腹泻者，要严密观察其次数及性质，正确收集大便标本。

（4）观察有无尿频、尿急、血尿等膀胱炎症状。

（5）观察有无皮疹、剥脱性皮炎等皮肤损害。

（6）观察有无肢体麻木、肌肉软弱、偏瘫等神经系统副反应表现。

（三）用药护理

1. 准确测量并记录体重　体重是正确计算和调整化疗药物剂量的重要依据。在每个疗程用药前及用药过程中各测量体重一次，应在早晨、空腹、排空大小便之后测量，并酌情减去衣服重量。

2. 正确使用药物　严格执行用药查对制度，正确溶解和稀释药物，做到现配现用，一般常温下不超过 1 小时。联合用药应根据药物性质排出先后顺序。需要避光的药物，如更生霉素、顺铂等，使用时要用避光罩或黑布包好。需快速进入的药物，如环磷酰胺，应选择静脉推注。需慢速进入的药物，如氟尿嘧啶、阿霉素等，最好使用静脉注射泵或输液泵给药。依托泊苷类药物对肾脏损害严重，需在给药前、后给予水化，同时鼓励患者多饮水并监测尿量，保持尿量大于每天 2500ml。腹腔化疗者应注意变动卧位，保证疗效。

3. 保护血管合理使用静脉　遵循长期静脉注射穿刺血管的原则，从远心端到近心端，有计划地穿刺，将穿刺次数减少到最少，条件允许的情况下，对患者使用经外周静脉置入中心静脉导管（PICC）及输液港等给药，以保护静脉、减少反复穿刺的痛苦。用药前，先注入少量生理盐水，确认针头在静脉中后再注入化疗药物。用药过程中，注意调节滴速，减少药物对静脉的刺激。化疗结束前用生理盐水冲管后拔针，降低穿刺部位拔针后的残留

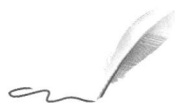

药物浓度。发现或怀疑有药物外渗时，应重新穿刺，遇到局部刺激较强的药物，如长春新碱、放线菌素 D、氮芥等，应立即停止滴入并给予局部冷敷，同时用生理盐水或普鲁卡因局部封闭，以后用金黄散外敷，防止局部组织坏死，减轻疼痛和肿胀。

4. 药物毒副反应护理

（1）骨髓抑制　按医嘱在用药前、中、后定期检查白细胞及血小板计数。用药前白细胞计数低于 $4.0 \times 10^9/L$，血小板计数低于 $50 \times 10^9/L$ 者，不能用药。白细胞计数低于正常的患者要采取预防感染的措施，严格无菌操作。患者白细胞计数低于 $3.0 \times 10^9/L$ 时，应联系医生考虑停药；白细胞计数低于 $1.0 \times 10^9/L$ 者，应进行保护性隔离。遵医嘱使用抗生素、输入新鲜或血小板浓缩液、白细胞浓缩液等。

（2）止吐护理　采用有效措施，减少患者恶心、呕吐症状。合理安排用药时间，减轻化疗副反应，遵医嘱在化疗前、后给予镇吐剂。提供患者喜爱的可口饮食，创造良好的就餐环境，鼓励患者饮食清淡，少食多餐，呕吐严重者应给予补液，防止水、电解质紊乱和酸碱平衡失调。

（3）口腔护理　保持口腔清洁，预防口腔炎症。口腔黏膜充血疼痛者，可局部喷西瓜霜等喷剂。有黏膜溃疡，应做溃疡面分泌物培养，根据药敏试验结果选用抗生素和维生素 B_{12} 液混合于溃疡面促进愈合；使用软毛牙刷刷牙或清洁水漱口，进食前后用消毒溶液漱口；给予温凉的流质或软食，避免刺激性食物及易损伤口腔黏膜的坚果类及油炸食品。口腔溃疡疼痛难以进食者，可在进食前 15 分钟给予丁卡因溶液涂敷溃疡面，进食后漱口并用龙胆紫、锡类散或冰硼散等局部涂抹。鼓励患者进食促进咽部活动，减少咽部溃疡引起的充血、水肿及结痂。

（4）肝、肾损害护理　化疗前应先检查肝、肾功能等，用药期间严密观察，注意防治。

（5）动脉化疗并发症护理　动脉灌注化疗后，部分患者可能出现穿刺局部血肿，甚至大出血。术后，应密切观察穿刺点有无渗血及皮下瘀血或大出血，用沙袋压迫穿刺部位 6 小时，穿刺肢体制动 8 小时，卧床休息 24 小时。发现渗血应及时更换敷料，出现血肿或大出血时立即对症处理。

（四）心理护理

关注患者的心理状态及情绪反应，认真倾听患者诉说焦虑、恐惧、不适等。提供滋养细胞肿瘤治疗相关信息、治愈率等，增加患者战胜疾病的信心。提供克服化疗不良反应的方法和手段等支撑，鼓励家属提供有效支持，帮助患者度过化疗的心理危险期。

【健康教育】

1. 化疗配合指导　告知患者其使用化疗药物的类别及给药时间、剂量、滴速、用法等相应要求，需要避光药物的避光要求，可能发生的毒副反应的症状，出现口腔溃疡或恶心、呕吐等消化道不适时坚持进食的重要性，化疗造成的脱发不影响生命器官，化疗结束后会长出新发等。

2. 化疗时自我护理指导　指导患者饮食前、后用生理盐水漱口，用软毛牙刷刷牙，牙龈出血者，用手指缠绕纱布清洁牙齿。化疗时和化疗后二周内是化疗反应较重的阶段，避免吃坚果类及油炸食品以防损伤口腔黏膜，不宜进食油腻和甜的食品；少食多餐，每次进食以不吐为度，间隔时间以下次进食不吐为准；指导家属根据患者口味，准备高蛋白、高维生素、易消化的清淡饮食。指导患者保持皮肤干燥和清洁，自觉乏力、头晕时，以卧床休息为主，注意防寒保暖，尽量避免去公共场所，外出戴口罩。

扫码"看小结"

【护理评价】

（1）患者能否坚持进食，是否维持机体水、电解质平衡和营养需要。

（2）患者是否发生感染或感染是否被及时发现和处理。

（3）患者能否接受自我形象的改变。

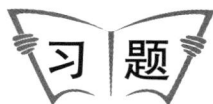
习｜题

一、选择题

【A1/A2 型题】

1. 良性葡萄胎的主要病理特点为

　A. 绒毛结构消失　　　　B. 绒毛间质水肿、血管消失

　C. 滋养细胞高度异常增生　D. 出血　　　　　E. 坏死

2. 侵蚀性葡萄胎最常见的转移部位是

　A. 肝脏　　　　　B. 肺　　　　　C. 肾脏

　D. 膀胱　　　　　E. 子宫

3. 绒癌患者多继发于

　A. 足月产　　　　B. 流产　　　　C. 葡萄胎

　D. 死胎　　　　　E. 异位妊娠

4. 绒癌及侵蚀性葡萄胎的主要转移途径是

　A. 血液　　　　　B. 淋巴　　　　C. 唾液

　D. 消化液　　　　E. 手术

5. 女，36 岁，被诊断为侵蚀性葡萄胎，血、尿常规及肝、肾功能均未见异常，计划近日住院化疗。为准确计算药量，保证药效，应对患者进行

　A. 测体重　　　　B. 测身高　　　　C. 测三围

　D. 测听力　　　　E. 测视力

二、思考题

患者，女，37 岁，停经 86 天，近一周有不规则阴道出血。体检：子宫底位于脐耻之间、质软，尿妊娠试验阳性，B 超检查：宫腔内未见胎体，宫腔内充满不均质密集状回声。诊断为完全性葡萄胎。

问题：

1. 该患者应如何治疗？

2. 目前主要护理问题及护理措施是什么？

扫码"练一练"

（冉　波）

第十八章 月经失调患者的护理

月经失调是妇女常见病，临床主要表现为月经周期或经期长短、流血量的异常或伴发某些异常的症状，可由月经调节机制失常或器质性病变引起。本章主要介绍功能失调性子宫出血、闭经、痛经、绝经综合征、多囊卵巢综合征。

第一节 功能失调性子宫出血

案例导入

患者，45岁，因近三月来月经不规则，月经持续时间长、量多，到妇科门诊就诊，B超检查：盆腔未发现异常，血常规：Hb 50g/L，TCT结果正常，门诊医生以"功血、贫血"收治入院。目前，患者因不规则阴道流血，担心患上不治之症或治疗繁复，有些焦躁不安。

请问：

1. 什么是功能失调性子宫出血？

2. 功能失调性子宫出血的治疗原则是什么？

3. 目前该患者护理评估内容应该有哪些？可能存在的护理问题及相应护理措施是什么？

功能失调性子宫出血（dysfunctional uterine bleeding，DUB）简称功血，是由于调节生殖内分泌轴功能紊乱造成的异常子宫出血，分为无排卵性功血和排卵性功血两大类。

考点提示

功血的分类。

一、无排卵性功能失调性子宫出血

【疾病概述】

（一）病因及发病机制

无排卵性功血好发于青春期和绝经过渡期妇女，也可以发生于育龄妇女。青春期功血患者，下丘脑－垂体－卵巢轴激素间的反馈调节尚未成熟，大脑中枢对雌激素的正反馈作用存在缺陷，FSH 持续低水平，不能形成促排卵性 LH 陡直高峰而不能排卵。绝经过渡期妇女，卵巢功能不断衰退，卵巢对垂体促性腺激素的反应性低下，卵泡发育受阻而不能排卵。育龄妇女有时因应激等因素干扰，也可发生无排卵。各种原因引起的无排卵均可导致子宫内膜受单一雌激素刺激而无黄体酮对抗，引起雌激素突破性或撤退性出血。

雌激素突破出血有两种类型：低水平雌激素维持在阈值水平，可发生间断性少量出血，内膜修复慢，出血时间延长；高水平雌激素维持在有效浓度，引起长时间闭经，因无孕激素参与，内膜增厚但不牢固，易发生急性突破性出血，血量汹涌。

> **考点提示**
> 无排卵性功血的好发年龄。

雌激素撤退性出血是子宫内膜在单一雌激素的刺激下持续增生，此时因多数生长卵泡退化、闭锁，导致雌激素水平急剧下降，内膜失去雌激素支持而剥脱出血。

（二）子宫内膜病理改变

无排卵性功血患者的子宫内膜受雌激素持续作用而无孕激素拮抗，可发生不同程度的增生性改变，少数可呈萎缩性改变。

（三）临床表现

1. 子宫不规则出血　是临床最常见的症状。表现为月经周期紊乱，经期长短不一，经量不定或增多，甚至大量出血，有时先有数周至数月停经，然后出现出血，血量往往较大，持续 2~3 周甚至更长时间，不易自止。出血期间一般无腹痛或其他不适。

> **考点提示**
> 无排卵性功血的临床表现。

2. 贫血　患者出血量多或时间长，导致继发贫血，大量出血者可出现休克。

（四）辅助检查

1. 血常规　确定有无贫血及血小板减少。

2. 凝血功能检查　排除凝血和出血功能障碍性疾病。

3. B 超检查　行盆腔 B 超检查明确有无宫腔占位病变及其他生殖器官器质性病变。

4. 尿妊娠试验或血清 hCG 检测　排除有性生活史者妊娠及妊娠相关疾病。

5. 血清性激素测定　适时测定黄体酮水平可确定有无排卵及黄体功能。测定血睾酮、催乳素水平及甲状腺功能，排除其他内分泌疾病。

6. 诊断性刮宫　简称诊刮，其目的是止血和明确子宫内膜病理诊断。适用于年龄 >35 岁、药物治疗无效或存在子宫内膜癌高危因素的异常子宫出血患者。子宫内膜病理检查可见增生期变化或增生过度，无分泌期出现。

7. 宫腔镜检查　直接观察子宫内膜情况。在宫腔镜直视下选择病变区进行活检，可诊断各种宫腔病变，如子宫内膜息肉、子宫黏膜下肌瘤、子宫内膜癌等。

8. 基础体温测定　是测定卵巢功能简单易行的方法，不仅有助于判断有无排卵，还可

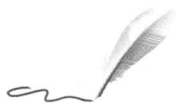

提示黄体功能不足（体温升高日数≤11 日）、子宫内膜不规则脱落（高温相期体温下降缓慢伴经前出血）等。无排卵性功血者基础体温呈单相型（图 18－1）。

日期4/6　8　10　12　14　16　18　20　22　24　26　28　30　5/2　4　6　8　10　12　14　16　18　20　22　24　26　28

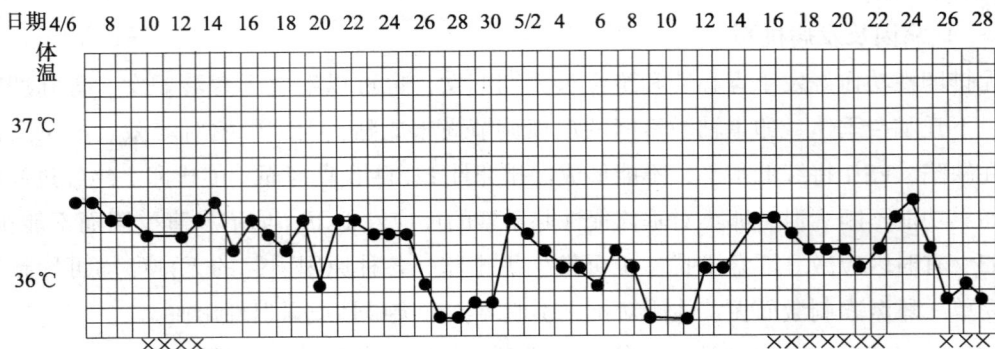

注：× 表示月经

图 18－1 基础体温单相型（无排卵性功血）

9. 其他　经前行宫颈黏液结晶检查协助判断有无排卵，阴道脱落细胞涂片检查可间接反映卵巢功能，同时判断雌激素影响程度。

（五）治疗要点

无排卵性功血以周期性性激素治疗为主。青春期和育龄患者的治疗原则是止血、调整周期、促排卵；绝经过渡期患者的治疗原则为止血、调整周期、减少出血量、防止子宫内膜病变。

> **考点提示**
> 青春期和育龄期功血患者的治疗原则。

1. 止血　根据出血量选择合适的制剂和方法。对少量出血者，使用最低有效量激素，减少药物副反应。对大量出血患者，要求在性激素治疗 8 小时内见效，48 小时内出血基本停止。96 小时以上不止血者，应考虑更改功血诊断。

> **考点提示**
> 对大量出血的止血要求。

（1）性激素　性激素是止血的重要药物，常用的有孕激素、雌激素、雄激素。

1）雌、孕激素联合用药　联合用药的止血效果优于单一药物。常用口服避孕药治疗青春期和育龄患者的无排卵性功血。

2）单纯雌激素　也称"子宫内膜修复法"。大剂量雌激素可迅速促使子宫内膜生长，短期内修复剥离面而止血。适用于急性大量出血时。当患者血红蛋白增加至 90g/L 以上后均必须加用孕激素，一般在停药后 3～7 日发生撤药性出血。有血液高凝或血栓性疾病史的患者，禁用大剂量雌激素止血。间断性少量长期出血者，其雌激素水平常较低，多采用生理替代剂量，最后 7～10 日加用孕激素，需注意停药后出血量会较多。

3）单纯孕激素　又称"子宫内膜脱落法"或"药物刮宫"。补充孕激素使雌激素作用下持续增生的子宫内膜转化为分泌期，达到止血效果，停药后短期即有撤药性出血，内膜脱落较彻底，起到药物性刮宫作用。适用于体内已有一定水平雌激素，血红蛋白水平高于 80g/L，生命体征稳定的患者。

（2）刮宫术　可迅速止血，并可了解内膜病理，排除其他病变。绝经过渡期及病程长的育龄患者应首先考虑使用刮宫术。无性生活史的青少年，不轻易选择刮宫术，仅适用于大量出血且药物治疗无效需立即止血或需检查子宫内膜组织学者。

（3）辅助治疗 应用氨甲环酸、酚磺乙胺、维生素 K 等止血药物；丙酸睾酮具有对抗雌激素的作用，减少盆腔充血，增加子宫血管张力，减少子宫出血量；出血严重时可补充纤维蛋白原、血小板等凝血因子；中、重度贫血者给予铁剂和叶酸治疗，必要时输血；出血时间长，严重贫血，抵抗力差，或有合并感染的临床征象时，给予抗生素治疗。

2. 调整月经周期 应用性激素止血后，必须调整月经周期。常用的方法如下。

（1）雌、孕激素序贯疗法 即人工周期。模拟自然月经周期中卵巢的内分泌变化，序贯应用雌、孕激素，使子宫内膜发生相应变化，引起周期性脱落。适用于青春期及育龄期功血内源性雌激素水平较低者。

（2）雌、孕激素联合应用法 治疗开始就合并使用雌、孕激素。雌激素使子宫内膜再生修复，预防治疗过程中孕激素突破性出血；孕激素限制雌激素的促内膜生长作用，使撤药性出血逐步减少。适用于育龄功血患者。

> **考点提示**
> 雌、孕激素序贯疗法即人工周期。

（3）孕激素疗法 适用于青春期或病理检查结果为增生期内膜的功血患者。

（4）宫内孕激素释放系统 在宫腔内局部释放孕激素，抑制内膜生长。常用于治疗严重月经过多。在宫腔内放置含黄体酮或左炔诺黄体酮宫内节育器，能减少经量 80% ~ 90%，有时甚至出现闭经。

3. 促进排卵 功血患者经上述调整周期药物治疗几个疗程后，通过雌、孕激素对中枢的反馈调节作用，部分患者可恢复自发排卵。青春期功血不提倡使用促排卵药物；有生育要求的无排卵不孕患者，可针对病因采取促排卵措施。

> **考点提示**
> 青春期功血不提倡使用促排卵药物。

【护理评估】

1. 健康史 询问患者的年龄、月经史、婚育史、避孕措施。了解患者全身有无慢性病史，如肝病、血液病、甲状腺疾病、肾上腺疾病或垂体疾病等，有无精神紧张、情绪打击等诱发月经紊乱的因素。了解患者本次患病经过，包括发病时间、流血前有无停经史、治疗经过、目前流血情况等。

2. 身体评估 观察患者精神和营养状况，有无肥胖、贫血貌、出血点、紫癜、黄疸和其他病态。体格检查淋巴结、甲状腺、乳房发育情况，进行腹部触诊及相关辅助检查，结合治疗方案进行评估。除外全身性疾病或生殖道器质性病变，方能确定功血诊断，同时评估有无贫血、感染及其程度等。

3. 心理 - 社会评估 月经紊乱、异常出血都会造成患者心理压力。年轻患者，常因害羞或其他顾虑不及时就诊，导致病程长并发贫血、感染，进一步加重恐惧和焦虑，影响身心健康和工作学习。绝经过渡期患者因担心疾病严重程度，怀疑患肿瘤而焦虑不安，甚至恐惧。评估患者心理状态和情绪反应、对疾病的认知、家庭及社会支持系统状况。

【护理问题】

1. 焦虑 与治疗周期长、缺乏疾病相关知识、担心预后有关。

2. 疲乏 与子宫异常出血导致的继发性贫血有关。

3. 有感染的危险 与持续阴道流血、贫血造成免疫力下降有关。

【护理目标】

（1）患者了解疾病相关知识，焦虑程度减轻。

（2）患者生活得到适当照顾，身体疲乏改善。

（3）患者未发生感染或感染病情被及时发现和处理。

【护理措施】

（一）一般护理

1. 环境 为患者提供安静、舒适的休养环境。

2. 营养 鼓励患者进食高蛋白、维生素 C 和含铁丰富、易消化的清淡饮食。

3. 活动 指导阴道流血量大、贫血患者卧床休息为主，避免过度疲劳和剧烈运动。根据身体恢复情况，逐渐增加活动量，改善机体免疫功能。

4. 清洁卫生 注意个人卫生，保持外阴清洁、干燥，预防感染。

5. 协助辅助检查 根据医嘱，指导患者计划安排相关辅助检查。诊刮时机的选择为确定排卵或黄体功能，于月经前 1～2 日或月经来潮 6 小时内刮宫；不规则阴道流血或大量出血时，随时刮宫；无性生活史需诊刮的患者，必须经患者或其家属知情同意后方能进行。

> **考点提示**
> 诊刮时机选择。

（二）病情观察

（1）严密观察患者生命体征，尤其阴道流血量大、持续时间长时，警惕发生失血性休克或感染。

（2）观察患者阴道流血情况，包括阴道流血的量、出现时间、持续时间等，注意是否伴有腹痛及其他症状。

（3）观察患者有无贫血、感染及其程度。

（三）治疗护理

1. 性激素治疗护理

（1）遵医嘱按时、按量给药，保持稳定的血药浓度，嘱患者不得随意停药和漏服，以免导致撤药性出血及治疗失败。

（2）药物减量必须按医嘱规定在血止后才能开始，每 3 日减量 1 次，每次减量不得超过原用量的 1/3，直至维持量。通常激素止血治疗 48 小时内出血基本停止，72 小时未达到止血者，应及时报告医生，并注意除外器质性病变或未遵医嘱用药。

（3）维持量服用时间，通常按停药后发生撤药性出血的时间与患者上一次行经时间相应考虑。

（4）指导患者在治疗期间发现不规则阴道流血应及时就诊。

2. 促排卵治疗护理 观察使用促排卵药的患者有无卵巢过度刺激综合征的症状和体征。

3. 手术治疗护理 做好诊断性刮宫、子宫内膜切除术、子宫切除术患者术前、术中及术后的护理。

4. 辅助治疗护理 按医嘱做好一般止血治疗、矫正凝血功能、矫正贫血、抗感染等治疗护理。

（四）心理护理

关注患者的心理状态，耐心听取患者的倾诉，及时解答其疑问。主动向患者介绍功血诊断、治疗及护理相关知识，提供病情、治疗方案及预后等信息，解除不必要的思想顾虑，减轻其紧张、焦虑情绪。

【健康教育】

1. 随访指导　告知患者在治疗期间及治疗后定期随访，出现异常出血时，及早就诊治疗。治疗无效者，要按医嘱进一步检查，明确原因。

2. 生活指导　出血期间，注意保持外阴清洁、干燥，避免盆浴及性生活，预防感染。贫血者，减少活动量和外出，避免过度劳累和发生意外。

【护理评价】

（1）患者是否了解疾病相关知识，焦虑程度是否减轻。

（2）患者生活是否得到适当照顾，身体疲乏是否改善。

（3）患者是否发生感染或感染病情是否被及时发现和处理。

二、排卵性月经失调

【疾病概述】

排卵性月经失调较无排卵性功血少见，多发生于育龄妇女。患者有周期性排卵，因此临床上仍有可辨认的月经周期。类型简单表达如下。

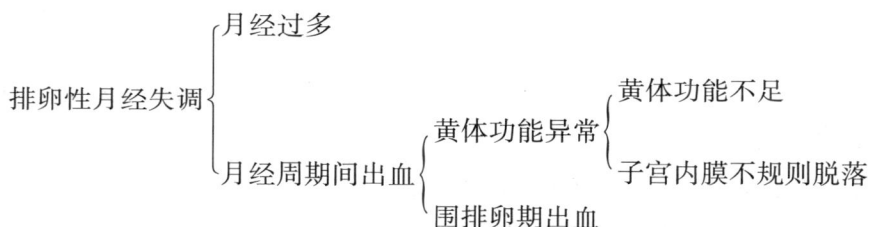

$$\text{排卵性月经失调}\begin{cases}\text{月经过多}\\\text{月经周期间出血}\begin{cases}\text{黄体功能异常}\begin{cases}\text{黄体功能不足}\\\text{子宫内膜不规则脱落}\end{cases}\\\text{围排卵期出血}\end{cases}\end{cases}$$

（一）发病机制

1. 月经过多　指月经周期规则、经期正常，经量较正常多。其发病机制复杂，可能与子宫内膜纤溶酶活性过高、前列腺素血管舒缩因子分泌比例失调、分泌期子宫内膜雌、孕激素受体高于正常有关。

2. 月经周期间出血

（1）黄体功能异常

1）黄体功能不足　月经周期中卵泡发育及排卵，但黄体期孕激素分泌不足或黄体过早衰退，导致子宫内膜分泌反应不良和黄体期缩短。黄体功能不足有多种因素：神经内分泌调节紊乱、卵巢本身发育不良、高催乳素血症等，使排卵后黄体发育不全，孕激素分泌减少；有时黄体分泌功能正常，但维持时间短。此外，生理性因素，如初潮、分娩后、绝经过渡期，以及内分泌疾病、代谢异常等，也可导致黄体功能不足。

2）子宫内膜不规则脱落　月经周期有排卵，黄体发育良好，但萎缩过程延长，导致子宫内膜不规则脱落。由于下丘脑 - 垂体 - 卵巢轴调节功能紊乱，或溶黄体机制失常，造成黄体萎缩不全，子宫内膜持续受孕激素影响，不能如期完整脱落。

（2）围排卵期出血　指在两次月经中间的排卵期，由于雌激素水平短暂下降，使子宫内膜失去激素的支持而出现部分子宫内膜脱落引起的规律性阴道流血。原因不明，可能与排卵前、后雌激素水平波动有关。

（二）子宫内膜病理改变

1. 月经过多 子宫内膜形态为分泌期内膜，可能存在间质水肿或腺体与间质发育不同步。

2. 黄体功能异常

（1）黄体功不足 子宫内膜形态一般表现为分泌期内膜，腺体分泌不良，间质水肿不明显或间质发育不同步，内膜活检显示分泌反应落后2日。

（2）子宫内膜不规则脱落 正常月经第3~4日时，分泌期子宫内膜已全部脱落。黄体萎缩不全时，在月经期第5~6日仍能见呈分泌反应的子宫内膜，常表现为混合型子宫内膜，即残留的分泌期内膜及出血坏死组织与新增生的内膜混合共存。

（三）临床表现

1. 月经失调 ①月经过多：月经周期规则、经期正常，经量增多，超过80ml。②黄体功能不足：患者月经周期缩短，月经频发，有时月经周期在正常范围内，但卵泡期延长、黄体期缩短，以致患者不易受孕或在妊娠早期流产。③子宫内膜不规则脱落：患者月经周期正常，但经期延长，长达9~10日，经量较多。④围排卵期出血：患者在排卵期出现规律性阴道流血，出血期≤7日，多数持续1~3日，血停数日后又出血，量少，时有时无。

> **考点提示**
>
> 黄体功能不足及子宫内膜不规则脱落的临床表现。

2. 贫血 患者出血量多或时间长，导致继发贫血，大量出血者可出现休克。

（四）辅助检查

同无排卵性功血。其中，诊断性刮宫进行子宫内膜活组织检查的时机和结果，基础体温测定判断黄体功能的结果如下。

1. 子宫内膜活组织检查 怀疑黄体功能不足者，应在月经前1~2日或月经来潮6小时内刮宫取材，内膜活检结果显示分泌反应至少落后2日，可做出诊断。疑为子宫内膜不规则脱落者，应在月经第5~7日刮宫取材，内膜活检结果仍能见到呈分泌反应的内膜，残留的分泌期内膜及出血坏死组织与新增生的内膜混合共存，即可作为确诊依据。

2. 基础体温测定 黄体功能不足者基础体温呈双相型，但体温升高日数≤11日（图18-2）。子宫内膜不规则脱落者基础体温呈双相型，但高温期体温下降缓慢（图18-3）。

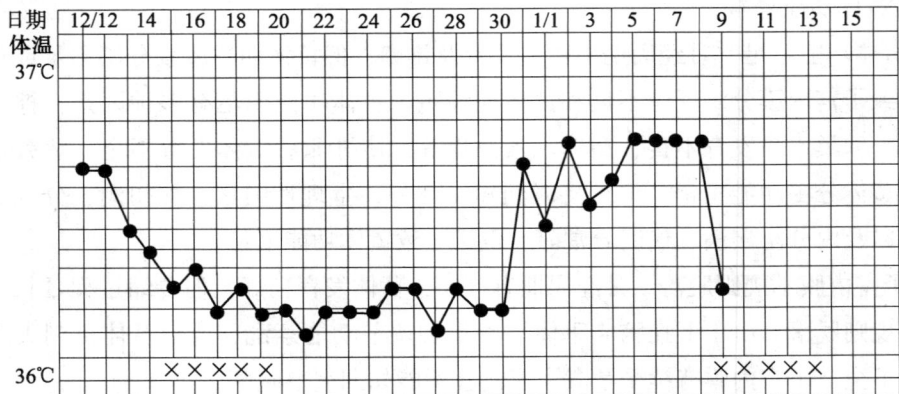

注：×表示月经

图18-2 基础体温双相型（黄体功能不足）

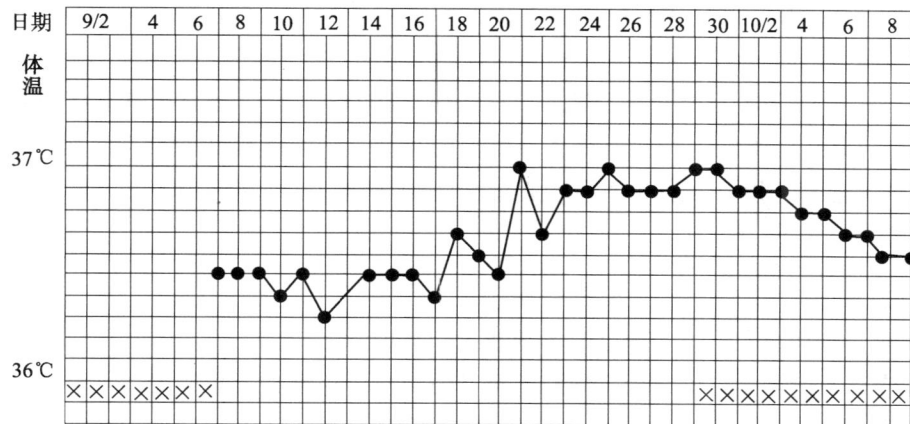

日期	9/2	4	6	8	10	12	14	16	18	20	22	24	26	28	30	10/2	4	6	8

体温　37℃　36℃

注：×表示月经

图 18 - 3　基础体温双相型（子宫内膜不规则脱落）

（五）治疗要点

1. 月经过多　治疗原则是止血。

（1）止血药　氨甲环酸 1g，2～3 次／日，可减少经量 54% 以上。也可用酚磺乙胺、维生素 K 等。

（2）性激素　复方短效口服避孕药能抑制子宫内膜增生减少出血量。另外宫内孕激素释放系统、孕激素内膜萎缩法，详见无排卵性功血治疗。

2. 黄体功能不足　针对发生原因，采取相应治疗。

（1）促进卵泡发育　卵泡期使用低剂量雌激素或氯米芬，促进卵泡发育和排卵。

（2）促进月经中期 LH 峰形成　当卵泡成熟后，给予 hCG 加强月经中期 LH 排卵峰，达到使黄体不过早衰退和提高其分泌黄体酮能力的目的。

（3）黄体功能刺激疗法　在基础体温上升后，隔日应用 hCG，可使血浆黄体酮明显上升，延长黄体期。

（4）黄体功能补充疗法　排卵后，每日肌内注射黄体酮，补充黄体酮分泌不足。一般选用天然黄体酮制剂。

（5）口服避孕药　适用于有避孕需求的患者，一般周期性使用口服避孕药 3 个周期，病情反复者酌情延至 6 个周期。

3. 子宫内膜不规则脱落　治疗目标是使黄体及时萎缩，内膜按时完整脱落。常用药物有孕激素、hCG 和复方口服避孕药等，无生育要求者也可口服单相口服避孕药。

4. 围排卵期出血　可用复方短效口服避孕药，抑制排卵，控制周期。

【护理评估】

1. 健康史　询问患者的年龄、月经史、婚育史、避孕措施。了解患者全身有无慢性病史，如肝病、血液病、甲状腺疾病、肾上腺疾病或垂体疾病等，有无精神紧张、情绪打击等诱发月经紊乱的因素。了解患者本次患病经过，包括发病时间、流血前有无停经史、治疗经过、目前流血情况等。

2. 身体评估　观察患者精神和营养状况，有无肥胖、贫血貌、出血点、紫癜、黄疸和其他病态。体格检查淋巴结、甲状腺、乳房发育情况，进行腹部触诊及相关辅助检查，结合治疗方案进行评估。除外全身性疾病或生殖道器质性病变，有排卵证据方能确定排卵性月经失调诊断，同时评估有无贫血、感染及其程度等。

3. 心理－社会评估 长期月经过多、月经频发及经期延长，导致患者身体舒适度下降、乏力等，造成其烦躁不安、焦虑。有生育要求的患者，担心不能正常受孕，伴有不孕或孕早期流产时，心理负担更重。评估患者心理状态和情绪反应、对疾病的认知、家庭及社会支持系统状况。

【护理问题】

1. 焦虑 与月经紊乱、疾病导致不孕或流产有关。

2. 有感染的危险 与出血量多导致严重贫血，机体免疫力下降有关。

【护理目标】

（1）患者能表达对疾病的感受，焦虑程度减轻。

（2）患者未发生感染或感染病情被及时发现和处理。

【护理措施】

（一）一般护理

1. 环境 为患者提供安静、舒适的休养环境。

2. 营养 鼓励患者进食高蛋白、维生素 C 和含铁丰富、易消化的清淡饮食。

3. 活动 指导阴道流血量大、贫血患者卧床休息为主，避免过度疲劳和剧烈运动。根据身体恢复情况，逐渐增加活动量，改善机体免疫功能。

4. 清洁卫生 注意个人卫生，保持外阴清洁、干燥，预防感染。

5. 协助辅助检查 根据医嘱，指导患者计划安排相关辅助检查。

（二）病情观察

（1）观察患者阴道流血情况，阴道流血量大、持续时间长时，注意观察记录生命体征。

（2）观察患者有无贫血、感染及其程度。

（三）治疗护理

1. 性激素治疗护理 遵医嘱按时、按量给药，保持稳定的血药浓度，嘱患者不得随意停服和漏服，以免导致撤药性出血。

2. 辅助治疗护理 按医嘱做好止血、矫正贫血等治疗护理。

（四）心理护理

关注患者的心理状态，耐心听取患者的倾诉，及时解答其疑问。主动向患者介绍月经失调的诊断、治疗及护理相关知识，提供病情、治疗方案及预后等信息，解除不必要的思想顾虑，减轻其紧张、焦虑情绪。

【健康教育】

1. 随访指导 告知患者在治疗期间及治疗后定期随访，出现异常出血时，及早就诊治疗。治疗无效者，要按医嘱进一步检查，明确原因。

2. 生活指导 出血期间，注意保持外阴清洁干燥，避免盆浴及性生活，预防感染。贫血者，减少活动量和外出，避免过度劳累和发生意外。

【护理评价】

（1）患者是否能表达对疾病的感受，焦虑程度是否减轻。

（2）患者是否发生感染或感染病情是否被及时发现和处理。

第二节　闭　经

案例导入

患者，38 岁，因 3 个周期未来月经，到妇产科门诊就诊。患者既往月经规律，近 3 个月突然不来月经，未觉身体不适，经查尿 hCG（－），B 超检查排除妊娠，拟诊为闭经，医生建议行进一步检查，明确闭经的类型和原因。

请问：

1. 什么是闭经？

2. 闭经的类型有什么？闭经的治疗原则是什么？

3. 目前该患者护理评估内容应该有哪些？可能存在的护理问题及相应护理措施是什么？

【疾病概述】

闭经（amenorrhea）是妇科常见症状，表现为无月经或者月经停止。青春期前、妊娠期、哺乳期以及绝经期后的月经不来潮属生理现象，本节不讨论。

根据既往有无月经来潮，闭经分为原发性闭经和继发性闭经。原发性闭经指年龄超过 13 岁，第二性征尚未发育者；或年龄超过 15 岁，第二性征已发育，月经没有来潮者。继发性闭经指正常月经建立后，月经停止 6 个月，或按自身原有月经周期计算停经 3 个周期以上者。

考点提示

原发性闭经的定义。

按生殖轴病变和功能失调的部位，闭经可为下丘脑性闭经、垂体性闭经、卵巢性闭经、子宫性闭经、下生殖道发育异常导致的闭经。

（一）病因

正常月经的建立和维持，依赖于下丘脑－垂体－卵巢轴的神经内分泌调节、靶器官子宫内膜对性激素的周期性反应和下生殖道的通畅，其中任何环节发生障碍均可导致闭经。

1. 原发性闭经　较为少见。多由遗传原因或先天发育缺陷引起，约 30% 患者伴有生殖道异常。根据第二性征的发育情况，分为第二性征存在和第二性征缺乏两类。

2. 继发性闭经　发生率明显高于原发性闭经。病因复杂，根据控制正常月经周期的 5 个主要环节，以下丘脑性闭经最常见，之后依次为垂体性闭经、卵巢性闭经、子宫性闭经、下生殖道发育异常导致的闭经。

（1）下丘脑性闭经　最常见。指中枢神经系统及下丘脑各种功能和器质性疾病引起的闭经，以功能性原因为主。

1）精神应激　突然或长期精神压抑、紧张、忧虑、环境改变、过度劳累、情感变化、寒冷等，均可使机体处于紧张的应激状态，扰乱神经内分泌调节功能，导致闭经。

2）体重下降和神经性厌食　中枢神经对体重急剧下降极为敏感，1 年内体重下降 10%

左右，即使体重仍在正常范围也可引发闭经；体重减轻 10%～15%，或体脂丢失 30% 时将出现闭经。严重的神经性厌食，因过度节食，导致体重急剧下降，最终导致下丘脑多种神经激素分泌降低，引起垂体前叶多种促激素包括 LH、FSH、促肾上腺皮质激素（ACTH）等分泌下降。饮食习惯改变也是原因之一。

3）运动性闭经　长期剧烈运动或芭蕾舞、现代舞等训练易致闭经，与患者的心理背景、应激反应程度及体脂下降有关。

4）药物性闭经　长期应用类固醇避孕药或吩噻嗪衍生物（奋乃静、氯丙嗪）和利血平等，可引起继发性闭经。由于药物抑制下丘脑分泌 GnRH 或多巴胺，使垂体分泌催乳素增多，出现闭经和异常乳汁分泌。药物性闭经通常是可逆的，停药后 3～6 个月，月经多能自然恢复。

5）颅咽管瘤　罕见。瘤体增大压迫下丘脑和垂体柄引起闭经、生殖器官萎缩、肥胖、颅内压增高、视力障碍等症状，也称肥胖生殖无能营养不良症。

（2）垂体性闭经　主要病变在垂体。腺垂体器质性病变或功能失调影响促性腺激素分泌，导致卵巢功能受影响而引起闭经。常见原因包括　①垂体梗死：常见的希恩综合征，由于产后大出血休克，引起垂体尤其是腺垂体促性腺激素分泌细胞缺血、坏死，导致腺垂体功能低下而出现闭经、无泌乳、性欲减退、毛发脱落、第二性征衰退、生殖器官萎缩等一系列症状。②垂体肿瘤：位于蝶鞍内的腺垂体各种腺细胞均可发生肿瘤。最常见的是分泌催乳素（PRL）的腺瘤，闭经程度与 PRL 对下丘脑 GnRH 分泌的抑制程度有关，出现闭经溢乳综合征。③空蝶鞍综合征：垂体柄受脑脊液压迫而使下丘脑与垂体间的门脉循环受阻，出现闭经和高催乳素血症。

（3）卵巢性闭经　主要病变在卵巢。卵巢分泌的性激素水平低下，子宫内膜不发生周期性变化而导致闭经。属高促性腺素性闭经。常见于卵巢早衰、卵巢功能性肿瘤和多囊卵巢综合征等。

（4）子宫性闭经　主要病变在子宫。继发性子宫性闭经的病因包括感染、创伤导致宫腔粘连引起的闭经。月经调节功能正常，第二性征发育也正常。常见于①Asherman 综合征：子宫性闭经最常见原因。多因产后或流产后出血、刮宫损伤子宫内膜，导致宫腔粘连而闭经；流产后感染、产褥感染、子宫内膜感染及各种宫腔手术所致的感染，可致闭经；各种宫颈锥切手术导致宫颈管粘连狭窄，可引起闭经。②手术切除子宫或放疗破坏子宫内膜，也可闭经。

（5）其他　分泌功能异常如甲状腺、肾上腺、胰腺等功能紊乱也可引起闭经，常见的疾病有甲状腺功能减退或亢进、肾上腺皮质功能亢进、肾上腺皮质肿瘤等。

（二）临床表现

1. 症状　主要表现为无月经或月经停止，同时出现与疾病相关的症状。阴道横隔或处女膜闭锁患者可出现周期性下腹痛，嗅觉缺失综合征患者有嗅觉减退或丧失，卵巢早衰者伴有绝经综合征症状，神经性厌食患者有体重急剧下降、厌食等。

2. 体征　闭经类型不一样，患者在全身发育、第二性征发育等体征各不相同。先天性下生殖道发育异常可见处女膜闭锁或阴道横隔等，嗅觉缺失综合征患者其内、外生殖器均为幼稚型，希恩综合征患者的生殖器官萎缩、阴毛稀少等，多囊卵巢综合征患者有多毛、肥胖、双侧卵巢增大。

（三）辅助检查

1. hCG 测定　育龄妇女闭经首先需排除妊娠。

2. 激素测定

（1）血类固醇激素测定　包括雌二醇、黄体酮及睾酮测定。血黄体酮水平升高，提示排卵；雌激素水平低，提示卵巢功能不正常或衰竭；睾酮水平高，提示可能为多囊卵巢综合征或卵巢支持 – 间质细胞瘤等。

（2）PRL 及垂体促性腺素测定　血 PRL 测定，以除外高催乳血症。血促性腺素水平低，提示闭经原因在腺垂体或下丘脑；血促性腺素水平高，提示病变在卵巢。

（3）胰岛素及雄激素测定、OGTT、胰岛素释放试验等　适用于肥胖、多毛、痤疮患者，确定是否存在胰岛素抵抗、高雄激素血症或先天性 21 – 羟化酶功能缺陷等。

3. 影像学检查

（1）B 超检查　观察盆腔有无子宫，子宫形态、大小及内膜厚度，卵巢大小、形态、卵泡数目等。

（2）子宫输卵管造影　了解有无宫腔病变和宫腔粘连。

（3）CT 或 MRI　用于盆腔及头部蝶鞍区检查，了解盆腔肿块和中枢神经系统病变性质，诊断卵巢肿瘤、下丘脑病变及垂体微腺瘤等。

（4）静脉肾盂造影　怀疑米勒管发育不全综合征时，用以确定有无肾脏畸形。

4. 宫腔镜检查　能精确诊断宫腔粘连。

5. 功能试验

（1）药物撤退试验　用于评估体内雌激素水平，确定闭经程度。

1）孕激素试验　黄体酮注射或口服甲羟黄体酮。停药后 3～7 天出现撤药性出血（阳性反应），提示子宫内膜已受一定水平的雌激素影响；无撤药性出血（阴性反应），应进一步做雌、孕激素序贯试验。

2）雌、孕激素序贯试验　适用于孕激素试验阴性的患者。雌、孕激素序贯应用，停药后发生撤药性出血为阳性，提示子宫内膜功能正常；无撤药出血为阴性，应重复一次试验，仍然无出血，提示子宫内膜有缺陷或被破坏，可诊断为子宫性闭经。

（2）垂体兴奋试验　又称 GnRH 刺激试验，了解垂体对 GnRH 的反应性。静脉注射 GnRH 15～60 分钟后 LH 值较注射前高 2～4 倍以上，说明垂体功能正常，病变在下丘脑；经多次重复试验，LH 值仍无升高或升高不显著，说明垂体功能减退，如希恩综合征。

6. 腹腔镜检查　对诊断多囊卵巢综合征等有价值。

7. 染色体检查　对鉴别性腺发育不全病因及指导临床处理有重要意义。

8. 其他检查　基础体温测定了解卵巢功能。子宫内膜活组织检查了解子宫内膜对卵巢激素的反应。怀疑结核或血吸虫病，应行内膜病原体培养。

（四）治疗要点

主要包括全身治疗、心理治疗、性激素治疗、手术治疗。

1. 全身治疗　占重要地位。积极治疗全身性疾病；单纯性营养不良者需要供给足够营养保持标准体重；体重过重的肥胖妇女的闭经，需用低热量、富含维生素和矿物质饮食，并进行适当体力劳动和锻炼；运动性闭经者应适当减少运动量。

2. 心理治疗　在闭经中占重要位置。精神性闭经，应进行精神心理疏导疗法，神经性厌食症者应行精神心理方面的治疗。

3. 激素治疗　根据病变环节及病因给予相应激素治疗，以补充体内激素不足或拮抗其过多，达到治疗目的。

（1）性激素补充治疗　目的有：维持女性全身健康及生殖健康，促进和维持第二性征和月经。主要治疗方法有 ①雌激素补充治疗：适用于无子宫者。②雌、孕激素人工周期疗法：适用于有子宫者。③孕激素疗法：适用于体内有一定内源性雌激素水平的 I 度闭经者。

（2）促排卵　适用于有生育要求的患者，卵巢功能衰竭者，不建议采用促排卵药物治疗。常用药物有 ①氯米芬：最常用的促排卵药物，适用于有一定内源性雌激素水平的无排卵者。②促性腺激素：适用于低促性腺激素闭经及氯米芬促排卵失败者。③GnRH：适用于下丘脑性闭经。

（3）溴隐亭　单纯高 PRL 血症患者一般在服药后第 5~6 周月经恢复。垂体催乳素瘤患者服药后 3 个月后，敏感者肿瘤明显缩小，较少采用手术。

（4）其他激素治疗　肾上腺皮质激素适用于先天性肾上腺皮质增生所致的闭经。甲状腺素适用于甲状腺功能减退引起的闭经。

4. 手术治疗　针对各种器质性病因，采用相应的手术治疗措施。生殖器畸形，可通过手术切开或成形，使经血流畅。宫颈发育不良无法手术矫正，应行子宫切除术。Asherman 综合征多采用宫腔镜直视下分离粘连，随后应用大剂量雌激素和放置宫腔内支撑的治疗方法。肿瘤患者，采取相应的手术治疗方案。

5. 辅助生殖技术　有生育要求的可采用辅助生殖技术治疗。

【护理评估】

1. 健康史　育龄妇女闭经首先需排除妊娠。了解患者生长、发育过程，有无先天性缺陷或其他疾病，家族中有无相同疾病者。详细询问患者月经史，包括初潮年龄、第二性征发育情况、月经周期、经期、经量、有无痛经，闭经前月经情况。已婚妇女应了解生育史，有无产后并发症。了解患者本次患病经过，包括闭经时间及伴随症状，发病前有无闭经的诱发因素如精神创伤、环境改变、体重增减、剧烈运动、各种疾病、药物治疗等。

2. 身体评估　观察患者精神状态、营养和全身发育情况。测量体重、身高、四肢与躯干比例、智力情况。检查五官生长特征、第二性征发育情况，有无多毛及双乳异常溢乳。妇科检查了解内、外生殖器发育情况，有无先天性畸形等。进行辅助检查。结合治疗方案进行评估。

3. 心理–社会评估　闭经对患者的自我概念有较大影响，患者会担心闭经影响自己的健康、性生活和生育能力。病程长或反复治疗效果不佳时，患者和家属会加重心理压力，对治疗和护理丧失信心，患者情绪低落、烦躁不安，反过来又会加重闭经。评估患者心理状态和情绪反应，对疾病的认知，家庭及社会支持系统状况。

【护理问题】

1. 自尊紊乱　与闭经引起自我否定有关。

2. 焦虑　与担心疾病影响健康、性生活和生育有关。

3. 功能障碍性悲哀　与担心丧失女性形象、影响生育有关。

【护理目标】

（1）患者能接受闭经的事实，客观地评价自己。

（2）患者能表达对疾病的顾虑，焦虑程度减轻。

（3）患者情绪稳定，能主动配合医疗护理。

【护理措施】

（一）一般护理

1. 营养与活动　鼓励平衡膳食，适度锻炼，保持标准体重，增强体质。

2. 协助辅助检查　根据医嘱，指导患者计划安排相关辅助检查。建议患者停用雌、孕激素药物至少两周后行 FSH、LH、PRL、促甲状腺素（TSH）等激素测定，以协助诊断。做功能试验检查者，要保证正确用药，注意用药后有无撤药性出血及其他反应。做好影像学、宫腔镜、腹腔镜检查的准备和检查后的护理。

（二）病情观察

观察患者闭经及伴随症状、月经复潮或有无异常出血情况。观察患者体重、营养状况或相关疾病转归情况等。

（三）治疗护理

1. 激素治疗护理　向患者说明激素的作用、不良反应、剂量、用法、用药时间等，嘱其不得擅自停服、漏服及随意更改药量。

2. 手术治疗护理　做好围手术期护理。

3. 其他治疗护理　做好心理治疗护理或辅助生殖技术治疗护理。

（四）心理护理

建立良好的护患关系，鼓励患者表达对疾病的感受和想法，及有关治疗、预后的问题。向患者提供诊疗信息，及时解答患者疑问，帮助患者正确认识闭经与健康、女性特征及生育的关系，减轻患者心理负担。做好家属思想工作，促进患者的社交活动，指导患者采用合适的方法减轻心理压力，保持心情舒畅，正确对待疾病。

【健康教育】

1. 随访指导　告知患者在治疗期间及治疗后定期随访，用药后出现异常出血时，及早就诊治疗。治疗无效者，要按医嘱进一步检查明确原因。

2. 生活指导　指导患者合理饮食、运动，保持标准体重，增强体质。

【护理评价】

（1）患者能否接受闭经的事实，客观地评价自己。

（2）患者是否能表达对疾病的顾虑，焦虑程度是否减轻。

（3）患者情绪是否稳定，能否主动配合医疗护理。

第三节　痛　经

【疾病概述】

痛经（dysmenorrhea）指行经前、后或月经期出现下腹疼痛、坠胀、腰酸或合并头痛、

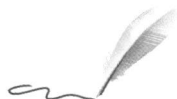

乏力、头晕、恶心等其他不适，严重者可影响生活和工作质量。痛经是妇科最常见的症状之一，有数据显示，痛经总发生率约34%，其中严重影响工作者约为10%。

痛经分为原发性痛经和继发性痛经。原发性痛经指生殖器官无器质性病变的痛经，占痛经90%以上，青春期多见，常在初潮后1~2年内发病。继发性痛经指由于盆腔器质性疾病导致的痛经。本节只叙述原发性痛经。

考点提示
原发性痛经概念。

（一）病因及发病机制

原发性痛经的发生与月经期子宫内膜释放前列腺素（PG）含量增高有关。研究表明，痛经患者子宫内膜和月经血中$PGF_{2\alpha}$和PGE_2含量较正常妇女明显升高，$PGF_{2\alpha}$含量增高是造成痛经的主要原因。$PGF_{2\alpha}$含量增高诱发子宫平滑肌过强收缩，血管挛缩，造成子宫缺血、缺氧状态而出现痛经。增多的前列腺素进入血液循环，还可引起心血管和消化道等症状。

血管加压素、内源性缩宫素以及β-内啡肽等物质增加也与原发性痛经有关。此外，原发性痛经的发生还受精神、神经因素影响；疼痛的主观感受与个体痛阈的高低有关，应激状态下人体痛阈降低，易发生痛经。

考点提示
原发性痛经的病因。

（二）临床表现

1. 症状 主要症状为下腹部疼痛。疼痛多自月经来潮后开始，最早出现在经前12小时，行经第1日疼痛最剧烈，持续2~3日后缓解，疼痛以坠痛为主、重者呈痉挛性，多数位于下腹部耻骨上，可放射至腰骶部和大腿内侧；常伴发恶心、呕吐、腹泻、头晕、乏力等症状，严重时面色发白、出冷汗。

考点提示
原发性痛经的临床表现。

2. 体征 妇科检查无异常发现。

（三）辅助检查

必要时，进行盆腔B超、腹腔镜检查等，以排除引起继发性痛经的子宫内膜异位症、子宫腺肌病、盆腔炎性疾病。

（四）治疗要点

1. 一般治疗 重视精神心理治疗。健康的生活方式对缓解疼痛有一定的帮助。

2. 药物治疗 疼痛不能忍受者可辅以药物治疗。

（1）前列腺素合成酶抑制剂 青春期痛经多用前列腺素合成酶抑制剂，如布洛芬、酮洛芬、甲氯芬那酸，月经来潮即开始服用，连服2~3日，有效率可达80%。

（2）口服避孕药 适用于有避孕要求的痛经妇女。口服避孕药抑制排卵、减少月经血PG含量，疗效达90%以上。

【护理评估】

1. 健康史 了解患者年龄、月经史、婚育史、有无诱发痛经的相关因素。详细询问疼痛与月经的关系，疼痛发生的时间、部位、性质、程度，有无伴随症状，自觉能缓解症状的方法，是否服用止痛药缓解症状及用药量、持续时间、效果。

2. 身体评估 根据患者月经期下腹疼痛特点，妇科检查有无阳性特征，结合缓解疼痛的方法和必要的辅助检查结果进行评估。

3. 心理 - 社会评估　痛经影响患者正常生活，引起患者焦虑、恐惧，认为来月经是"倒霉"、"痛苦"，甚至怨恨自己是女性，出现神经质的性格。评估患者心理状态，对疾病的认知。

【护理问题】

1. 疼痛　与月经期子宫收缩，子宫肌组织缺血、缺氧有关。

2. 焦虑　与反复痛经有关。

【护理目标】

（1）患者的疼痛症状缓解。

（2）患者月经期来潮前及经期焦虑减轻。

【护理措施】

（一）一般护理

月经期注意休息，避免剧烈运动和劳累；正常进食和睡眠，避免冰冷、辛辣刺激性食物；经期禁止性生活，保持外阴清洁、干燥；使用合适的非药物方法减轻痛经，如听音乐、看书等。

（二）病情观察

观察痛经缓解的方法和效果，伴随症状发生情况及严重程度。

（三）治疗护理

（1）腹部局部热敷、进食热饮或热汤可缓解疼痛。

（2）口服避孕药者嘱患者正确用药。习惯每一次经期服用止痛药的患者，应防止药物成瘾；无医嘱不能使用麻醉药缓解疼痛。

> **考点提示**
> 缓解原发性痛经的方法。

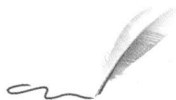

（四）心理护理

心理护理是痛经患者护理的重要环节。告知患者月经期轻度不适是生理反应，消除其紧张和顾虑。

【健康教育】

1. 生活指导　指导患者保证足够的休息和睡眠、规律而适度的锻炼、戒烟等。

2. 月经期保健指导　指导月经期保健。

【护理评价】

（1）患者的疼痛症状是否缓解。

（2）患者月经期来潮前及经期焦虑是否减轻。

第四节　绝经综合征

案例导入

患者，46岁，已婚、已育。因月经紊乱、失眠、潮热、偶感心悸和心烦意乱一年有余，到门诊就诊。医生考虑为绝经综合征，建议行进一步的检查明确诊断。

请问：

1. 什么是绝经综合征？

2. 绝经综合征的表现和治疗原则是什么？

3. 目前该患者护理评估内容应该有哪些？可能存在的护理问题及相应护理措施是什么？

【疾病概述】

绝经综合征（menopause syndrome）指妇女绝经前、后出现性激素波动或下降，引起一系列躯体及精神心理症状。绝经（menopause）指月经永久性停止，临床上，连续12个月无月经后才认为是绝经，可分为自然绝经和人工绝经。自然绝经指随年龄增长卵巢内卵泡生理性耗竭所致的绝经。人工绝经指双侧卵巢经手术切除或受放射线照射等所致的绝经。人工绝经更易发生绝经综合征。

考点提示

绝经综合征的病因。

（一）临床表现

1. 近期症状

（1）月经紊乱　是绝经过渡期的常见症状。由于稀发排卵或无排卵，表现为月经周期不规则，月经稀发（>35日）或月经频发（<21日）、经期持续时间长、经量增多或减少。此期症状取决于卵巢功能状态的波动性变化。

（2）血管舒缩症状　主要表现为潮热，为血管舒缩功能不稳定所致，是雌激素降低的特征性症状。其特点是反复出现短暂的面部、颈部及胸部皮肤阵阵发红，伴轰热，继之出汗，汗后畏寒，一般持续1~3分钟。症状轻者每日发作数次，严重者每日发作十余次或更多，多在夜间、凌晨乍醒发作，活动进食、穿衣、盖被过多等热量增加的情况下或应激状态易促发。症状可历时1~2年，有时长达5年或以上。潮热严重时，影响工作、生活和睡眠，是绝经后期妇女需要性激素治疗的主要原因。

（3）自主神经失调症状　常出现心悸、眩晕、头痛、失眠、耳鸣等。

（4）精神神经症状　常表现为注意力不易集中，情绪波动大，激动易怒、焦虑不安或情绪低落、抑郁、不能自我控制等情绪症状，记忆力减退。

考点提示

1. 绝经过渡期的常见症状。

2. 雌激素降低的特征性症状。

2. 远期症状

（1）泌尿生殖道症状　主要表现为泌尿生殖道萎缩症状，出现阴道干涩、性交困难及反复阴道感染，排尿困难、尿痛、尿急等反复发生的尿路感染。

（2）骨质疏松 绝经后妇女雌激素水平下降，使骨质吸收速度大于骨质生成，导致骨质丢失而出现骨质疏松。50 岁以上妇女半数以上会发生绝经后骨质疏松，通常发生在绝经后 5~10 年内，最常发生在椎体。

（3）阿尔茨海默病 绝经后期妇女比老年男性患病风险率高，可能与绝经后内源性雌激素水平降低有关。

（4）心血管病变 绝经后妇女糖脂代谢异常增加，动脉硬化、冠心病的发病风险较绝经前明显增加，可能与雌激素水平低下有关。

3. 体征 妇科检查有内外生殖器萎缩的表现。

（二）辅助检查

排除相关症状的器质性病变及精神疾病进行相关辅助检查。常见卵巢功能评价实验室检查如下。

1. 血清 FSH 值及 E_2 值测定 绝经过渡期血清 FSH > 10 U/L，提示卵巢储备功能下降；FSH > 40 U/L 且 E_2 < 10~20 pg/ml，提示卵巢功能衰竭。

2. 氯米芬兴奋试验 月经第 5 日开始口服氯米芬，50 mg/d，连用 5 日，停药第 1 日测血清 FSH > 12 U/L，提示卵巢储备功能下降。

（三）治疗要点

治疗目标为缓解近期症状，早期发现或有效预防骨质疏松、动脉硬化等老年性疾病。

1. 一般治疗 心理疏导，合理饮食，坚持锻炼，鼓励建立健康的生活方式。睡眠不好者，必要时选用适量的镇静药，以改善睡眠。谷维素有助于调节自主神经功能。

2. 激素补充治疗（HRT） 有适应证且无禁忌证时选用。HRT 是针对绝经相关健康问题，采取的一种医疗措施，可有效缓解绝经相关症状，改善生活质量。

（1）适应证

1）绝经相关症状 潮热、盗汗、睡眠障碍、疲倦、情绪障碍等。

2）泌尿生殖道萎缩相关问题 阴道干涩、疼痛、排尿困难、性交痛、反复发作的阴道及泌尿系统感染等。

3）低骨量及骨质疏松症 有骨质疏松症的危险因素、绝经后期骨质疏松症。

（2）禁忌证 已知或可疑妊娠、不明原因的阴道出血、已知或可疑患有乳腺癌、已知或可疑患有性激素依赖性肿瘤、最近 6 个月内有活动性静脉或动脉血栓栓塞性疾病、严重的肝肾功能障碍、血卟啉症、耳硬化症、脑膜瘤（禁用孕激素）等。

（3）慎用情况 包括子宫肌瘤、子宫内膜异位症、子宫内膜增生史、尚未控制的糖尿病及严重高血压、有血栓形成倾向、胆囊疾病、癫痫、偏头痛、哮喘、高催乳素血症、系统性红斑狼疮、乳腺良性疾病、乳腺癌家族史，及已完全缓解的宫颈鳞癌、子宫内膜癌、卵巢上皮性癌等妇科恶性肿瘤。

（4）药物及方法 主要药物为雌激素，可辅以孕激素。剂量和用药方案应个体化，以最小剂量和治疗目的相一致的最短时期，在卵巢功能开始衰退并出现相关症状时即可应用。常用药物包括 ①雌激素制剂：原则上选用天然性激素制剂。②组织选择性雌激素活性调节剂。③孕激素制剂：近年倾向选用天然孕激素制剂。

（5）副反应及危险性

1）子宫出血 性激素补充治疗时的子宫异常出血，多为突破性出血，必须高度重视，查明原因，注意排除子宫内膜病变。

2）性激素副反应　①雌激素：剂量过大可引起乳房胀、白带多、头痛、水肿、色素沉着等。②孕激素：可引起抑郁、易怒、乳房痛和水肿，患者常不易耐受。③雄激素：有发生高血脂、动脉粥样硬化、血栓栓塞性疾病危险，大量应用出现体重增加、多毛及痤疮，口服制剂会影响肝功能。

3）子宫内膜癌　长期单用雌激素，可使子宫内膜异常增殖和子宫内膜癌危险性增加。联合应用雌、孕激素，不增加子宫内膜癌发病风险。

4）卵巢癌　长期应用 HRT，可能增加卵巢癌的发病风险。

5）乳腺癌　应用天然或接近天然的雌、孕激素可使 HRT 增加乳腺癌的发病风险减小。

3. 非激素类药物治疗

（1）选择性 5 - 羟色胺再摄取抑制剂　可有效改善血管舒缩症状及精神、神经症状。

（2）钙剂　可减缓骨质丢失。

（3）维生素 D　适用于围绝经期妇女缺少户外活动者，与钙剂合用有利于钙的吸收。

> **考点提示**
> 1. 钙的作用。
> 2. 维生素 D 与钙剂合用有利于钙的吸收。

【护理评估】

1. 健康史　了解患者年龄、婚育史、月经史等信息。了解既往史，排除器质性病变（如肝病、高血压、糖尿病、冠心病）及精神疾病。了解既往有无子宫和卵巢的手术及是否接受过盆腔放射治疗等。了解绝经综合征出现的时间及严重程度，是否就医治疗及疗效等。

2. 身体评估　根据患者月经紊乱、潮热、自主神经失调等症状，妇科检查有生殖道萎缩表现，结合辅助检查及治疗方案进行评估。

3. 心理 - 社会评估　围绝经期妇女因绝经综合征症状影响日常生活，加之工作上的失落、子女长大离家、夫妻关系紧张等事件可引起忧虑、孤独、多疑。也有部分妇女认为绝经后摆脱了妇女生理上的烦恼，反而焕发出青春的活力。评估患者近期日常活动、工作、学习相关事件，以及对患者的影响，患者心理状态及社会家庭支持系统。

【护理问题】

1. 舒适度改变　与性激素波动引起的潮热、出汗、失眠等有关。

2. 自我形象紊乱　与月经紊乱，出现精神、神经症状等有关。

3. 焦虑　与绝经综合征干扰正常生活、家庭和社会环境改变等有关。

【护理目标】

（1）患者接受治疗后绝经综合征的症状改善，舒适度增加。

（2）患者能正确评价自己，积极参加社会活动。

（3）患者情绪稳定，焦虑减轻。

【护理措施】

（一）一般护理

1. 活动与休息　指导患者劳逸适度，保证充足的睡眠，建立健康生活方式。坚持力所能及的体育锻炼及劳动，如散步、慢跑、健美操等，增加日晒时间，扩展社交范围。必要时，遵医嘱应用镇静剂改善睡眠。

2. 协助辅助检查 根据医嘱，指导患者计划安排相关辅助检查。

（二）病情观察

（1）观察患者绝经综合征症状的转归情况。

（2）观察 HRT 患者药物副反应发生情况，出现阴道出血、白带增多、乳房胀痛等症状，及时查明原因。

（三）治疗护理

帮助患者了解激素药物治疗的目的、适应证、禁忌证、用药方法及剂量，介绍正确用药的必要性和重要性、药物的副反应和应对方法。用药期间随访绝经综合征患者的症状是否缓解，有无出现副反应，协助医生对患者进行定期评估，比较受益与风险的程度，指导进一步用药。

（四）心理护理

与患者建立起相互信任的关系，鼓励她们表达自我感受，耐心解答和指导。向患者提供绝经综合征发病原因、治疗手段等知识，使其了解绝经过渡期妇女自主神经系统功能紊乱及代谢紊乱，是生理过程，应以乐观的心态相适应。对焦虑患者有针对性地进行心理指导，减轻心理负担，排除不良情绪，保持精神愉悦。尊重患者的人格，使其家人了解绝经期妇女可能出现的症状并给予理解、安慰和鼓励，减少患者失落感，促使其顺利度过绝经过渡期。

【健康教育】

1. 随访指导 告知患者用药期间定期随访，用药后出现副反应时，及早就诊。

2. 生活指导 指导患者合理饮食、坚持锻炼，注意劳逸结合，保证充足睡眠，调整性生活适应目前身心状况，建立健康的生活方式。

3. 围绝经期妇女社区健康宣教

（1）提供围绝经期妇女生理、心理变化的相关知识，使妇女对即将发生的变化有心理准备，减轻焦虑情绪。

（2）介绍缓解和预防绝经综合征症状的方法和措施，如适当活动、补充钙质和维生素D，降低骨质疏松的发生率。

（3）绝经前后定期防癌检查，主要是女性生殖道和乳腺肿瘤。

（4）积极防治围绝经期妇女常见病、多发病，如糖尿病、高血压、冠心病、肿瘤、骨质疏松症、阴道炎症、子宫脱垂、尿失禁等。

（5）宣传 HRT 的有关知识。

【护理评价】

（1）患者接受治疗后绝经综合征的症状是否改善，舒适度是否增加。

（2）患者能否正确评价自己，是否积极参加社会活动。

（3）患者情绪是否稳定，焦虑是否减轻。

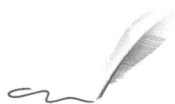

第五节　多囊卵巢综合征

案例导入

　　患者，19岁，大学生，因月经不调，前来妇产科门诊就诊。患者体型较胖，面部痤疮明显，害羞、不自信，行B超检查，见卵巢增大、双侧各有数个大小不等无回声区，初步考虑为多囊卵巢综合征，建议行进一步检查明确诊断。

请问：

1. 多囊卵巢综合征的表现和治疗原则是什么？

2. 目前该患者护理评估内容应该有哪些？可能存在的护理问题及相应护理措施是什么？

【疾病概述】

　　多囊卵巢综合征（polycystic ovarian syndrome，PCOS）是常见的妇科内分泌疾病之一。起病多见于青春期，临床上以雄激素过高的临床或生化表现、持续无排卵和卵巢多囊改变为特征，常伴胰岛素抵抗和肥胖。其病因至今尚未阐明，目前研究认为可能由某些遗传基因和环境因素相互作用所致。

（一）病理

1. 卵巢变化　巨检：双侧卵巢均匀性增大，为正常妇女的2～5倍，灰白，包膜增厚、坚韧。切面见卵巢白膜均匀性增厚，较正常厚2～4倍，白膜下可见12个以上、大小不等的囊性卵泡。镜检：白膜增厚、硬化，皮质表层纤维化，细胞少，血管显著存在，白膜下见多个不成熟、呈囊性扩张的卵泡及闭锁卵泡，无成熟卵泡生成及排卵迹象。

2. 子宫内膜变化　因无排卵，子宫内膜长期受雌激素刺激，呈现不同程度增殖性改变。长期持续无排卵增加子宫内膜癌的发生概率。

（二）临床表现

　　主要临床表现包括月经失调、雄激素过量表现和肥胖。

1. 月经失调　是最主要症状。多表现为月经稀发（周期35日至6个月）或闭经，闭经前常有月经稀发或经量过少。或者表现为不规则子宫出血，月经周期、经期或经量无规律性。

2. 不孕　由于排卵障碍导致育龄妇女不孕。

3. 多毛、痤疮　是高雄激素血症最常见表现。出现不同程度的多毛，性毛增加，主要在唇部、胸腹部中线、乳晕或阴毛等部位，阴毛浓密分布呈男性型倾向。油脂性皮肤及痤疮常见，系体内雄激素积聚刺激皮脂腺分泌旺盛所致。

4. 肥胖　50%以上患者肥胖（BMI≥25kg/m^2），多呈腹部肥胖型（腰围/臀围≥0.80）。肥胖与胰岛素抵抗、雄激素过多、游离睾酮比例增加、瘦素抵抗有关。

5. 黑棘皮症　阴唇、颈背部、腋下、乳房下和腹股沟等处皮肤皱褶部位出现灰褐色色素沉着，呈对称性，皮肤增厚，质软。

（三）辅助检查

1. 基础体温测定　表现为单相型基础体温曲线。

2. 盆腔 B 超检查　卵巢呈均匀性增大，一侧或两侧卵巢内各有 12 个以上直径为 2～9mm无回声区等改变。连续监测未见主导卵泡发育及排卵迹象。

3. 诊断性刮宫　月经来潮前或月经来潮 6 小时内进行，刮出子宫内膜呈不同程度增殖改变，无分泌期变化。

4. 内分泌测定

（1）血清雄激素　睾酮不超过正常范围上限 2 倍，雄烯二酮常升高，脱氢表雄酮、硫酸脱氢表雄酮正常或轻度升高。

（2）血清 FSH、LH　血清 FSH 正常或偏低，LH 升高，但无排卵前 LH 峰值出现。

（3）血清雌激素　雌酮升高，雌二醇正常或轻度升高，并恒定于早卵泡期水平。

（4）尿 17 - 酮类固醇　正常或轻度升高，正常提示雄激素来源于卵巢，升高提示肾上腺功能亢进。

（5）血清 PRL　部分患者有血清 PRL 轻度升高。

（6）其他　腹部肥胖型患者，应检测空腹血糖及 OGTT 等。

5. 腹腔镜检查　见卵巢增大，包膜增厚，表面光滑，呈灰白色，有新生血管；包膜下显露多个卵泡，无排卵征象。镜下取卵巢组织检查可确诊。

（四）治疗要点

1. 一般治疗　主要是调整生活方式。肥胖型 PCOS 患者，应控制饮食并增加运动，以降低体重、缩小腰围，增加胰岛素敏感性，降低胰岛素、睾酮水平，恢复排卵及生育功能。

2. 药物治疗

（1）调节月经周期　定期合理应用药物，对抗雄激素作用并控制月经周期。

1）口服避孕药　常用短效口服避孕药，周期性服用，疗程一般为 3～6 个月，可重复使用。能有效抑制毛发生长和治疗痤疮。

2）孕激素后半期疗法　可调节月经并保护子宫内膜，抑制 LH 过高分泌。也可达到恢复排卵效果。

（2）降低血雄激素水平

1）糖皮质激素　适用于 PCOS 雄激素过多为肾上腺来源或肾上腺和卵巢混合来源者。

2）炔雌醇环丙孕酮　具有较强的抗雄激素作用。与炔雌醇组成口服避孕药，对降低高雄激素血症和治疗高雄激素体征有效。

3）螺内酯　具有抑制卵巢和肾上腺合成雄激素，增强雄激素分解，并有在毛囊竞争雄激素受体的作用。出现月经不规则，可与口服避孕药联合应用。

（3）改善胰岛素抵抗　对肥胖或有胰岛素抵抗者常用胰岛素增敏剂。二甲双胍可抑制肝脏合成葡萄糖，增加外周组织对胰岛素的敏感性。

（4）诱发排卵　对于有生育要求者在生活方式调整、抗雄激素和改善胰岛素抵抗等基础治疗后，进行促排卵治疗。首选氯米芬，氯米芬抵抗者可给予促性腺激素等。

3. 手术治疗

（1）腹腔镜下卵巢打孔术　对 LH 和游离睾酮升高者效果较好。在腹腔镜下对多囊卵巢应用电针或激光打孔，可获得 90% 排卵率和 70% 妊娠率。

（2）卵巢楔形切除术　手术将双侧卵巢各楔形切除 1/3，可降低雄激素水平，减轻多毛症状，提高妊娠率。术后卵巢周围粘连发生率较高，临床已不常用。

【护理评估】

1. 健康史 询问患者的年龄、月经史。了解已婚患者的生育史。了解患者体重增减情况，有无多毛、痤疮等伴随症状，有无全身其他疾病及用药情况等。

2. 身体评估 观察患者临床表现，进行相关辅助检查排除先天性肾上腺皮质增生、库欣综合征及分泌雄激素的肿瘤，结合治疗方案进行评估。

3. 心理 - 社会评估 肥胖、多毛、痤疮等症状造成患者对自己的形象不自信，加之闭经或月经不调、不孕等，造成患者心理压力较大，出现情绪低落，甚至紧张和焦虑。评估患者心理状态和情绪反应，对疾病的认知，家庭及社会支持系统状况。

【护理问题】

1. 自尊紊乱 与闭经、多毛、肥胖、痤疮引起自我否定有关。

2. 焦虑 与担心疾病对健康、生育能力的影响有关。

3. 功能障碍性悲哀 与担心丧失女性形象、影响生育有关。

【护理目标】

（1）患者能接受因疾病导致闭经和外形改变的事实，客观地评价自己。

（2）患者能表达对疾病的顾虑，焦虑程度减轻。

（3）患者情绪稳定，能主动配合医疗护理。

【护理措施】

（一）一般护理

1. 营养 指导患者采取低糖、低热量、低脂肪饮食，多摄入富含纤维素和维生素的蔬菜和水果。

2. 活动 制定运动锻炼计划，加强运动，多做有氧运动，消耗体内过多脂肪，降低体重和缩小腰围。

3. 协助辅助检查 根据医嘱，指导患者计划、安排相关辅助检查。

（二）病情观察

观察患者月经周期、经期、经量情况，有无规律性，测量基础体温了解卵巢排卵情况。观察患者体重、腹围，计算 BMI。观察患者多毛、黑棘皮症的发生情况。

（三）治疗护理

1. 药物治疗护理 帮助患者了解药物治疗的作用、适应证、禁忌证、剂量、用法、用药时间、药物的副反应和应对方法等。强调激素药物正确用药的必要性和重要性，嘱患者不得擅自停服、漏服及随意更改药量。

（2）手术治疗护理 做好围手术期护理。

（四）心理护理

建立良好的护患关系，鼓励患者表达其对疾病的感受和想法，及有关治疗、预后的问题，并及时解答患者疑问。向患者提供疾病相关知识，帮助患者认识建立健康的生活方式对疾病治疗的意义，鼓励其正确对待疾病，排除不良情绪，减轻心理负担。

【健康教育】

1. 随访指导 告知患者在用药期间随访药物疗效和副反应发生情况。

2. 生活指导 指导患者建立健康的生活方式。

【护理评价】

（1）患者能否接受因疾病导致闭经和外形改变的事实，是否客观地评价自己。

（2）患者能否表达对疾病的顾虑，焦虑程度是否减轻。

（3）患者情绪是否稳定，能否主动配合医疗护理。

扫码"看小结"

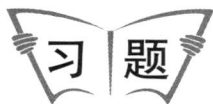

习 题

一、选择题

【A1/A2 型题】

1. 以下属于无排卵性功血表现的是

    A. 多发于青春期或绝经过渡期妇女，出血无规律

    B. 黄体发育较好，但萎缩过程延长致经期延长

    C. 黄体期孕激素分泌不足，月经周期缩短

    D. 月经中期有少量出血

    E. 排卵正常，雌激素水平较高致经量过多

2. 子宫内膜不规则脱落患者诊刮取子宫内膜的时间为

    A. 月经来潮 6 小时内　　B. 月经第 5~7 日　　C. 月经第 9~10 日

    D. 月经干净后 3 日　　E. 两次月经之间

3. 青春期与绝经过渡期功血患者的治疗原则不同的是

    A. 止血　　B. 调整周期　　C. 改善全身情况

    D. 恢复卵巢排卵功能　　E. 减少经血量

4. 绝经综合征临床表现不包括

    A. 生殖器官逐渐萎缩　　B. 阴道分泌物增多　　C. 尿频、尿失禁

    D. 潮红、潮热、出汗　　E. 阵发性心动过速

5. 女，51 岁，自述近年月经周期行 2~3 日干净，量较以前减少，自感阵发性潮热，出汗，偶有心悸、眩晕。妇科检查子宫稍小，其余正常。护士应向其说明此种情况属于

    A. 黄体功能不足　　B. 排卵性功血　　C. 绝经综合征

    D. 神经衰弱　　E. 黄体萎缩延迟

二、思考题

患者，女，47 岁，近 3 年来月经不调，表现为周期延长，经量增多且淋漓不净。此次停经 3 月，阴道出血 10 余天，量多，给予诊刮止血，刮出物组织学检查为单纯子宫内膜增生过长。诊断为绝经过渡期功血。

问题：

1. 该患者的治疗原则是什么？

2. 应采取哪些护理措施？

扫码"练一练"

（冉　波）

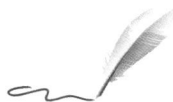

第十九章　妇科其他疾病患者的护理

学习目标

1. 掌握　子宫内膜异位症和子宫腺肌病的护理评估、护理措施及健康教育；子宫脱垂和尿瘘的定义、分度和护理措施；不孕症的概念，不孕症及辅助生殖技术常见并发症的护理措施。

2. 熟悉　子宫内膜异位症和子宫腺肌病的病因及治疗原则；不孕症常见原因、主要检查方法及治疗原则。

3. 了解　子宫内膜异位症和子宫腺肌病的病理；子宫脱垂和尿瘘的病因；常用辅助生殖技术。

4. 能对子宫脱垂、尿瘘等疾病的防治知识进行宣教；能运用护理程序，对不孕症及卵巢过度刺激综合征患者进行个性化护理；对子宫内膜异位症及子宫腺肌病个案进行整体护理，初步建立临床思维。

5. 具有爱伤意识和良好的人际沟通能力，能充分尊重患者，保护其隐私。

第一节　子宫内膜异位症及子宫腺肌病

故事点睛

旁白： 小丽是妇科病区的护士，在她作为责任护士的患者中，有一位郁郁寡欢的年轻女性，因继发性痛经并加重两年，检查发现为子宫内膜异位症而入院，准备行腹腔镜检查治疗。该患者向小丽咨询"什么是子宫内膜异位症？我怎么会得这个病的呢？我还能怀孕生孩子吗？"小丽耐心向患者解释，并告知她目前与医生护士配合、治疗护理的事项。

人物： 由两名学生分别担任案例中人物，进行即兴表演。

请问：

1. 什么是子宫内膜异位症？
2. 子宫内膜异位症典型的临床表现是什么？
3. 目前患者的护理问题有哪些？怎样实施护理措施？

【疾病概述】

子宫内膜异位症（endometriosis，EMT）指具有活性的子宫内膜组织（腺体和间质）出现在子宫腔以外的部位，简称内异症。异位的子宫内膜绝大多数位于盆腔脏器和壁腹膜，最常见的是卵巢、宫骶韧带，其次是子宫、直肠子宫陷凹、乙状结肠腹膜层和阴道直肠隔等部位。育龄期妇女是内异症的高发人群，其中76%在25~45岁。近年来内异症的发病率明显上升，与剖宫产率增高、宫腔镜和腹腔镜操作及人工流产增多有关。子宫腺肌病是指子宫内膜腺体及间质侵入子宫肌层，多发生于30~50岁经产妇，约15%的患者合并内异症，约50%的患者合并子宫肌瘤。

📚 考点提示

1. 子宫内膜异位症的定义。

2. 子宫内膜最常见异位部位。

（一）病因

子宫内膜异位症和子宫腺肌病的病因不同，但均受雌激素调节。

（二）病理

异位种植的内膜与子宫内膜一样，随着卵巢激素的变化而发生周期性出血，但出血不能经阴道排出，病灶局部反复出血并且吸收缓慢，导致周围纤维组织增生、粘连以及囊肿形成，在病灶部位形成紫褐色斑点或小泡，最终发展成为大小不等的紫褐色实质性结节或囊肿，最常见的是卵巢子宫内膜异位囊肿，约半数患者双侧卵巢受累，囊肿大小不一，囊液似巧克力样糊状陈旧血性液体，故又名"卵巢巧克力囊肿"。在子宫后壁、宫骶韧带及直肠子宫陷凹可见散在紫褐色出血点或结节，也可相互融合而形成团块。异位的子宫内膜也可侵及阑尾、直肠阴道隔、直肠、乙状结肠及膀胱等部位。

子宫腺肌病异位的内膜在子宫肌层多呈弥漫性生长，累及子宫后壁较多，使子宫均匀性增大，呈球形，一般不超过妊娠12周子宫大小，子宫肌壁显著增厚且变硬。少数腺肌病病灶呈局限性生长形成结节或包块，似肌壁间肌瘤，称为子宫腺肌瘤，手术难以剥除。

（三）临床表现

内异症患者的临床表现因人和病变部位的不同而多种多样，与月经周期密切相关，有25%的患者无任何自觉症状。

1. 症状

（1）下腹痛和痛经　疼痛是内异症的主要症状，典型症状是继发性痛经，进行性加重。半数以上的患者有此症状。常于月经来潮时出现，持续至整个经期，经后逐渐消失。疼痛多位于下腹、腰骶及盆腔中部，可放射至会阴部、肛门及大腿，部分患者同时合并直肠刺激症状。

（2）不孕　本病患者不孕率高达40%。卵巢子宫内膜异位病灶破坏卵巢实质导致不排卵或导致卵巢周围粘连而影响排卵。盆腔子宫内膜异位病灶不同程度地导致输卵管变硬、僵直或蠕动异常，影响输卵管的拾卵和受精卵的输送。

（3）月经异常　15%~30%患者月经前点滴出血、经量增多、经期延长或月经淋漓不尽。

（4）性交痛　因性交时子宫收缩上提或碰撞而引起疼痛，一般表现为深部性交痛，月经来潮前性交痛最明显。多见于直肠子宫陷凹有异位病灶或因局部粘连导致子宫后倾固定者。

（5）其他　子宫内膜异位部位均可在局部出现周期性疼痛、出血和肿块，并出现相应症状。

2. 体征　典型盆腔内异症的患者妇科检查发现子宫后倾固定，直肠子宫陷凹、宫骶韧带或子宫后壁下方可扪及触痛性结节，一侧或双侧附件区可触及囊实性包块，活动度差，阴道后穹隆可触及或直接看到局部隆起的紫蓝色斑点或小结节。子宫腺肌病患者子宫均匀增大、呈球形，质地较硬，有压痛。少数子宫表面不规则，结节样突起，可能是局限性腺肌瘤或是伴有子宫肌瘤。

考点提示
内异症典型症状。

（四）辅助检查

1. 影像学检查 B 型超声检查是诊断卵巢异位囊肿及膀胱、直肠内异症的重要方法，可确定卵巢子宫内膜异位囊肿的位置、大小和形状，其诊断的特异性和敏感性均在 96% 以上。CT 和 MRI 对盆腔内异症有诊断价值，但费用高昂，不作为初选的方法。

2. 腹腔镜检查 是目前公认的诊断内异症的最佳方法，特别是对盆腔检查和 B 型超声检查均无阳性发现的不孕或腹痛患者更是首选方法。镜下看到典型病灶即可确诊。亦可用于子宫腺肌瘤的辅助诊断。

3. 血清 CA125 测定 子宫内膜异位症患者血清 CA125 值可能升高，重症患者更为明显。血清 CA125 水平用于监测异位内膜病变活动情况更有价值，治疗有效时 CA125 降低，复发时又增高。

考点提示
内异症的最佳诊断方法。

4. 活组织病理检查 在腹腔镜下对可疑子宫肌层病变进行活检可以确诊子宫腺肌病。

（五）治疗要点

应根据患者年龄、症状、病变部位、范围及生育要求等情况全面考虑。原则上无症状和症状轻微者可采用期待疗法；有生育要求的轻度患者先给予药物治疗，病变较重者行保留生育功能手术；年轻无生育要求的重度患者可采用保留卵巢功能手术并辅以性激素治疗；症状和病变均严重的无生育要求的患者可考虑根治性手术。子宫腺肌病患者一般采用手术治疗。

【护理评估】

1. 健康史 询问患者的年龄、婚姻情况等个人信息。了解患者出现继发性痛经典型症状开始的时间、持续时间以及就医情况等。详细询问患者的月经史和生育史；有无阴道闭锁、子宫颈管狭窄、多次宫腔检查或手术史等。

2. 身体评估 详细询问患者腹痛或痛经的起始时间、程度及持续时间，有无性交痛及肛门坠胀感等。了解疼痛是否继发于宫腔操作之后。评估患者的典型症状，进行双合诊和三合诊检查，判断子宫大小、位置、倾屈度、活动度及有无触痛等；附件肿块大小、性质及活动度等；阴道后穹隆处是否触及小结节或包块。

3. 心理 - 社会评估 患者及其家属往往对进行性加重的痛经表现出紧张，甚至恐惧，严重者影响日常生活和工作。患者在治疗过程中对不孕产生焦虑和担忧，以及要面对家庭和社会等各方面的压力，因此要评估患者的家庭和社会支持系统。

【护理问题】

1. 疼痛 与异位内膜经期出血和炎性刺激周围组织中的神经有关。

2. 焦虑 与进行性加重性疼痛、不孕等有关。

3. 知识缺乏 与缺乏疾病相关预防知识有关。

扫码"看一看"

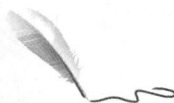

【护理目标】

（1）患者疼痛减轻或消失。

（2）患者能正视患病的事实，积极面对。

（3）患者情绪稳定，焦虑减轻。

【护理措施】

（一）一般护理

指导患者加强营养，劳逸结合，保持心情舒畅，适当进行体育锻炼，有助于缓解疼痛；经期注意保暖、热敷下腹部，进食热饮热食，忌辛辣及刺激性食物；子宫后位者采取俯卧位可缓解不适；必要时给予药物缓解疼痛。

（二）病情观察

观察患者痛经有无进行性加重，有无伴随恶心、呕吐及肛门坠胀感等症状。定期做 B 超检查，观察囊肿有无增大或手术后有无复发等。将观察情况及时报告医生并遵医嘱处理。

（三）治疗护理

1. 子宫内膜异位症的治疗包括期待治疗、药物治疗、手术治疗、联合治疗。

（1）期待治疗　适用于病变轻微、无症状或症状轻微患者，一般可数月随访一次。告知患者症状加剧时，应与医生联系改用其他较积极的治疗方法。

（2）药物治疗　适用于有慢性盆腔痛、经期痛症状明显、无生育要求和无卵巢囊肿形成的患者。临床常用的药物治疗为性激素抑制治疗，使子宫内膜萎缩、退化、坏死。常用药物有孕三烯酮、达那唑、促性腺激素释放激素激动剂（GnRH－a）等。

1）孕三烯酮　口服，每次 2.5mg，每周 2 次，月经周期第一天开始用药，疗程为 6 个月。服药期间要定期检查肝功能。氨基转移酶轻度升高者，服用保肝药，可继续治疗。

2）达那唑　具弱雄激素作用，还具有蛋白质同化作用和抗孕激素作用，主要作用于下丘脑和垂体，能抑制促性腺素的合成和释放，使雌、孕激素水平下降，抑制卵泡发育；也直接作用于子宫内膜，使之萎缩，经临床使用对子宫内膜异位症治疗效果显著。从月经周期第 1～3 天开始服用，2 次/日，200 毫克/次，总量一天不超过 800 毫克，连续 3 个月为一疗程。副反应：主要有体重增加、水肿、多毛、声粗、痤疮、头痛、肝功能障碍、焦虑等。多数妇女发生闭经，少数有不规则阴道出血。

3）GnRH－a　对子宫内膜异位症患者 3～6 月为一个疗程，主要副反应为低雌激素状态引起的症状，如潮热、盗汗、阴道干燥或情绪改变，个别患者出现皮疹，停药后即可消失。

（3）手术治疗　适用于：①药物治疗后症状不缓解，局部病变加剧或生育功能仍未恢复者；②卵巢内膜异位囊肿直径＞5cm，特别是迫切希望生育者。手术方法有经腹手术和腹腔镜手术两种。

（4）手术与药物联合治疗　手术治疗前给予 3～6 个月药物治疗，再进行手术清除病灶。对手术不彻底或术后疼痛不缓解者，术后给予 6 个月的药物治疗，推迟复发。

2. 子宫腺肌病的治疗应根据患者的症状、年龄以及有无生育要求而定。症状较轻、有生育愿望及接近绝经期患者可用孕三烯酮、达那唑、GnRH－a 治疗，能缓解症状；年轻或有生育愿望的患者，可试行病灶挖除术，但有复发风险；症状严重、无生育要求或药物治

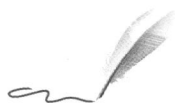

疗无效者，可行全子宫切除术。

（四）心理护理

认真倾听患者对疾病叙述，引导患者表达真实感受，对患者进行心理安慰与心理疏导，耐心解答患者提出的相关问题，缓解其压力和焦虑、恐惧情绪；帮助患者建立积极的家庭和社会支持系统。

> **考点提示**
> 子宫内膜异位症患者的护理措施。

【健康教育】

1. 防止经血逆流　尽早治疗可能引起经血潴留或流出不畅的疾病，如阴道横隔、无孔处女膜、宫颈闭锁以及继发性宫颈粘连、阴道狭窄等。经期避免重体力劳动，月经期避免性交。

2. 适龄婚育和药物避孕　妊娠可延缓内异症的发生、发展，鼓励妇女应适龄结婚，及时生育。已有子女者，可长期服用避孕药抑制排卵，促使子宫内膜萎缩和减少经量，使子宫内膜异位症的发生机会减少。

3. 避免医源性异位内膜种植　月经期避免盆腔检查。阴道及宫颈手术应在月经干净后 3～7 日内进行。在月经来潮前，禁止做输卵管通畅试验，避免将子宫内膜碎屑推入腹腔。进入子宫腔手术操作要轻柔，如人工流产负压吸引术，负压不可过高，吸管应缓慢拔出。切开子宫的手术注意保护好腹壁切口，如中期妊娠剖宫取胎手术。

> **考点提示**
> 子宫内膜异位症患者的健康指导。

【护理评价】

（1）患者疼痛是否减轻或消失。

（2）患者是否积极配合治疗。

（3）患者情绪是否稳定，焦虑是否减轻。

第二节　子宫脱垂

故事点睛

旁白： 小云是妇科病房的护士，在她作为责任护士的患者中，有位 56 岁女性患者，因"自觉异物自阴道脱出半年，用力时症状加重"入院。患者于半年前感觉异物自阴道脱出，有时伴腰骶部坠胀，初步诊断为轻度子宫脱垂。患者向小云询问"我为什么会患子宫脱垂？"小云耐心向患者解释，并告知她目前应和医生护士配合治疗和护理。

人物： 由两名学生分别担任案例中人物，进行即兴表演。

请问：

1. 哪些因素可导致子宫脱垂？子宫脱垂有哪些临床表现？

2. 患者有哪些护理问题？该采取怎样的护理措施？

【疾病概述】

子宫脱垂是指子宫从正常位置沿阴道下降，宫颈外口达到坐骨棘水平以下，甚至子宫部分或全部脱出阴道口外。子宫脱垂常伴有阴道前、后壁膨出。

（一）病因与发病机制

1. 分娩损伤　是子宫脱垂最主要的原因。在分娩过程中，尤其是难产、第二产程延长或经阴道手术助产者，易造成盆底肌肉、筋膜、宫颈、子宫主韧带、子宫骶韧带过度延伸，张力下降甚至出现撕裂。若分娩后支持组织未能恢复正常，就容易发生子宫脱垂。

2. 产妇过早体力劳动　产妇过早参加体力劳动，尤其是重体力劳动，可使腹压增高，过高的腹压会将子宫向下推向阴道，而发生脱垂。多次分娩也是子宫脱垂的原因。

3. 长期腹压增加　长期慢性咳嗽、便秘、久站、常重体力劳动及巨大盆腔肿瘤等，均可使腹压增高，迫使子宫下移而导致脱垂，尤其在产褥期内。

4. 盆底组织发育不良或退行性变　子宫脱垂偶见于未产妇，往往是因先天性盆底组织发育不良。部分老年妇女因雌激素水平下降，盆底组织萎缩松弛，导致子宫脱垂。

（二）分度

根据患者平卧向下屏气用力时子宫下降的程度，将子宫脱垂分为 3 度（图 19 - 1、2）。

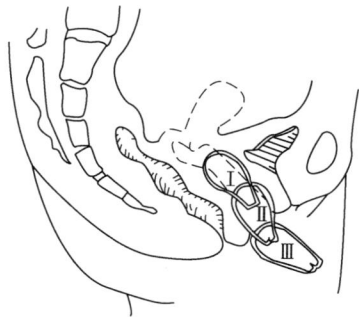

图 19 - 1　子宫脱垂的分度

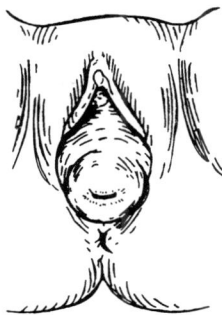

图 19 - 2　子宫脱垂

Ⅰ度　轻型为子宫颈外口距离处女膜缘 < 4 cm，未达处女膜缘；重型为子宫颈外口已达处女膜缘，妇科检查时在阴道口可见子宫颈。

Ⅱ度　轻型为子宫颈已脱出阴道口外，但子宫体仍在阴道内；重型为宫颈及部分宫体脱出阴道口。

Ⅲ度　子宫颈及宫体全部脱出至阴道口外。

> **考点提示**
>
> 子宫脱垂的病因及临床分度。

（三）临床表现

1. 症状　轻度子宫脱垂可无自觉症状，加重后患者出现自觉下坠感及腰背酸痛，常在久站、走路与重体力劳动时加重；长时间蹲位或排便等腹压增加时，阴道口有一肿物脱出。暴露在外的子宫及阴道壁由于反复摩擦而发生感染，使阴道分泌物增多，可致溃疡及出血，若继发感染而有脓性分泌物。合并膀胱、尿道膨出者，可出现排尿困难、尿潴留或尿失禁，常有较多的残余尿，容易并发尿路感染；直肠膨出患者，可伴有便秘和排便困难等。

2. 体征　妇科检查时患者取平卧位，嘱其屏气增加腹压，可见子宫脱出，常合并阴道前、后壁及膀胱、直肠膨出；宫颈及阴道黏膜多明显增厚、宫颈肥大甚至显著延长；无法回纳的子宫反复摩擦，导致宫颈及阴道壁黏膜溃疡，有少量阴道出血或脓性分泌物。

（四）辅助检查

血常规检查，合并感染者，可见白细胞数量增加。张力性尿失禁的检查，适用于合并膀胱、尿道膨出患者。

（五）治疗要点

子宫脱垂治疗的基本原则是：去除病因，综合考虑患者年龄、盆底张力以及子宫脱垂分度，采取保守治疗或手术治疗。保守治疗，适用于Ⅰ度轻型或不能耐受手术或需生育者。子宫托是一种古老有效的保守治疗方法，但宫颈或阴道壁有炎症或有溃疡者及重度子宫脱垂伴盆底肌明显萎缩者不宜使用，经期和妊娠期停用。保守治疗无效及子宫脱垂Ⅱ度、Ⅲ度，合并直肠、阴道膨出的患者，应采取手术治疗。手术方式包括：阴道前、后壁修补术，阴道前、后壁修补加主韧带缩短及宫颈部分切除术，经阴道子宫全切除及阴道前、后壁修补术和阴道纵隔成形术等。

【护理评估】

1. 健康史　仔细询问患者分娩过程中有无阴道助产、产程过长及外阴、阴道撕裂伤等病史。同时评估患者其他身体健康状况或腹压增加的疾病，如慢性咳嗽、便秘、盆腔及腹腔肿瘤等。

2. 身体评估　根据患者的分度、临床表现、辅助检查及治疗方案进行评估。评估患者有无下坠感及腰骶部酸痛，有无阴道肿物脱出，有无排尿、排便异常等。

3. 心理－社会评估　患者羞于就诊，且因行动不便，不能从事体力劳动。同时大、小便异常，影响性生活，使患者感到忧虑、情绪低落。护理人员需要了解患者子宫脱垂后的感受，了解患者社会及家庭支持的方式及程度。

【护理问题】

1. 疼痛　与阴道壁溃疡、下垂子宫牵拉宫颈或韧带有关。

2. 皮肤完整性受损　与下垂的宫颈或阴道壁与衣裤长期摩擦发生溃烂，导致出血有关。

3. 焦虑　与子宫脱出影响生活有关。

【护理目标】

（1）患者疼痛减轻或消失。

（2）患者皮肤完整性受到保护。

（3）患者焦虑程度减轻或消失。

【护理措施】

（一）一般护理

（1）告知患者及早就医，及时回纳脱出物，病情重不能回纳者，应卧床休息，减少下地活动的次数和时间。

（2）指导患者保持外阴清洁、干燥，每日用流动清水冲洗外阴，禁止使用酸性或碱性等刺激性药液，冲洗后更换棉质紧身内裤，配合医生选择大小适宜子宫托，避免或减少摩擦。

（3）改善患者全身状况，加强营养，进食高蛋白、高维生素饮食，增强体质。开展盆底肌肉的锻炼，如提肛运动，增加盆底组织及肛门括约肌张力。有效控制增加腹压的因素，如久站、久蹲及咳嗽等。

（二）病情观察

观察患者有无下坠感及腰骶部疼痛、阴道肿物脱出、排尿及排便异常，卧床休息后症状能否缓解。

（三）治疗护理

1. 指导患者正确放、取子宫托的方法。

（1）放置子宫托 放置前嘱患者排尽大、小便，洗净双手，取蹲位，双腿分开，一手握持子宫托盘呈倾斜状进入阴道口内，再将托柄边向内旋转推进，使托盘到子宫颈，向下屏气使托盘吸附于宫颈；然后将托柄弯度朝前，正对耻骨弓后。

（2）取出子宫托 取子宫托前洗净双手，手指捏托柄，上、下、左、右轻轻摇动，待负压消失后向后外方牵拉，子宫托即可从阴道滑出。

（3）注意事项 应选择大小适宜的子宫托，以放置后无脱出又无不适感为宜。每日晨起后放入，每晚睡前取出，消毒备用。久置不取可压迫生殖道，导致生殖道糜烂、溃疡甚至生殖道瘘。月经期及妊娠期停止使用。上托后3个月复查。

2. 手术前、后护理 术前护理同外阴、阴道手术护理。术后护理除按一般外阴、阴道手术术后患者的护理外，应嘱患者卧床休息7~10日；留置尿管10~14日；避免咳嗽、下蹲等增加腹压的动作；每日行外阴擦洗2次；坚持肛提肌锻炼，每日做收缩肛门的运动，用力收缩放松盆底肌2~3次，每次10~15分钟；必要时用缓泻剂，预防便秘。

（四）心理护理

由于病程长，患者因长期影响正常生活而造成情绪低落、焦虑、烦躁，护士应理解并鼓励患者说出自己的疾苦，表达其内心的情感，讲解子宫脱垂的知识和预后，使患者对治疗充满信心。同时做好家属心理工作，与患者共渡难关，促进患者早日康复。

【健康教育】

（1）手术后休息3个月，出院后1个月复查伤口愈合情况，3个月再次进行复查。半年内避免重体力劳动，避免久站、久蹲、长时间行走。

（2）注意饮食，避免食用辛辣、刺激性食物，保证营养素和粗纤维素的摄入，积极防治便秘和咳嗽等慢性疾病。

（3）宣传先进生育理念，避免多孕、多胎。提倡进行产后体操锻炼和盆底肌锻炼。更年期、绝经期妇女，在医生指导下用激素替代疗法，并定期复查。

【护理评价】

（1）患者疼痛是否减轻或消失。

（2）患者舒适感是否增加，皮肤完整性是否受到保护。

（3）患者情绪是否稳定，是否积极配合检查及治疗。

第三节 尿 瘘

【疾病概述】

尿瘘是指泌尿生殖瘘，是泌尿系统和其他系统之间的异常通道。根据尿瘘的发生部位，分为膀胱阴道瘘、膀胱宫颈瘘、尿道阴道瘘、膀胱尿道阴道瘘及膀胱宫颈阴道瘘等（图19-3）。临床上以膀胱阴道瘘最常见。

（一）病因与发病机制

导致尿瘘的因素有很多，但常以产伤和妇科手术损伤为主。

1. 产伤 为最常见原因，多见于难产处理不当。根据损伤过程，分为坏死型和创伤型。坏死型尿瘘是由于软产道组织被长时间压迫，导致局部组织缺血、坏死形成；创伤型尿瘘是由于直接损伤所致，常见于剖宫产手术或产科助产手术操作。

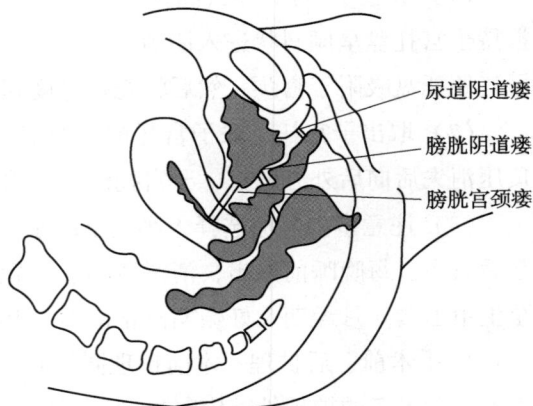

图 19-3 尿瘘

尿道阴道瘘
膀胱阴道瘘
膀胱宫颈瘘

2. 妇科手术创伤 经阴道或经腹的手术，可因盆腔粘连致盆腔脏器解剖层次不清，术中操作不细致而误伤膀胱、尿道或输尿管所致。

3. 其他 生殖系统或膀胱肿瘤、盆腔结核、生殖器放射治疗后及长期放置子宫托等，可导致尿瘘。

（二）临床表现

1. 症状

（1）漏尿 为主要临床表现，尿液可从阴道流出，排尿无自主性。坏死型尿瘘，常于产后或手术后3~7天出现漏尿现象，手术直接损伤者术后即可出现。

（2）外阴皮肤炎症 患者外阴、臀部及大腿内侧，长期受尿液刺激，可出现不同程度的湿疹或皮炎，导致患者局部瘙痒、疼痛和行动不便等。

（3）尿路感染 尿瘘患者可出现不同程度的尿频、尿急、尿痛等尿路感染症状。

（4）其他 患者可出现继发性闭经或月经稀发、性交困难和不孕等。

2. 体征 患者外阴、臀部和大腿内侧皮肤可见皮炎或湿疹，甚至浅表溃疡。妇科检查可发现患者尿液从阴道流出的部位。

（三）辅助检查

1. 亚甲蓝试验 目的是鉴别患者的漏孔类型。将300ml亚甲蓝稀释溶液充盈膀胱，蓝色液体从阴道壁小孔溢出为膀胱阴道瘘；自宫颈外口流出为膀胱宫颈瘘；阴道内流出清亮液体，则说明流出的尿液来自肾脏，提示可能为输尿管阴道瘘。

2. 靛胭脂试验 将靛胭脂5ml静脉推注，5~10分钟看见蓝色液体自阴道顶端流出者为输尿管阴道瘘，在亚甲蓝试验不能确诊时用此方法。

3. 阴道检查 可见瘘口，需注意瘘口的大小、位置，是否有尿液从阴道流出。

4. 其他 膀胱镜检查可以了解膀胱的瘘孔位置和数目；静脉肾盂造影、逆行输尿管肾盂造影等皆可协助诊断。

（四）治疗要点

以手术修补治疗为主。根据瘘孔类型和部位，可选择经阴道、经腹，或经阴道、经腹联合手术的方式。肿瘤或结核患者所致尿瘘，应积极治疗原发病。分娩或妇科手术后 7 日发生的尿瘘，保留导尿管或输尿管导管 2~4 周，部分患者可自愈。

【护理评估】

1. 健康史 仔细询问患者既往史，特别是肿瘤、结核、放射治疗等病史。了解患者有无难产史、有无妇科手术史；了解患者漏尿的时间及其他问题。

2. 身体评估 根据患者的临床表现、辅助检查及治疗方案进行评估。评估患者有无漏尿、外阴皮炎或浅表溃疡，有无尿路感染、闭经等。

3. 心理－社会评估 患者由于漏尿，常感到外阴不适、瘙痒及身体异味，不愿参加社交活动，常常焦虑、无助，家属及周围人群的不理解使患者产生自卑、失落等不良情绪。

【护理问题】

1. 皮肤完整性受损 与长期尿液刺激外阴皮肤有关。

2. 社交孤立 与长期漏尿、身体有异味及不愿与人交往有关。

3. 自我形象紊乱 与长期漏尿导致自卑和精神压力大有关。

【护理目标】

（1）患者外阴皮肤恢复正常。

（2）患者逐渐恢复正常的社交活动。

（3）患者能够确立健康的生活观，积极面对现实，焦虑程度减轻或消失。

【护理措施】

（一）一般护理

取适当体位，一般取使瘘孔高于尿液平面的卧位。保持外阴清洁与干燥。嘱患者多饮水，每日饮水量不少于3000ml，可达到稀释尿液、自动冲洗膀胱的目的，以减少酸性尿液对局部皮肤的刺激。

（二）病情观察

（1）观察患者有无漏尿、外阴皮炎或溃疡、尿路感染及闭经的发生。

（2）注意患者情绪变化，医护人员应与患者常交流，告知患者及家属通过手术该病能够痊愈，要充满信心。

（三）治疗护理

1. 术前护理 术前，除按外阴、阴道手术常规准备外，应嘱患者术前 3~5 日，用 1:5000 的高锰酸钾溶液或 1:20 的碘附溶液坐浴。外阴有湿疹患者坐浴后行红外线照射，涂擦氧化锌软膏，使局部保持干燥，促进舒适，待局部病变痊愈后再行手术治疗。老年妇女或闭经者遵医嘱口服雌激素 2 周，使阴道黏膜上皮增生，利于术后伤口愈合。按医嘱应用抗生素抗感染。合并尿路感染者遵医嘱先控制感染，再行手术。创伤型尿瘘应在发现后立

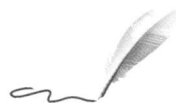

即修补或术后 3~6 个月进行。结核或放疗引起的尿瘘应在病情稳定后择期手术。

2. 术后护理　术后护理是手术成功的重要保证。

（1）体位　根据患者瘘孔位置采取正确体位，使瘘孔高于尿液面，减少尿液浸渍，促进伤口愈合。若膀胱阴道瘘瘘孔在后底部，应采取俯卧位；瘘孔在侧面者采取健侧卧位。

（2）尿管护理　术后保留尿管 10~14 日，注意固定尿管和引流的通畅，避免膀胱过度充盈影响伤口愈合，尿管拔除前应训练膀胱功能，拔除后协助患者每 1~2 小时排尿一次，并逐步延长排尿时间。

（3）术后康复锻炼　加强盆底肌锻炼，积极预防咳嗽、便秘等，并且尽量避免下蹲等增加腹压的活动。

（四）心理护理

向患者讲解有关尿瘘的知识，告诉患者及其家属手术治愈的信息，关心体贴患者，了解患者因疾病所导致的不良心理反应和痛苦，消除其思想顾虑，积极配合治疗和护理。

【健康教育】

（1）术后 3 个月内禁止性生活及重体力劳动；保证营养摄入，均衡饮食，进食高蛋白、高维生素、高纤维素、低脂肪饮食。

（2）术前口服雌激素者，术后继续服药 1 个月；出院后再次出现漏尿或其他异常，应及时就诊。

（3）保持心情稳定，能正确面对疾病。嘱手术失败者尽量保持外阴清洁，避免外阴皮肤受酸性尿液刺激，并告知下次手术时间，鼓励患者树立信心。

【护理评价】

（1）患者外阴皮肤完整性是否受到保护。

（2）患者是否能与其他人进行正常社会交往。

（3）患者是否能够确立健康的生活观，积极面对现实，焦虑情绪是否缓解或消失。

第四节　不孕症及辅助生育技术

一、不孕症

女性无避孕性生活至少 12 个月而未孕者，称不孕症，男性称不育症。不孕症可分为原发性和继发性。婚后未避孕而从未妊娠者称为原发不孕；曾有过妊娠而后未避孕，连续 12 个月不孕者，称为继发不孕。我国不孕症发病率为 7%~10%。

【疾病概述】

（一）病因与发病机制

1. 女性不孕因素

（1）输卵管因素　最常见。各种因素影响输卵管功能的病变都可致不孕。

（2）卵巢因素　无排卵是最严重的不孕原因。①卵巢病变，如卵巢先天性发育不良、卵巢功能早衰、多囊卵巢综合征、卵巢子宫内膜异位症等。②下丘脑－垂体－卵巢轴功能紊乱。③全身性因素，如营养不良、重症糖尿病、甲状腺功能异常、肾上腺功能异常等影响卵巢功能。

（3）子宫因素　子宫发育不良或先天畸形、子宫内膜病变或子宫黏膜下肌瘤等影响受精卵着床导致不孕。

（4）宫颈因素　慢性宫颈炎症、宫颈黏液变稠，影响精子活力和进入宫腔的数量；宫颈口狭窄、宫颈肌瘤影响精子通过，造成不孕。

（5）阴道因素　先天畸形，外阴、阴道发育异常或损伤后可影响性交，并阻碍精子进入；严重阴道炎时，阴道 pH 值发生改变，降低精子的活力，甚至吞噬精子，影响受孕。

2. 男性不育因素　导致男性不育的因素主要有生精障碍和输精障碍，此外还有内分泌和免疫因素等。

3. 男女双方因素　缺乏性生活的基本知识、精神紧张、免疫因素等

（二）辅助检查

1. 男方检查　全身检查的基础上，还应注意外生殖器有无畸形或病变，包括阴茎、阴囊和前列腺的大小和形状等。不孕夫妇首选的检查是精液常规检查。

2. 女方检查　除妇科检查内、外生殖器发育和病变情况以外，还需进行以下检查。

（1）卵巢功能检查　基础体温测定、阴道脱落细胞涂片检查、宫颈黏液结晶检查、B超监测卵泡发育、月经来潮前子宫内膜组织活检及女性激素测定等，从而了解卵巢有无排卵及黄体功能状态。

（2）输卵管通畅检查　常用的方法有子宫输卵管碘油造影、输卵管通液术及 B 超下输卵管通液术，了解输卵管通畅情况及明确阻塞部位。

（3）宫腔镜及腹腔镜检查　宫腔镜能直观了解宫腔内膜情况。腹腔镜直接观察子宫、卵巢和输卵管有无病变或粘连。

（4）性交后精子穿透力试验　夫妇双方通过上述检查未见异常时，进行性交后试验。根据基础体温表选择在预测的排卵期进行，试验前 3 天禁止性交，且避免阴道用药或冲洗，在性交后 2~8 小时内就诊检查。

3. 免疫检查　利用宫颈黏液、精液结合试验，判断免疫性不孕的因素是女方的抗精子抗体因素，还是男方的自身抗体因素。

（三）治疗要点

针对不孕症的病因进行处理，必要时可根据具体情况选择辅助生殖技术。中医治疗以补肾益精，调理冲任为原则，虚者宜温养肾气，补益冲任为主；实者以疏肝解郁或祛瘀化痰为主。

【护理评估】

1. 健康史　仔细询问女方年龄、月经史，有无结核病，有无盆腔疾病史及手术史。了解男方既往有无影响生育的疾病及外伤、手术史，有不不良嗜好。了解男女双方结婚年龄、婚育史，性生活情况，有无家族遗传病史等。对继发不孕患者了解既往流产史及分娩史。

2. 身体评估　男女双方各自进行相应体格检查；进行女性内、外生殖器检查，了解外阴阴毛分布，外阴发育情况，阴道是否通畅，阴道分泌物情况，宫颈有无充血、肥大等；

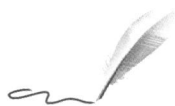

了解子宫位置、大小、活动性，有无压痛，双侧附件有无异常。

3. 心理－社会评估 不孕症对患者是一种心理创伤，来自家属及周围人群的压力，使患者感到忧虑、负罪感、情绪低落、敏感、抑郁、性生活及婚姻满意度降低。护理人员需要了解患者社会及家庭支持的方式及程度。

【护理问题】

1. 知识缺乏 对解剖知识和性生殖知识认知不足有关。

2. 自我形象紊乱 与不孕症诊疗过程复杂和无效治疗导致精神压力大有关。

3. 焦虑 与治疗效果不理想或因不孕症受到家人的歧视有关。

【护理目标】

（1）患者了解不孕症相关知识，各项检查和治疗能顺利完成。

（2）患者能树立健康的生活观和生育观，积极面对现实。

（3）患者焦虑程度减轻或消失。

【护理措施】

（一）一般护理

改善作息时间，注意生活规律，戒烟酒；保持健康心态，避免精神紧张和劳累，适当锻炼身体；注意均衡饮食，加强营养。

（二）正确应对诊断性检查可能引起的不适

向患者解释诊断性检查可能引起的不适，子宫输卵管碘油造影可能引起腹部痉挛感，术后持续 1~2 小时，可以在当日或第 2 日恢复正常，无后遗症；腹腔镜手术后 1~2 小时，可感到一侧或双侧肩部疼痛，可遵医嘱服可待因等止痛剂；子宫内膜活组织检查后可引起下腹部的不适，如痉挛、阴道流血，注意保持外阴清洁，术后 2 周内禁止盆浴、性生活。

（三）治疗护理

指导患者正确用药，不孕症患者一般服药时间长，应坚持按时服药；及时观察药物的不良反应。促排卵药较常见不良反应有月经间期下腹一侧疼痛、卵巢囊肿、潮热；少见不良反应有乏力、恶心、呕吐、头晕、抑郁、体重增加、皮疹、视力下降、自然流产等，发现后应及时向医生报告。指导妇女在发生妊娠后立即停药。

（四）促进沟通

嘱患者应加强营养，增强体质，戒除烟、酒，减轻压力；与伴侣进行沟通，选择排卵期前 2~3 天或排卵后 24 小时内性交，在性交前、中、后不使用阴道润滑剂或进行阴道冲洗，并增加性交次数（每周 2~3 次），以增加受孕机率；在性交后不立即如厕，应卧床并抬高臀部，持续 20~30 分钟，以便精子进入宫颈。

（五）心理护理

与患者建立良好的护患关系，在药物或其他辅助治疗的同时，解除患者的思想负担，消除其精神紧张，保持心情舒畅，增加治疗信心。正视不孕症治疗的结局，做好家属的思想工作，取得家人的理解、鼓励、关爱与体贴。帮助不孕夫妇选择合适的辅助生殖技术。

【健康教育】

（1）指导患者能积极配合检查及自测基础体温，预测排卵期，选择适宜的性交次数及时间等。

（2）预防和治疗妇科疾病，注意经期卫生，减少人工流产，避免继发性不孕。指导患者及家属正确对待不孕问题。

【护理评价】

（1）患者是否正确认识不孕症，是否能够积极配合检查和治疗。

（2）患者是否能够积极面对现实，恢复正常生活和自尊。

（3）患者焦虑情绪是否缓解或消失。

二、辅助生殖技术及护理

辅助生殖技术（ART）也称为医学助孕。指在体外对配子和胚胎采用显微操作技术，帮助不孕夫妇受孕的一组方法。

【概述】

（一）分类

包括人工授精、体外受精和胚胎移植、配子输卵管移植及其衍生技术等。

1. 人工授精（AI） 是将精子通过非性交方式置入女性生殖道内，使其受孕的技术。按精液的来源可分两类：①丈夫精液人工授精（AIH）；②供精者精液人工授精（AID）。按国家法规，目前 AID 精子来源一律由卫生部认定的人类精子库提供和管理。按授精部位分为阴道内人工授精（IVI）、宫颈内人工授精（ICI）、宫腔内人工授精（IUI）和输卵管内人工授精（ITI）等。

2. 体外受精－胚胎移植（IVF－ET） 是指从妇女体内取出卵子，体外与精子发生受精并继续培养，再将发育成的早期胚泡移植到妇女宫腔内，使其着床并发育成胎儿的全过程。由于胚胎最初 2 天在体外发育，故又称试管婴儿技术。

3. 配子宫腔内移植 是指将取出体外的精子和卵子直接移植入子宫腔内，而使妇女受孕的一种助孕技术。

（二）常见并发症

辅助生殖技术的孕产期并发症主要是由药物刺激超排卵过程所引起，常见的并发症有。

1. 卵巢过度刺激综合征（OHSS） 是由于促超排卵所导致的医源性并发症。其发生与促排卵药物的种类、剂量、治疗方案、不孕症患者的内分泌状态以及体质等诸多因素相关。主要表现为下腹胀不适、腹胀、腹痛、恶心、呕吐、口渴或伴腹泻，严重者可出现急性肾功能衰竭、血栓形成及成人呼吸窘迫综合征，甚至死亡。若未妊娠，月经来潮前临床症状可停止发展或减轻，此后上述表现迅速缓解并逐渐消失；一旦妊娠，OHSS 将趋于严重，病程延长。

2. 卵巢反应不足 与 OHSS 相反，卵巢反应不足则表现为卵巢在促排卵时卵泡发育不良，卵泡大小、数量或生长速率未能达到用药前的预期要求。

3. 自然流产 体外受精－胚胎移植的流产率可达 25% ~30%，明显高于自然妊娠。

4. 多胎妊娠 是促排卵常见的并发症，多胎可增加母体妊娠期并发症和早产的发生。

5. 卵巢或乳腺肿瘤 由于使用大剂量的促性腺激素，使不孕症患者反复、大量多卵泡的发育，机体较长时间处于排卵引起的高水平雌、孕激素的内分泌环境下，导致卵巢和乳腺肿瘤的患病率增加。

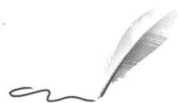

【护理评估】

评估不孕症夫妇的年龄、生育史、身体状况，不孕症的诊断、治疗及治疗效果等内容。在诊治过程中评估其可能出现的心理问题。

【护理问题】

1. 焦虑 与辅助生育技术是否成功，药物对自身和胎儿的影响及治疗费用等有关。

2. 疼痛 与治疗过程中手术操作和反复用药引起机体创伤有关。

3. 知识缺乏 对辅助生殖技术和护理的相关技术要求认知不足有关。

【护理目标】

（1）患者焦虑程度减轻或消失。

（2）疼痛减轻或消失。

（3）患者掌握辅助生殖技术的相关知识，能积极配合治疗。

【护理措施】

（一）用药护理

按医嘱给予促排卵药物，在用药过程中应注意患者观察病情变化，中、重度 OHSS 住院患者每 4 小时测量生命体征，记录液体出入量，每日测量体重和腹围，每日监测血常规、血电解质、血栓形成、肾功能及有无成人呼吸窘迫综合征等。

（二）心理护理

向患者介绍 ART 技术的适应证和注意事项，可能出现的并发症及应对措施，多与患者沟通，说明采用 ART 技术的成功率不是 100%，使患者有一定的思想准备，以取得其配合和解除恐惧心理。

（三）积极采取预防措施

1. 预防 OHSS 注意促排卵药物应用的个体化原则，严密监测卵泡的发育。根据卵泡数量，适时减少或终止使用 hCG 及人绝经期促性腺激素（hMG），提前取卵。

2. 预防卵巢反应不足 增加外源性 FSH 的剂量，提前使用 hMG 等。

3. 预防自然流产和多胎妊娠 充分补充黄体功能，合理用药，避免多胎妊娠。

【健康教育】

（1）指导患者减少活动，避免增加腹压的活动，保持大便通畅，避免腹压增高导致卵巢破裂。

（2）指导不能平卧者取半卧位。低盐饮食，以免加重患者水肿。

【护理评价】

（1）患者焦虑情绪是否缓解或消失。

（2）患者疼痛是否减轻或消失。

（3）患者是否掌握辅助生殖技术和护理的相关技术要求。

扫码"看小结"

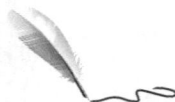

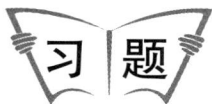

习 题

一、选择题

【A1/A2 型题】

1. 子宫内膜异位最常侵犯的部位是

    A. 输卵管   B. 子宫后壁下段

    C. 卵巢   D. 直肠子宫陷凹

    E. 宫骶韧带

2. 女，30 岁，G_2P_0。诉：13 岁来月经，28～30 天 1 次，每次 6 天，量中等，无痛经。但从第二次人流后出现痛经，而且逐渐加重，现在无法忍受，必须肌内注射盐酸哌替啶方能缓解。妇科检查：子宫后位固定，直肠子宫凹陷触痛明显，患者最大可能是

    A. 原发性痛经   B. 继发性痛经

    C. 盆腔炎   D. 子宫内膜异位症

    E. 子宫内膜炎

3. 子宫脱垂的主要原因是

    A. 先天性发育异常   B. 反复性咳嗽

    C. 反复性咳嗽长期便秘   D. 分娩损伤

    E. 分娩损伤未修复和产后过早参加重体力劳动

4. 女性，52 岁，自诉有下坠感，有尿液漏出。妇科检查：宫颈已脱出阴道口外，宫体尚在阴道内，阴道前壁显露于阴道口外。该患者属于

    A. 子宫脱垂Ⅰ度轻伴膀胱膨出   B. 子宫脱垂Ⅰ度重伴膀胱膨出

    C. 子宫脱垂Ⅱ度轻伴膀胱膨出   D. 子宫脱垂Ⅱ重伴膀胱膨出

    E. 子宫脱垂Ⅲ度伴膀胱膨出

5. 患者 46 岁，9 年前因子宫肌瘤做子宫次全切除术。现宫颈部长有拳头大肌瘤而手术。术中膀胱与宫颈部粘连紧密，手术困难。术后 5 天，诉在某一特定体位时，阴道内有尿液流出，量不多，拟诊尿瘘。应采取下列哪项措施

    A. 留导尿管、抗炎、支持疗法，有自然痊愈可能

    B. 目前尚属新鲜伤口，立即开腹行修补术

    C. 支持疗法到术后 6 个月血供正常后再行修补

    D. 等下次月经干净后 3 天内行修补术

    E. 不需要治疗

二、思考题

患者，女，33 岁，无业。因"继发性痛经并加重两年"入院。患者既往月经正常，无痛经史，近两年出现痛经，以月经来潮时最为明显，来潮一天后自然缓解。有加重趋势。月经周期、经期则无改变，量同以往。生育史 0－0－1－0，三年前曾做人流一次，未采取避孕措施，后未能再次妊娠。无心、肺、肝、肾疾病，无高血压、糖尿病史，2015 年曾有

宫外孕腹腔镜手术史。

问题：

1. 该患者可能的疾病诊断是什么？

2. 该疾病典型的临床表现是什么？

3. 该疾病常用的辅助检查手段有哪些？

（刘明玉　张玉红）

扫码"练一练"

第二十章　妇产科常用手术及护理技术

第一节　产科手术及护理

案例导入

产房内，已经 38 岁的初产妇王某，停经 39^{+1} 周，阵发性腹痛 12 小时来医院，产科检查：骨盆测量正常，宫口已经开全，会阴较坚韧。胎先露 S^{+3}，胎儿估计 3500g，胎心 105 次/分，节律欠整齐。CST 检查，提示重度变异减速。

请问：

1. 目前该患者存在的主要护理问题是什么？
2. 是否应该行产科手术？采取何种方式为宜？
3. 术后如何护理？

一、会阴切开缝合术

会阴切开缝合术是一种产科常用手术，常用于初产妇产道分娩。目的是保护母儿，避免母体产道严重撕裂伤，降低围生儿产伤发生率或减轻产伤的严重程度。有正中切开和侧切两种方式。

【适应证】

（1）阴道助产。如胎头吸引术、产钳术或臀位助产术等，术前先行会阴切开。

（2）避免产道严重撕裂伤。会阴条件较差，分娩时可能引起会阴严重裂伤者，如会阴坚韧、瘢痕、高度水肿、会阴体过长以及巨大胎儿等。

（3）缩短第二产程。如出现第二产程过长，妊娠合并症或并发症，胎儿宫内窘迫等。

（4）早产。

【禁忌证】

（1）有剖宫产指征，不能或不宜经阴道分娩。

（2）会阴条件好或足月胎儿较小者。

（3）严重出血倾向者。

【手术步骤】（略）

知识拓展

会阴正中切开与会阴侧切开的对比

1. 会阴正中切开术

优点：切开组织少，出血少，易缝合，愈合好，术后疼痛轻。

缺点：如会阴切口下延，可造成会阴Ⅲ度裂伤。

因此，胎儿较大、手术助产等分娩不宜采用；接产技术不够熟练、经验不足的接生者不宜采用。

2. 会阴侧切术

优点：可充分扩大产道，不易出现会阴及盆底严重裂伤。

缺点：切开组织较多，出血多，麻醉和缝合技术要求较高，术后疼痛较重。

因此，适用于会阴体长的患者，常于阴道助产术前、胎儿巨大等情况下切开。

【护理要点】

1. 术前准备　术前进行会阴皮肤准备，抗生素、普鲁卡因皮试，器械物品消毒等。

2. 术中护理　正确掌握会阴切开时机，可减少会阴伤口出血。会阴切开后可用纱布压迫或止血钳钳夹后结扎止血。正确把握会阴切开方式及切开长度，避免切口裂伤和延长；发生后，及时缝合修补。

3. 术后护理

（1）患者术后产房观察 2 小时，观察血压、脉搏、宫缩及阴道流血，有无肛门坠胀感，无异常送回病房。

（2）患者术后健侧卧位，保持会阴清洁，术后用 5% 碘附擦洗外阴，2 次/日，大、小便后及时做局部清洗。

（3）每日检查患者手术切口，注意有无血肿及感染征象。外阴伤口水肿严重者，可遵医嘱 24 小时内冷敷；24 小时后可用 50% 硫酸镁湿热敷或红外线照射。正常伤口 3～5 天拆线，并记录拆线时间和切口情况。

二、胎头吸引术

胎头吸引术是将胎头吸引器置于胎头上，抽吸形成负压，吸住胎头，按分娩机制，通过牵引，协助胎头娩出的一种助产手术。

【胎头吸引器的构造及种类】

胎头吸引器由吸头器、橡皮导管、抽气装置三部分组成。

1. 吸头器　按材质分类为金属类和硅胶类；按形状分为直立锥形，牛角锥形和扁圆形。

但不论哪种，均为中空，顶部有牵引柄，由空心管与中空部分相通。

2. 橡皮导管　一端连接空心管，另一端连接抽气装置。

3. 抽气装置　为止血钳、50ml 空针或电动负压吸引器。

【适应证】

1. 缩短第二产程　常用于产妇有妊娠期高血压疾病、心脏病、严重贫血等不宜分娩时屏气用力者；瘢痕子宫，有剖宫产史或子宫手术史，在第二产程子宫收缩力增强，易引起瘢痕裂开者；第二产程已经延长者。

2. 持续性枕横位或枕后位　徒手转胎头不成功，需借助器械旋转胎头助产者。

3. 胎儿宫内窘迫。

【禁忌证】

（1）骨盆狭窄或头盆不称。

（2）软产道畸形，子宫颈癌等。

（3）胎位异常（颜面位、额先露、横位、臀位或其他异常胎位）。

（4）盆底损伤性疾病术后，如子宫脱垂手术后，尿瘘修补术后。

（5）严重胎儿窘迫，是相对禁忌证，谨慎使用。

【手术条件】

（1）胎儿存活。

（2）宫口开全，胎膜已破；胎膜未破者先行人工破膜术。

（3）无明显头盆不称，胎头双顶径已达坐骨棘水平及以下，先露部已达 +3 及以下。

（4）子宫收缩好，估计胎儿很快娩出。

【手术步骤】（略）

【护理要点】

1. 术前准备　做好术前用物、产妇及抢救新生儿窒息的各项准备，积极协助医师完成操作过程。

2. 术中护理　防止发生母儿并发症。放置胎头吸引器时，避免软产道吸入，发生软产道裂伤或血肿。无菌操作，降低感染发生率。避免负压形成过快或过大，胎头吸引术操作限 2 次，牵引时间限定 20 分钟内，防止新生儿头皮血肿、颅内出血、颅骨损伤等。胎儿娩出后及时清理呼吸道。

3. 术后护理

（1）嘱产妇产后加强营养，多进高能量、易消化、富含维生素及微量元素的饮食。

（2）观察新生儿有无产伤，有异常及时报告并配合医生处理。

（3）观察宫缩，避免发生产后出血。

（4）产后仔细检查软产道，如有裂伤或血肿，应及时缝合。观察切口愈合情况，每天清洁外阴，术后按医嘱常规给予抗生素预防感染。

（5）配合医生处理母儿并发症，预防新生儿颅内出血，用维生素 K_1 5～10mg，肌内注射，每天一次，连用 3 天，如发生颅内出血，则按新生儿颅内出血处理。

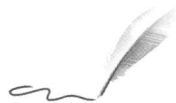

三、产钳术

产钳术（forceps）是用产钳牵拉胎头，协助胎儿娩出的手术。产钳分为左叶和右叶，每叶由钳匙、钳胫、钳锁、钳柄4部分组成。产钳术有出口产钳、低位产钳、中位产钳、高位产钳等，目前我国助产绝大部分采用低位产钳及出口产钳，需旋转角度大的低位产钳和中位产钳对母体和围生儿造成的较多损伤，应谨慎使用，高位产钳已被剖宫产代替。

【适应证】

（1）同胎头吸引术。

（2）胎头吸引术失败者。

（3）臀位经产道分娩，后出胎头困难者。

（4）剖宫产术中手法娩头困难时。

【禁忌证】

（1）头盆不称，胎头未衔接。

（2）宫口未开全。

（3）胎方位异常，如颏后位、额先露、高直位或前不均倾位等。

（4）严重胎儿宫内窘迫，估计短时间内不能结束分娩者。

（5）胎儿严重畸形或死胎。

【手术条件】

（1）胎儿存活。

（2）宫口开全，胎膜已破，胎膜未破者先行人工破膜术。

（3）无明显头盆不称，胎头双顶径已达到或超过坐骨棘水平。

（4）适用于枕先露、面先露颏前位等，臀位分娩只用于后出头。

【手术步骤】　（略）

【护理要点】

（1）牵引时需注意：宫缩时牵拉，子宫收缩间歇期停止牵拉；用力限于腕关节、肘关节及上臂肌；牵引一般在10分钟之内结束，宜慢、稳，禁止强行牵引。如牵引困难或滑脱，应查找原因，是否存在头盆不称、胎头旋转、子宫缩窄环、产钳不正或牵引方向不正确等。

（2）检查产妇是否发生并发症，如软产道损伤、骨折、产褥感染等。积极配合医生处理。

（3）检查新生儿有无头部血肿、面部挫伤、头部或面部神经损伤、颅内出血、颅骨骨折、眼球损伤和大脑镰小脑幕撕裂伤等，请儿科会诊，进行相应护理。余同胎头吸引术。

四、臀位助产术

臀位分娩分为自然分娩、臀位助产术（assisted breech delivery）和臀位牵引术（breech extraction），臀位牵引术是指胎儿的全部分娩均由术者牵引完成。胎儿脐部以下的部分自行娩出，脐部以上部分由人工牵引娩出，为臀位助产术。

【适应证】

（1）胎儿宫内窘迫或脐带脱垂。

（2）产妇有严重合并症必须立即结束分娩。

（3）第二产程延长。

（4）宫口已开全，行内倒转胎位术后，牵引娩出胎儿者。

【禁忌证】

（1）骨盆明显狭窄或畸形。

（2）高龄初产，瘢痕子宫，产妇有严重妊娠合并症和妊娠并发症。

（3）胎儿体重超过 3500g。

【手术条件】

（1）宫口已经开全或近开全，胎膜已破。

（2）子宫收缩情况良好。

（3）胎儿存活，估计胎儿体重小于 3500g。

【手术步骤】 （略）

【护理要点】

1. 术前准备 做好器械、物品的准备工作。

2. 术中护理 严格按照臀位助产操作规程帮助胎儿娩出；积极抢救新生儿。

3. 术后护理 注意观察母儿并发症的发生，并配合医生处理。产妇可能发生子宫破裂、产道损伤、产后出血、产褥感染；新生儿可能发生颅内出血、脊柱损伤、臂丛神经损伤、膈神经损伤、骨折、窒息等。

4. 其他 同胎头吸引术护理。

五、剖宫产术

剖宫产术（cesarean section）是指妊娠达到或超过 28 周，经腹切开子宫壁取出胎儿及其附属物的手术。妊娠 28 周前进行此手术称为剖宫取胎术；经腹取出已破裂子宫或腹腔妊娠胎儿的手术称剖腹产术。

近年来，随着麻醉技术的改进和抗生素的应用，剖宫产术不断发展，使其在临床广泛应用。

【适应证】

1. 母体方面 子宫、产道、产力异常；妊娠并发症；妊娠合并症，如妊娠合并严重心脏病、重症肝炎、慢性肾炎肾功能不全或糖尿病酮症酸中毒者。

2. 胎儿及其附属物方面 胎儿宫内窘迫，胎位异常，巨大儿，双胎，早产、胎儿生长受限，胎盘异常，脐带脱垂等，不能迅速经产道娩出者。

3. 其他方面 高龄初产妇。

【手术步骤】 （略）

【护理措施】

1. 术前准备

（1）心理护理 向产妇进行解释并给予安慰，使其解除恐惧。

（2）按妇产科腹部手术前准备进行皮肤准备、药敏试验、完善辅助检查等。

（3）在腹部消毒前须常规复查胎心率并记录。术前 6 小时禁用呼吸抑制剂，如吗啡，以防新生儿窒息。做好新生儿保暖和抢救准备，如新生儿急救所需的器械、药品、氧

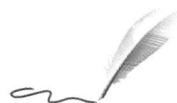

气等。

2. 术中配合 各科室护士按不同分工做相应配合。

（1）器械护士熟悉手术步骤，及时递送各种器械、敷料。术前、术中、术后清点器械、敷料，确保清楚无误。

（2）巡回护士术前核查手术室内术中所用物品的数量，是否处于完好、备用状态。协助麻醉医生穿刺麻醉管，摆好患者体位，完成静脉穿刺，听胎心，术中提供所需物品，协助助产士处理好接生及抢救新生儿的工作。

（3）助产士携带新生儿衣被、抢救器械、药品等到手术室候产。胎儿娩出后接生、脐带处理，如有新生儿窒息，应协助医生抢救新生儿。

3. 术后护理

（1）患者回病室后，全麻者应有专人护理，去枕平卧，头转向一侧，及时清除呕吐物及呼吸道分泌物，避免吸入性肺炎；硬膜外麻醉患者，平卧6小时，此后可取半卧位或坐位，以利恶露排出。协助患者翻身，鼓励其早下床活动，避免肠粘连。

（2）严密观察并定时测血压、脉搏、呼吸。检查输液管、尿管的通畅性及腹部切口等情况，并记录。术后24小时拔除尿管。

（3）必要时按医嘱给予止痛药物以减轻切口疼痛，如盐酸哌替啶。指导患者在翻身、咳嗽时轻按腹部两侧，以减轻疼痛。

（5）做好乳房护理，指导母乳喂养。

（6）术后6~12小时进流质饮食，以后根据胃肠功能恢复情况，改半流质及普通饮食。不能进食或进食不足者，应给静脉补充液体及电解质。

（7）遵医嘱使用抗生素，按产褥期护理外阴，预防感染。

（8）剖宫产的新生儿易发生湿肺、窒息、羊水吸入、肺不张和肺透明膜病等，应注意观察。

4. 健康教育

（1）注意外阴卫生 指导产妇保持外阴清洁，每日擦洗2次。

（2）补充营养 术后每日应给予高热量、高蛋白、高纤维素的食物。

（3）体育锻炼 嘱产妇出院后坚持做产后保健操，积极参加适宜体育锻炼，利于体力恢复。

（4）产后复查 告知产妇于产后42天到门诊复查，了解各器官，特别是生殖器官的恢复情况及泌乳情况。

（5）避孕 指导产妇产后6周内禁止性生活，产后落实避孕措施，术后至少避孕2年，以免再次妊娠发生子宫破裂。

考点提示
剖宫产后的避孕时限。

第二节 妇科腹部手术患者的护理

案例导入

某女，48岁，因检查发现盆腔包块1年多入院。体格检查：宫体前位、活动、无压痛，增大如3+月孕，前壁可及一块，与子宫关系密切；余无明显异常发现。B超提示子宫增大10cm×8cm×7cm，前壁一5cm×4cm×3.4cm包块，考虑子宫肌瘤可能。入院后拟行手术治疗。患者非常紧张。

请问：

1. 该患者首优护理问题是什么？

2. 如果需行子宫全切除术，如何进行术前准备？

3. 术后如何护理？

需经腹部手术的常见疾病主要有子宫颈癌、子宫肌瘤、子宫内膜癌、卵巢肿瘤等。

按手术缓急程度分为：择期手术，多适用于各种妇科良性肿瘤；限期手术，多适用于各种妇科恶性肿瘤；急诊手术，多适用于各种急腹症，如异位妊娠发生失血性休克，卵巢囊肿蒂扭转，分娩过程中发现胎儿宫内窘迫或相对性头盆不称，需急诊行剖宫产术。

按手术范围分为：附件切除术；子宫切除术；卵巢肿瘤剔除术或子宫肌瘤切除术；肿瘤细胞减灭术。

按手术途径分为：开腹手术；经腹腔镜下手术。

一、腹部手术前护理

【护理评估】

1. 健康史 询问患者年龄、可能的发病诱因，仔细追问月经史、月经变化情况、婚育史、性生活史、既往疾病史，尤其了解有无高血压、心脏病等心血管疾病史，有无贫血、凝血功能障碍等血液系统疾病史等。

2. 身体评估

（1）一般情况 评估患者营养状况、精神状态及食欲等情况，有无肺、肝、肾或甲状腺功能异常；患者年龄及全身营养状况等因素。

（2）妇科疾病常见症状 评估阴道流血的性质、量，有无继发性贫血及贫血严重程度；腹痛性质、程度；盆腔包块的性质、大小、生长速度及伴随症状；分泌物性状、量、气味；阴道流血、流液及盆腔包块与妊娠的关系等。

（3）体格检查 腹部检查，可触及下腹部不同性质和大小的包块；通过妇科检查，可发现子宫颈、子宫体及附件病变。

（4）辅助检查 可行超声检查和宫颈病变三阶梯诊断技术：TCT和（或）HPV DNA测定、阴道镜检查，宫颈活检技术等检查。

（5）治疗要点 根据病情、年龄、有无生育要求综合考虑可能的手术方式，如有合并症，在非急症情况下，应先改善机体状况，提高对手术的耐受力，再手术治疗。

3. 心理－社会评估 评估患者对健康问题和疾病的认知与反应、精神心理状态和社会支持系统情况，给患者以心理疏导及支持。

【护理问题】

1. 恐惧 与担心疾病预后有关。

2. 预感性悲哀 与切除子宫、卵巢有关。

3. 知识缺乏 缺乏疾病和手术的相关知识。

【护理目标】

（1）对疾病及可能的手术方式有一定认知。

（2）恐惧、焦虑情绪缓解，积极配合治疗和护理。

【护理措施】

1. 术前常规护理 指导并协助患者完成各项术前检查；讲解疾病相关知识；配合医生处理内科并发症，如营养不良或贫血；指导高血压等心血管疾病患者服药等；监测并控制血糖；纠正水、电解质代谢紊乱。行药物过敏试验，备血。观察患者生命体征和病情变化，随时发现是否有需要暂停手术的情况，如患者发热、血压过高、月经来潮、过度恐惧。协助患者取下活动的义齿、发夹、首饰及贵重物品，并交家属或护士保管；手术前半小时给基础麻醉药；病房护士仔细查对患者床号、姓名、年龄、住院号、手术名称等病历资料后，将患者送入手术室，并做好交接班。

2. 心理护理 绝大部分妇科腹部手术将会切除子宫和（或）卵巢，患者除担心手术会引起疼痛，还会考虑其对夫妻关系的影响。应充分评估患者的心理反应和需求，耐心解答问题，解除其顾虑和恐惧心理。对部分将丧失生育功能的患者，护士应协助其度过悲伤阶段。

3. 皮肤准备 术前 1 天进行。妇科腹部手术的皮肤准备范围是上至剑突下，下至两大腿上三分之一，两侧至腋中线，外阴部阴毛应全部清除。腹腔镜术前应特别注意彻底清洁脐部。

> **考点提示**
> 妇科腹部手术患者皮肤准备的时间、范围。

4. 胃肠道准备

（1）可能涉及胃肠道手术时，给予肠道杀菌剂，如甲硝唑、庆大霉素或链霉素；术前 3 天灌肠，1～3 次/天，选用的灌肠剂有 1% 温肥皂液、等渗盐水或甘油溶液等。必要时可先口服缓泻剂（如 25% 硫酸镁、20% 甘露醇等）再灌肠，效果更好。术前晚可进食易消化食物，术前 6～8 小时禁食，术前 4～6 小时禁水，以减少术中因牵拉内脏引起恶心、呕吐等反应，也利于术后肠功能恢复。

（2）可能行肠切除肠吻合术时，术前需进行充分肠道准备。术前一周开始限制饮食，进无渣、半流质饮食 2 天，流质饮食 2～3 天；术前 3 天开始口服肠道杀菌剂；术前 1 天禁食，给口服肠道缓泻剂，并行清洁灌肠，同时给予静脉补充液体及能量。

> **考点提示**
> 需做阴道准备的术式、目的、方法。

5. 阴道准备 全子宫切除术和超过全子宫切除范围的术式，需进行阴道准备。阴道准备可消毒阴道和宫颈，避免术中感染；同时可标记宫颈，便于手术中医生辨认宫颈。阴道准备方法：从手术前 3 天开始，用 0.1% ~ 0.5% 碘附擦洗阴道和宫颈，并将抗生素置于阴道穹隆处，如甲硝唑片等，1 ~ 2 次/天。手术当日早上，用肥皂水棉球清洗阴道口和外阴，然后用清水冲洗干净，再用 0.1% ~ 0.5% 碘附消毒阴道和宫颈，最后用甲紫溶液标记宫颈。

6. 膀胱准备　手术清晨常规安置、保留尿导管，并保持通畅，以免术中损伤膀胱，术后尿潴留等并发症。

【护理评价】

（1）患者是否对疾病及可能的手术方式有所认知。

（2）患者恐惧、焦虑情绪是否缓解，是否积极配合治疗和护理。

二、腹部手术后护理

【护理评估】

1. 手术相关内容　手术名称，麻醉方式，手术中特殊情况（术中失血量、有无损伤邻近器官），术中补液量、尿量等；查看术中受压部位皮肤情况，使用电刀者查看局部皮肤有无灼伤。

2. 身体评估　术后进入病房时，应监测患者生命体征，了解腹部伤口疼痛程度、有无渗血、敷料固定情况，各种管道的固定和是否通畅，自理能力的恢复程度。

3. 心理 - 社会评估　对手术后各种不适的应对方法、对手术后康复知识的了解。评估社会支持系统，了解家人对患者的关心和重视程度等。

【护理问题】

1. 疼痛　与手术后腹部伤口有关。

2. 自理能力缺陷　与手术后卧床休息有关。

3. 潜在并发症　伤口感染、泌尿系统感染、肺部感染、下肢深静脉血栓形成。

【护理目标】

（1）患者疼痛缓解。

（2）患者术后无并发症发生。

【护理措施】

1. 体位

（1）根据麻醉方式选择体位　全麻未清醒时取去枕侧卧位，专人守护，保持呼吸道通畅，防止呕吐物、分泌物误吸引起窒息或吸入性肺炎，清醒后即可取舒适体位；硬膜外麻醉可取低枕卧位；腰麻 - 硬膜外联合麻醉者取去枕平卧位 6 ~ 8 小时，利用重力的作用使血凝块封闭麻醉穿刺孔，减少脑脊液外漏，减缓颅内压降低引起的头痛。

（2）病情稳定后，可取半卧位，此体位可使腹部松弛，减轻疼痛，有利于切口愈合；同时，腹腔液体引流至子宫直肠陷凹，使炎症局限，减少对腹腔内脏的刺激；另外，也有利于呼吸、咳嗽，减少肺部并发症的发生。

术后体位选择注意：①麻醉方式不同，体位选择不一；②体位应便于引流；③体位应减轻伤口张力，促进愈合；④体位选择时应避免伤口污染，避免引流管脱落；⑤促进患者舒适和康复。

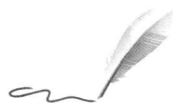

2. 观察生命体征 心电监护,每半小时监测一次血压、脉搏、呼吸并记录,平稳后改为每2小时一次,观察有无心律失常,异常情况时应随时观察并记录。常规氧气吸入,血氧饱和度维持在95%以上,手术后1~3日体温可稍有增高,一般不超过38.5℃,应每日测体温3次。如手术后持续高热或体温正常后又升高,提示有感染可能。

3. 伤口及疼痛护理 伤口可加压包扎,术后应每2~4小时观察一次伤口情况,观察伤口敷料有无渗血等,敷料被浸湿后应及时通知医生更换。重视伤口疼痛的护理,评估患者伤口疼痛程度,遵医嘱及时使用止痛药物。使用镇痛泵持续镇痛者,可指导其适时使用自控按钮。

4. 会阴部护理 观察阴道流血情况,会阴冲洗每日1~2次。子宫肌瘤切除术者阴道可出现少量血性分泌物;异位妊娠者因子宫内膜呈蜕膜样变化,术后可出现少量阴道流血;子宫切除术如出现阴道流血应警惕阴道残端吻合不良或愈合不佳。

5. 尿管护理 保持尿管引流通畅,观察尿量和颜色并记录。行子宫切除术、附件切除术、卵巢肿瘤剔除术或子宫肌瘤切除术者,术后保留尿管24~36小时;行子宫颈癌根治术者,由于手术范围广,术中对输尿管和膀胱的分离面大,导致支配膀胱的血管和神经功能受到部分损伤,恢复需要有一段时间,故需保留尿管10~14日,拔除尿管前需夹闭尿管训练膀胱功能,2小时开放一次。

6. 负压引流管护理 部分范围广、创面大的手术,如广泛性子宫切除术、卵巢癌根治术等,渗液、渗血多,常需安置腹腔负压引流管,应注意引流管安置部位、固定和通畅情况,防止脱落、折叠,观察引流液颜色和量。术后负压引流液应呈淡红色,50~100ml/d,并逐渐减少,一般安置72小时左右。如果颜色呈鲜红色,量多,同时伴有血压下降,脉搏细数,患者烦躁不安、口渴或诉肛门坠胀感等,应考虑有腹腔内出血的可能。

7. 腹胀 患者通常在术后36小时左右可恢复肠蠕动并排气,肛门排气是肠道功能恢复的标志。排气前,常会出现不同程度腹胀,一经排气,腹胀即可缓解。如果患者腹胀明显,应评估其原因和性质,针对不同原因采取措施。

导致腹胀的常见原因有:①术中肠管受到牵拉刺激和麻醉药物对肠功能的抑制,可导致肠蠕动减弱或肠麻痹;②术后患者呻吟和憋气等过程可咽入大量气体而加重腹胀;③因麻醉和疼痛等原因,患者活动减少可使肠蠕动减弱;④术后电解质紊乱,导致低钾性肠麻痹;⑤由于肠粘连形成肠梗阻等。

常用缓解腹胀的方法:若患者因肠蠕动减弱导致腹胀,可选用生理盐水及"1、2、3"溶液低位灌肠;热敷下腹部;鼓励患者加强床上活动并早期下床活动。如果肠蠕动已恢复尚不能排气而导致腹胀者,可采取皮下注射新斯的明

> **考点提示**
> 腹部手术患者肠道功能恢复的标志。

0.5mg、针刺足三里穴,也可行肛管排气等;若因低钾导致直肠功能麻痹,应补钾并监测电解质变化;肠梗阻者,应遵医嘱禁食、补液,必要时行胃肠减压。

8. 泌尿系统感染 因手术后留置尿管,细菌侵入可导致泌尿系统感染,感染概率与尿管留置时间密切相关。护理措施见第十六章第一节。

9. 下肢深静脉血栓 肥胖、高血脂、老年女性等易发生深静脉血栓的高危人群,或手术范围较大的患者,由于术后卧床时间长,活动减少,特别是盆腔淋巴结清扫术后,下肢淋巴回流受阻,容易发生下肢深静脉血栓。术后应指导并协助患者翻身、活动双下肢、用

温水泡脚等。

10. 饮食　肛门排气后，指导患者进食半流质饮食并逐渐向普通饮食过渡。应多进食高蛋白、高营养、高维生素、易消化食物，少食多餐，观察有无腹胀等不适，并避免便秘的发生。

11. 活动　手术 8 小时以后，应指导并协助患者床上翻身，活动并按摩双下肢，鼓励早期下床活动。一般手术患者 24 小时后，应鼓励并协助其下床活动，全子宫切除术后，在阴道残端伤口愈合阶段，应尽量减少较大幅度的活动，并观察阴道流血情况。

12. 出院指导　应充分评估患者的支持系统、个人自我护理能力，按不同情况提供相应的健康教育。内容包括自我照顾技巧、生活形态改变后的适应方式、饮食与活动指导、药物使用、性生活指导、随访指导等。

【护理评价】

（1）患者疼痛是否缓解。

（2）患者术后是否发生并发症。

三、急诊腹部手术护理

妇科需要急诊腹部手术的疾病主要包括异位妊娠、卵巢肿瘤蒂扭转、卵巢黄体破裂等。在接待急诊需要手术的患者时，护士应冷静、快速、动作敏捷，在最短时间内简明扼要了解病史，初步做出判断，及时通知医生，密切配合医生做好手术前准备。

（1）妥善安置患者，提供安全环境。

（2）密切配合医生完善相关检查和治疗措施，如血、尿常规检查，快速建立静脉通道，给氧等。

（3）密切观察生命体征和病情变化，并做好记录。

（4）迅速完善术前准备，如备皮、备血、更衣等，但一般不灌肠。

（5）配合医生向患者家属讲解疾病和手术相关知识，以取得其同意和配合。

第三节　妇科外阴阴道手术患者的护理

案 例 导 入

某女，80 岁，因发现阴道块物脱出 2 年多入院，已绝经 31 年。体格检查：阴道充血，前后壁膨出，宫颈轻度糜烂，大部分宫体脱出于阴道外口，余无明显异常发现。考虑子宫脱垂可能，拟行阴式子宫切除术治疗。患者很担心。

请问：

1. 该患者首优护理问题是什么？

2. 如何进行术前准备？

3. 术后如何护理？

会阴手术主要有外阴癌根治切除术、前庭大腺切开引流术、处女膜切开术等，阴道手术则包括局部手术及经阴道的手术，如阴道前后壁修补术、尿瘘修补术、子宫黏膜下肌瘤摘除术、阴式子宫切除术等。

一、外阴阴道手术前护理

【护理评估】

1. 健康史 同腹部手术患者的护理。

2. 身体评估

（1）一般情况 评估患者营养状况、精神状态及食欲等情况，有无心、肺、肝、肾或甲状腺功能异常；患者年龄及全身营养状况等因素。

（2）妇科疾病常见症状 了解外阴包块出现时间、程度、变化，有无尿失禁等。

（3）体格检查 外阴包块部位、大小、软硬度、有无压痛，阴道前、后壁有无膨出，子宫位置、脱垂程度等。

3. 心理–社会评估 评估患者对健康问题和疾病的认知与反应，焦虑、恐惧、沮丧、绝望、悲观等情绪的严重程度和变化情况，评估社会支持系统情况。

【护理目标】【护理问题】

同腹部手术患者的护理。

【护理措施】

（一）皮肤准备

患者术前要特别注意保持外阴清洁，每日清洗外阴。有炎症、溃疡者，需用药并保持局部干燥，促进创面愈合。术前 1 日行皮肤准备，备皮范围上至耻骨联合上 10cm，下至会阴部、肛门周围、腹股沟区及大腿内侧上 1/3。

> **考点提示**
> 会阴阴道术前皮肤准备范围。

（二）阴道准备

为防止术后感染，于手术前 3 日开始进行阴道准备。常用 1∶5000 的高锰酸钾、0.02% 碘附或 1∶1000 苯扎溴铵溶液等进行引导冲洗或坐浴，每日 2 次。术晨阴道擦洗消毒。

（三）肠道准备

术前 3 日进无渣或少渣饮食，必要时术前 1 日禁食。按医嘱给肠道抗生素、甲硝唑等抑制肠道细菌。术前日晚及术晨行清洁灌肠。

> **考点提示**
> 会阴阴道术前阴道准备。

（四）其他

根据术式，术前可留置尿管或嘱患者排空膀胱，将无菌导尿管带入手术室，待手术结束后使用。另外根据手术的需要做好各种用物的准备，包括软垫、支托、阴道模型、丁字带、绷带等。注意月经有无来潮，一般手术在月经干净后 3 ~ 5 天进行，指导患者训练正确的排痰方法等。由于术后卧床时间较长，让患者术前进行床上使用便器排便的练习。同时，教会患者床上肢体锻炼的方法，以预防术后并发症。

（五）心理护理

会阴阴道手术的患者常担心手术会损伤其身体的完整性；由于病变在隐私部位，会加重患者的心理负担。护士应理解患者，认同患者的情感，讲解疾病的相关知识，鼓励患者倾诉内心的感受，给予针对性的心理疏导。同时，应做好家属的工作，让其理解患者，给予患者积极的情感支持，帮助患者树立信心。

【护理评价】

同腹部手术患者的护理。

二、外阴阴道手术后护理

【护理评估】【护理问题】【护理目标】

同腹部手术后护理。

【护理措施】

1. 体位　根据手术不同，护士指导患者采取相应的体位。处女膜闭锁及有子宫的先天性无阴道患者，术后应采取半卧位，有利于经血的引流；行阴道前、后壁修补的患者应以平卧位为宜，禁止半卧位，以降低外阴、阴道张力，促进伤口的愈合；外阴癌行根治术后的患者应采取半卧位，双腿屈膝外展，膝下垫软枕头，减少腹股沟及外阴部的张力，减轻患者的疼痛，并有利于伤口的愈合。

2. 切口的护理　护士每日给患者行会阴擦洗，保持外阴清洁、干燥。随时观察会阴切口的愈合情况，注意有无渗血、红、肿、热、痛等；观察局部皮肤的颜色、温度、湿度，有无黏膜或皮肤组织坏死；注意阴道分泌物的量、性状、颜色及有无异味，发现异常及时汇报医生。对于外阴部手术需加压包扎或阴道内留置纱条压迫止血，一般在术后12~24小时内取出，注意核对纱布数量。手术3天后可行外阴红外线照射，保持伤口干燥，促进血液循环，有利于伤口的愈合。

> **考点提示**
> 外阴阴道手术后体位。

3. 管道的护理　受术者的管道主要有尿管与腹腔引流管。外阴、阴道手术后一般保留尿管5~7天，注意保持尿管的通畅，观察尿量、尿色，特别是尿瘘修补术的患者，如发现尿管不通须及时查找原因并予以处理，必要时给予膀胱冲洗。拔尿管前应定时开放尿管，训练膀胱功能。拔除尿管后应嘱患者尽早排尿，如有排尿困难，给予诱导、热敷等措施帮助排尿，必要时重新留置尿管。腹腔放置引流管者，要防止引流管扭曲、受压、堵塞等，观察并记录引流液的量及性质，定时更换引流袋。

4. 肠道护理　粪瘘修补术后，为避免手术及避免术后排便对伤口的影响，应控制首次排便的时间，以利于伤口的愈合。术前3天一般给予少渣或无渣饮食，术前1天禁食。术后遵医嘱给予抑制肠蠕动药物，控制5天不排便。排便前给予粪便软化剂，避免排便困难影响手术伤口愈合。

> **考点提示**
> 粪瘘修补术后控制排便的时间。

5. 减轻疼痛　由于会阴部神经末梢密集，外阴、阴道手术后患者疼痛感明显。护士应评估患者对疼痛的耐受性，针对患者的个体差异，采用不同的方法缓解疼痛，如认同患者的感受、提供一个良好的休养环境、采取恰当的体位减轻伤口的张力、遵医嘱及时给予足量止痛药物、应用自控镇痛泵等。同时，应注意观察用药后的止痛效果。

6. 出院指导　指导患者出院后保持外阴部清洁、干燥；注意休息，外阴癌患者至少休

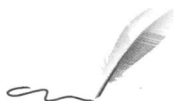

息 3 个月，禁止性生活及盆浴，避免重体力劳动及增加腹压的动作，如下蹲、用力大便、咳嗽等。注意逐渐增加活动量，术后根据病情指导患者定期随访。

【护理评价】

同腹部手术后护理。

第四节　妇科常用护理技术

故事点睛

旁白：小芳是妇科病房的护士，她分管护理的患者中，有一位忧心忡忡的老年女性，宫颈癌根治术后 2 天，保留导尿，患者向小芳询问："我的尿管什么时候才能拔呢？现在我怎么做才好呢？"小芳耐心向老人家解释手术范围大，目前尿管还应继续保留，并需做会阴部护理。

请问：

1. 该患者为什么需做会阴护理？

2. 哪种会阴护理方式最恰当？

3. 如何进行护理？

一、坐浴

【目的】

1. 治疗作用　调节阴道酸碱度，抑制病原体生长，减少病原体数量，以提高疗效。

2. 清洁作用　经外阴阴道手术的术前准备；清洁局部，促进舒适。

【适应证】

（1）外阴炎、阴道炎、宫颈炎。

（2）外阴阴道术前常规准备。

（3）会阴伤口或切口愈合不良。

（4）盆底肌松弛。

【禁忌证】

月经期、人工阴道流血、妊娠及流产、引产、正常产后 7 天内的妇女禁止坐浴。

【物品准备】

坐浴盆 1 个；41～43℃的温热溶液 1500ml；30cm 高的坐浴架 1 个；无菌纱布 1 块。

【操作方法】

1. 热浴　适用于各型外阴炎、阴道炎、盆腔炎。

（1）评估核对患者　适当沟通，如：阿姨，您好！现在您分泌物较多，坐浴后再上药，能提高疗效。请先上卫生间。

（2）坐浴　配制 41～43℃坐浴液 1000ml，坐浴盆置于坐浴架上。患者排空膀胱后，充分暴露会阴部，全臀和外阴部浸泡于溶液中，持续 20 ~ 30 分钟。注意保暖。

（3）操作结束　协助患者用无菌纱布拭干浸泡部位，整理衣物。

2. 冷浴　适用于盆底松弛、性冷淡及功能性无月经等。配制 14 ~ 15℃的溶液，持续 2 ~ 5 分钟。

【注意事项】

（1）用物专人使用。

（2）根据病情选择坐浴液，正确配制坐浴液浓度。

（3）水温适中，避免烫伤及受凉。

（4）坐浴时需将臀部及会阴部浸入溶液中。

（5）注意坐浴时间适宜。

考点提示

坐浴的禁忌证。

二、会阴擦洗

【目的】

（1）评估外阴及保留尿管情况，观察分泌物性状。

（2）清洁外阴，预防生殖系统、泌尿系统逆行感染。

（3）促进舒适。

【适应证】

（1）妇产科手术后留置尿管患者。

（2）产褥期妇女。

（3）陈旧性会阴裂伤修补术后患者。

（4）长期卧床，生活不能自理者。

（5）急性外阴炎患者。

（6）会阴、阴道手术后患者。

（7）长期阴道流血患者。

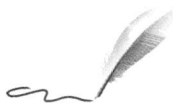

扫码"看一看"

【物品准备】

一次性会阴垫巾或橡胶单和中单 1 块，治疗巾 1 块，一次性手套 1 双。托盘 1 个，盘内放置消毒弯盘或消毒碗 2 只，无菌镊子或止血钳 2 把，浸有 1∶5000 高锰酸钾溶液或 1∶1000 的苯扎溴铵（新洁尔灭）溶液、0.2% 碘附溶液的棉球若干个；也可为上述擦洗液 500ml，无菌干棉球若干个。

【操作方法】

1. 评估核对患者　适当沟通，如：婆婆，您好！现在您术后第二天，有尿管保留，需防止尿道和阴道残端感染，您准备好后行会阴擦洗。

2. 擦洗　患者排空膀胱后，取膀胱截石位，脱下一侧裤腿，充分暴露会阴部。嘱患者抬高臀部，置一次性垫巾或橡胶垫于臀下，放置完毕，嘱患者放下臀部。擦洗 3 遍：第 1 遍，擦除外阴的血迹、分泌物或其他污垢，顺序为自上而下，由外向里。第 2 遍，顺序为自内向外，或以伤口为中心向外擦洗。每遍均最后擦洗肛门，并将棉球置于污物盘。第 3 遍，顺序同第 2 遍。必要时增加擦洗次数直至干净。擦洗后，用干纱布擦干，更换会阴垫。

如为外阴冲洗，应以无菌纱球堵住阴道口，防止污水进入生殖道。

3. 操作结束 协助患者整理衣物。

【注意事项】

（1）正确评估尿管及外阴情况。

（2）严格遵守无菌操作，镊子或止血钳不可混用。

（3）注意擦洗顺序。

（4）处理好医疗废弃物。

> **考点提示**
> 会阴擦洗顺序。

三、阴道灌洗

【目的】

1. 治疗作用 调节阴道酸碱度，抑制病原体生长；促进阴道血液循环；减少病原体数量，以提高疗效。

2. 清洁作用 会阴阴道手术的术前准备；清洁局部，促进舒适。

【适应证】

（1）各种阴道、宫颈炎症的治疗。

（2）子宫切除术前的常规阴道准备。

（3）外阴阴道术前的常规阴道准备。

【禁忌证】

月经期、阴道流血、产后、人工流产、宫颈癌患者有活动性出血，不宜阴道灌洗，只做外阴擦洗或冲洗。

【物品准备】

消毒灌洗筒1个，带调节夹的橡皮管1根，灌洗头1个，弯盘1个，橡皮垫1张，一次性垫巾1张，便盆1个，一次性手套1双，阴道窥器1只，卵圆钳1把，消毒纱布1~2块；41~43℃的温热溶液1000ml。

【操作方法】

1. 评估核对患者 适当沟通，如：阿姨，您好！为了术后恢复好，需做阴道灌洗，请您准备好后告诉我。

2. 灌洗 患者排空膀胱后，充分暴露会阴部，臀下垫橡皮垫和一次性垫巾，放好便盆；将灌洗筒挂在高于床沿60cm处，装入温度为41~43℃的适宜溶液500~1000ml，灌洗时按外—内—外的顺序，右手持灌洗头，排出管内空气。先用100ml液体冲洗外阴，然后用左手分开小阴唇将灌洗头沿阴道侧壁轻缓插入阴道至穹隆部，边灌洗边将灌洗头绕宫颈上、下、左、右轻移；或用窥阴器辅助，直视下冲洗，待阴道四壁及穹隆干净后，将窥阴器取下，使阴道内溶液流尽，灌洗液剩下100ml时，拔出灌洗头，再冲洗外阴部。扶患者坐于便盆上，使生殖道残留液体流出，干纱布拭干外阴。

> **考点提示**
> 阴道灌洗的顺序。

3. 操作结束 协助患者整理衣物。

【注意事项】

（1）严格无菌操作。

（2）根据病情选择灌洗液，正确配制坐灌洗液浓度。

（3）水温适中，避免烫伤及受凉。

（4）灌洗筒距床沿的高度不超过 70cm。

（5）注意灌洗时，动作应轻柔。

（6）特殊情况的阴道灌洗　①产后 10 天内或妇产科术后 2 周内的患者，以及阴道宫颈感染或阴道伤口愈合不良者，可低位阴道灌洗，灌洗筒高不超过 30cm，以免上行感染或刺激阴道伤口，在窥阴器直视下进行操作更好；②未婚患者行阴道灌洗时，禁用阴道窥器，慎用灌洗头，可用导尿管代替。

四、阴道或宫颈给药

【目的】

治疗作用　药物直接作用于病变部位以提高疗效。

【适应证】

（1）阴道炎。

（2）宫颈炎。

（3）会阴阴道术前准备。

（4）妇科术后阴道残端感染。

【禁忌证】

同阴道灌洗。

【物品准备】

阴道窥器 1 个，长镊 1 把，消毒棉球若干，所需药品，一次性手套 1 双，消毒长棉签若干，带尾消毒棉球或纱布等。

【操作方法】

1. 阴道给药　适用于各型阴道炎及术前准备等。

（1）医务人员给药　坐浴或阴道灌洗后，置阴道窥器，于后穹隆处放置药片或转动窥阴器，将粉剂喷洒或药膏涂布阴道，再放带尾棉球或纱布，取出阴道窥器。

（2）患者自行放置　每晚临睡前，坐浴后，双手洗净或戴无菌手套，一手示指和中指夹持药片放到阴道，示指将药物沿阴道后壁向内、向后推进，直到阴道后穹隆处。每天 1 次，7～10 天为一疗程。

2. 宫颈棉球给药　适用于各型宫颈炎伴出血。用带尾棉球蘸抗生素和止血药粉后，塞在宫颈处，将线尾置于阴阜侧上方并用胶布固定，嘱患者 24 小时后自行取出。

3. 宫颈给腐蚀性药物　适用于宫颈糜烂。

（1）评估核对患者　适当沟通，如：阿姨，您好！您病情需要宫颈涂具有腐蚀性的药物，请您配合，一会儿有什么不适请您告诉我。

（2）给药　放置阴道窥器后，先在拟给药组织周围填纱布或棉球，保护正常组织，用长棉签蘸少许药液（以不滴落为度）遍涂宫颈糜烂面，并插入宫颈管内 0.5cm，保留 1 分钟，用生理盐水棉球擦去表面多余的药液，最后用棉球吸干。每周 1 次，2～4 次为一疗程。

（3）操作结束　协助患者整理衣物。

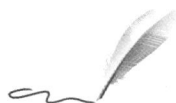

【注意事项】

（1）严格遵守无菌操作，物品不可留于生殖道内。

（2）根据病情选择药品及给药方式。

（3）月经期妇女、阴道流血者，不宜阴道宫颈给药。

（4）应用腐蚀性药物时，注意保护阴道壁及宫颈正常组织。

（5）用药期间应避免性生活。

（6）阴道内带尾棉球24小时后取出。

（7）未婚妇女阴道给药，可用长棉签涂抹。

> **考点提示**
> 应用腐蚀性药物时的注意事项。

五、会阴湿热敷

【目的】

治疗作用 改善局部血液循环，有利于水肿吸收和炎症局限，促进局部组织恢复。

【适应证】

（1）会阴水肿。

（2）非新鲜的会阴小血肿。

（3）会阴伤口硬结。

【禁忌证】

新鲜的会阴血肿或血肿较大者。

【物品准备】

橡皮垫1张，一次性垫巾1张，棉垫1张，干纱布2块，带盖不锈钢罐1个，热水袋，消毒凡士林纱布，浸泡在沸水或煮沸的50%硫酸镁溶液中的纱布若干。

【操作方法】

1. 评估核对患者 适当沟通，如：阿姨，您好！您病情需要在外阴用药热敷，请您配合，一会儿有什么不适请您告诉我。

2. 操作 患者排大、小便后，垫橡皮垫和一次性垫巾，先清洁外阴，在病变部位敷上消毒凡士林纱布，然后敷上41~48℃的湿纱布，热敷面积为病变范围的2倍，再将棉布垫盖上保温。一般3~5分钟更换一次热的湿纱布，或置热水袋于棉布垫外保温，以减少更换次数。一次湿热敷需15~30分钟。

3. 操作结束 协助患者整理衣物。

【注意事项】

（1）防止烫伤，湿热纱布及时更换或注意保温。

（2）热敷面积为病变范围的2倍。

（3）操作完毕，整理床铺，处理好医疗废弃物。

> **考点提示**
> 热敷面积。

扫码"看小结"

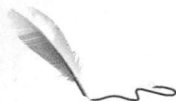

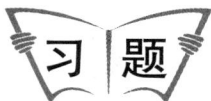

一、选择题

【A1/A2 型题】

1. 经腹子宫全切术前准备，下述哪项是不必要的
   A. 做好心理护理　　　　　　B. 观察生命体征
   C. 术前 3 天进无渣饮食　　　D. 术前 3 天，每日阴道冲洗一次
   E. 手术日按时给术前用药

2. 全子宫切除术后及阴道手术后，患者应禁性生活及盆浴的时间
   A.1 个月　　　　　　B.2 个月　　　　　　C.3 个月
   D.4 个月　　　　　　E.5 个月

3. 术前晚需要清洁灌肠的手术有
   A. 腹腔镜手术　　　B. 子宫肌瘤剔除术　　　C. 卵巢囊肿剥离术
   D. 卵巢癌根治术　　E. 输卵管结扎术

5. 患者，28 岁，宫内孕 39 周，G_1P_0，上午 9 点因临产收入院，于次日凌晨 4 时行会阴侧切术，在产钳助产下分娩一男婴，重 3850g，产后保留尿管，72 小时后拔除尿管。患者一般情况良好，能自解小便但出现控制不住的溢尿，其产后情绪波动较大，住在母婴病房，但拒绝母乳喂养。请根据上述情况找出 2 个主要的护理诊断
   A. 焦虑，活动无耐力　　　B. 焦虑，排尿异常
   C. 尿失禁，有感染的危险　D. 排尿异常，母乳喂养无效
   E. 产道受损，尿失禁

5. 一硬膜外麻醉患者术后采用去枕平卧位，头偏向一侧，此种姿势需保持
   A.1 ~ 2 小时　　　　B.3 ~ 4 小时　　　　C.6 ~ 8 小时
   D.9 ~ 10 小时

二、思考题

女，47 岁，G_4P_1，宫内节育器避孕 18 年，继发性、进行性加重的痛经 2 年。妇科检查发现子宫增大如 2 + 月孕，子宫活动度欠佳，左侧附件扪及触痛性结节。考虑子宫内膜异位症和子宫腺肌病，拟行子宫全切除手术治疗。患者忐忑不安。

问题：

1. 患者的护理诊断有哪些？
2. 目前该如何护理？

（袁芙蓉　蒋　莉）

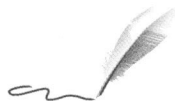
扫码"练一练"

第二十一章 计划生育妇女的护理

计划生育（family planning）是我国的一项基本国策，是采用科学的方法，有计划地生育子女，目的是有效地控制人口数量、提高人口素质。搞好计划生育，做好避孕工作，对女性的生殖健康有重要影响。做好避孕方法的宣传和知情选择是实现计划生育优质服务的根本。常用的女性避孕方法有工具避孕、药物避孕以及其他避孕法。常用的男性避孕法有输精管结扎术和阴茎套避孕。本章主要介绍女性避孕的方法与选择、绝育及避孕失败的补救措施。

第一节 避 孕

【工具避孕】

工具避孕是利用工具阻止精子进入阴道，或阻挡进入阴道的精子进入子宫腔，或通过改变宫腔内环境干扰受精卵着床，从而达到避孕的目的。目前常用的避孕工具有阴茎套和女用宫内节育器。

（一）男用阴茎套

男用阴茎套为筒状优质薄型乳胶制品，顶端小囊状，筒径有 29、31、33、35mm 4 种。其作用是：男性将精液排在套内，防止精子进入阴道内，达到避孕目的。由于阴茎套有防止性传播疾病传染的作用，故应用广泛。

（二）宫内节育器

宫内节育器（intrauterine device，IUD）是一种安全、有效、简便、经济、可逆的避孕工具，为我国育龄期妇女主要避孕措施。

一般将宫内节育器分为两类。一类是由金属、硅胶或尼龙等制成的惰性宫内节育器（第一代），国内主要是不锈钢圆环及其改良品；另一类是带金属铜或含孕激素或其他药物的活性宫内节育器（第二代），可提高避孕效果，减少副反应（图21-1）。

1. 避孕原理

（1）IUD 放置后改变宫腔内环境，影响了受精卵的着床及囊胚的发育。

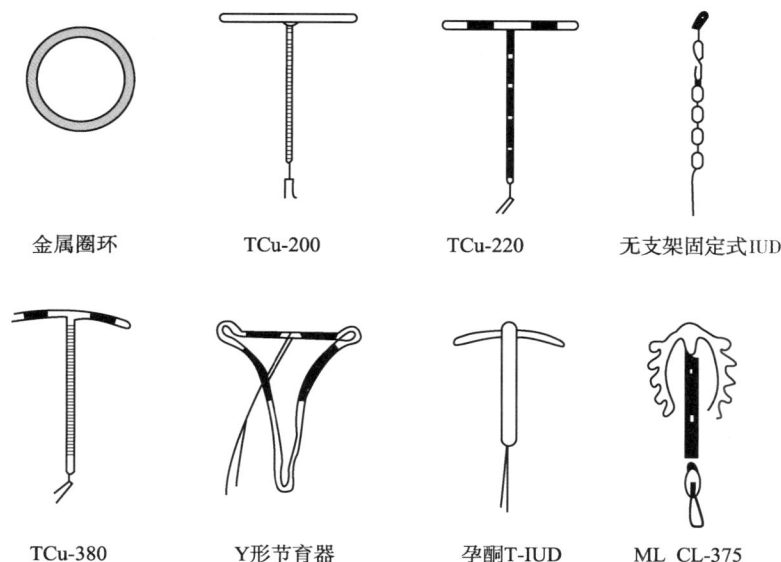

金属圈环　　　TCu-200　　　TCu-220　　　无支架固定式IUD

TCu-380　　　Y形节育器　　　孕酮T-IUD　　　ML CL-375

图 21 - 1　国内常用的宫内节育器

（2）含铜 IUD 会在宫内释放铜离子，对精子有毒性作用，使精子不能获能，并会阻止受精卵的着床和胚胎的发育。

（3）IUD 作为异物长期刺激，导致子宫内膜损伤及慢性炎症反应，产生前列腺素，改变输卵管蠕动，使受精卵着床受阻。

（4）含左炔诺孕酮 IUD 使子宫内膜腺体萎缩，间质蜕膜化，不利于受精卵着床。此外左炔诺孕酮改变宫颈黏液性状，使宫颈黏液变得稠厚，影响精子进入宫腔。

> **考点提示**
>
> 宫内节育器避孕原理。

2. 放置术

（1）适应证　凡育龄期妇女自愿要求放置宫内节育器而无禁忌证者，均可放置。

（2）禁忌证

1）近 3 个月内月经失调、不规则阴道出血、月经量过多、月经过频。

2）生殖器官急性炎症、肿瘤。

3）宫颈内口过松、重度陈旧性宫颈裂伤、子宫脱垂。

4）严重全身性疾患。

5）子宫畸形，如纵隔子宫、双子宫。

6）妊娠或可疑妊娠。

7）人工流产、分娩或剖宫产后有妊娠组织物残留或感染。

8）子宫腔深度 >9.0cm 或 <5.5cm。

9）有铜过敏史者，禁放含铜 IUD。

（3）放置时间

1）月经干净后 3 ~ 7 日，无性生活者；含孕激素 IUD 在月经第 3 日放置。

2）人工流产手术后、宫腔深度 <10cm 者，即刻放置。

3）正常分娩 6 周后，生殖系统恢复正常者。

4）剖宫产术后 6 个月。

扫码"看一看"

5）自然流产者可于转经后放置，药物流产者在 2 次正常月经后放置。

6）哺乳期放置前应先排除早孕可能。

考点提示
　　宫内节育器放置时间。

7）性交后 5 日内放置可作为紧急避孕方法之一。

（4）放置方法（略）

3. 取出术

（1）适应证

1）计划再生育者，或已无性生活不再需要避孕者。

2）改用其他避孕措施，或已绝育者。

3）放置期限已满需更换者。

4）绝经过渡期停经 1 年以上者。

5）副反应治疗无效，或有并发症者。

6）带器妊娠，包括宫内及宫外妊娠。

（2）取器时间

1）月经干净后 3～7 日为宜。

2）子宫不规则出血者随时可取，取节育器同时行诊断性刮宫，刮出物送病理检查，以排除子宫内膜病变。

3）带器妊娠者在行人工流产时取器。

4）带器异位妊娠者术前诊断性刮宫时，或在术后出院前取器。

考点提示
　　宫内节育器取出时间。

（3）取器方法（略）

4. 护理措施

（1）向受术者解释 IUD 避孕的原理、放置或取出 IUD 的简要过程及术后注意事项，解除其恐惧心理，取得其配合。

（2）术前嘱受术者排空膀胱，取膀胱截石位，外阴消毒；放置或取出时均应将 IUD 给受术者辨认；术中严格无菌操作，并注意倾听其主诉，有异常情况及时停止操作并报告医生。

（3）术后告知受术者有关宫内节育器的副反应及注意事项：①放置节育器后可能有经量增多、经期延长或不规则阴道流血，一般不需特殊处理，3～6 个月后可逐渐恢复，应嘱受术者保持外阴清洁，使用会阴垫，防止感染。②节育器放置后初期，少数患者可有腰酸、腹痛等现象，一般会在数月后好转。

（4）常见并发症的护理

1）节育器异位　原因有：①术中操作不当。②子宫大小及位置未查清。③节育器过大、过硬。④哺乳期子宫壁薄且软。⑤子宫收缩造成节育器移位。确诊节育器为腹腔异位后，应经腹或在腹腔镜下将异位的节育器取出，做好病情观察和术前准备。

2）节育器嵌顿或断裂　因节育器放置时损伤子宫壁或带器时间过长引起。一旦诊断应及时协助医生取出节育器，防止子宫穿孔。

3）感染　常因生殖道炎症、术中操作不当及节育器尾丝污染导致逆行感染所致。一旦发生感染，应及时取出 IUD，遵医嘱积极抗感染治疗，并保持外阴清洁。

4）带器妊娠 常因放置时未将 IUD 放到宫底部，或 IUD 的大小、形态与宫腔不适应而发生移位或脱落。一经确诊，应配合医生行人工流产的同时取出 IUD。

5. 健康教育

（1）注意休息，IUD 放置术后休息 3 天，1 周内避免重体力劳动，2 周内禁性生活和盆浴，每天清洗外阴，保持外阴清洁。术后第一年，1、3、6 个月及 1 年进行随访，了解 IUD 在宫腔内情况，以保证 IUD 避孕的有效性；以后每年复查 1 次，复查应在月经干净后进行。

（2）IUD 放置后可能有经量增多，经期延长，若经期延长达 10 天左右，经治疗无效者，则考虑取出节育器。

（3）不同类型的 IUD 应按规定时间及时取出或更换，否则将影响避孕效果。

【药物避孕】

（一）避孕药种类

激素避孕（hormonal contraception）是女性应用类固醇激素达到避孕效果，是一种高效的避孕方法。类固醇避孕药的激素成分是雌激素和孕激素。我国从 1960 年开始研制避孕药，1963 年成功研制出第一批复方口服避孕药（combination oral contraception，COC），由于长效避孕制剂中激素含量高，副反应大，现已渐被淘汰。迄今为止，类固醇激素避孕药共经历了三代。第一代复方口服避孕药中的孕激素主要是炔诺酮；第二代为左炔诺孕酮，活性比第一代强，有较强的抑制排卵的作用；第三代药中的孕激素有更强的孕激素受体亲和力，结构接近天然黄体酮，活性增强，避孕效果提高，副反应下降。目前市场上供应的第三代复方口服避孕药主要有复方去氧孕烯片和复方孕二烯酮片。

1. 口服避孕药 包括复方短效口服避孕药和复方长效口服避孕药。

（1）复方短效口服避孕药 是由雌、孕激素组成的复合制剂。雌激素的成分为炔雌醇，因孕激素成分不同，组成不同配方和制剂。复方甲地孕酮片、复方炔诺酮片，于月经第 5 日开始服用，每日 1 片，连服 22 日，停药 7 日后开始服用第 2 周期药物。复方孕二烯酮片、炔雌醇环丙孕酮片、复方去氧孕烯片，于月经第 1 日服药，每日 1 片，连服 21 日，停药 7 日后服用下一周期药物。若有漏服应及时补服，并警惕有妊娠的可能；若漏服 2 片，补服后要同时采用其他避孕措施；若漏服 3 片应停药，等待出血，之后开始服用下一周期的药物。单相片中雌、孕激素含量是固定的。三相片中每一相雌、孕激素的量是根据女性生理周期不同阶段激素量的变化而制定不同剂量，每一相药物颜色不同，每片药旁标有日期，提醒服药者按箭头所指顺序服药。三相片的服药方法也是每天 1 片，连用 21 天。复方短效口服避孕药主要通过抑制排卵达到避孕，只要正确使用，避孕率可达 100%。

（2）复方长效口服避孕药 由长效雌激素和人工合成的孕激素配制而成，服用 1 次可避孕 1 个月。避孕有效率接近 96%～98%，由于激素含量大，副反应多，现已很少用。

2. 探亲避孕药 适用于短期探亲夫妇，主要有双炔失碳酯、孕激素类制剂和雌、孕激素复合剂。探亲避孕药剂量大，现已很少使用。

3. 长效避孕针 有雌、孕激素复合制剂和单孕激素制剂两种。有效率在 98% 以上，尤其适用于对口服避孕药有明显消化道反应者。长效避孕针有不规则阴道流血或闭经等副反应。单孕激素制剂对乳汁的量和质影响小，可用于哺乳期妇女避孕。

4. 缓释避孕药 是用具备缓慢释放性能的高分子化合物为载体，通过一次给药，在体内恒定、持续释放微量类固醇激素，主要是孕激素，达到持久避孕目的，又称缓释避孕系统。目前常用的有阴道药环、避孕贴片、皮下埋植剂和含药的宫内节育器。

考点提示
复方短效口服避孕药的服药方法。

（二）避孕原理

抑制卵巢排卵；改变宫颈黏液性状，使其黏稠度增加从而不利于精子进入宫腔；改变子宫内膜的功能和形态，使子宫内膜与胚胎发育不同步，不利于受精卵着床；改变受精卵在输卵管内正常运动，干扰受精卵着床。

考点提示
药物避孕的避孕原理。

（三）适应证

健康育龄期妇女均可应用。

（四）禁忌证

（1）严重心血管疾病、血液病或血栓性疾病，如静脉栓塞、高血压疾病、冠心病等。

（2）急、慢性肝炎或肾炎。

（3）内分泌疾病，如甲状腺功能亢进症、糖尿病。

（4）恶性肿瘤、癌前病变、乳房肿块、子宫肿瘤等。

（5）哺乳期妇女。

（6）年龄大于 35 岁的吸烟妇女不宜长期服用避孕药，以免增加心血管疾病的发病率。

（7）精神病患者，及有严重偏头痛、反复发作者。

（五）护理措施

（1）帮助育龄妇女选择合适的避孕药物，耐心解答用药者提出的各种问题，解除其思想顾虑，树立信心，遵医嘱服药。

（2）严格掌握类固醇激素避孕的适应证和禁忌证，对不能应用避孕药的妇女，帮助其选择其他合适的避孕方法。

（3）应用避孕药物可能出现的副反应及应对措施。

1）类早孕反应 避孕药内含雌激素，可刺激胃粘膜，引起恶心、呕吐、食欲不振等类似妊娠早期的反应。服药初期约 10% 妇女会出现此类现象，一般服药数个周期后可自然消失，症状较重者可更换其他制剂，或停药改用其他避孕措施。

2）不规则阴道流血 服药期间发生不规则阴道流血，称突破性出血。轻者点滴出血，无须处理，随着服药时间的延长而逐渐减少直到停止。流血偏多者，每晚在服用避孕药的同时加服雌激素，直至停药。流血量似月经或时间已接近月经期，停止服药，视为一次月经，于流血第 5 日开始服用下一周期的药。

3）闭经 发生率 1% ~ 2%，常见于月经不规则的妇女，若患者原有月经不规则，应慎用避孕药。停药后月经不来潮者，需先排除妊娠，停药 7 日后可继续用药，若连续停经达 3 个月，

考点提示
服用避孕药物的副反应及应对措施。

应停药观察。

4）皮肤及体重改变　早期研制的避孕药，部分妇女服药后，发生体重增加，皮肤色素沉着。近年来随着口服避孕药不断发展，用药量小，此类副反应明显降低。

【其他避孕方法】

（一）安全期避孕

安全期避孕又称自然避孕，是指根据女性生殖生理知识推算排卵期，通过避开易怀孕期性交而达到避孕目的的方法。成熟卵子经卵巢排出后能存活 1～2 天，精子进入女性生殖道后可存活 2～3 天，卵子受精能力最强的时间是在排卵后 24 小时内。因此，排卵前、后 4～5 日内为易受孕期，其余时间不易受孕，被视为安全期。

使用安全期避孕必须月经周期规律，能准确判断排卵日期。此外，还可以用基础体温测定、宫颈黏液评估的方法判定排卵期。由于女性排卵会受健康状况、情绪、性活动以及外界环境等因素影响而提前或推后，也可发生额外排卵。因此，安全期避孕不是十分可靠，不宜推广。

（二）紧急避孕

紧急避孕又称事后避孕或应急避孕，是指无保护性生活或避孕失败（避孕套破裂或滑落、漏服避孕药等）后，在有效时间内采用的一种避孕补救措施，包括口服紧急避孕药和放置宫内节育器。通过紧急避孕可达到预防妇女非意愿妊娠的发生。

1. 适应证

（1）性生活未使用任何避孕措施，暂时不想妊娠者。

（2）避孕失败，包括阴茎套滑脱、破裂；体外排精不成功；漏服短效避孕药；宫内节育器脱落等。

（3）遭受性暴力。

2. 方法

（1）宫内节育器　使用带铜宫内节育器可达到紧急避孕目的，尤其适合希望长期避孕、无节育器放置禁忌证者。在无保护性生活后 120 小时（5 日）内置入，有效避孕率达 95% 以上。

（2）紧急避孕药　仅限于性生活后 72 小时内使用，仅对一次无保护性生活有效。紧急避孕药激素剂量大，副反应亦大，不能作为常规避孕药。常用药物如下。

1）单纯孕激素制剂　左炔诺孕酮片，每片 0.75mg，首次服用 1 片，12 小时重复 1 片，正确使用妊娠率仅 4%，代表药物毓婷。

2）雌、孕激素复方制剂　现有复方左炔诺孕酮片（炔雌醇 30μg + 左炔诺孕酮 150μg）。在无保护性生活后 72 小时内服 4 片，12 小时后再服 4 片。

3）抗孕激素制剂　空腹服用 1 片 25mg，正确使用妊娠率 2%，代表药物米非司酮。

第二节　绝　育

绝育是通过药物或手术方法，达到永久性不孕目的。目前女性绝育的方法主要是输卵管绝育术。输卵管绝育术是通过结扎、切断、钳夹、电凝、环套输卵管或用药物栓堵输卵

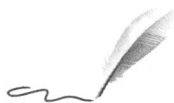

管管腔，使精子与卵子不能相遇而达到永久不生育的目的。

【经腹输卵管结扎术】

（一）适应证

（1）要求接受绝育手术而无禁忌证者。

（2）患有严重全身性疾病不宜生育者。

（二）禁忌证

（1）24小时内2次体温在37.5℃或以上者。

（2）各种疾病急性期。

（3）腹部皮肤有感染灶或患急、慢性盆腔炎者。

（4）全身情况不佳，不能耐受手术者，如心力衰竭、血液病等。

（5）患严重的神经官能症者。

（三）术前准备

（1）选择手术时间，非妊娠期妇女绝育时间最好选择在月经干净后3～4日内；哺乳期或闭经妇女排除早孕后行绝育术；人工流产或足月分娩后宜在48小时内实施。

（2）解除受术者思想顾虑，做好解释工作。

（3）详细询问病史，进行全身检查和妇科检查，检测阴道分泌物常规、血尿常规、肝肾功能及凝血功能等。

（4）按妇科腹部手术做常规术前准备。

（四）术后并发症及处理

1. 出血或血肿 因过度牵拉损伤输卵管或其系膜所致，也可见于血管漏扎或结扎不紧引起腹腔内积血或血肿。一经发现须立即止血，血肿形成时需切开止血后再缝合。

2. 感染 包括局部感染和全身感染。多因体内原有感染未控制，手术指征掌握不严，术中未严格执行无菌操作规程所致。

3. 脏器损伤 多因操作粗暴、解剖关系辨认不清楚致膀胱或肠管损伤。

4. 输卵管再通 绝育有1%～2%再通率。操作时手术者注意力应高度集中，严防漏扎、误扎，引起输卵管再通。

（五）护理措施

（1）向受术者讲解手术的过程，消除其恐惧心理；耐心解答受术者的问题，使其能积极配合手术。

（2）术前测量生命体征，检测血常规、出血时间、凝血时间、肝功能及白带等项目。详细询问有无药物过敏史。常规腹部术前准备，嘱受术者排空膀胱。

（3）术后嘱受术者卧床4～6小时，6小时后可下床活动，注意有无体温升高、伤口渗血、腹痛及内出血的征象。

（4）保持切口清洁、干燥，遵医嘱给予抗生素预防感染，鼓励受术者及早排尿。

（5）嘱受术者术后休息1个月，禁止性生活1个月，1个月后到医院复查。

【经腹腔镜输卵管绝育术】

经腹腔镜输卵管绝育术是指在腹腔镜直视下，采用热效应或机械手段使输卵管受阻从而达到绝育目的的方法。

（一）适应证

同经腹输卵管结扎术。

（二）禁忌证

心、肺功能不全，腹腔粘连，膈疝者禁用，其他禁忌证同经腹输卵管结扎术。

（三）护理措施

（1）向受术者讲解手术过程及原理，耐心解答受术者的问题，使其积极配合手术。

（2）术前晚肥皂液灌肠，术前6小时禁食，常规腹部皮肤准备，术前排空膀胱，取头低仰卧位。其余同经腹输卵管结扎术。

（3）术后嘱受术者卧床4~6小时后可下床活动，嘱受术者及早排尿，注意观察有无发热、腹痛、内出血或脏器损伤等征象。

（4）嘱受术者术后休息3~4周，禁止性生活1个月。

第三节　人工终止妊娠

人工终止妊娠是避孕失败所致意外妊娠的补救措施，根据具体情况可行药物流产、负压吸宫术、钳刮术和中期妊娠引产术。人工流产对妇女的生殖健康有影响，避免或减少意外妊娠是计划生育工作的重要内容。

【药物流产】

药物流产是用药物而非手术终止早孕的一种避孕失败的补救措施。目前应用临床的药物为米非司酮（RU486）和米索前列醇（PG），米非司酮是一种类固醇抗孕激素及抗糖皮质激素制剂；米索前列醇是前列腺素类似物，具有兴奋子宫和软化宫颈作用。两药配伍使用终止早孕完全流产率达90%以上。

（一）适应证

（1）妊娠≤7周，本人自愿要求、年龄<40岁的健康女性，B型超声确诊为宫内妊娠。

（2）人工流产术高危因素者，如瘢痕子宫、哺乳期妇女、严重骨盆畸形或宫颈发育不良等。

（3）多次人工流产史，对手术流产有顾虑和恐惧心理者。

> **考点提示**
> 药物流产用于妊娠≤7周的妇女。

（二）禁忌证

（1）有米非司酮使用禁忌证，如肾上腺疾病、妊娠期皮肤瘙痒史、血管栓塞、血液病等。

（2）有前列腺素使用禁忌证，如心血管疾病、青光眼、哮喘等。

（3）宫外孕、带器妊娠。

（4）其他，如过敏体质、妊娠剧吐、长期服用抗结核、抗前列腺素药等。

（三）用药方法

1. 米非司酮顿服法　第1日顿服米非司酮200mg，于第3日早上口服米索前列醇0.6mg，前、后空腹1小时。

2. 米非司酮分服法　米非司酮150mg，分次口服，第1日早晨服50mg，8~12小时再服用25mg；第2日早、晚各服米非司酮25mg；第3日上午7时再服用25mg；于第3日服用米非司酮后1小时加服米索前列醇。

（四）副反应及处理

1. 出血 出血时间较长或有突然大出血，须急诊刮宫。

2. 消化道症状 轻度的腹痛、胃痛、乏力、恶心、呕吐等，会自行好转，无须处理。

3. 过敏症状 皮肤瘙痒，无须处理。

（五）护理措施

（1）做好心理护理，遵医嘱完善相关化验检查。

（2）用药前详细交代服药方法、效果、不良反应及流产失败的可能，使孕妇有充分的思想准备。

（3）服用米索前列醇1小时左右出现宫缩及阴道少量出血，6小时左右排出妊娠物。仔细观察阴道排出物，检查绒毛是否完整，必要时送病理检查。阴道出血量多者应及时刮宫。

（六）健康教育

（1）加强营养给予高热量、高蛋白、高维生素清淡易消化饮食；保持会阴清洁。

（2）一个月内避免性生活、盆浴，注意外阴部清洁卫生，勤换会阴垫及内衣、裤。

（3）指导避孕，流产后应采取避孕措施，以免再次妊娠。

（4）如出现阴道流血多、持续腹痛、发热，应及时就诊。

【人工流产术】

人工流产术是指妊娠14周以内，因疾病、遗传病及优生、意外妊娠等原因而采用人工终止妊娠的方法，是避孕失败的补救措施。包括负压吸引术（妊娠6～10周）和钳刮术（妊娠11～14周）。

> **考点提示**
>
> 不同类型人工流产术手术时机的选择。

（一）适应证

因避孕失败要求终止妊娠而无禁忌证者；因患有某种疾病不宜继续妊娠者。

（二）禁忌证

（1）各种疾病的急性期。

（2）全身情况不良，不能耐受手术。

（3）生殖道炎症。

（4）妊娠剧吐致酮症酸中毒。

（5）术前有2次体温达到或超过37.5℃。

（三）手术操作

1. 负压吸引术 利用负压吸引原理将妊娠物从宫腔内吸出（手术过程略）。

2. 钳刮术 充分扩张宫颈后，先夹破胎膜，待羊水流尽，再用卵圆钳夹取妊娠物，然后用吸管或刮匙清除宫腔内组织。术后仔细检查，避免组织残留，注意预防出血和感染。

（四）并发症及防治

1. 人工流产综合反应 受术者由于精神紧张、手术刺激子宫、疼痛，在手术中或术毕出现面色苍白、头晕、呕吐、胸闷、出冷汗、心动过缓、心律不齐、血压下降等迷走神经兴奋症状，称人工流产综合反应。如出现上述情况应立即暂停手术，吸氧，一般能自行缓解，严重者按医嘱立即给予阿托品0.5～1mg，静脉注射，同时安慰受术者，消除其紧张情绪。

2. 子宫损伤 是人工流产手术的严重并发症,多与手术者操作不熟练,术前未能查清子宫大小、位置或哺乳期子宫或剖宫产后瘢痕子宫再次妊娠及用力不当有关。若破口小,可注射宫缩剂保守治疗,密切观察生命体征,同时给予抗生素预防感染。若破口大、有内出血或怀疑脏器损伤,应及时剖腹探查。

3. 术中出血 多见于妊娠月份较大的钳刮术,因子宫较大,妊娠物不能迅速排出,影响子宫收缩所致。应迅速清除宫腔内容物,及时注射宫缩剂,注意受术者生命体征等。

4. 漏吸 多发生在极早期的妊娠、过度屈曲子宫以及畸形子宫者,一旦发现,应复查子宫情况,应在 B 超定位下实施手术。

5. 吸宫不全 指术后部分妊娠物残留。主要表现为术后阴道流血持续 10 天以上,出血量多。B 超检查有助于诊断。流血不多时先用抗生素治疗,再行清宫。流血多者,应立即清宫,刮出物送病理检查,术后抗生素预防感染。

6. 感染 多因妊娠物残留或术后过早性交引起,也可因无菌操作不当所致。表现为发热、下腹疼痛、不规则阴道流血或白带混浊有臭味。应采取半卧位休息,给予支持治疗,及时应用抗生素。

7. 羊水栓塞 可偶发于人工流产钳刮术,由于宫颈损伤、胎盘剥离使血窦开放,为羊水进入血液循环创造了条件。

8. 远期并发症 有宫腔粘连、宫颈粘连、月经不调、慢性盆腔炎、继发性不孕等。

> **考点提示**
> 人工流产的并发症。

(五)护理措施

1. 术前护理 向受术者介绍人工流产的过程,告知受术者术中及术后可能出现轻度腹痛和阴道流血,为正常现象,以减轻其恐惧心理。准备好手术用物和抢救物品。嘱受术者排空膀胱,协助其取截石位。

2. 术中护理 注意观察受术者面色,如出现人工流产综合反应及时处理,关心体贴受术者,消除其紧张心理。若受术者主诉腹痛剧烈,应协助医生判断是否有子宫穿孔,同时严密观察生命体征,配合医生做好处理。

3. 术后护理 检查吸出物是否完整,有异常情况应送病理检查。安置受术者在观察室休息 1~2 小时,观察其阴道流血和腹痛情况,无异常方可离开。

(六)健康教育

(1)术后注意保持外阴清洁,经常更换会阴垫。1 个月内禁性生活及盆浴。1 个月后门诊复查。若出现阴道流血量多超过月经量,术后 10 日以上仍有阴道流血、腹痛、发热等情况,及应时就诊。

> **考点提示**
> 人工流产术后健康教育内容。

(2)指导避孕及落实避孕措施。

【中期妊娠引产】

(一)方法

中期妊娠引产术常用的方法有水囊引产和利凡诺(乳酸依沙吖啶)注入羊膜腔内引产。

1. 水囊引产 是将水囊放置于子宫壁和胎膜之间,增加宫腔内压力并机械性刺激宫颈,诱发子宫收缩,促使胎儿和胎盘排出的终止妊娠方法。其引产成功率达 90% 以上,平均引产时间大多在 72 小时之内。水囊引产需经阴道操作，多用于有利凡诺引产禁忌或妊娠晚期促进宫颈成熟时。

2. 利凡诺 黄色结晶粉末，是一种强力杀菌剂，具有兴奋子宫、引起子宫收缩的作用，用药安全范围大（安全量 100mg、反应量 120mg、中毒量 500mg），引产成功率达 98%。

（二）适应证

妊娠满 13 周至不足 27 周无禁忌证而自愿要求终止妊娠者；因患各种疾病不宜继续妊娠者。

> 📚 **考点提示**
>
> 中期妊娠引产适应证。

（三）禁忌证

（1）有急、慢性肝肾疾病。

（2）严重的全身性疾病。各种疾病急性期，或慢性疾病急性发作阶段。

（3）术前 24 小时内体温 2 次超过 37.5℃ 者。

（4）对利凡诺过敏者。

（5）前置胎盘或局部皮肤感染者。

（四）手术操作

1. 水囊引产 孕妇排尿后取膀胱截石位，常规消毒，铺无菌巾，阴道窥器扩张阴道，消毒阴道及宫颈管，用宫颈钳夹持宫颈前唇，充分扩张宫颈口后，将制备好的水囊，经宫颈外口缓慢送入宫腔，置于子宫壁和胎囊之间，直至水囊全部放入宫腔，向囊内注入生理盐水 300～500ml。注射完毕，导尿管末端折叠用丝线扎紧，无菌纱布包裹后置于阴道内。

2. 利凡诺引产 孕妇排空膀胱后取平卧位，暴露下腹部，常规消毒，铺无菌巾，在子宫底下 2～3 横指中线旁空虚部位作为穿刺点，用 20～21 号腰椎穿刺针从穿刺点垂直刺入，有落空感即进入羊膜腔内，拔出针芯，接上内含利凡诺的注射器，先抽吸少量羊水，证实针头在羊膜腔内，即可将药液缓慢注入，取下注射器，拔出穿刺针，用无菌纱布覆盖并压迫数分钟，胶布固定。

（五）并发症及防治

1. 产后出血 大约有 80% 的患者有出血，但一般不超过 100ml。

2. 胎盘胎膜残留 可行清宫术。

3. 全身反应 偶有 24～48 小时内体温升高者，一般在短时间内会自行恢复。

（六）注意事项

（1）放置水囊时勿触碰阴道壁，避免感染。放置过程中若遇阻力或出血，可从子宫另一侧重新放入。注入液量根据妊娠月份大小而定，注入液量过多可引起胎盘早剥，注入液量过少则会影响引产效果。放置水囊后若出现宫缩过强、破膜或阴道流血，即取出水囊。若 24 小时无宫缩也应取出水囊。

（2）利凡诺的有效量不因妊娠周数而异，勿用量过大，以免引起药物中毒。超过 200mg 者，可引起急性肾衰竭，应注意观察。生理盐水溶解利凡诺会出现沉淀，故只能用注射用水或羊水稀释。经腹壁羊膜腔穿刺时，若从穿刺点向外溢出或针管抽出血液时，应向深部进针或向后退针，如仍有血，则应更换穿刺部位。

（七）护理措施

（1）术前向受术者介绍引产手术过程，减轻其焦虑心理，取得配合。详细询问病史，交代注意事项，测量生命体征，做好术前准备。

（2）术中配合医生严格无菌操作，注意观察受术者生命体征，识别有无呼吸困难、发绀等羊水栓塞的症状。注意观察受术者宫缩及产程进展情况，并按正常分娩接生，胎儿及附属物娩出后应协助检查是否完整，必要时清宫。

（3）术后保持外阴清洁，使用消毒会阴垫。至少观察 3 日，监测体温变化，有感染征象时遵医嘱使用抗生素，酌情使用宫缩剂。

（八）健康指导

引产术产后健康指导同足月分娩，按常规退奶。产后 1 个月到医院复查，并指导避孕方法。

第四节　计划生育措施指导

避孕方法知情选择是我国计划生育服务的重要内容。护理人员应指导育龄妇女根据自身特点，选择合适的安全有效的避孕措施。下面介绍生育年龄各期避孕措施的选择。

（一）新婚期

1. 原则　新婚夫妇年轻，尚未生育，应选择使用方便，不影响生育的避孕措施。

2. 选用方法　复方短效口服避孕药使用方便，避孕效果好，对性生活没有影响，作为首选。男用阴茎套也是比较理想的避孕方法，性生活适应后可选用。还可选用薄膜、外用避孕栓等。由于尚未生育，一般不选用宫内节育器避孕。此外，不适宜用体外排精、安全期及长效避孕药避孕。

> **考点提示**
> 新婚夫妇首选的避孕方法。

（二）哺乳期

1. 原则　不影响婴儿健康及乳汁质量。

2. 选用方法　阴茎套是哺乳期最佳的避孕方法。也可选取单孕激素制剂长效避孕针或皮下埋植剂，不影响乳汁质量，使用方便。哺乳期放置宫内节育器，操作应轻柔，避免损伤子宫。由于哺乳期阴道较干燥，不适宜用避孕药膜。此外，哺乳期也不适宜用雌、孕激素复合避孕药或避孕针以及安全期避孕法。

> **考点提示**
> 哺乳期妇女首选的避孕方法。

（三）生育后期

1. 原则　选择安全、可靠、长效的避孕方法，减少因非意愿妊娠进行手术带来的痛苦。

2. 选用方法　各种避孕方法（宫内节育器、阴茎套、复方口服避孕药、避孕针、皮下埋置剂等）均适用。根据个人身体状况而选择，对某种避孕方法有禁忌证者则不宜使用。已生育两个孩子或以上的妇女宜采用绝育术。

（四）绝经过渡期

1. 原则　此期仍有可能排卵，应坚持避孕，选择以外用避孕为主的避孕方法。

2. 选用方法　可选用阴茎套。原来使用宫内节育器无不良反应应继续使用，绝经后半年取出。绝经过渡期阴道分泌物较少，不宜选用避孕药膜，可选用凝胶剂、避孕栓。不宜选用安全期避孕及复方避孕药。

扫码"看小结"

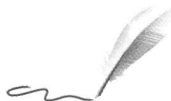

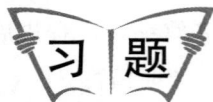

一、选择题

【A1／A2 型题】

1. 口服避孕药作用

 A. 非细菌性异物反应   B. 抑制排卵

 C. 减少子宫内膜前列腺素的产生   D. 使宫颈黏液变稀薄，不利于精子通过

 E. 控制输卵管蠕动

2. 要求采用口服避孕药者，应特别注意评估其病史中是否患过

 A. 小儿麻痹症   B. 血栓性静脉炎   C. 沙眼

 D. 风疹   E. 腮腺炎

3. 避孕方法中，理论上失败率最低的是

 A. 阴茎套   B. 阴道隔膜   C. 宫内节育器

 D. 安全期避孕   E. 复方口服短效避孕药

【A3／A4 型题】

(4～5 题共用题干)

朱女士，26 岁，结婚两个月，准备两年后再生育。平时月经规则，咨询避孕方法，因工作较忙，要求方法可靠、简便。

4. 可指导其选用

 A. 复方口服短效避孕药   B. 安全期避孕   C. 注射避孕针

 D. 阴茎套   E. 宫内节育器

5. 如需生育，停止避孕措施的时间，应提前

 A. 一个月   B. 不需要提前   C. 半年

 D. 一年   E. 三个月

二、思考题

女，30 岁，G_2P_1，剖宫产产后 7 个月，尚在哺乳，月经未来潮。妇科检查：阴道通畅，宫颈轻度糜烂，子宫前位，大小正常，双侧附件（－）。

问题：

1. 该女士要求避孕，护士可指导她选择哪些方法？

2. 采用何法避孕方法最好？

扫码"练一练"

（张玉红）

第二十二章　妇女保健

第一节　概　述

（一）妇女保健工作的意义

妇女保健是我国卫生保健事业重要组成部分，其宗旨是维护和促进妇女身心健康。采取以"以保健为中心，以保障生殖健康为目的，保健与临床相结合，面向基层，面向团体和预防为主"的妇女保健工作方针，为妇女提供更为便利、人性化的医疗保健服务，提高人口综合素质，维护家庭幸福和后代健康，是国富民强的基础工程。

（二）妇女保健工作的目的

妇女保健工作的目的在于通过积极的普查、预防、监护和保健措施，开展以维护生殖健康为核心的贯穿妇女青春期、围婚期、生育期、围生期、围绝经期及老年期的各项保健工作，降低孕产妇及围生儿死亡率，减少患病率和伤残率，控制某些疾病发生及性传播疾病的传播，提高妇女生活质量，促进身心健康。

（三）妇女保健工作的方法

妇女保健工作是一个社会系统工程，应充分发挥各级妇幼保健专业机构及基层各级妇幼保健网的作用。

（1）妇女保健工作是个群众性和社会性的系统工程，必须坚持"政府领导，多部门密切合作，社会参与"的工作策略，充分发挥各级妇幼保健专业机构的作用，调动家庭、社会等各方面的积极性、主动性和竞争性。切实将妇女儿童健康纳入医疗改革和卫生事业发展规划中，为妇、幼卫生发展提供强有力的制度和组织保障。

（2）加强基层保健人员配备，完善妇幼卫生信息网络建设，使妇幼信息上报途径畅通、数据采集准确及时。有计划组织人员培训，推广妇幼保健适宜技术，积极开展专业技术人员继续教育，提高其专业技能素质。

（3）建立健全规章制度，强调监督机制，重视过程管理，实行目标管理。相关部门应定期进行流行病学的调查研究，分析妇女健康问题及其相关因素，在调查研究基础上根据实际能力制订工作计划、工作目标和防治措施，强调健康、社会参与及政府责任，切实做好妇女保健工作。

（4）广泛开展社会宣传，普及健康教育，提高妇女的自我保健意识和参与意识，做到基础保健与临床保健相结合，开展以生殖健康为核心的妇女保健。

知 识 拓 展

妇女保健服务范围

从年龄考虑，妇女保健服务范围是妇女的一生。涉及女性的青春期、生育期、围产期、绝经过渡期和老年期，研究各期的特点和保健要求以及影响妇女健康的卫生服务、社会环境、自然环境和遗传等方面的各种高危因素，制订保健对策和管理办法，开展妇女各期保健、妇女常见病和恶性肿瘤的普查普治、计划生育指导、妇女劳动保护、妇女心理保健等保健工作，以利于提高妇女健康水平。

（四）妇女保健工作的组织机构

1. 卫生行政机构

（1）卫生部内设妇幼保健与社区卫生司并下设妇女卫生保健处、儿童卫生保健处、社区卫生处、健康促进与教育处等处室，领导全国妇幼保健工作。

（2）省级（直辖市、自治区）卫生厅设妇幼保健与社区卫生处。

（3）市（地）级卫生局设妇幼保健科或防保科。

（4）县（市）级卫生局一部分设防保股，一部分设业务股，一部分设妇幼保健所。

2. 专业机构

（1）妇幼卫生专业机构　包括各级妇幼保健机构、各级妇产科医院、综合性医院妇产科中的产科、计划生育科、儿科、预防保健科，中医医疗机构中妇科和儿科以及儿童医院。不论其所有制（全民、集体、个体）关系如何，均属妇幼卫生专业机构。

（2）各级妇幼保健机构如下。

1）国家级　目前国家级妇幼保健机构，设立在中国疾病预防控制中心，与各省、市、县妇幼保健机构构成我国妇幼保健服务体系。

2）省级　省级（直辖市、自治区）妇幼保健机构设立省级（直辖市、自治区）妇幼保健院（所）。

3）市（地）级　设立市（地）级妇幼保健院（所）。

4）县级　设县级妇幼保健院（所）。

各级妇幼保健机构均属于业务实体，都必须接受同级卫生行政部门领导，认真贯彻落实各项妇幼保健工作。

第二节　保健内容

案例导入

　　林某，女，28 岁，结婚 2 年，吸烟，自结婚以来一直口服避孕药避孕，她因准备要宝宝前来咨询。

　　请问：

　　1. 林某在备孕期间应该注意些什么？

　　2. 林某在怀孕后的保健内容有哪些？

（一）妇女各期保健

　　1. 青春期保健（adolescence care）　　青春期保健分为三级，目的是保护身体正常发育，应重视健康与行为方面的问题，以加强一级预防为重点。

　　（1）一级预防　自我保健：加强健康教育，根据青春期女性的生理、心理和社会行为特点，让她们懂得自爱，学会保护自己，培养良好的健康行为。包括培养良好的个人生活习惯，合理安排生活和学习，参与适当的体育锻炼和体力劳动。营养保健：注意营养成分的搭配，提供足够的热量，定时定量，三餐有度。体育锻炼：对身体健康成长非常重要，注意运动负荷量，经期应避免剧烈的跑、跳动作。卫生指导：重点给予月经期卫生保健指导，正确保护皮肤，防止痤疮，保护大脑，开发智力，远离烟酒。性教育：使少女了解基本性生理和性心理卫生知识，正确对待和处理性发育过程中的各种问题，减少非意愿妊娠率并预防传播疾病。进行乳房保健指导，青春期心理卫生和性知识教育以及性道德培养。

　　（2）二级预防　早期发现疾病和行为偏差问题，减少危险因素。通过学校保健等普及对青少年的定期体格检查，早期发现各种疾病和行为异常，避免或减少诱发因素。

　　（3）三级预防　指青春期女性疾病的治疗和康复。

　　2. 围婚期保健（perimarital period care）　　围婚期是指围绕结婚前后，为保障婚配双方及其后代健康所进行的一系列保健服务措施，包括婚前医学检查、围婚期卫生指导及婚前卫生咨询。婚前医学检查是对准备结婚的男女双方，对可能患有的影响结婚和生育的疾病进行的医学检查，给予及时治疗，并提出有利于健康和出生子代素质的医学意见。围婚期卫生指导是指对准备结婚的男女双方和已婚未育的夫妇进行的以生殖健康为核心的，与结婚及生育有关的保健知识的教育。婚前卫生咨询是指针对医学检查发现的异常情况以及服务对象提出的具体问题进行解答、提供信息交换意见，帮助受检对象在知情的基础上做出适宜的决定。总之，做好围婚期保健，可以避免近亲间、传染病及遗传病患者间不适宜的婚配或生育，保障个人和家庭幸福，减少遗传疾病的延续，促进下一代的健康，为优生优育打下良好基础，也为计划生育提供保障，从而提高生活质量和人口素质。

　　3. 生育期保健（reproductive period care）　　此期妇女生殖功能旺盛。妇女有生育的能力，但也有调节生育的权利。生殖是妇女健康的核心，应得到良好的有关避孕节育技术服务及与生殖有关的医疗保健服务。应以加强一级预防为重点。

（1）一级预防　普及孕产期保健和计划生育技术指导。

（2）二级预防　对妇女在生育期内因生育或节育引发各种疾病做到早发现、早防治，确保妇女身心健康，提高妇女生活质量。

（3）三级预防　及时诊治高危孕产妇，降低孕产妇死亡率和围生儿死亡率。

4. 围生期保健（perinatal health care）　是指一次妊娠从妊娠前开始历经妊娠期、分娩期、产褥期、哺乳期、新生儿期，持续为孕产妇和胎儿提供高质量、全方位的健康保健措施，从而努力提高产科工作质量，保障母婴安全，降低围生儿及孕产妇死亡率。

（1）孕前期保健　指为准备妊娠的夫妇提供以健康教育与咨询、孕前医学检查、健康状况评估和健康指导为主要内容的系列保健服务。指导夫妇双方选择最佳的受孕时期、最佳的身体心理状态、良好的社会环境等，减少高危妊娠和高危儿的发生，确保优生优育。女性＜18岁或＞35岁是妊娠危险因素，易造成难产及其他产科并发症，以及胎儿染色体病；长时间使用药物避孕者应停药改为工具避孕半年后再妊娠；积极治疗对妊娠有影响的疾病，如病毒性肝炎、心脏病等；妊娠前健康心理和社会环境也很重要，生活中发生不良事件与妊娠期高血压疾病、产后抑郁症等的发生有关。戒烟酒，避免接触有毒物质和放射线；孕前3个月补充叶酸或含叶酸的多种维生素可明显降低胎儿神经管畸形等风险；对有不良孕产史者、遗传病、传染病史者，此次受孕应向医师咨询，做好孕前准备；对有严重疾病有可能危及孕妇生命安全者，应给予必要的医学指导。

（2）孕期保健　指从确定妊娠之日开始至临产前，为孕妇及胎儿提供的系列保健服务。目的是加强母儿监护，预防和减少孕产期并发症，开展出生缺陷、产前筛查和产前诊断，及早干预，确保母儿安全。

1）妊娠早期　加强孕期卫生、饮食营养、休息与活动、心理适应等方面的健康教育。妊娠早期是胚胎、胎儿分化发育阶段，易受外界因素及孕妇疾病的影响，注意保护胚胎免受各种有毒、有害的物理、化学、生物等因素的侵袭，防止畸形和流产的发生。尽早确定基础血压和体重，进行高危妊娠初筛并及时治疗各种内科合并症。

2）妊娠中期　是胎儿生长发育较快的时期，胎盘已形成，不易发生流产，但此阶段应仔细检查妊娠早期各种影响因素对胎儿是否有损伤，妊娠晚期并发症的预防也需从妊娠中期开始。此期保健要点是加强营养，及时补充铁剂和钙剂；监测孕妇健康状况和胎儿宫内生长发育各项指标（如宫高、腹围、体重、胎儿双顶径等）；定期进行产前检查，预防妊娠并发症；对高危妊娠进行筛查，如应用超声监测、羊水分析等方法进行产前筛查；掌握孕期自我监护方法，指导孕妇自数胎动，进行胎教，建立良好的亲子关系；鼓励丈夫积极参与，适应父母角色的转换，促进家庭和谐发展。

3）妊娠晚期　胎儿发育最快，孕妇体重增加最明显。应指导孕妇注意补充营养，防止妊娠并发症，积极治疗各种合并症。重点指导孕妇掌握家庭自我监护胎儿宫内情况的方法，做好分娩前身体上、心理上和物质上的准备。及早发现并矫正胎位异常，特别注意监测胎盘功能及胎儿宫内安危，及时纠正胎儿宫内缺氧。妊娠≥41周，需住院。做好分娩前的心理准备，考虑对母儿合适的分娩方式。做好乳房护理，以利产后哺乳。

（3）分娩期保健　对分娩期妇女的健康情况进行全面了解和动态评估，加强对产妇与胎儿的全产程监护，积极预防和处理分娩期并发症，及时诊治妊娠合并症，目的是确保分娩顺利，母儿安全。方法是持续性地给予母亲生理上、心理上和精神上的帮助和支持，缓解疼痛和焦虑，做到"五防"、"一加强"。"五防"指防滞产，防感染，防产伤，防产后出血，防新生儿窒息。一加强是指加强对高危妊娠的产时监护和产程处理，保证母儿平安。

（4）产褥期保健 保健的目的是预防产后出血、感染等并发症的发生，促进产妇产后生理功能恢复。而由于产后家庭关系和产妇身体形象的改变以及亲子关系的建立等因素，使产妇处于一种压力情境中，因此护理人员在产褥期提供相应的身心指导和帮助是非常重要的。

考点提示

分娩期保健的重点为"五防""一加强"。

1）健康教育 指导产妇保持身体清洁，尤其是会阴部皮肤和乳房的清洁；居室应安静、舒适；营养合理，防止便秘；经阴道自然分娩的产妇，产后 6～12 小时可起床做轻微活动，避免体位性低血压现象，动作宜缓慢，坐起后无眩晕感后方可站立行走；产后第 2 日可在室内随意活动；产后健身操有利于体力恢复，可避免或减少血栓性静脉炎的发生，恢复骨盆底肌肉和腹肌的张力，故产后应根据自身情况坚持做产后健身操；会阴部有切口或剖宫产者，可先进行促进血液循环的运动项目，如深呼吸，待拆线后切口感觉不疼痛时再做健身操；运动量应渐进性增加。

2）家庭适应及产后亲子关系的建立 遵循以家庭为中心的产科护理理念，促进家庭和谐发展。正确评估父亲或母亲角色获得情况，并为他们提供机会谈论妊娠分娩的经验；表达其对新生儿的看法、鼓励父亲或母亲检查新生儿的身体并与新生儿有面对面或眼对眼的接触，指导他们与新生儿进行语言交流，表达情感，促进亲子互动；鼓励家人积极参与育婴活动，如沐浴、抚触、喂奶等；因母亲获得家人支持的多少与其行为的适应成正比，因此需帮助母亲获得更多的家人支持，促进正向的、积极的亲子互动，建立良好家庭关系，维护家庭的稳定幸福。

3）产后检查及计划生育指导 产后检查包括产后访视及产后健康检查。产后访视开始于产妇出院后 3 日内、产后 14 日和产后 28 日，共 3 次，如有必要可酌情增加访视次数。了解产妇子宫复旧、会阴部切口或剖宫产切口愈合情况；检查乳房及母乳喂养情况，产妇的饮食、休息，婴儿的健康状况等，及时给予正确指导和处理。产褥期内禁止性交。产妇于产后 42 日到医院接受全面的健康检查，包括全身检查和妇科检查，同时给予计划生育指导，使夫妇双方知情选择适宜的避孕措施。

（5）哺乳期保健 指产妇用自己的乳汁喂养婴儿的时期，一般为 1 年。近年来，国际上将保护、促进和支持母乳喂养作为妇幼保健工作的重要内容，因此哺乳期保健的主要

考点提示

产后访视的时间。

目的是促进和支持母乳喂养。哺乳期保健的内容为指导母乳喂养与哺乳期卫生，包括母乳分泌量、影响乳汁分泌量的因素、喂养方法及乳房护理，乳母饮食、休息、睡眠、断乳等。

1）乳房护理 哺乳前按摩乳房以刺激排乳反射；切忌用肥皂或乙醇类擦洗乳房及乳头，宜用含有清洁水的揩乳布清洁乳头和乳晕；哺乳时应注意婴儿是否能将大部分乳晕吸吮住；哺乳结束时不要强行拉出乳头；应两侧乳房交替哺乳，每次哺乳应先让婴儿吸空一侧乳房，再吸另一侧，下一次先从未吸空一侧开始，保证乳房的定时排空，有利于乳汁的分泌；戴合适的棉质乳罩，以起支托乳房和改善血液循环的作用。

2）向产妇及家人宣传母乳喂养的重要性 母乳中所含的营养物质最适合婴儿的消化吸收，且经济、方便；母乳中含有多种免疫物质，能提高婴儿免疫功能，预防疾病；吸吮时

的肌肉运动有助于婴儿面部肌肉正常发育，并有利于牙齿的发育；同时吸吮刺激可促进母亲子宫收缩，防止产后出血；母乳喂养时的母子联系，可促进婴儿的心理健康发育；母乳喂养可降低母亲患乳腺癌、卵巢癌的危险性。

3）母乳不足的原因　①母乳喂养因素：表现在产后开奶延迟，开奶前使用过奶瓶和橡皮奶头，喂奶次数少，尤其夜间不喂，哺乳时间过短未吸空乳房；②母亲心理因素：信心不足，心情紧张、忧虑、疲劳，不愿哺乳；③母婴健康状况：产后母亲服用利尿药、避孕药，使乳量减少，婴儿生病或口腔畸形；④暂时性供需不足：生后两个月婴儿体重增长最快，需要营养相对增加，而乳汁分泌尚未随之增多。

4）提高母乳喂养率的方法　①将母乳喂养的好处及有关问题的处理方法告诉孕妇。②实行母婴同室，使母亲与婴儿一天24小时在一起。指导并帮助产妇分娩后半小时内哺乳，以及在与婴儿分开的情况下如何保持泌乳。鼓励按需哺乳。③除医疗需要外，只喂母乳，禁止给新生儿喂任何食物和饮料，不给母乳喂养的婴儿吸吮橡皮乳头或使用奶头做安慰物。④对所有的保健人员进行必要的技术培训，促进母乳喂养支持组织的建立，并将出院的母亲转给街道妇幼保健组织，对母婴进行家庭访视。⑤保健人员亲自观察母亲哺乳全过程，找出问题所在。⑥教会母亲判断婴儿是否获得足够奶量的方法：观察婴儿体重增长情况，正常情况下，婴儿体重增长每月应不少于600g；观察和记录婴儿排尿情况，通常婴儿昼夜至少排尿6~8次，尿外观色淡而无味。⑦提供有关母乳喂养知识和哺乳技巧，频繁、有效的吸吮会使乳汁越吸越多，并增强母乳哺乳信心，克服紧张、焦虑情绪。许多药物能通过乳汁进入婴儿体内，哺乳产妇用药需慎重，哺乳期最好采用工具避孕。

5. 绝经过渡期保健（perimenopausal period care）　绝经过渡期是指妇女从接近绝经时出现的与绝经有关的内分泌、生物学和临床特征，至绝经后1年内的时期。由于在绝经过渡期内性激素的减少可引发一系列躯体和精神心理症状，因此，绝经过渡期保健的主要目的是提高绝经过渡期妇女的自我保健意识和生活质量。

（1）通过多种途径健康宣教，使绝经过渡期妇女了解这一特殊时期的生理、心理特点，合理安排生活，加强营养，增加蛋白质、维生素及微量元素的摄入，注意锻炼身体并保持心情愉悦。指导其保持外阴部清洁，防止感染。此期是妇科肿瘤的好发年龄，每1~2年定期进行1次妇科常见疾病及肿瘤的筛查。

（2）为预防子宫脱垂和张力性尿失禁发生，应鼓励并指导妇女进行缩肛训练，每日3次，每次15分钟。积极防治绝经前期月经失调；对绝经后阴道流血者，给予积极的诊治。

（3）在医师的指导下，必要时应用激素替代疗法或补充钙剂等综合措施防治绝经过渡期综合征、骨质疏松、心血管疾病等，提高生活质量。

（4）绝经过渡期妇女经期紊乱时，宫内节育器即需取出，也可停经后取出，但时限不超过1年，同时指导其避孕至停经1年以上。

> 📚 **考点提示**
> 绝经过渡期妇女宫内节育器取出的时间。

6. 老年期保健　由于社会经济发展、医疗服务技术水平的提高，人类的平均寿命延长。国际老年学会规定，60~65岁为老年前期，65岁以后为老年期。由于生理上的变化，老年人的心理和生活发生改变，产生各种心理障碍，易患各种疾病。因此，应指导老年人定期体检，适度参加社会活动和从事力所能及的工作，保持生活规律，注意劳逸结合，防治老年期常见病和多发病，以利身心健康，提高生命质量。

（二）计划生育技术指导

积极开展计划生育知识的健康教育及技术咨询，使育龄妇女了解各种节育方法的安全性和有效性，指导夫妇双方选择适宜的节育方法。避免或减少因节育措施而产生的不良心理影响，降低人工流产手术率及妊娠中期引产率，预防性传播疾病。严格掌握节育手术的适应证和禁忌证，减少和防止手术并发症的发生，提高节育手术质量，确保受术者的安全与健康。

（三）妇女病及恶性肿瘤的普查普治

卫生部关于《贯彻 2011－2020 年中国妇女儿童发展纲要实施方案》中提出：对妇女开展疾病防治行动，加强乳腺癌、宫颈癌等重大疾病防治。继续实施并逐步扩大农村妇女乳腺癌、宫颈癌检查以及预防艾滋病、梅毒和乙肝母婴传播等重大公共卫生服务项目。

健全妇女保健网络，定期对育龄妇女进行妇女常见病及良、恶性肿瘤的普查、普治工作。35 岁以上妇女，每 1~2 年普查 1 次，中老年妇女以防癌为重点，做到早期发现、早期诊断及早期治疗，提高妇女生命质量。针对普查结果，制订预防措施，降低发病率，提高治愈率，维护妇女健康。

（四）妇女劳动保护

在一些职业性有害因素的作用下，妇女的生殖器官和生殖功能可能受到影响，并且可以通过妊娠、哺乳等影响胎儿、婴儿的健康。因此，我国政府十分重视保护劳动妇女的健康。目前已建立较完善的妇女劳动保护和保健法规，如 1988 年颁布了《女职工劳动保护规定》，1990 年颁布与之配套的《女职工禁忌劳动范围规定》，1992 年颁布《中华人民共和国妇女权益保障法》，1995 年颁布《中华人民共和国母婴保健法》，2012 年颁布了《女职工劳动保护特别规定》等多部法律，标志着我国妇女劳动保护工作进入了法治阶段，现将有关法、律法规的部分内容简介如下。

1. 月经期　女职工在月经期不得从事装卸、搬运等重体力劳动及高处、低温、冷水、野外作业及用纯苯作溶剂而无防护措施的作业。

2. 孕期　妇女怀孕后在劳动时间进行产前检查，可按劳动工时计算；女职工怀孕未满 4 个月流产的，享受 15 天产假；怀孕满 4 个月流产的，享受 42 天产假。孕期不得加班、加点，妊娠满 7 个月后不得安排夜班劳动；不得从事工作中频繁弯腰、攀高、下蹲的作业；不允许在女职工怀孕期、产期、哺乳期降低基本工资或解除劳动合同。

3. 产褥期　女职工产假为 98 天，其中产前休息 15 日，难产增加产假 15 日。多胎生育每多生一个婴儿增加产假 15 日，女职工执行计划生育可按本地区、本部门规定延长产假。

4. 哺乳期　哺乳时间为 1 年，每班工作应给予两次授乳时间，每次授乳时间单胎为 30 分钟；有未满 1 周岁婴儿的女职工，不得安排夜班及加班。

5. 绝经过渡期　围绝经期女职工应该得到社会广泛的体谅和关怀。经医疗保健机构诊断为绝经综合征者，经治疗效果不佳，已不适应现任工作时，应暂时安排其他适宜的工作。

6. 其他　妇女应遵守国家计划生育法规，但也有不育的自由；各单位对妇女应定期进行以防癌为主的妇女病普查、普治。女职工禁忌从事的劳动范围：矿山井下作业；体力劳

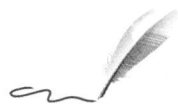

动强度分级标准中第四级体力劳动强度的作业；每小时负重6次以上，每次负重超过20公斤的作业，或者间断负重，每次负重超过25公斤的作业。

（五）女性各期心理特点及心理卫生

心理的健康对女性的身心健康有着不可忽视的意义，尤其对女性度过一年中几个特定的时期更重要。

1. 月经期心理卫生　月经初潮来临，身心发生巨大的变化会造成少女困惑、焦虑和烦躁，这需要对少女进行适当的性教育和心理疏导。月经周期中激素水平变化可能引起相应的情绪变化，在经前期雌激素水平低时，情绪常消极；经期前、后常见的心理行为症状有乏力、烦躁不安、嗜睡、少动等，需适当运动加以放松。相反，生活方式或环境变化、工作压力等引起的情绪障碍，也可导致月经周期混乱和闭经。

2. 妊娠期和分娩期心理卫生　妊娠期的心理状态分为3个时期：较难耐受期、适应期和过度负荷期。孕妇最常见心理问题为焦虑或抑郁状态：对妊娠、分娩、胎儿和产后等方面的关心或担心。这时的心理卫生保健重点是充分休息，进行心理咨询和心理疏导。分娩期常见的心理问题是不适应心理（对于陌生环境和分娩的紧张）、焦虑和紧张心理（担心新生儿有缺陷、分娩不顺利，会影响宫缩而难产）、恐惧心理（会加剧分娩的疼痛，大量消耗体力和精力，导致宫缩乏力、产程延长）、依赖心理。因此，在分娩过程中，医护人员要耐心安慰孕妇，提倡开展家庭式产室，有丈夫或家人陪伴，以消除产妇的焦虑和恐惧。

3. 产褥期心理卫生　产妇在产后两周内特别敏感，情绪不稳定，特点是易受暗示和依赖性强等。常见的心理问题是焦虑和产后抑郁，而心理因素可直接兴奋或抑制大脑皮质，刺激或抑制催乳素及宫缩素释放，影响母乳喂养。家庭和社会的支持对于产褥期的心理卫生保健至关重要。鼓励产妇进行母乳喂养和产后锻炼，并进行心理疏导。

4. 绝经过渡期及老年期心理卫生　绝经过渡期及老年期妇女体内雌激素水平显著降低，引起神经体液调节紊乱，导致绝经前后的心理障碍。主要是抑郁、焦虑及情绪不稳定、身心疲劳、孤独、个性行为改变，随着机体逐步适应，内分泌环境重新建立平衡，这些心理反应也会逐渐消失。必要时加强心理咨询、健康教育和激素替代治疗，并鼓励从事力所能及的工作，增加社会文体活动。

扫码"看小结"

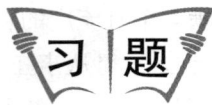

习　题

一、选择题

【A1/A2 型题】

1. 关于妇女保健工作意义的正确论述是

　A. 以维护和促进妇女健康和民主为目的

　B. 以弱势妇女群体为服务对象

　C. 以中低收入人群为重点开展以生殖健康为核心的工作

　D. 关系到子孙后代的健康、家庭幸福、民族素质提高

　E. 和计划生育工作关系不大

2. 关于妇女保健工作方法的正确论述是

  A. 需要健全的法律、法规与全社会参与

  B. 以围生期保健为核心的妇女保健

  C. 做到以人为中心，以社会需求为评价标准

  D. 只要政府重视则全社会参与与否并不重要

  E. 要紧密地与儿童保健工作相结合

3. 青春期进行性教育的正确要点是

  A. 以性生理知识为特点、性心理指导为起点的性道德教育

  B. 提倡建立正常的异性交往氛围，充分认识婚前性行为的危害

  C. 性生理教育只讲青春期体格发育、第二性征、月经初潮

  D. 月经异常不必对青春期女性进行教育，以免造成心理恐惧

  E. 性生理教育不讲男、女生殖系统的解剖和功能

4. 有关围婚期保健论述以下不正确的是

  A. 是结婚前后为保障婚配双方及下一代健康所进行的一系列保健服务措施

  B. 婚前医学检查是对准备结婚双方可能患有的影响结婚和生育的疾病进行学检查

  C. 婚前卫生指导是对准备结婚双方进行以生殖健康为核心、与结婚和生育有关的保健知识的宣传教育

  D. 保证健康的婚配，避免近亲间或遗传病患者之间的不适当婚配或生育

  E. 婚前卫生咨询只是针对医学检查发现的异常情况进行解答

5. 非孕期女性的育龄期保健内容不包括

  A. 应用多种健康教育方式进行有关妇科常见病防治知识的教育

  B. 体检时常规询问病史，包括月经史、孕产史、既往史、家族史

  C. 定期妇科检查和宫颈刮片

  D. 定期检查乳房，视诊观察两侧乳房大小、乳头有无内缩等

  E. 每日注意皮肤颜色、有无凹陷及橘皮样变和腋窝淋巴结有无肿大

二、思考题

护士如何指导绝经过渡期妇女适应机体生理变化以提高其生活质量？

（李晓静）

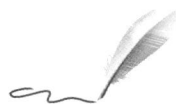

扫码"练一练"

参考答案

第一章　绪论

1. D　　　2. C　　　3. A　　　4. B

第二章　女性生殖系统解剖

1. B　　　2. A　　　3. B　　　4. C　　　5. E

第三章　女性生殖系统生理

1. B　　　2. C　　　3. C　　　4. E　　　5. E

第四章　妊娠生理

1. A　　　2. D　　　3. D　　　4. C　　　5. D

第五章　正常妊娠期母胎的护理

1. D　　　2. B　　　3. A　　　4.　　　5. B

第六章　正常分娩期妇女的护理

1. C　　　2. A　　　3. A　　　4. B　　　5. C

第七章　正常产褥期母婴的护理

1. E　　　2. C　　　3. B　　　4. D　　　5. A

第八章　高危妊娠母儿的护理

1. B　　　2. A　　　3. B　　　4. A　　　5. A

第九章　妊娠期并发症妇女的护理

1. A　　　2. D　　　3. B　　　4. D　　　5. B

第十章　妊娠合并症妇女的护理

1. E　　　2. B　　　3. C　　　4. C　　　5. B

第十一章　异常分娩妇女的护理

1. A　　　2. D　　　3. A　　　4. A　　　5. C

第十二章　分娩并发症妇女的护理

1. D　　　2. C　　　3. A　　　4. A　　　5. E

第十三章　产后并发症妇女的护理

1. A　　　2. C　　　3. E　　　4. D　　　5. B

第十四章　妇科健康评估

1. A　　　2. D　　　3. B　　　4. D　　　5. C

第十五章　女性生殖系统炎症患者的护理

1. D　　　2. E　　　3. D　　　4. C　　　5. E

第十六章　女性生殖系统肿瘤患者的护理

1. E　　　2. C　　　3. D　　　4. B　　　5. E

第十七章　妊娠滋养细胞疾病患者的护理

1. B　　　2. B　　　3. C　　　4. A　　　5. A

第十八章　月经失调患者的护理

1. A　　　2. B　　　3. D　　　4. B　　　5. C

第十九章　妇科其他疾病患者的护理

1. C　　　2. D　　　3. D　　　4. C　　　5. B

第二十章　妇产科常用手术及护理技术

1. C　　　2. C　　　3. D　　　4. D　　　5. C

第二十一章　计划生育妇女的护理

1. B　　　2. B　　　3. E　　　4. A　　　5. B

第二十二章　妇女保健

1. D　　　2. A　　　3. B　　　4. E　　　5. E

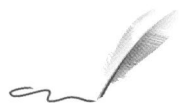

参 考 文 献

[1] 中华医学会编著.临床技术操作规范护理分册［M］.北京：人民军医出版社，2009.

[2] 蒋莉，杨在华.妇产科护理学［M］.北京：中国医药科技出版社，2013.

[3] 李丽琼，初钰华.妇产科护理学［M］.2版.北京：中国医药科技出版社，2012.

[4] 郑修霞.妇产科护理学［M］.5版.北京：人民卫生出版社，2013.

[5] 夏海鸥.妇产科护理学［M］.3版.北京：人民卫生出版社，2014.

[6] 成守珍.临床专科护理技术操作规程［M］.广州：广东科技出版社，2008.

[7] 王曙霞.专科护理技术操作规范及护理管理工作流程［M］.北京：人民军医出版社，2010.

[8] 杨峥.助产学［M］.北京：中国医药科技出版社，2015.

[9] 彭鸿英，王艳杰.妇产科护理［M］.北京：中国医药科技出版社，2015.

[10] 谢幸，苟文丽.妇产科学［M］.8版.北京：人民卫生出版社，2013.

[11] 安力彬，陆虹.妇产科护理学［M］.6版.北京：人民卫生出版社，2017.

[12] 单伟颖，柳韦华.妇产科护理学［M］.北京：中国医药科技出版社，2016.

[13] 姜梅，庞汝彦.助产士规范化培训教材［M］.北京：人民卫生出版社，2017.

[14] 茅清，李丽琼.妇产科学［M］.7版.北京：人民卫生出版社，2014.

[15] 魏碧蓉.助产学［M］.北京：人民卫生出版社，2014.

[16] 马常兰，许红.妇产科护理［M］.北京：人民卫生出版社，2016.

[17] 魏碧蓉.妇科护理学［M］.北京：人民卫生出版社，2012.

[18] 甄橙.医学与护理学发展史［M］.北京：北京大学医学出版社，2008.

[19] 李淑文，王丽君.妇产科护理学［M］.北京：人民卫生出版社，2016.